U0309232

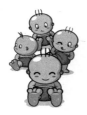

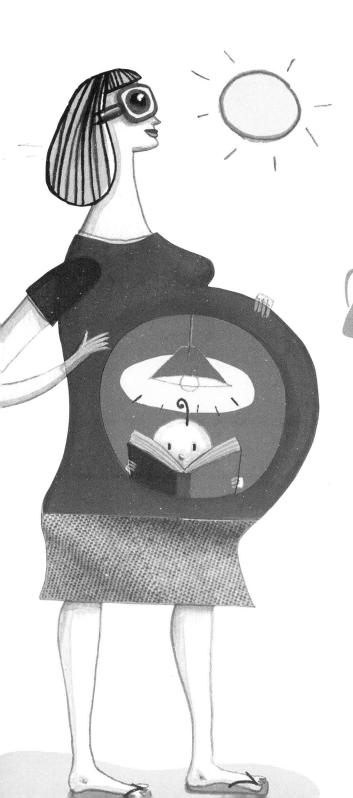

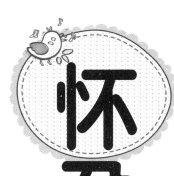

怀孕+胎教

一本全

许俊霞 编著

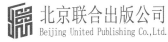

北京联合出版公司
Beijing United Publishing Co.,Ltd.

图书在版编目（CIP）数据

怀孕＋胎教一本全 / 许俊霞编著 . –– 北京：北京联合出版公司，2015.12（2018.11 重印）

ISBN 978–7–5502–6626–1

Ⅰ . ①怀… Ⅱ . ①许… Ⅲ . ①妊娠期—妇幼保健—基本知识②胎教—基本知识 Ⅳ . ① R715.3 ② G61

中国版本图书馆 CIP 数据核字（2015）第 268570 号

怀孕+胎教一本全

编　　著：许俊霞

责任编辑：李艳芬　王　巍

封面设计：施凌云

责任校对：黄　敏

美术编辑：潘　松

北京联合出版公司出版

（北京市西城区德外大街83号楼9层　100088）

北京鑫海达印刷有限公司印刷　新华书店经销

字数805千字　720毫米×1020毫米　1/16　40印张

2018年11月第2版　2018年11月第2次印刷

ISBN　978–7–5502–6626–1

定价：78.00元

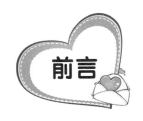

前言

　　孕育宝宝是女性生命中最独特的一段人生经历，同时孕期也是每一对准父母最激动人心和难以忘怀的时光。准妈妈在孕育新生命的过程中，总是带着几分惶恐与不安，担心因为自己的疏忽，造成腹中的宝宝发生意外，又为临盆时是否能顺利分娩而担忧。此外，准妈妈还为如何教养好即将出世的宝宝而担心，怕自己做得不如别的家长。

　　当孩子还在母体中熟睡时，外面世界的竞争就已经开始了，因此，对于初为人父人母者来说，必须重视怀孕阶段的优生和胎教。胎教作为一门新兴科学，是随着科学文化和优生优育的发展而产生的。为了培养优秀的子孙后代，每个人都应该学习现代胎教的科学知识，自觉地对胎儿进行正确的胎教，塑造孩子先天的良好身心素质，为他们的成长奠定坚实的基础。在女性怀孕期间调节孕期准妈妈的内外环境，促进胚胎发育，改善胎儿素质，不仅可以促进胎儿生理、心理的健康发育成长，还可以确保准妈妈能够顺利地度过孕产期。

　　一般来说，很多女性在怀孕前都会制订一个详细而周密的怀孕和胎教计划。但是，准妈妈对胎教能了解多少？是否能正确调节准妈妈的内外环境，使胎儿充分吸收到营养？如何确保准妈妈整个孕期的健康，从而达到优生的目的呢？为了帮助年轻的准妈妈轻松顺利地度过孕产期，孕育出一个聪明健康的宝宝，我们精心编写了这本《怀孕+胎教一本全》。本书为准妈妈们量身制定了一套科学、实用、有效的全程孕产指导，从准妈妈的实际需要出发，同时兼顾中国人特有的体质、生活方式等，因而很适合中国家庭使用。全书按照怀孕周期详细而系统地讲解了孕产全过程中可能遇到的各种问题，诸如孕前的准备工作、准妈妈的变化、胎宝宝的生长发育情况、准妈妈的饮食与营养、孕期胎教攻略、准妈妈在孕期中的身心变化、疾病和用药对怀孕的影响、孕期可能出现的问题以及临产和分娩、产后护理等都得到科学而实用的讲解。特别是针对胎教方面，不但详细讲解了胎教的原理和方法，还根据不同孕期胎宝宝的变化，提出了每月的最佳胎教方案，让胎教更有针对性，更有效果。

本书不但涵盖了孕前指导、孕期的健康、饮食、不适及应对知识、产后护理等方方面面的知识，还提供了和胎宝宝互动的素材，让你通过和胎宝宝的良好互动，忘记孕期的艰辛与苦恼，轻松完成养好教好的全孕程，快乐地迎接新生命的到来。

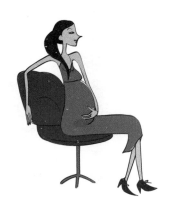

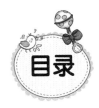

目录

孕前准备

孕前常识与优生

孕前饮食与营养

孕前疾病与用药

孕1月 一颗生命的种子悄然扎根

孕2月　宝宝在一点点长大

准妈妈的变化

孕3月　茁壮成长的小人儿

准妈妈的变化

胎宝宝的变化

饮食与营养

孕3月如何胎教

常见的不适与应对

生活细节

孕4月　看起来像孕妇了

孕5月　在互动中亲密接触宝宝

准妈妈的变化

宝宝的变化

饮食与营养

孕5月如何胎教

常见不适与应对

生活细节

孕6月　变成了一个皱巴巴的老头儿

准妈妈的变化

宝宝的变化

饮食与营养

孕6月如何胎教

常见的不适与应对

孕7月　感觉像是带球跑

孕8月　终于进入孕晚期了

孕9月　迎接分娩的到来

孕10月　终于要和宝宝见面了

准妈妈的变化

宝宝的变化

饮食与营养

孕10月如何胎教

生活细节

分　娩

分娩前的准备

分娩过程

产后保健与护理

产后饮食与营养

产后生活细节

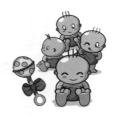

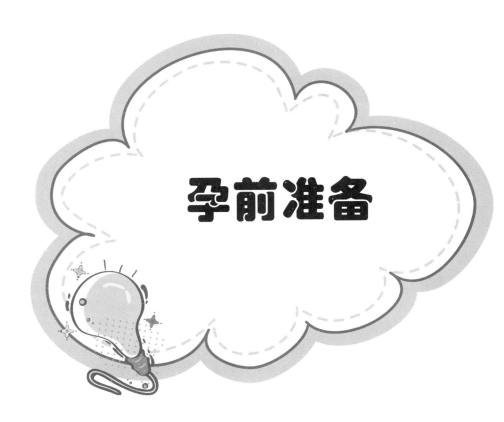

孕前准备

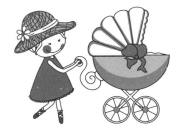

孕前常识与优生

 保证优生的条件

每个父母都希望自己的孩子聪明可爱，也都希望孩子胜过自己，但是怎样才能做到"青出于蓝而胜于蓝"呢？为了生育出一个体质健康、脑瓜聪明的宝宝，年轻的父母就要在优生上多做文章。优生涉及了遗传学、营养学、心理学和教育学各方面的知识，如果要一一探究，短时间内恐怕难以做到。不过，从以下几个方面入手，加以注意，优生其实也很简单。

（1）做好婚前咨询和检查，了解配偶病史和体格情况，杜绝遗传病的延续。

（2）夫妻双方身体和思想上都要做好迎接未来家庭成员的准备，男女双方在怀孕前半年都要远离烟酒，加强身体锻炼，女性身体过瘦或过胖都应加以控制和调节。

（3）选择最佳生育年龄、受孕时机和受孕环境，避免因情绪和环境对胎儿造成不必要的影响。

（4）成功受孕后，进行孕期检查，接受早孕指导，以保证胎儿健康。

（5）孕妇应加强锻炼和营养，胎儿的一切营养全部来自母体，孕期保健和营养极其重要，但是要把握好一个度。

（6）尽量不要接触对胎儿有害的物质和环境。保护小生命，时刻都要多加注意。

（7）孕期坚持做胎教，积极有效的胎教能给予胎儿有益的刺激，有利于胎儿的神经和器官发育。

（8）孕妇精神健康、情绪良好，能为胎儿带来安全感和舒适感。

每一对希望优生的夫妻，都应认真把握以上原则，不但要明白怎样才能优生，还要身体力行，只有这样，未来的宝宝才聪明可爱，体智超群。

 杜绝近亲结婚

我国新《婚姻法》明确规定，直系血亲和三代以内的旁系血亲禁止婚配。这是因为近亲结婚和遗传病的发生有着密切的关系，他们的后代要比非近亲结婚者的后代罹患遗传病的概率大得多。大量的事实表明，近亲结婚的男女生育率低，后代的死亡率高，并常常出现先天畸形和遗传性疾病。相关的统计数据显示，表兄妹结婚，患肝豆核变性遗传病的概率为1/64，而在正常夫妻的后代中，这一疾病的患病率仅为1/4 000 000。另外，其后代出现痴呆儿的概率也要比非近亲结婚高150倍。

为什么近亲结婚会使后代的遗传病发病率明显增高呢？这主要是因为近亲结婚的夫妻携带相同基因的可能性很高，而很多遗传病只有在两个相同致病基因的共同作用下才能发病，所以他们的后代出现遗传病的概率自然也就大大提高了。一般的夫妻携带共同致病基因的可能性比较小，他们的后代发生遗传病的概率也就比近亲结婚的后代小得多。

大家知道，子女的基因一半来自父体，一半来自母体。也就是说，子女与父母的基因有1/2的可能性是相同的，同胞兄弟姐妹之间的基因也有1/2的可能性是相同的。如果是爷孙、叔侄、舅甥等则有1/4的可能性是相同的。同理，表兄妹、堂兄妹等有1/8相同的可能性。由此可见，近亲携带相同基因的可能性要明显大于一般人，所以其后代患遗传病尤其是隐性遗传病的概率也要明显高于非近亲夫妻的后代。

目前已经发现的常染色体隐性遗传病有一千多种，比较常见的有白化病、先天性耳聋等，对孩子的健康构成了严重的威胁。除了隐性遗传病以外，近亲结婚还可使多基因遗传病的发病率增高，比如说脑积水、精神分裂症、先天性心脏病等。所以，一定要杜绝近亲结婚现象，减少遗传病的发生。

与近亲结婚相比，同姓之间的婚姻似乎并不是什么问题，大多数人都能够接受同姓结婚的做法，在我国的《婚姻法》中也并没有同姓不能结婚的相关规定。所以，对于青年男女来说，同姓并不是什么障碍，只要两个人不是直系血亲或者是三代以内的旁系血亲，那么姓什么都不重要，只要两个人真心相爱，就可以结为合法的夫妻，并生育后代。

 ## 妇女的最佳生育年龄

要想有一个聪明可爱的宝宝，就要选择在最佳生育年龄段进行生育。遗传学研究表明：父亲或母亲年纪过小或过大，都会给孩子发育带来不良影响。女性的生育年龄在25~30岁之间为最佳时期，男性为30~35岁，其中女性最好不超过30岁。

女性在25~30岁这个年龄段受孕优势明显：身体发育成熟，生殖器官、骨骼及神经系统发育成熟，卵巢功能最活跃，排出的卵子质量高，生殖能力处于旺盛时期。这时受孕，胚胎质量最好，此时软产道和子宫伸展性、收缩性强，有利于胎儿成长和生育；工作和经济状况稳定，思想、心理和智慧也趋于成熟，生活已经步入正轨；25~30岁为女性身体素质最好的阶段，这个时候的女性在性生活中欲望较强，也能享受到性生活的乐趣，利于优生。

女性在20岁之前仍处于发育阶段，性腺和生殖器官尚未发育成熟，胎儿与母体争抢营养，对胎儿不利，胎儿易早产，也容易引发高血压、子痫等并发症。女性35岁之后，卵子的成熟过程延长，染色体容易发生畸变，加之卵巢功能衰退，卵子发生异常的可能性增大，胎儿先天畸形、痴呆儿和难产的概率增大，不利于母婴健康。

但是，迫于某种原因，年龄很大才怀孕的女性，也不必过于担心，做

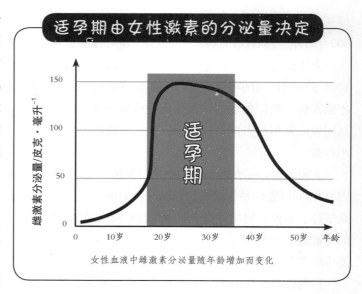

适孕期由女性激素的分泌量决定

女性血液中雌激素分泌量随年龄增加而变化

好产前检查，发现畸形儿及时处理，做好孕期保健、定期检查，在分娩时加强照顾和保护，也能确保母婴平安。

 ## 生育宝宝的最佳月份

女性怀孕和分娩不但要考虑年龄因素，还需要充分考虑时间因素，总的来说，女性怀孕的最佳月份是7~9月份，分娩的最好月份是4、5、6月份。

7~9月份，秋高气爽，水果供应充足，避开了寒冬和酷暑，人们的睡眠状态转好，食欲大开，这时怀孕，对孕妇自身营养和胎儿发育都十分有利。同时，反应明显的孕早期避开了大气污染严重、天气寒冷的冬天，对孕妇和胎儿都十分有利。几个月后，天气转冷之时，厚厚的棉衣可以帮助初次受孕的女性减少因身体变化引起的恐慌，简单的室内活动避免了剧烈运动造成的意外。良好的睡眠能提高身体免疫力。并且有研究表明，孕期经历过冬天的孩子，抵抗力都较强。

4~6月份，新鲜丰富的瓜果蔬菜，为母亲提供了各种营养，确保了奶水充足。天气不冷不热，有利于母乳喂养，也有利于产妇度过产褥期，尽快康复身体。这个时候刚刚为人父母者，怀里抱着宝宝，看着春暖花开，无疑是人生一大乐事，心情愉快有利于产妇身心健康。盛夏来临，阳光充足，母亲和孩子的抵抗力都已得到加强，婴儿洗澡和护理已经得心应手，可以顺利度过酷暑。当下一个冬天来临，宝宝已经半岁，可以进食母乳以外的食物了，而冬季是肠道传染病的低谷，宝宝会在增强体质的同时也少了疾病干扰。待到下一个春天，你的宝宝就能在春风里摇摆着小脑袋牙牙学语了。

做好必要的准备

不管是想生男孩，还是想生女孩，前期的准备工作都是很重要的。除了做好生理上、心理上的准备，夫妻二人还要互相配合，互相鼓励，共同为实现彼此的愿望而努力。

1.调理好身体，培育健康的精子和卵子

夫妻双方应该注意饮食及生活上的调理，增强营养，锻炼身体，尽量避免生病和吃药，保证身体各项生理机能均处于最佳的运转状态。无论想生男孩还是想生女孩，这项准备工作都是必须要做的，因为这一点是有利于优生的。

2.认真测量基础体温，并做好记录，以便确定准确排卵日

测量基础提问是预知排卵日的一种重要方法。人体在经过较长时间休息（至少4-6小时），在尚未进行活动之前，测得的体温为基础体温。基础体温至少应坚持3个月以上，同时还可以结合其他确定排卵日的方法，以便准确地找出排卵日，在排卵日前后两天及当日及时安排性交，提高受孕率。另外，通过B超观察卵巢大小，也可以确定排卵日。

3.在准备期间一定要做到确实避孕

在怀孕前的准备阶段，一定要采取有效的避孕措施，以防止意外受孕。最好使用保险套来避孕，不要用避孕药或避孕环等可能会对身体造成危害的避孕手段。

4.夫妻双方要放松心情，保持精神的愉悦

压抑、苦闷等不良情绪会直接影响人的生理健康，影响精子和卵子的质量，不利于优生。另外，不良情绪还会导致女性的月经失去规律，这样就无法准确推断出女性的排卵日。所以，夫妻双方一定注意保持内心的平静，即使遇到了突发事件，也要彼此安慰，互相鼓励，不要钻牛角尖儿。

 制订孕前健身计划

女性孕前的身体素质对遗传因素能产生明显的影响，而孕前健身有利于提高身体素质，也能为下一代提供较好的遗传因素。每天不少于15分钟的锻炼，能使你受益匪浅。

如何检验个人的体能？一个最简单的方法就是爬楼梯，一口气到8楼，看你是不是气喘吁吁。如果是，那你就要注意加强锻炼了。女性在孕前及孕期都需要健身，但是健身并不等同于长时间的剧烈运动，过量的剧烈运动反倒有可能使女性排卵不规律，导致不孕。因此，制订一个切实可行的孕前健身计划是十分必要的。

中国有句古话："饭后百步走，能活九十九。"散步是中国传统的健身方法之一，是指没有目的、闲散的行走。散步可以活动关节、舒缓情绪，使人经络通达、气血和畅。养成散步的习惯可以预防多种疾病，如：冠心病、糖尿病、神经衰弱等。更有养生家们说："百炼不如一走。"和其他运动方式比起来，散步不需要特定的场地和器材，因此，在众多的健身方法中，散步不失为一个最佳选择。此外，慢跑、动作轻缓的健美操、登山和郊游也都是女性孕前健身的好方法。

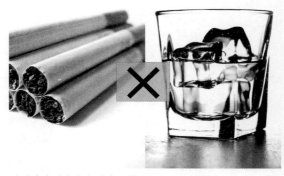

孕前准备时期和怀孕期间均不可以喝酒或抽烟。

　　孕前健身应以从容和缓为主，时间可以选在早上、傍晚或者睡前，衣着要宽松透气、保暖轻便，运动强度可以视个人情况而定。最根本的是要放松精神、活动筋骨，从而达到健身的效果。这是一个循序渐进的过程，因此必须要有坚定的意志和顽强的毅力，持之以恒，日久天长自然能达到强健体质的效果，那些三天打鱼两天晒网的方法都是不可取的。

　　准爸爸也要在准备要宝宝前，经常锻炼身体，保证身体健康，这样提供的精子才有质量。

　　总之，孕前健身只要安排得当，都能给你带来意想不到的效果。

 ## 制订孕前计划

　　年轻夫妇婚后面临的首要问题就是确定是否要孩子。如果因为工作、住房、身体等原因，在是否要孩子的事情上摇摆不定，这就需要通过夫妻双方的交流沟通、向家人或医生征求意见后再做出决定。如确定要孩子，就要充分考虑夫妻双方健康、年龄、家庭和工作生活条件等因素，选择最佳时机受孕。

　　有人说过：无论未来医学如何发达，也无法减轻女性自然分娩的痛苦。是啊，孕育生命的过程充满未知因素，稍有不慎就有可能让人悔恨终生。因此，在迎接一个小生命加入家庭之前，制订一个周密的孕前计划是很有必要的。

1.调整生活方式

　　准爸妈要戒烟禁酒，酒精及尼古丁对精子、卵子、受精卵的危害已经众所周知；要控制含咖啡因食物和饮料的摄入量，咖啡因会伤害精子，影响男性生育能力，或者通过进入胎盘被胎儿吸收，影响胎儿发育，最好能够彻底戒除此类食物及饮料；此外要保持干净卫生的生活习惯，勤剪指甲勤洗澡，否则毛发或体表吸附的灰尘或污染物可能会进入体内，影响生殖细胞生存的内环境，不卫生的环境还会滋生细菌，引发疾病，并在夫妻亲密接触时互相传播，影响身体健康。

2.提前停用避孕药

尽管医学越来越发达，口服避孕药对母体和胎儿的危害都已经降到最低了。但是，避孕药包含的激素成分带来的危害短时间内还不会完全消失。那些经常服用避孕药的女性，如果决定受孕，为了避免避孕药给胎儿带来不良影响，建议在受孕前6个月就停止使用避孕药，采用其他方式避孕，将体内残留的药物成分完全排出后再受孕。

3.远离不健康因素

在工作和生活中，要尽量远离有毒化学物质和电磁波辐射，在计划受孕前，要妥善保护好自己。准妈妈要在天气适宜，温度宜人，湿度合适的时候多去户外呼吸新鲜空气。尽量把宠物寄养或送人，否则必须时常对宠物进行体检，检测一下弓形虫病抗体，确保万无一失。

4.测体温、验精液，精算排卵日

科学测量女性基础体温，观察宫颈黏液分泌状况，确定"易孕期"受孕。男性进行精液分析，可以得知精子的健康情况及活动能力，判断是否适合受孕。准确记录月经周期，积累数据，可以检测排卵的稳定程度，并推算出排卵日期，提高受孕质量。

5.合理膳食，补充营养

人体必需的营养大部分来自饮食，不同的食物中所含的营养成分和含量都不同。在一日三餐规律的前提下，要尽量做到不偏食、不挑食，还要多摄入富含维生素、蛋白质等营养元素的食物。

6.适当运动

运动可改善体质，提高免疫力，还可促进体内新陈代谢，维持身体各项机能。适合孕前的运动项目主要有慢跑、瑜伽、散步等。

 孕前优生咨询

优生咨询是由咨询师或专业的医学人员，对前来咨询的服务对象提出的有关优生的问题及遗传性疾病的发生、风险和防治等问题进行解答，并就相关问题提出相应的建议和指导，从而控制某些不良因素，达到优生的目的。优生咨询为优生优育提供了一道坚固的防线。孕期优生咨询应从早孕期开始，贯穿孕期全过程，这对预防妊娠合并症、并发症，保障母婴健康具有重要意义。

有人认为只有那些没有生育经历或有生育障碍的人才需要进行孕前咨询，其实不然，所有育龄青年，只要以对自己和未来宝宝的健康负责为目的，都需要进行优生咨询。完整的优生咨询一般从孕前开始并贯穿孕期全过程。孕前优生咨询的主要内容如下。

（1）提倡适龄生育。人类生殖学研究表明，过早生育（20岁之前），胎儿流产、早产、畸形发生率较高；过晚生育（35岁之后），胎儿先天愚型发生率较高。女性最佳生育年龄为25~30岁。

（2）选择最佳受孕时机。气候、环境、精卵质量对受孕都有影响，女性排卵日当天或前两天受孕，有助于提高受孕成功率。选择蔬菜、水果充足，日照条件好的季节受孕，有利于母体健康和胎儿发育。

（3）指出成功受孕的条件，做好孕前准备。包括身体、心理准备，养成良好的饮食起居习惯，避开不利的受孕时机等。

（4）指出某些疾病不宜受孕的情况。如夫妻中有患急性传染病或高热性疾病者，女方患过心、肝、肾等器官疾病，器官功能尚未恢复正常者，长期服用药物或由于职业原因接触过某些有害化学物质者，女方患有某些良性肿瘤者，孕前饮酒与吸烟者。

此外，有遗传病史或具有某些不利因素接触史的对象还应到遗传优生咨询门诊进行遗传咨询。

孕前咨询必须严肃、认真、诚恳，只有让医生充分了解咨询者的情况，他们才能做出正确的诊断，为你和未来的宝宝把好第一道关。

 ## 孕前常规检查

孕前检查是指夫妻计划怀孕之前到医院进行的身体检查，很多人对孕前检查都持不以为然的态度，他们认为：上学时、工作后年年都有例行体检，身体没有什么异常，有必要多此一举做什么孕前检查吗？

其实这种想法是错误的。婚前检查是幸福婚姻的一道门槛，孕前检查却是优生优育的一个不可或缺的环节。学校、单位组织的一般体检并不能代替孕前检查，一般体检的内容主要有血常规、肝功能、肾功能、尿常规、妇科等，它以最基本的身体检查为主，不涉及生殖器官以及与之相关的免疫系统、遗传病的检查。孕前检查可以及时发现不利于孕育的各种身体隐患，便于及时排除和治疗。所以，那些因各种原因错过婚前检查的夫妻，一定要认真对待孕前检查。

 ## 女性孕前常规检查项目

1.血常规检查

通过血常规检查可以发现是否有血色素异常的情况，例如贫血或凝血异常。重度贫血可以待症状消除后再怀孕；凝血异常者，也可以提前治疗以避免生产时出现大出血。还可以了解血型，便于意外发生时可及时输血。

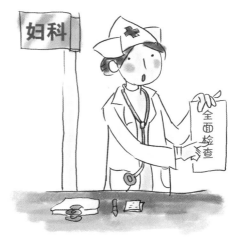

孕前需要全面检查

2.肝功能检查

通过肝功能检查可以了解肝功能的各项指标，诊断有无肝脏疾病、患病程度等，便于发现疾病，及早制订治疗方案。还可检查是否患有病毒性肝炎，以免受孕后，病毒通过母体传播，导致胎儿早产或早夭。

3.尿常规检查

通过尿常规检查，可以了解肾脏各项功能是否健全。女性妊娠期身体代谢发生巨大变化，会极大地加重肾脏的负担。还可检查尿糖含量和红、白细胞是否异常，判断是否患有糖尿病、阴道炎、尿道感染等疾病及患病程度。此项检查利于及早发现肾脏问题，以便医生就是否适合受孕做出判断。否则盲目受孕，对母婴健康都有很大伤害。

4.妇科常规检查

主要是通过对内分泌系统及生殖系统的检查，判断是否存在怀孕或分娩的不利因素。例如，检查卵巢内是否有肿瘤，生殖器发育是否正常等。

5.白带常规检查

白带常规检查主要是检查生殖道是否受到真菌、滴虫、淋病奈瑟菌等致病微生物感染及受感染程度。滴虫性阴道炎、霉菌性阴道炎、慢性宫颈炎、子宫内膜炎等生殖道炎症会影响胎儿正常发育。一旦查出，应及早治疗，治愈后再考虑受孕。

6.胸部透视检查

胸部透视检查有助于了解是否患有结核病等肺部疾病以及患病程度，否则，一来受孕后，考虑到胎儿，母体用药会受到限制；另外，结核病毒还会传染给宝宝，影响胎儿健康。

7.口腔常规检查

通过口腔常规检查，可以诊断是否患有龋齿。否则女性妊娠期口腔环境恶化，会严重影响母体与胎儿的健康。

8.大便常规检查

通过大便常规检查，可以及早诊断是否患有消化系统疾病，以及体内是否有寄生虫。防止寄生虫感染造成流产或胎儿畸形。

男性孕前常规检查项目

男性检查相对就简单了许多，除去体格检查、血常规检查、尿常规检查等，男性孕前检查的主要项目还有以下几项。

1.精液检查

通过精液检查，可以了解男性精子密度、畸形率、存活率等，是孕前最基本、最必要的检查项目。男性做此项检查前3~7天禁止房事为好。

2.泌尿生殖系统检查

男性泌尿生殖系统对下一代的健康影响极大，因此这项检查必不可少。如果觉得自己的生殖发育有问题，可以向父母了解，自己小时候是否有过隐睾、睾丸外伤、睾丸疼痛等情况，将这些信息提供给医生，有助于医生做出正确的诊断。

3.传染病检查

对于那些长时间没有进行过身体检查的人来说，这一点尤其重要。否则，携带传染病的精子会影响胎儿的生长发育。

4.遗传病检查

家族有精神病、遗传病史的人更应向医生做好咨询，必要时还要做染色体、血型检查等，确保不良因素不会遗传给下一代。

孕前特殊检查

对于情况特殊的人来说，例如，有家族遗传病史的人，有特殊生活经历和特殊工作环境的人，为了受孕顺利和宝宝的健康，还有必要进行孕前特殊检查。

孕前特殊检查主要有以下三项。

1.性激素六项检查

性激素六项检查主要针对月经不调的女性和精液异常、阳痿的男性，主要内容包括卵泡生成素、黄体生成素、雌激素和黄体酮、泌乳素、雄激素六项。通过检查了解女性月经不调或男性精液异常的原因，确认女性是否患有多囊卵巢综合征、卵子能否正常排出，男性睾丸及输精管发育是否畸形。

2.致畸五项（即TORCH）的检查

这项检查主要针对致畸病毒感染。它主要包括弓形虫、风疹病毒、巨细胞病毒、单纯疱疹病毒及B_{19}微小病毒检查五项。妊娠初期，感染这些病毒容易导致胎儿畸形、流产；妊娠晚期则会影响胎儿器官功能的发育。所以，对于那些家有宠物、从事过动物养殖的人、进行过器官移植的人、经常生食动物肉类的人来说，这项检查很有必要。

3.染色体检查

这是针对遗传性疾病进行的检查。染色体异常会影响生育能力和生育质量，孕前进行染色体检查，既可了解夫妻双方的基因类型，也可以预测生育染色体病后代的风险。在此基础上采取积极有效的干预措施，可以达到优生的目的，因此，如果有家族遗传病史，异常孕产史（如胎儿先天性畸形、严重智力低下或反复自然流产、死胎等）的准爸妈，应做相应的染色体检查。

针对更加特殊的人群，特殊检查还有多样性，例如：血型为O型的女性，若丈夫血型为A型或B型，还应进行ABO溶血检查，以避免发生新生儿溶血症。

 做好遗传方面的咨询

民间有句俗语——种瓜得瓜，种豆得豆，形象地说明了父母的特征可以通过体内的遗传物质传递给孩子，使孩子在形态、性格及生理上表现出与父母相似的地方，这就叫作遗传。然而，有些父母的遗传物质（基因）存在着缺陷，就会把这些缺陷传递给孩子，生出患有遗传病的儿童。为了避免这种让人遗憾的现象，夫妻双方在怀孕前，做好遗传方面的咨询就显得尤为重要。

遗传咨询的过程是：通过调查病史、家族史而绘制谱系图，根据患者体征、实验室结果，确定遗传方式，然后再分析发病风险，并提出指导性意见。

常见的遗传病分为以下两种。

1.常染色体显性遗传病

这类遗传病常见有多指（趾）、并指（趾）、软骨发育不全、成骨不全、球形红细胞增多症、地中海贫血等。这类患者多为杂合子，如果夫妻一方患病，子女的发病概率为1/2；如果双方都是杂合子患者，子女的发病概率为3/4；如果夫妻双方都是纯合子患者，子女全都发病。

遗传方式特点有三种，一是患者的双亲之一必定有此病；二是家族连续几代都有此病，即代代传；三是如双亲无病，子女一般不发病。

2.常染色体隐性遗传病

这类遗传病常见有白化病、苯丙酮尿症、半乳糖血症、黑蒙性痴呆病、糖原代谢病Ⅰ型、黏多糖病Ⅰ型、肝豆状核变性等。如果患者是纯合子，其父母往往表面正常，但孩子有25％的复发风险；如果夫妻一方患病而另一方完全正常，子女虽不会发病但却是致病基因携带者；如果夫妻一方患病而另一方是致病基因携带者，子女中有1/2发病，有1/2是致病基因携带者。

遗传方式特点有三，一为患者的双亲往往无病，但都是致病基因携带者；二为非代代相传；三为近亲婚配，子女中隐性遗传病的发病率比非近亲高许多。

下列人群必须进行遗传咨询：已生育过一个有遗传病或先天畸形患儿的夫妇；夫妇双方或一方，或亲属是遗传病患者或有遗传病家族史；夫妇双方或一方可能是遗传病基因携带者；夫妇双方或一方可能有染色体结构或功能异常；夫妇或家族中有不明原因的不育不孕史、习惯流产史、原发性闭经、早产史、死胎史；夫妇或家族中有性腺或性器官发育异常、不明原因的智力低下患者、行为发育异常患者；一方或双方接触有害毒物作业的夫妇；近亲结婚和高龄备孕的夫妻在孕前都要做好遗传咨询。

遗传咨询主要咨询的问题是：某种畸形是否可遗传；夫妻一方或家族有遗传病或先天畸形，他们的后代发病机会多大及能否预测；已有一遗传病患儿，再生育时是否会再生同样患儿；放射线和其他化学品是否引起畸形等。

进行遗传咨询应找遗传学专业人员、遗传门诊医师、婚前检查医师、掌握遗传学知识的妇产科医师。

受孕前注射风疹疫苗

风疹是一种病毒性传染病，是目前发现的最主要的导致先天性残疾的生物因素之一。女性孕早期被风疹病毒感

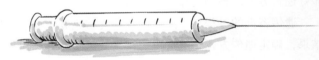

风疹疫苗

染，有可能会导致胎儿先天性畸形或患上先天性风疹综合征，严重时可以导致胎儿早产或死胎。

先天性风疹综合征是感染风疹后的常见病，主要表现为先天性心脏畸形、白内障、耳聋、发育障碍等，加之先天性风疹综合征到目前为止只能预防不可治愈。所以，为了胎儿的健康，最好的预防办法就是在孕前接受风疹疫苗注射。

另外还要注意的是，注射风疹疫苗要把握好时间。如果注射后3个月内怀孕，疫苗中的毒素会直接影响胎儿正常发育；而受孕后再接种疫苗，不仅起不到应有的效用，风险也更大。

掌握最佳受孕时机

选择最佳受孕时机不但可以增加受孕成功率，还是实现优生的必要条件之一。掌握

最佳受孕时机，不但要考虑年龄、季节和生理因素，还应从以下几点多加注意。

1.孕前开始测量基础体温

由于孕激素的作用，女性的基础体温随着月经周期的变化而变化，呈现出一定的规律性。月经周期中，排卵前，受到孕激素影响，基础体温在36.5℃以下波动；排卵期，女性基础体温下降，处于36~36.5℃过渡阶段；排卵后，基础体温会上升到高温段，一般在36.9℃左右。女性基础体温从低温段向高温段过渡的几天，称为排卵日，这段时间内性交，容易受孕。

日常生活中测量基础体温的方法：晚上休息前，将体温表置于触手可及的地方。早上醒来后，立即将体温表放在舌下，5分钟后取出并读取数字，所得的空腔温度即为基础温度。

2.排卵期前节制性生活

排卵期前性生活应节制，使男方得以养精蓄锐，保证受孕时的精子质量。

3.日常衣着以健康为主

从计划受孕开始，夫妻双方的衣着都应以宽松、舒适为主，内外衣以吸水透气的纯棉制品为最佳。内衣过紧，压迫生殖器官，或衣料透气性差，不易排出的汗液和分泌物容易滋生病菌，都不利于优生优育。

4.心理和环境因素

环境和谐，夫妻双方都充满爱意，动作和情感高度统一之时，才是最佳受孕时机。智力较高的孩子大多是父母情投意合之时的产物。

总之，最佳受孕时机，不但要有"天时"，还要有"地利"和"人和"。只有这样，才有可能孕育出健康、优良的下一代。

 ## 高龄女性的孕前准备

这里所谓的"高龄女性"，是指年龄在35岁以上尚未有妊娠经历的女性。妊娠对于她们来说意味着要承担更多危险。那些想做妈妈的高龄女性请注意了，为了减少妊娠风险，也为了宝宝更健康，要做好充分的孕前准备。

1.进行优生咨询和全身体检

孕前咨询和体检，可以对妊娠有一个全面的心理准备，克服自己对即将成为"高龄产妇"的恐惧，轻松愉快地迎接新生命的到来。高龄女性孕前体检还可以及时发现和纠正因高龄而产生的不利于优生的因素，在医生指导下减少妊娠风险。

2.改变生活习惯

合理的饮食和作息习惯能提高受精卵质量，为受精卵创造良好的母体环境。高龄女性孕前可多食用一些高蛋白、低脂肪、性温和的食物，可以增加营养和免疫力。避免刺激性强、含酒精和咖啡因的饮食，例如茶、酒、烟、咖啡等。另外，减少或正确使用电脑和手机，减少身体所受辐射。与育龄女性相比，孕前补充叶酸对高龄女性来说尤其重要。

3.减少化妆

职场中高龄女性所占比例最大，她们在日常生活中与化妆品接触较多，但是其肌肤已经不像年轻肌肤那样有强大的代谢功能了，化妆品中的铅、汞等有毒金属被皮肤吸收，大量囤积在体内，一旦受孕，会通过胎盘被胎儿吸收，损害胎儿脑细胞发育。因此，为了胎儿的身体和智力发育，孕前应尽量减少使用或最好不用化妆品。

4.避免不良因素影响

药物、辐射甚至天气变化都会对人体健康产生一定影响，而生病对孕妇和胎儿来说无疑是个巨大挑战。高龄女性免疫力及器官活性都大大降低了，一旦生病，身体自我恢复的功能也不能很好地起作用。因此，高龄女性孕前更应特别注意天气或季节对身体的影响，远离对身体有害的辐射环境，慎用药物。

甲状腺疾病患者的孕前准备

甲状腺位于颈部，是调节人体代谢的内分泌器官。甲状腺功能亢进或功能减退都会对生殖系统产生影响，扰乱卵巢激素的分泌和代谢，严重者导致不孕。例如功能亢进会导致女性月经减少，甚至闭经；功能减退则会导致月经不调、经血过多、闭经等。

甲亢是典型的甲状腺疾病。医学专家认为，妊娠会加重甲亢患者心血管疾病的症状，甚至会引发心力衰竭。甲亢患者妊娠容易造成胎儿畸形、流产、生长发育迟缓。此外，甲亢患者常用的药物，例如丙硫氧嘧啶，可通过胎盘影响胎儿，导致胎儿甲状腺功能发育异常。因此甲状腺患者在决定受孕前要做好准备工作。

（1）认真咨询并接受检查，在甲状腺功能得到很好控制的情况下，再考虑受孕。一旦孕前检查时被查出甲状腺功能

孕前需经医生指导的 9 种疾病

异常，必须暂停受孕，先接受内分泌科医生的专业治疗。因为怀孕后，随着体内激素水平变化、心肺负荷增加，这些疾病可能很快就发展成甲亢或甲减，危险性和治疗难度更大。

（2）甲状腺功能减退的患者，还需要服用药物进行治疗。用药必须在医生指导下

进行，这一点至关重要。等病情缓解，可逐渐降低用药剂量。等到甲状腺功能恢复正常3个月后，再考虑受孕的事。

（3）日常生活中，很多甲状腺病人为了控制病情，拒绝食用含碘食物，其实这种做法是错误的，因为缺碘也会影响身体健康及胎儿的生长发育。甲状腺病人孕前只要不过多地食用含碘丰富的带鱼、海带、紫菜等，注意低碘的同时，多食用高能量、高蛋白的食物就行了。

此外，甲状腺患者要尽量避免劳累、剧烈运动和感染，以确保受孕成功。同时，一旦受孕成功，要提前考虑自然分娩，这样能降低产后出血的风险。

 ## 高血压患者的孕前准备

高血压是一种常见的心血管疾病，主要特征是动脉血压增高，以及心脏、血管、大脑和肾脏等器官异常。症状主要有头痛、晕眩、耳鸣、心悸、肢体麻木、失眠等。高血压不但能加大心脏和血管负荷，还能引发多种并发症，高血压患者怀孕被认为是一种高危的妊娠行为，因此，高血压患者孕前应做好以下准备。

（1）受孕前，进行全身检查，在医生指导下决定是否适宜妊娠。

（2）如果血压控制得比较好，比如在140/90mmHg以内，就可以怀孕。但是妊娠期血压增高会增加血管壁的压力，能否继续将血压控制在正常范围内，还应进一步听取医生的意见。

（3）如果你正在进行药物治疗，请确保你使用的药物对身体和未来胎儿的安全没有影响。

（4）检查心、脑、肾功能是否正常。常见的高血压并发症有脑血管意外、心力衰竭和肾衰竭等，以免一旦发病，后悔终生。

（5）治疗中要坚持合理服药，勤测血压，及时调整剂量，巩固疗效。

（6）合理的非药物治疗。高血压患者可以通过合理膳食和适量运动来降低血压。多食粗粮和新鲜蔬果、减少食盐摄入、戒烟禁酒，都有利于降低血压。

年纪太大的高血压患者，虽然病情不严重，妊娠风险也高于普通女性及年轻高血压患者。因此需要得到医生允许，才可受孕。

 ## 糖尿病患者的孕前准备

糖尿病是一种血糖代谢紊乱综合征，主要表现为胰腺分泌的胰岛素数量减少，无法调节体内的糖和淀粉的水平，从而引发血糖过高和器官供能不足，长期患病对心、肾、血管等器官都会有所损害。怀孕对糖尿病女性来说是一个挑战，它不但会加重病情，引发并发酮症，还会导致胎儿先天畸形，自然流产，以及胎儿胰岛素血症等。

糖尿病患者孕前要做全面检查，主要是了解有无神经病变（神经病变会影响心脏与血压对怀孕生理需求的反应能力），根据病情决定是否适合受孕，以及采用何种治疗方法最为有效。此外，患糖尿病10年以上，或有某些心脏病症状的患者，建议做心电图检查。糖尿病患者孕前应做好以下准备。

（1）糖尿病病人孕前要将糖化血红蛋白水平控制在6.5%以下。

（2）严密监视自己的血糖水平，尽可能把血糖控制在正常范围之内，一旦发现变化，及时与医生联系，寻求最佳治疗方案。

（3）在日常生活中，糖尿病患者要注意营养搭配合理，不暴饮暴食，多吃蔬菜，少吃葡萄糖、蔗糖含量高的食物，细嚼慢咽，可以防止血糖短时间内上升，保护胰腺功能；生活规律，摒弃不良嗜好，注意锻炼身体，增强抵抗力；慎用抗生素。

 ## 心脏疾病患者的孕前准备

育龄女性患有心脏疾病并不可怕，Ⅰ级、Ⅱ级心脏病患者，怀孕生育的危险性并不大；Ⅲ级心脏病患者需要在医生的严密监护下才能进行生育。只有Ⅳ级心脏病患者，由于心脏功能衰竭，绝对不能受孕，一旦怀孕，应立即终止妊娠。妊娠后心脏负责向子宫输送血液，但是机体耗氧量的增多和体内钠潴留、水潴留会导致心脏负担加重，因此，心脏疾病患者怀孕虽不至于必定有生命危险，但毕竟也不是一件轻松的事。心脏病患者孕前应注意以下几类。

（1）做好检查。心脏病Ⅲ级及以上患者受孕要慎重，毕竟冒着生命危险受孕，或受孕但最终未能保全胎儿的做法都是不值得的。那些允许怀孕的心脏病患者，尤其是有呼吸困难、心慌、心悸症状的患者，孕前要做好心脏检查，在医生指导下受孕。

（2）定期会诊。病情稳定、生活正常的心脏病患者一旦决定受孕，应定期会诊。此外，还要做好日常观察，密切注意心脏功能变化，一旦出现心力衰竭症状，应马上到医院就诊，及时接受有效的治疗。

（3）日常生活中心脏病患者应注意休息，避免过度劳累和情绪波动；饮食要有规律，还要严格控制食盐摄入量，以每天不超过4克为宜。

心脏病患者受孕及妊娠过程中都要依赖医生，还要保持积极乐观的心态，主动配合治疗。

病毒性肝炎患者的孕前准备

病毒性肝炎是由肝炎病毒引起的肝脏疾病，它能引起肝脏细胞病变，损害肝脏功能，是世界上流传广、危害大的传染病之一。妊娠期母体营养需求增加及内分泌的改变会加重肝脏负担，使病情恶化，甚至发生肝坏死，具有生命危险。另外，病毒性肝炎通过母婴传播，可导致胎儿畸形和死亡率增加。因此，病毒性肝炎的患者，孕前一定要做好以下准备。

（1）病毒性肝炎患者应请传染病专家和肝病专家共同检查后，确定能否妊娠。听取专家意见，接受正确的治疗方案。

（2）如果可以妊娠，在孕前做全面体检。除常规孕前检查外，还要检查肝功能是否正常。一旦B超结果显示明显异常，要及时积极处理。

（3）注意孕前用药。服用药物应遵循医生指导，避免使用影响将来受孕的药物。

（4）合理调整饮食。注意营养均衡，食量适中。如果盲目进补，体重激增，会转为脂肪肝。

（5）戒除焦躁心理。"病来如山倒，病去如抽丝"，病毒性肝炎治疗是一个长期的过程，一定要保持平和的心态。另外肝炎患者痊愈半年到一年后才能受孕。

孕前饮食与营养

 孕前的营养准备

怀孕前的营养状况，与新生儿的健康有着非常密切的关系，这是因为，卵子和精子的生长发育期约为3个月，所以，准爸妈们应在孕前3个月就要开始为即将到来的妊娠做营养储备了。

1.蛋白质补充

蛋白质是人类生命的基础，是脑、肌肉、脏器最基本的营养素，占总热量的10%~20%，准备怀孕的夫妻应增加蛋白质的摄入量，保证平均每天每千克体重摄入蛋白质1.5~2克，应多吃肉、鱼、蛋、奶、豆制品等食品。

2.钙质补充

钙是骨骼与牙齿的重要组成成分，怀孕时需要量为平时2倍。孕前未摄入足量的钙，易使胎儿发生佝偻病、缺钙抽搐。孕妇因失钙过多易患骨质软化症、抽搐。孕前开始补钙，对孕期有好处。富含钙的食物有海带、黄豆、腐竹、奶制品类、黑木耳、鱼虾类等。尽管这些食物含有丰富的钙，但人体对钙很难吸收。因此，计划怀孕的夫妇或已经怀孕的孕妇，必须额外补充一定量的钙剂，如碳酸钙、葡萄糖酸钙等。

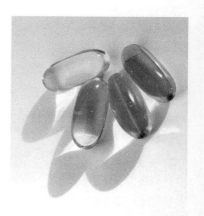

维生素药丸

3.铁的补充

铁是人体生成红细胞的主要原料之一，是血色素的重要成分。孕期的缺铁性贫血，不但可以导致孕妇出现心慌气短、头晕、乏力，还可导致胎儿宫内低氧，生长发育迟缓，出生后智力发育障碍，出生后6个月之内易患营养性缺铁性贫血等。铁在人体内可贮存4个月之久，所以，在孕前3个月就应该注意铁的补充。含铁多的食物有牛奶、猪肉、鸡蛋、大豆、海藻等，还可用铁锅做饭炒菜。

4.锌的补充

锌是人体新陈代谢不可缺少的酶的重要组成部分。锌缺乏可影响生长发育，使得身材矮小，并影响生殖系统。所以在孕前就应多吃含锌的食物，如鱼类、小米、大白菜、羊肉、鸡肉、牡蛎等。

5.维生素的补充

维生素不仅是人体生长发育的必需物质，同样是生殖功能正常的需要。人体维生素缺乏会导致不易怀孕、抵抗力弱、贫血、水肿、皮肤病、神经炎、胎儿骨骼发育不全，还可能造成流产、早产和死胎，或影响子宫收缩，导致难产。因此，在孕前就应有意识地补充维生素，多进食肉类、牛奶、蛋、肝、蔬菜、水果等。

 做好孕前饮食计划

想要一个健康的宝宝，除了孕期的营养补充，在孕前就应做好充分的饮食计划。

（1）保证热能的充足供给。最好在每天供给正常成人需要的2200千卡的基础上，再加上400千卡，以供给性生活的消耗，同时为受孕积蓄一部分能量，这样才能使"精强卵壮"，为受孕和优生创造必要条件。

（2）保证充足优质蛋白质的供给。夫妻双方应每天在饮食中摄取优质蛋白质40~60克，以保证受精卵的正常发育。

（3）保证脂肪的供给。脂肪是机体热能的主要来源，其所含必需脂肪酸是构成机体细胞组织不可缺少的物质，增加优质脂肪的摄入对怀孕有益。

（4）保证充足的无机盐、微量元素和维生素供给。钙、铁、锌、铜等微量元素对构成骨骼、制造血液、提高智力、维持体内代谢的平衡有着重要作用，维生素则有助于精子、卵子及受精卵的发育与成长。

（5）注意补水。身体有了充足的水分，可以帮助清除体内的各种代谢毒物如重金属，增强免疫功能和抗病力，特别是在夏季，这样便可为怀孕后胎儿提供一个良好的生长发育内环境。但要注意多喝烧开后自然冷却的白开水，少喝含咖啡因、色素、香精等人工制作的饮料或果汁。

（6）选择新鲜天然的食物。准备怀孕时要尽量选择新鲜、无污染的蔬菜、瓜果及野菜，避免食用含食品添加剂、色素、防腐剂的食物。

（7）饮食上要多样化。不同的食物所含的营养素不同，营养含量也不等。因此，食物要吃得杂一些，不要偏食或忌口，最好什么都吃，特别是五谷杂粮。

（8）保证膳食的合理烹饪。尽管煎炸烧烤类食物更加味美，但准备怀孕的夫妻双方还是尽量不要或少吃煎炸、烧烤类食物，多吃煮、蒸的食物，以保证食物中所含营养元素不致流失。

准爸妈必需的叶酸补充

叶酸是一种B族维生素，最早是从菠菜叶中提取纯化的，多存在于绿叶蔬菜、谷物和动物肝脏中，在人体内的总量为5~6克，参与机体的生化代谢过程以及体内诸多重要物质如蛋白质、DNA的合成，有促进骨髓中幼细胞成熟的作用。如果叶酸缺乏，可能会引起巨红细胞性贫血、白细胞减少、贫血症、身体无力、易怒、没胃口以及精神病症状。一般来说，叶酸的成年人需要量在400微克，怀孕期间则至少要摄取800微克。

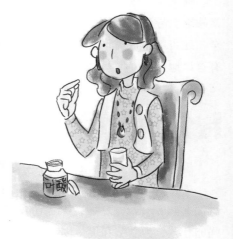

叶酸对胎儿的发育和基因表达有着至关重要的作用，准妈妈的体内叶酸缺乏就会致使胎儿在发育过程中细胞分裂增殖受到影响，血红蛋白合

按时服用叶酸

成减少，红细胞不能成熟，从而导致巨幼细胞性贫血。而孕早期叶酸缺乏，则会影响胎儿大脑和神经系统的正常发育，甚至还可能会导致胎儿先天畸形、流产、早产等严重后果。

为了给宝宝一个良好的开端，准妈妈最好在准备怀孕的前3个月就开始摄取叶酸，每日补充400微克的叶酸是比较适宜的量，过量的叶酸会掩盖维生素B_{12}缺乏的症状，干扰锌的代谢，引起孕妇锌缺乏。每日最大补充量不能超过1000微克即1毫克。这些叶酸可以通过饮食来获得，也可以通过药物。当然，最好还是通过饮食获得。

含有叶酸的食物很多，如常吃的菠菜、生菜、油菜等绿叶蔬菜，麦芽、麸皮面包等谷类食物，香蕉、草莓、橘子等水果和动物的肝脏中都富含叶酸。但是，由于叶酸遇光、遇热就不稳定，很容易失去活性，如蔬菜在贮藏2~3天后叶酸损失就高达50%~70%，而煲汤等烹饪方法则会使叶酸损失50%~95%，因此，准妈妈们要改变一些烹制习惯，尽可能减少叶酸流失，在必要时还可补充叶酸制剂、叶酸片、多维元素片。

除了准妈妈，准爸爸也应适当补充叶酸。研究显示，男性多吃富含叶酸的食品可以降低染色体异常的精子所占的比例，保持精子质量。

需要注意的是，叶酸不可以与维生素C同时服用。这是因为，叶酸适宜存在于碱性或中性的环境中，而在酸性的环境中则比较容易被破坏；维生素C适宜存在于酸性环境，若二者同时服用，由于双方的适应环境相抵触，因此会使吸收率受到影响。一般建议，二者的服用时间尽量间隔在半小时以上。

孕前禁吃的食物

（1）含咖啡因类食品：咖啡因对受孕有直接影响，咖啡、可可、茶叶、巧克力和可乐型饮料中均含有咖啡因。计划怀孕的女性或孕妇大量饮用后，都会出现恶心、呕吐、头痛、心跳加快等症状。此外，咖啡因还会通过胎盘进入胎儿体内，刺激胎儿兴奋，影响胎儿大脑、心脏和肝脏等器官的正常发育，使胎儿出生后体重较轻。所以，准备怀孕的女性不要过多饮用咖啡、茶以及其他含咖啡因的饮料和食品。

（2）各种"污染"食品：许多经人工加工过的食品里都不同程度地含有防腐剂、色素、食品添加剂、亚硝酸盐、苯并芘等不利于人体健康的成分，一旦准备怀孕，就应尽快告别这些食物，多选用新鲜天然食品，水果要洗净后才食用，以避免农药残留。

（3）含酒精的食物：酒精能使身体里的儿茶酚胺浓度增高，血管痉挛，睾丸发育不全，甚至使睾丸萎缩，生精功能就会发生结构改变，睾酮等雄性激素分泌不足，会使男性出现声音变细、乳房增大等女性化表现。这种人易发生男性不育，即使生育，下一代发生畸形的可能性也较大。女性可导致月经不调、闭经、卵子生成变异、无性欲或停止排卵等。

准妈妈和胎宝宝所需的营养成分

1.脂肪

脂肪中不仅含有可以预防早产、流产、促进乳汁分泌的物质，而且对胎儿各个器官的发育都有着不可替代的作用，它是构成大脑组织的重要营养物质，主要来源是平常所吃的植物和动物的脂肪、坚果、鱼虾和动物内脏。脂肪在被吸收时产生的不饱和脂肪酸也是准妈妈和胎儿所必需的，它最充分的来源就是动物性脂肪，譬如新鲜的家禽、鲤鱼、竹节虾等，特别是鱼类，除了拥有比其他动物肉类更丰富的不饱和脂肪酸，而且含有另一种更能健脑的物质——DHA（二十二碳六烯酸，俗称脑黄金）。DHA是组成脑组织的重要成分，能够促进大脑发育和神经兴奋的传导，增强记忆力、防止脑老化等功效。所以，孕妇在妊娠中应注意经常摄取这一类脂肪酸类食物。

但需注意的是，脂肪的摄取一定要适量，过多的脂肪会导致血液中的胆固醇增高，还会使孕妇过度肥胖。孕妇在摄入脂肪时，以植物性脂肪为好，动物性脂肪为辅，多吃瘦肉和鱼类，尽量不要吃肥腻的肉类。

2.蛋白质

蛋白质能够促进细胞分裂和造血，对胎儿的生长发育有着极其重要的作用。足月胎儿体内的蛋白质含量在400~500克之间，这些蛋白质全部依赖母亲在怀孕期间的摄取。一般来说，孕妇每日蛋白质的供给量在80~90克为最佳，瘦肉、鱼类、家禽肉、鸡蛋白、豆类、花生油、豆腐等是富含蛋白质的食物。

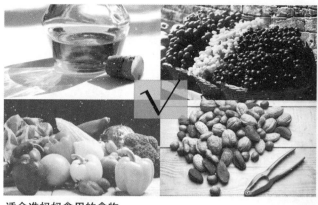
适合准妈妈食用的食物

3.热能

孕妇的热能增加每日在150千卡为最佳，随着孕期的推后、基础代谢的增加，热能的补充应增加到220~440千卡。以目前多数家庭的生活水平来说，只要保持每天按时按量吃饭，就能保证热量的需求。需要注意的是，孕期中的热能储存量不可过多，否则会导致妊娠后肥胖和胎儿过度肥胖。

4.维生素A

维生素A是一种值得所有孕妇注意的营养元素，因为这种营养元素多吃则有害，适度则有益，适量的维生素A可以促进胎儿大脑的生长发育；缺乏维生素A则会使胎儿智力低下、角膜软化，准妈妈皮肤干燥、乳头干裂；过量的维生素A则会导致中毒。在胎儿发育形成关键期，准妈妈如果摄入过多的维生素A，可引起胎儿畸形。准妈妈每天的维生素A最佳摄取量应在3000国际单位为最佳。

5.B族维生素

B族维生素可以帮助吸收蛋白质、脂肪和碳水化合物，保持神经系统健康。如果孕妇缺少包括维生素B_1、维生素B_2、维生素B_6、维生素B_{12}和烟酸在内的B族维生素，可能会造成胎儿精神障碍，出生后易表现出哭闹、不安和烦躁等症状，也可能引起胃肠蠕动减弱、便秘、消化液分泌减少、食欲不振等现象，并且还会使孕妇的早孕反应明显，致使母体吸收营养的能力变差，造成胎儿在各方面都不能摄取到充足的营养，最后影响其生长发育。一般来说，孕妇每天应摄入1.8毫克的维生素B_1和维生素B_2，1.5毫克的维生素B_6。

6.维生素C

维生素C对胎儿的骨骼、牙齿的正常发育，造血系统的健全，机体抵抗力的增加有着重要的促进作用。人脑中维生素C的含量远远高于在其他组织中的含量，孕妇如果充足地摄取维生素C，则能够提高胎儿的智力。一般来说，孕妇每日的维生素C供给量应该以100毫克为宜。

7.维生素E

维生素E可以有效保护细胞膜不被破坏，防止不饱和脂肪酸出现过氧化，从而可以有效防止脑细胞发生活性衰退。如果孕妇无法摄取足够的维生素E，就会妨碍胎儿的大脑发育，影响大脑功能，造成脑功能障碍，使脑的活动能力减弱，胎儿出生后智力下降。

8.钙质

钙质的缺乏会使人对各种刺激异常敏感，情绪容易激动，心情烦躁不安，而孕妇的这种情绪变化会直接影响到肚子里胎儿的脑发育，使未出生的胎儿的脑发育产生障碍，而在胎儿出生后还会出现烦躁、智力低下，以及先天性软骨症、先天性佝偻病等病症。此外，缺钙对孕妇本身也有着直接的影响，会导致孕妇的脑力活动不能持久，精神难以集中，还可能出现手足抽搐等症状。因此，孕期补钙不可忽视，建议孕妇每日钙质的供给量在1500毫克。

9.碘

碘是人体合成甲状腺激素最重要的原料，碘缺乏对孕妇和胎儿来说，最大的危害是会导致孕妇体内合成的甲状腺素供应不足，从而造成胎儿的碘缺乏病，胎儿出生后会表现出智力低下、语言障碍、耳聋和运动神经障碍等症状。因此，孕妇不能不注意碘的摄取，除了平常食用含碘的食盐加工食物外，更要在饮食中经常食用海带、紫菜类海藻植物，建议孕妇每日摄取的碘量不低于200微克。

10.铁

铁是构成人体血红蛋白的主要物质之一，参与氧的转运、交换和组织呼吸过程。铁的缺乏会导致人体心跳加快、疲倦、无力、头晕、记忆力减退和思维不集中等。如果孕妇缺铁，将造成胎儿宫内窒息、胎死宫腔、流产、早产、产后胎儿营养不良等。孕妇每日铁的摄入量应为28毫克最佳，补铁从怀孕一开始就要进行。黑木耳、动物肝脏、芝麻酱等食物中都含有丰富的铁。

11.锌

锌对机体具有重要的生理功能，是促进胎儿生长发育的必需元素之一，孕早期缺锌可干扰胎儿中枢神经系统发育，孕晚期缺锌，可使胎儿的神经系统发育异常，还会影响最终的生产过程。孕早期锌的供给量应保证在11毫克左右，到了孕中晚期应增加到16毫克。

12.硒

硒可降低孕妇血压，消除水肿，改善血管症状，预防和治疗妊娠高血压症，抑制妇科肿瘤的恶变。此外还能预防胎儿致畸。大蒜、芦笋、蘑菇、芝麻和许多海产品中硒的含量都是较高的。

13.锰

妊娠期缺锰会引起胎儿产生多种畸变，特别是严重地影响骨骼发育，出现关节重度变形。含锰较高的食物有糙米、米糠、核桃、麦芽、花生、木耳、口蘑、紫菜、马铃薯、大豆粉、葵花子、莲子、松子仁、榛子、麦粉、高粱等。

14.镁

镁对胎儿肌肉健康至关重要，也有助于骨骼正常发育。当孕期血中镁增加时，可抑制子宫平滑肌的活动，有利于维持妊娠至足月。孕后期若体内镁含量下降，可能会导致阵痛。建议孕期镁的供给量每日保证在450毫克，绿叶蔬菜、糙粮、坚果都是镁含量较为丰富的食物。

15.铜

铜对胎儿的生长，骨骼强化，红、白细胞的成熟，铁的运转，胆固醇和葡萄糖的代谢，心肌收缩，以及大脑发育都有着重要作用。因此，铜的补充在妊娠期必不可少，特别是在胎儿出生前的3个月就更为重要，含铜量高的食物包括海鲜、动物肝脏、粗粮、坚果、大豆、马铃薯、豌豆、红色肉类、蘑菇以及番木瓜、苹果等。

 ## 准妈妈的均衡营养

为什么有的时候明明已经很注重饮食了却还是被医生告知营养不足或不均衡？很多准妈妈可能都有此疑问。根据临床调查，有80％以上的准妈妈都存在体内营养不均的情况，这就说明，虽然准妈妈们注意到了营养的补充，但却只重于一种或几种营养元素的摄入滋补，但却忽略了多种营养元素的均衡摄取。为此，准妈妈们有必要了解，如何才能使各种营养元素的摄入达到一个均衡的状态。

要保证孕期的均衡营养，首先就要养成良好的饮食习惯。准妈妈在孕期一定要做到不偏食、不挑食、不暴饮暴食、少食多餐，不能只拣自己爱吃的食物吃个没完，不爱吃的食物一概拒绝。

其次，孕期要特别重视对叶酸、铁、钙、锌、DHA、蛋白质、维生素及各种微量元素等营养素的补充。优质蛋白质和适当的能量供给，充足的无机盐、微量元素和维生素供给，是胎儿生长发育的需要，也是母体的需要，所以要保证其均有摄入。豆类和奶制品可以提供优质蛋白质、钙、维生素，孕妇每天应该摄取大约1000毫克的钙，相当于3杯脱脂牛奶的量；豆类制品中含有足够的蛋白质，喜爱素食的孕妇不妨坚持食用；瘦肉中的铁质含量很高；花生等坚果类食物含有益于心脏健康的不饱和脂肪，但其热量和脂肪含量比较高，所以每天摄入量控制在30克左右为最佳；核桃中含有丰富的钙质和维生素，多吃不但有利于胎儿的血液、骨骼形成和中枢神经系统发育，还能有效减轻孕妇气喘和腰酸背痛等现象；水果和蔬菜的微量元素丰富，孕妇应保证每天必须摄入多种不同的蔬果类食物。

 ## 胎儿肥胖、畸形与营养的关系

胎儿的肥胖大多是由于母亲在孕期大补特补造成的。很多准妈妈在怀孕时，一改平日里的饮食节制，开始大吃特吃，再加上缺乏必要的运动，造成营养过剩进而导致自体和胎儿的过度肥胖。有些家庭会认为，有个"胖宝宝"才是好的，所以给孕妇食用过多的营养食品。但殊不知，这些对孕妇和胎儿都是不利的。

首先，营养过剩导致孕妇自身体重增加，从而加重其身体各器官的负担。其次，过度的营养还会影响胎儿的神经系统发育，甚至使本来正常的胎宝宝变为肥胖儿、巨大儿，给生产造成一定的困难，危及母婴的生命。

除了胎儿肥胖之外，胎儿畸形在一定程度上也和准妈妈摄入的营养素不当有关，维生素、无机盐和其他一些微量元素如果摄入过多的话，就会影响胎儿的正常发育。例如，大剂量的维生素A会导致胎儿腭裂、无脑等先天畸形，过量的锌会影响铁的吸收，过量的铁同样会影响锌的吸收。因此，准妈妈在孕期增加营养补身体也要按照一定量来，只有保证各种营养元素摄入的比例适当，量度合理，才有利于其吸收利用。

 ## 准妈妈要少吃的食物

1.甜食

糖类在人的体内代谢时，会消耗大量的钙，而孕期钙的缺乏就可能影响胎儿牙齿、骨骼的发育成长。而且食用过多的甜食，如巧克力，极易使准妈妈产生饱腹感而影响食欲，不利于对营养元素的摄取和吸收。此外，过多食用含糖量高的食物，还有可能引发妊娠糖尿病等一系列妊娠病症。

2.菠菜

经常会有人向准妈妈建议：菠菜里含有很多的铁，你应该多吃菠菜。但实际上，准妈妈们是不宜经常食用菠菜的。虽然菠菜富含铁质可以补血，又富含大量的维生素C等多种营养，但菠菜里的铁质并不算多，而且还含有一种叫草酸的物质。草酸在体内会影响钙、锌在肠道的吸收，食用过多菠菜的话

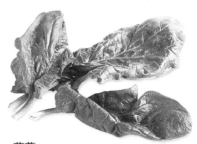

菠菜

就会导致准妈妈体内的钙锌缺乏，钙缺乏会影响胎儿的骨骼和牙齿发育；锌缺乏会使孕妇食欲不振，不能为胎儿摄取丰富的营养，从而影响胎儿的正常生长发育。

3.酸菜等腌制食品

有些准妈妈在怀孕早期时，由于胃口不佳，特别偏爱食用一些酸白菜、酸萝卜等开胃，可需要注意的是，腌制类食品准妈妈是不宜多吃的。这是因为，腌制食品内大多含有大量的食盐、糖、亚硝酸盐，有些发酵的腌制食品内还可能含有一种叫黄曲霉素的致癌物质，对准妈妈和胎儿都是极度有害的。而且孕妇摄入过多食盐的话，还可能会引起水钠潴留，诱发或加重妊娠高血压综合征。

4.山楂

山楂酸甜可口，开胃助消化，一向备受准妈妈的喜爱。但山楂虽好准妈妈却不宜多吃，因为山楂中所含的某些成分对子宫肌肉有一定的刺激作用，易造成子宫收缩、流产。特别是那些曾经发生过自然流产、习惯性流产以及有先兆流产征兆的孕妇，在怀孕时更要少吃山楂，以防引发不测。

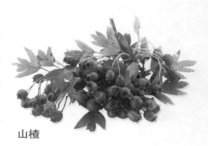

山楂

5.冷饮

准妈妈贪食冷饮对自身健康和胎儿的发育都有害处。这是因为，过多摄取生冷饮品食物不仅会伤及脾胃，使营养吸收受到影响，无法保证自身和胎儿的营养需求，而且太多的冷刺激还会使口腔、咽喉、气管等部位的抵抗力下降，从而诱发上呼吸道感染。另外，冷食的刺激会使得胎儿躁动不安，所以准妈妈们即使感觉燥热，也一定要节制冷食的食用。

6.螃蟹

螃蟹味道鲜美，营养丰富，是很多孕妇喜欢选择的食物。然而，吃螃蟹对孕早期的孕妇有一定危险。因为螃蟹容易使子宫肌肉收缩，引起阴道出血，甚至发生流产，特别是蟹爪的流产作用更为明显。而且，螃蟹中的胆固醇的含量很高，患有妊娠高血压综合

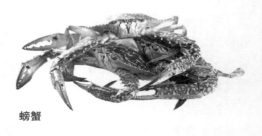

螃蟹

征的孕妇更不宜多吃。否则会加重对血管的损害，导致日后患上心血管疾病。

7.油条和其他油炸类食物

油条、油饼等油炸类食物在制作时需要加入一定量的明矾，明矾中含有铝，高浓度的铝对人的大脑有很大的损害性。常吃油条的话明矾就会在身体里蓄积，进而体内的铝也沉积下来，当铝通过胎盘进入胎儿体内时，便可导致胎儿的大脑发育受到损害，

增加智力低下儿的发生率。

8.浓茶、咖啡和其他含咖啡因饮料

咖啡因会导致准妈妈的神经兴奋、心率加快、血压增高，并且这种作用会通过胎盘直接传达给胎儿。胎儿在子宫内主要是呈睡眠状态，太多的兴奋刺激会引起胎儿躁动，不利于胎儿的健康发育。此外，咖啡因中所含的咖啡碱是维生素B_1的"天敌"，对其有破坏作用，从而导致孕妇体内维生素B_1缺乏，影响心肌代谢功能。

9.方便性加工类食品

方便性加工类食品的脂肪含量很少，经常以这些食品为主食，会使孕妇的体内缺乏必需脂肪酸，而必需脂肪酸是胎儿大脑发育需要的重要营养成分。此外，这一类食品为了保证其色泽和味道，会在制作的过程中添加大量的食用色素、香精、香料和防腐剂，这些物质对准妈妈和胎儿的危害也都是非常大的。

10.烧烤类食物

烧烤类食物固然味道鲜美，但在烧烤的过程中，食物中的维生素、氨基酸、蛋白质等营养成分会遭到破坏，并且在烧烤的环境中还会产生一些致癌物质，因此准妈妈还是尽量远离烧烤食品。

 ## 准妈妈忌食的食物

（1）辛辣热性作料，如辣椒、花椒、胡椒、小茴香、八角、桂皮、五香粉等，这些作料容易消耗肠道水分而使胃肠分泌减少，从而造成胃痛、痔疮、便秘等症状。孕妇一旦便秘，解便时由于过度用力使腹压增加，压迫子宫内的胎儿，易造成胎动不安、早产等不良后果。

（2）含咖啡因的饮料和食品。孕妇如果大量饮用就会出现恶心、呕吐、头痛、心跳加快等症状。此外，咖啡因还会通过胎盘进入胎儿体内，影响胎儿发育。茶叶含有较丰富的咖啡因，饮茶将加剧孕妇的心跳速度，增加孕妇的心、肾负担，不利于胎儿的健康发育，也尽量不要食用。

（3）味精。味精是平时很普通的调味品，但是孕妇就要注意少吃或不吃。味精主要成分是谷氨酸钠，血液中的锌与其结合后便从尿中排出，味精摄入过多会消耗大量的锌，不利于胎儿神经系统的发育。

（4）含乙醇浓度高的食物，如白酒。

（5）人参、桂圆等大补食材。中医认为，孕妇多数阴血偏虚，食用人参会引起气盛阴耗，加重早孕反应、水肿和高血压等；桂圆辛温助阳，孕妇食用后易动血动胎，所以不宜食用。

（6）有可疑农药、重金属污染的食物，如未经质检的水果、蔬菜、奶制品和肉类制品。

（7）未经煮熟的鱼、肉、蛋等食物。生的鱼、肉等食物中往往含有绦虫、囊虫等寄生虫，直接食用这些食品可以使人感染疾病。生鸡蛋的蛋白质不易被蛋白水解酶水解，不易被肠道吸收，而且生鸡蛋常常被细菌污染，直接食用很容易得肠胃炎。经烟熏、腌制、烧烤的食物也应尽量不吃。

（8）含有添加剂的食品，如罐头食品。添加剂是导致畸胎和流产的危险因素，所以准妈妈要远离这些食品。

 ## 准妈妈的饮食与胎宝宝视力

女性在怀孕期间和哺乳期间的膳食习惯都会直接影响到胎宝宝的视力发育，例如准妈妈如果缺乏维生素、锌，那么宝宝就可能会罹患眼部神经炎、营养不良性弱视等。

油质鱼类富有一种构成神经膜的要素，被称为 ω−3脂肪酸，ω−3脂肪酸含有的DHA与大脑内视神经的发育有密切的关系，能帮助胎儿视力健全发展。孕7~9个月到出生前后，胎宝宝如果缺乏DHA，会出现视神经炎、视力模糊，甚至失明。因此，准妈妈在怀孕期间宜多吃些油质鱼类，如沙丁鱼、鲭鱼，宝宝就能够比较快地达到成年人程度的视觉深度。准妈妈应保证每个星期至少吃一次鱼，最好购买鲜鱼自己烹饪，不要选择鱼类罐头食品。

除了油脂类鱼之外，准妈妈还应多吃含胡萝卜素的食品以及绿叶蔬菜，以防止维生素A、维生素E缺乏，尤其是妊娠反应剧烈、持续时间比较长、影响进食、经常呕吐的孕妇，更要注意维生素和微量元素的补充。此外，缺钙的孕妇生的孩子在少年时患近视眼高于不缺钙的3倍。因此，怀孕期间补充足够的钙也是非常必要的。

 ## 孕期食物选择的常见误区

（1）价钱越高，营养越好。很多人常常会认为越贵的营养品，其营养就越好。但事实上并不尽然，营养品的价格取决于生产成本和市场需求，因此，选择营养更应考虑自己是否需要，不可盲目追求高价格。

（2）以零食、保健品代饭。有些孕妇认为，只要营养品摄入够量了，少吃饭也行。但事实上，这样的做法对自身和宝宝都是很不健康的，因为营养品大多是强化某种营养素或改善某一种功能的产品，单纯使用还不如普通膳食的营养均衡。

（3）水果代替蔬菜。水果口感好，食用方便，并且富含维生素C、矿物质和膳食纤维，深得孕妇喜爱，所以很多人认为吃水果越多就越好。一般来说，水果中所含水分中有10%是果糖、葡萄糖、蔗糖和维生素，这些糖类很容易被孕妇吸收。如果水果吃得太多，孕妇同样有可能会发胖，血糖增高。所以，吃水果还要有个度，一般每天吃水果总量控制在500克为最佳。

（4）只要是有营养的东西，摄入越多越好。孕期中加强营养固然正确，却绝非多多益善。过多摄入营养会加重身体的负担，并存积过多的脂肪，导致肥胖和冠心病的发生。体重过重还限制了体育锻炼，导致抗病能力下降，并造成分娩困难。过多的维生素A和维生素D还能引起中毒，出现胎儿畸形。

（5）补钙只能靠喝骨头汤。很多老人认为，孕妇补钙只能通过猛喝骨头汤达到效果。但按照营养学的标准，喝骨头汤补钙的效果并不理想，因为骨头中的钙不容易溶解在汤中，也不容易被肠胃吸收。相对而言，具有活性成分的钙片、钙剂更容易被人体所吸收。人体每天必须吸收的钙是1500毫克，如果膳食平衡的话，大多可以通过食物摄取。而喝了过多骨头汤，也可能因为油腻等，引起孕妇不适。

（6）多吃动物胎盘好安胎。有的孕妇平时稍有点磕磕碰碰，就觉得身体不适，便要医生给她打安胎针，还有的信奉"吃什么补什么"的道理，四处搜罗动物胎盘来进补。其实，需不需要打安胎针是有严格的诊疗标准的。安胎针补充的是黄体酮，动物胎盘、卵巢里也含有黄体酮。这种激素在孕妇出现阴道少量流血等流产先兆时，能够起到稳定妊娠的效果。但是，如果没有流产先兆却使用人工合成孕激素类的药品，一旦过量，就可能影响胎儿生殖器官的发育。

（7）妊娠期吃糖易患糖尿病。有的准妈妈担心患上妊娠期高血压、糖尿病，从怀孕开始就拒绝吃糖、巧克力，这完全是出于对妊娠期糖尿病发病原理的误解。正常人摄入的碳水化合物在体内会转化为葡萄糖，如果有剩余，则会通过胰岛素的作用，转化为糖原储存在肝脏或变为脂肪。而在妊娠期间，胎盘可以分泌物质对胰岛素进行抵抗，以保护胎儿获得充分的糖供应。如果孕妇摄入的糖越多，胰岛素消耗的就越多，而遭遇胎盘分泌物质的"抵抗"也就越多，直至不堪负荷，才可能出现糖尿病症状。所以，正常女性特别是偏瘦的女性根本不需要对糖避之不及，肥胖女性以前在妊娠期曾患有糖尿病的孕妇，虽然的确不宜多吃糖，但也不需要一点糖都不碰。

（8）呕吐厉害就要多吃零食。怀孕初期常有呕吐、恶心和胃口不佳等症状，嗜好多吃酸、吃辣。为压制孕吐，有的准妈妈索性餐餐吃话梅、果脯等零食。但实际上，这样并不能缓解孕吐。孕吐是由于胃酸分泌不足、胃肠功能下降失调才会出现的。虽然酸辣口味的食物可以刺激胃酸分泌，但如果长期大量食用，终究可能损害肠胃功能。如果孕妇孕吐得厉害，应尽快到医院检查，并进行治疗才能缓解症状。

孕早期的营养原则

妊娠各个时期的营养原则都是由该时期孕妈妈的生理状况决定的，在孕早期，胚胎生长发育速度缓慢，胎盘及母体有关组织增长不明显，母体和胚胎对各种营养素的需求比孕中、晚期相对少。而胚胎正处于细胞组织分化增殖及主要器官形成阶段，易受不良因素的影响，大多数孕妇会有早孕反应，出现食欲不佳的现象。

针对孕早期特点，孕早期的膳食要以重质量、高蛋白、富营养、清淡少油腻、易消化吸收为宜，多补充奶类、蛋类、豆类、坚果类食物，保证蛋白质的摄入量，尽可能选择自己喜欢的食物，饮食安排上可以选择少食多餐，以瘦肉、鱼类、蛋类、面条、牛奶、豆浆、新鲜蔬菜和水果为佳。每天加两三次辅食，注意不要摄取热量过多的食物，也不宜食用油腻、油煎、炒、炸、辛辣刺激等不易消化的食物，适当吃些酸的食物可以帮助增进食欲。孕早期的膳食营养强调营养全面、合理搭配、避免营养不良或过剩。

综合以上，孕早期的营养摄取要遵从以下原则。

（1）全面而合理的营养。应避免偏食，摄取胚胎各器官、组织的形成所需要的各种营养素，包括蛋白质、脂肪、糖类、矿物质、维生素和水，同时还应考虑早孕反应的特点，要适合孕妇的口味。

（2）保证优质蛋白质的供应。孕早期胚胎的生长发育及母体组织的增大均需要蛋白质，孕早期是胚胎发育的关键时期，此时蛋白质、氨基酸缺乏或供给不足能引起胎儿生长缓慢，甚至造成畸形，而早期胚胎不能自身合成需要的氨基酸，要由母体供给。蛋白质主要靠动物性食品来进行补充，因此肉类、蛋类、奶类、鱼类要在饮食中占一定比例。如果孕妇不愿吃动物性食物，可以补充奶类、蛋类、豆类、硬果类食物。

（3）适当增加热能摄入。孕早期的生理特点决定了热能的摄入量只要比未孕时略有增加就可以满足需要，胎盘需要将一部分能量以糖原形式贮存，随后以葡萄糖的形式释放到血液循环，供胎儿使用。热能主要来源于脂肪和糖类，脂肪主要来源于动物油和植物油。植物油中如花生油、大豆油、芝麻油、玉米油等，既能够提供热能又能满足母儿对脂肪酸的需要，是理想的烹调用油，糖类主要来源于面粉、大米、小米、红薯、玉米等。

（4）确保无机盐、维生素、矿物质的摄取。无机盐、维生素和矿物质对保证孕早期胚胎器官的形成与发育有重要作用，准妈妈应摄取富含钙、铁、锌、磷的食物，如奶类、芝麻、海带、木耳、花生、核桃等。呕吐严重者还应多食蔬菜、水果等碱性食物，以防止发生酸中毒。

孕中期的营养原则

孕中期是胎儿迅速发育的时期，处于孕中期的准妈妈体重迅速增加。进入孕中期以后，准妈妈的食欲逐渐好转，很多准妈妈纷纷开始大规模的营养补充计划。但是，即使营养补充，也不能不加限制地过多进食，否则不仅会造成准妈妈身体负担过重，还可能导致妊娠糖尿病。

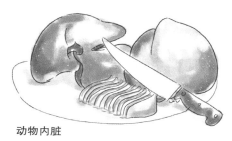

动物内脏

孕中期主要保证的是钙、磷、铁、蛋白质、维生素的摄入量，并适当增加粗粮及含钙食品，不宜摄入过多的碳水化合物。

孕中期的营养摄入原则如下。

（1）荤素兼备、粗细搭配，食物品种多样化；避免挑食、偏食，防止矿物质及微量元素的缺乏；避免进食过多的油炸、油腻的食物和甜食，防止出现自身体重增加过快。

（2）保证适宜的脂肪供给。脂肪开始在腹壁、背部、大腿等部位存积，为分娩和产后哺乳作必要的能量贮存。因此，孕妇应适当增加植物油的量，也可适当选食花生仁、核桃、芝麻等含必需脂肪酸量较高的食物。

（3）多吃无机盐和微量元素。孕中期是孕妇血容量增加速度最快的时期，营养不当的话很容易形成妊娠性贫血，故应当多吃含铁丰富的食物。此外，孕妇从孕中期开始，对钙的吸收和贮存也开始加速，应多吃含钙丰富的食物，补充奶类及奶制品、豆制品、鱼、虾等食物；另外，孕中期对碘的需要量也会增加，多吃海带、紫菜等富含碘的食物。

（4）注意适当补充含铁丰富的食物，如动物肝、血和牛肉等，预防缺铁性贫血，同时补充维生素C也能增加铁的吸收。

（5）增加维生素的摄入量。孕中期对叶酸、维生素B_{12}、维生素B_6、维生素C以及其他B族维生素的需要量增加，应增加食物的摄入。这就要求孕中期选食米、面并搭配杂粮，保证孕妇摄入足够的热能和避免硫胺素摄入不足，同时还应注意烹调加工合理，少食多餐，每日4~5餐以满足孕妇和胎儿的要求。

孕晚期的营养原则

到了孕晚期，胎儿生长到了最迅速的阶段，此时需要的营养素最多，同时准妈妈的食量增加，体重增长到了最快的时候。随着胎儿的长大，使母体受到压迫，胃容量相对减少，消化功能减弱，准妈妈们常常会有胃部不适或饱胀感，因此孕晚期的饮食宜少吃多餐，多吃清淡可口、易于消化的食物，减少盐的摄入量。

（1）增加蛋白质的摄入。首先应增加蛋白质的摄入，此期是蛋白质在体内储存相对多的时期，这要求孕妇膳食蛋白质供给比未孕时增加，应多摄入动物性食物和大豆类食物。

（2）保证足量的钙和维生素D的摄入。孕期全过程都需要补钙，但孕晚期的需要量更要明显增加，每日应摄入1500毫克。因为胎儿的牙齿和骨骼的钙化加速，体内钙的一半以上是在孕晚期最后两个月储存的。补钙同时还应增加维生素D的摄入，以促进钙的吸收。准妈妈在孕晚期应经常摄取奶类、鱼和豆制品，最好将小鱼炸或用醋酥后连骨吃，饮用排骨汤。虾皮含钙丰富，汤中可放入少许；动物的肝脏和血液含铁量很高，利用率高，应经常选用。

（3）必需脂肪酸的摄入。孕晚期是胎儿大脑细胞增殖的高峰，需要提供充足的必需脂肪酸以满足大脑发育所需，多吃海鱼可利于DHA的供给。

（4）充足的水溶性维生素。孕晚期需要充足的水溶性维生素，尤其是硫胺素，如果缺乏则容易引起呕吐、倦怠，并在分娩时子宫收缩乏力，导致产程延缓。

（5）脂肪和碳水化合物不宜摄入过多。孕晚期绝大多数孕母由于各器官负荷加大，血容量增大，血脂水平增高，活动量减少，总热能供应不宜过高。尤其是最后一个月，要适当控制脂肪和碳水化合物的摄入量，以免胎儿过大，造成分娩困难。

孕前疾病与用药

 为何会有弱智儿

　　弱智儿就是智能低下的患儿，其弱智的程度各不相同。轻者表现为一般的反应迟钝、愚笨等；重者就是所谓的"白痴"，言语不清，行为失常，既没有学习能力，也没有劳动能力，生活无法自理，终生都需要家人的照顾。

　　导致智能低下的原因有很多，但总的说来，可分为先天因素和后天因素两大类。先天因素是指在孩子出生前就存在患上智能低下的诸多情况，主要是由遗传因素所引起的。当父母患有某种智力障碍的时候，其子女出现弱智的概率就比较高。当然，智力正常的父母也可能生出弱智的孩子。当胎儿出现染色体异常或者是先天脑部畸形的时候，也会出现弱智的情况。比如说先天愚型、YY综合征、小头畸形、大头畸形、脑积水，等等。

　　除了遗传因素以外，胎儿也有可能是在母体的子宫内染上了这种疾病。这种情况多是由于孕妇在妊娠期间没有照顾好自己的身体，感染上了风疹、单纯疱疹等疾病，从而影响了胎儿的发育。也可能是因为孕妇在妊娠期间营养不良，缺乏某些营养物质，使得胎儿的营养供应不上所致。还可能是因为孕妇在妊娠期间大量吸烟饮酒，受到了有毒物质的侵害，或者是受到了X线的照射等因素所致。

　　后天因素是指在孩子出生的过程中或者是出生以后所造成的智能低下。比如说在孩子出生过程中所出现的产伤、颅内出血、低氧、窒息、感染等，都会对新生儿造成伤害，使其出现智能低下的病症；另外，如果新生儿在出生后患上了脑炎、脑膜炎、脑低氧、中毒等疾病，也可能会留下智能低下的后遗症。

　　由此可见，弱智儿的出现与其父母优生学知识的匮乏是密不可分的。如果所有的年轻夫妇都能主动学习一定的优生优育知识，了解规避遗传病的方法，必要的时候进行产前的遗传学咨询和诊断，就一定可以有效地减少弱智儿的出生率，免去一些不必要的麻烦。

 妊娠中的致畸因素

　　十月怀胎，一朝分娩，待到孩子出生才发现宝宝是一个畸形儿，这对于那些日夜盼望孩子的父母来说，相当残酷。因此，准爸爸、准妈妈们要注意了，为了母亲和胎儿的安全，要远离致畸因素。致畸因素主要有以下几种：

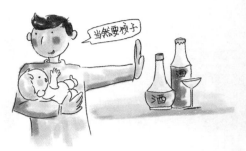

孕前准备要忌酒

（1）药物致畸：女性妊娠期用药，药物可以通过胎盘进入胎儿体内。妊娠早期（怀孕1~12周），最好杜绝使用药物，中期（13~28周）、晚期（28周到分娩）用药时也一定要慎重，以防对胎儿产生危害。如果非用药不可，也不能因此而延误病情。

（2）辐射致畸：辐射线能杀死人体内细胞，所以，女性妊娠期，为了安全起见，禁用放射性元素进行诊断治疗，更不要在早期用X射线做腹部检查。

（3）感染致畸：孕妇在患风疹、麻疹、疱疹、流感、肝炎等病毒感染性疾病时，细菌、病毒等病原体会侵入胎盘，易造成胎儿畸形。

（4）其他因素致畸：烟酒、废水、废气、农药残留等都可以造成胎儿畸形。因此，女性在妊娠期间应该尽量避免接触这些物质，为胎儿提供一个健康安全的生长环境，从而减少胎儿畸形的可能性，保证胎儿正常的生长发育。

 ## 预防"缺陷宝宝"的九大措施

（1）计划受孕前咨询医生。随着优生观念的普及，很多夫妇在计划受孕前都会咨询医生，特别是那些身体素有疾患和有遗传病家族史的夫妇，孕前咨询和检查必不可少。

（2）服用叶酸。叶酸是一种维生素，它对红细胞分裂、生长和核酸的合成具有重要作用，是人体必需的物质。科学家发现，孕妇服用叶酸，可减少胎儿神经管畸形的概率，还可减少自然流产率，减轻妊娠反应。服用叶酸还可纠正孕妇贫血，促进胎儿正常发育。但是服用叶酸最好每天不要超过400毫克。

（3）戒酒。随着社会进步，社交场所中女性的比例逐渐加大，受孕女性饮酒，酒精不但影响胎儿智力，还有可能导致胎儿残疾。近年来，受胚胎酒精综合征影响的胎儿呈增多趋势，所以，准妈妈应该做到滴酒不沾。

（4）戒烟。一个烟民妈妈如果及时戒烟，生出的婴儿体重偏轻率降低20%，出现出生缺陷的概率会降低5%，早产率降低8%。同时孕妇要避免吸二手烟，因为烟雾弥漫的空气中含有大量的毒素，这会降低胎儿的吸氧量。

（5）健康饮食。胎儿的营养全部来自母体，因此，母亲的营养对胎儿的健康极其重要。医学专家认为：孕妇进食全麦类、豆类和蛋白质类食物，同时多吃富含Ω-3的鱼类，对于胎儿来说益处多多。

（6）避免空气污染。孕妇要避免暴露在含有大量化学物质的环境中，避免在怀孕期间进行房间装修，如果是清洁行业或化学物质生产行业的女性，一定要做好防护和隔离措施。

（7）减压。女性心情或工作压力过大，可能会引起早产、流产或不孕不育。因此，女性在怀孕期间要学会自我减压，在条件许可的情况下，通过简单运动或娱乐使自己放松。

（8）慎用药物。药物治疗和沉淀都会对胎儿的生长发育带来影响，因此，孕妇在服用任何药物前都要征询医生意见。

（9）定期检查。怀孕期间做好定期检查，可以及时发现和解决胎儿发育过程中的各种问题，减少母亲和胎儿发生意外的概率。

 ## 不孕不育的主要原因

成功受孕必须具有以下条件：①卵巢排出正常的卵子；②精液正常并含有正常的精子；③卵子和精子能够在输卵管内相遇并结合成为受精卵；④受精卵顺利地被输送进入子宫腔；⑤子宫内膜已做好准备，适合于受精卵着床。这些环节中有任何一个不正常，便能阻碍受孕。阻碍受孕的原因可能在女方，也可能属男方或在男女双方。

1.女性方面的原因

（1）一般因素：年龄因素、营养因素、精神因素、免疫因素等。例如，女性45岁以后怀孕能力大大降低。

（2）排卵障碍：神经因素、内分泌因素、卵巢因素。其中由于卵巢发育不全和卵巢疾病引起的女性不育最为常见。

（3）各种身体和机体疾病：子宫颈病变、染色体疾病、输卵管疾病都影响女性生育能力。

2.男性方面的原因

（1）生殖器官发育异常：阴茎、睾丸、输精管发育异常，均可导致不育。

（2）性功能障碍：男性精子是怀孕的根本，精液不能进入阴道，怀孕根本无从谈起。

（3）内分泌紊乱：包括睾丸分泌功能紊乱、垂体分泌功能紊乱、甲状腺功能紊乱和肾上腺分泌紊乱。

（4）生殖系统感染：常见症有急性睾丸炎、附睾炎、精囊炎等急性炎症和淋病、梅毒等慢性炎症。

（5）精索静脉曲张引起的男性不育：世界卫生组织公布的资料中显示，这种不育情况占男性不育的12.1%。

（6）其他因素：免疫因素和个人生活因素，例如，抗精子免疫反应导致的免疫性不育和过度手淫等。

3.男女双方的原因

（1）性生活因素：性交方法和时间都能影响受孕和生育。

（2）精神因素：心情紧张和焦虑也可导致不孕。

（3）免疫因素：男性精液中含有多种蛋白，这些蛋白可以作为抗原，被女性宫颈上皮吸收后会产生抗体，对精子的活动产生影响，从而造成不孕。

 ## 避孕药停用6个月后再受孕

避孕药属于激素类药物，无论何种类型的避孕药，它的药理都是一样的，即通过抑制排卵，改变宫颈黏液密度，使精子无法到达子宫；或是扰乱子宫腺体的机能，降低囊胚存活率；或是打乱子宫和输卵管的联系方式，阻碍受精卵进入子宫；或改变子宫内膜的正常周期性变化及宫腔内环境，使受精卵失去发育的温床，达到避孕目的。专家建议，习惯口服避孕药避孕的女性，应在停用避孕药6个月之后再受孕，原因如下。

1.激素的强效作用

短效口服避孕药含有炔雌醇与炔诺酮，炔雌醇的生理效能是人体内产生的雌激素己烯雌酚的10~20倍。炔诺酮的生理效能是人体内产生的孕激素黄体酮的4~8倍。如果停药不久就怀孕，会导致体内激素不稳，给胎儿造成伤害。

2.药效长久

口服避孕药进入人体，经过代谢吸收，体内药物残留至少需要6个月才能完全排出。停药后短时间内怀孕，有可能导致胎儿畸形。

3.其他因素

女性长时间口服避孕药会使体内雌激素分泌增多，导致体重增加，月经紊乱等，身体需要一段时间进行调养才能恢复正常。

因此，那些长期靠药物避孕又打算要宝宝的女性，在受孕前，应提前6个月停用避孕药，并在此期间采用其他更安全的方式进行避孕。

 ## 不宜受孕的7种情况

从优生学的角度来看，选择合适的受孕时机，确保夫妻双方状态良好很有必要。因而，如果夫妻双方中任何一方出现下列情况都不宜受孕。

1.过度劳累

当夫妻双方或其中一方刚进行过强度较大的体力劳动或脑力劳动，且身体和精神状态还未恢复之前，是不宜怀孕的。因为过度劳累会使人体免疫力降低，易受疾病侵袭。会影响精子和卵子的质量，也无法为受精卵创造良好的发育环境。因此，刚进行过剧烈的体育锻炼、结束长期的旅行或繁忙的脑力工作时，都不宜马上怀孕，而应该休养一段时间，等身体完全恢复了，再做怀孕的打算。

2.长期患病

前面的章节我们介绍了不宜怀孕以及孕前必须治愈的疾病，除此之外，久卧病床的人也是不宜怀孕的。因为虚弱的身体没有抵抗病毒感染的能力，无法提供健康的精子与卵子，也无法满足胎儿的营养需求，这都不利于胎儿的生长发育。所以，长期患病的人，应先把病治好，再考虑妊娠。对于一时难以治愈的慢性疾病，则要与医生充分沟通，在医生的指导下妊娠。

3.情绪不佳

情绪也是影响健康的关键因素，不良情绪会使人产生不良的生理反应，在危害健康的同时，也给受孕制造了麻烦，影响优生。所以说，与人发生过激烈争吵、处在愤怒之中的人或刚刚经历沉重打击、处在极度悲伤之中的人都不宜受孕，应该等心情平复以后再做打算，以免影响胎儿的健康。

4.生活不规律

有些人黑白颠倒，烟酒无度，生活毫无规律，这样会打乱生物钟，对健康造成危害。由于生物钟混乱，总是休息不好，浑身乏力，精神状态也总是不佳，这样显然是不利于优生的。所以，应该首先调节好自己的生物钟，养成良好的生活习惯，待自己达到最佳状态的时候再考虑受孕。

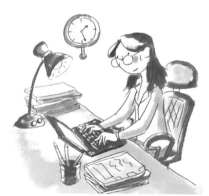

孕前准备忌生活不规律

5.应酬过多

对于商场中的很多人来说，生意上的应酬是不可避免的。可是这些人也许不知道，过多的商务宴请不但对健康无益，而且还会对将来的孩子产生不良的影响。这是因为过多的应酬会使人身心俱惫，而应酬中摄入过多的烟酒对健康更是有百害而无一利，这必然会降低生殖细胞的质量，影响优生。所以，为了将来的孩子，商务宴请一定要有节有度，保证自己身心健康。毕竟工作再重要，也没有自己的身体和孩子的健康重要！

6.性生活过度

这是新婚夫妻比较容易犯的一个大忌，由于对性生活和优生优育缺乏科学认识，所以新婚夫妻常常难以把握性生活的"度"，造成性生活频繁，岂不知这对双方的健康和生育都十分不利。性生活频繁会导致精子还没有完全成熟就被排放出来，降低受孕成功率；而且频繁的性生活体力消耗非常大，双方身体时常陷入疲劳却来不及恢复，这样就难免会产生质量差的精子和卵子，影响优生。因此，性生活一定要有节制，等调养好身体后，再行受孕。

7.不良环境

环境也是影响优生的重要因素之一。不良的环境对人的生理机能会产生不良的影响，而一些有害物质还会损伤精子、卵子，不利于受精卵生长发育，即使怀孕也很容易造成流产。所以，那些长期处在不良环境中的人，不宜怀孕。应该尽早在孕前脱离那些有害的物质，以免对胎儿造成伤害。

 ## 哪些疾病患者不宜受孕

从生殖学的角度来看，在长达40周的妊娠期，为了适应胎儿发育，母体会产生一系列复杂的生理变化，从外到内都会有所反应。例如，乳房变大、腹部胀大、子宫变软、膈肌抬高、心脏移位、心率加快、肾脏负担加重等。如果想受孕和生产成功，母亲的身体需要有强大的调节和应对能力，否则后果相当严重。因此，体内任何器官患有严重疾病均不宜受孕。

（1）血液病患者。例如，白血病、再生性障碍性贫血等。

（2）病毒性肝炎、肝功能异常、肝硬化患者。

（3）心脏病。活动时伴有心慌、心悸或心功能在Ⅲ级及以上的患者。

（4）肾炎，伴有高血压、蛋白尿的患者及肾功能不全者。

（5）严重的甲状腺功能亢进、糖尿病伴有动脉硬化、高血压伴有血管病变者。

（6）肺结核活动期患者。

（7）类风湿活动期患者、哮喘病患者、遗传性疾病患者（例如先天愚型、精神分裂）及某些变态反应性疾病患者。

以上疾病患者一旦受孕，不但生理负担加重不利于治疗，一旦犯病风险也比普通病患大，会威胁孕妇生命，而且母体抵抗力下降和药物治疗还会给胎儿带来不可估量的危害。

此外，男女双方或任何一方患有急性传染病，如急性肝炎、风疹、流感等，在治愈前，也不宜受孕。

避孕失败不宜继续妊娠

　　不管出于什么原因，如果婚后不打算要孩子，夫妻就会在性生活中采取相应的避孕措施。但是，在避孕过程中，任何一个环节出问题都可能导致避孕失败，面对意外怀孕，很多人都会手足无措，并且不知道避孕失败后，应该立即终止妊娠。失败后不宜继续妊娠的避孕方法包括以下几种：口服避孕药，放置宫内节育器，外用避孕药膜。

　　口服避孕药是一种激素药，通过干扰女性激素分泌达到避孕效果，长期服用会影响卵子质量。避孕失败后怀孕，可导致胎儿先天畸形，或造成胎儿体重过轻、发育迟缓等。因此，女性在口服避孕药避孕失败或停药不足6个月怀孕，都应立即终止妊娠，以免发生意外。

　　宫内放置节育器通过铜离子杀伤精子和受精卵，干扰受孕。避孕失败，主要是由宫内节育器移位或脱落造成的。铜离子的杀伤作用，使避孕失败后流产、早产、死产及胎儿发育异常的概率都较正常妊娠大。因此，节育器避孕失败，应立即终止妊娠。

　　外用避孕药膜的主要成分烷苯醇醚和壬苯醇醚，能强力杀灭精子。如果使用不当，导致怀孕，考虑到药物对精子的强杀伤力，受精卵的生长发育必然受到影响，因此外用避孕药膜避孕失败，应及早做人工流产，不要心存侥幸继续妊娠。

　　从优生的角度考虑，避孕失败而继续妊娠，就像在条件恶劣土地上进行播种，对胎儿的生长发育极其不利。需要等女性身体各方面恢复正常再受孕，才能保证胎儿身体健康。

 ## 新婚不宜马上怀孕

　　许多新婚夫妇在组建小家庭后，都选择马上怀孕，毕竟一个可爱的宝宝能为刚刚组建的小家庭增添许多乐趣。但是从优生学的角度来说，婚后马上怀孕并不可取。

　　首先，从古至今，婚姻都是人生的大事。现代婚姻在仪式和流程上虽然较过去有很大改进，但是，从确定婚期到婚礼结束等，是一个漫长而耗费体力和心神的过程；如果一切从简，两人选择旅行结婚，奔波跋涉更容易使人产生疲劳；新婚伊始，充满激情的小夫妻，性生活都很频繁，体力消耗过多；再加上大量的应酬难免会有烟酒接触，这些因素都会影响精子和卵子质量，如果此时怀孕，必然会影响胎儿发育。

　　其次，新婚女性对性生活还不完全适应，性生活中还不能完全放松，更谈不上享受其中的乐趣，这些都会影响体内雌激素分泌，从长远来说，不利于优生。

　　再次，夫妻生活刚刚拉开序幕，彼此之间还需要一个磨合适应的过程。另外，现代社会的生活节奏快、各方面压力都很大，年轻夫妻在心理和经济上都缺乏迎接新生命到来的准备。仓促受孕，对夫妻生活、家庭和谐以及胎教势必会造成一定的影响。因此，新婚应采取安全的避孕措施，等生活稳定，身体恢复后再考虑怀孕。

晚婚尤其是女性年龄较大，生育时间不宜再向后推迟，可以在婚前充分准备的基础上，在婚后3个月左右受孕。因为，经过一段时间的调节、磨合和休息，双方对性生活已经适应，新婚的疲劳也基本消失，这时，就可以考虑要一个宝宝的问题了。

 ## 长期服用药物者不宜立即怀孕

俗话说"是药三分毒"，任何药物在抑制或杀死病毒细胞的同时，也会对正常的生理细胞产生负面影响，维生素等营养类药物也不例外。

身虚多病者，长期服用药物，毒素在身体内积累，会影响精子和卵子的质量。即使受孕成功，毒素经由胎盘被胎儿吸收，易导致胎儿畸形，也易引起流产、早产，不利于母婴健康。尤其是在长期服用避孕药、激素、抗生素等药物的情况下受孕，后果更是难以预料。

综上所述，长期服用药物者，在计划怀孕前，用药更须谨慎。为了防止不良后果发生，应在病愈停药半年以后再受孕。

 ## 受过X光照射的妇女不宜立即怀孕

X射线的发现以及在医学上的应用，使全世界医学发展向前迈进了一大步。但是它是一把双刃剑，在帮助查找病因的同时，还可能导致癌症的发生。新近公布的美国卫生部权威报告，指出用于骨骼、胸部、口腔等低剂量X光照射的医学检查占人体致癌物来源的5%。

虽然说常规检查中需要进行X光照射的项目不多，但这少量的射线就可以杀伤人体生殖细胞。调查表明，女性受X光照射后，胎儿患三色色盲概率增加。

专家提醒，女性在进行必要的X光检查时，应主动要求采取防护措施，性腺、甲状腺等敏感区域应加盖铅胶皮重点保护；请医生降低X光照射的剂量，或调整X光机遮光板，减少曝光度，把X光对身体的伤害降低到最低；在接受X光照射之前喝杯橙汁或服用维生素C，或喝杯牛奶防止钙质流失。

即将受孕的女性，为避免X射线对下一代的影响，怀孕4周前必须禁止照射X光。

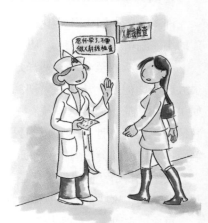

远离 X 光照射

早产或流产后不宜立即再孕

妊娠全程为40周。早产是指怀孕满28周至37周之间的分娩。流产是指成功受孕后，妊娠于28周之内终止，胎儿不满1000克的妊娠。

早产与孕妇的年龄、营养状况或某些疾病有关。流产最常见的原因是受精卵本身不健康、女性生育器官发育不正常或疾病，外部创伤等。经历过早产及流产的妇女，身体受到极大损伤，机体器官极易出现功能紊乱，生育器官很难在短时间内恢复正常。因此，早产或流产后不久就怀孕，不利于妇女身体和元气的恢复，对胎儿也十分不利，再次发生流产或早产的概率会显著升高。

因此，医生建议，女性流产或早产后，应在医生帮助下找出流产或早产的原因，积极避免再次怀孕时重蹈覆辙。随后要调养身体，并坚持科学避孕，至少半年最好一年后再受孕。因为只有体力、生殖器官的功能都恢复正常了，成功受孕、母婴健康才有可能。而且，两次妊娠相隔的时间越长，再次发生异常情况的概率也就越小。

 ## 孕前夫妻双方都要谨慎用药

对于以下几种药物和用药习惯，备孕的人们需采取谨慎的态度，尽量避免服用。

（1）安眠药：安眠药对夫妻双方的生理功能和生殖功能都有损害，安定、氯氮宁、丙咪嗪等会影响脑垂体促性激素的分泌。如果准爸爸过多服用可能导致阳痿、遗精及性欲减退；准妈妈则会表现为月经紊乱或闭经，从而影响受孕能力。

（2）壮阳药：尽管有的壮阳药能够显著改善男性的性生活质量，但它很可能是一种染色体致畸剂，会影响精子的活动能力，致使精子发生诱变。

（3）有些药物如激素、抗生素、止吐药、抗癌药、治疗精神病的药物都会对生殖细胞产生不良影响。

（4）药物标识上有"孕妇禁服"字样的药，在孕前也应谨慎使用，必要时可以咨询医生后再做决定。

总的来说，孕前尽可能不要服用任何药物。如果因某种疾病需服用药物的话，孕前应向医生咨询所用药物是否会影响受孕能力，是否会影响胎儿发育，是否会导致流产等。一般情况下，假如不影响某些疾病的治疗尽可能不要服药，尽可能不服用非处方药，因为许多非处方药内含有咖啡因、酒精等有害物质。如果必须服药，也要在医生的指导下，尽可能用对胚胎安全的药物。

孕前生活细节

排卵期的测算

正常育龄妇女每个月来1次月经，从本次月经来潮开始到下次月经来潮第1天，称为1个月经周期。如从避孕方面考虑，可以将妇女的每个月经周期分为月经期、排卵期和安全期。

妇女的排卵日期一般在下次月经来潮前的14天左右，一般将排卵日的前5天和后4天，连同排卵日在内共10天称为排卵期。测算排卵期有以下几种方法。

1.观察宫颈黏液

月经干净后宫颈黏液常稠厚而量少，甚至没有黏液，称为"干燥期"，为非排卵期。月经周期中期，随着内分泌的改变，黏液增多而稀薄，阴道的分泌物增多，称为"湿润期"。接近排卵期黏液变得清亮、滑润而富有弹性，一般情况下出现这种黏液的前后两天即为排卵期。

2.基础体温测量

女性基础体温有周期性的变化，排卵一般发生在基础体温上升前由低到高上升的过程中，在基础体温处于升高水平的三天内为"易孕阶段"，但这种方法只能提示排卵已经发生，不能预告排卵将何时发生。

正常情况下排卵后的体温上升0.3~0.5℃，称双相型体温。如无排卵，体温不上升，整个周期间呈现低平体温，称单相型体温。

需要注意的是：基础体温的测量必须要经6小时充足睡眠后，醒来尚未进行任何活动之前测体温并记录，任何特殊情况都可能影响基础体温的变化，要记录下来，如前

体温曲线样表

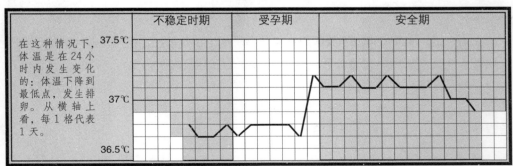

在这种情况下，体温是在24小时内发生变化的：体温下降到最低点，发生排卵。从横轴上看，每1格代表1天。

不稳定时期　　受孕期　　安全期

37.5℃　　37℃　　36.5℃

一天夜里的性生活、近日感冒等。需要反复多次测试，并用看表点线相连。月经不规律或生活不规律者不适用此方法。

3.经期推算法

许多女性不知道自己的排卵到底是哪一天，利用下面公式，经过一段时间的测试，很容易计算出来。

对于月经周期正常者，推算方法为从下次月经来潮的第1天算起，倒数14天或减去14天就是排卵日，排卵日及其前5天和后4天加在一起称为排卵期。例如，以月经周期为30天为例来算，这次月经来潮的第1天在9月29日，那么下次月经来潮是在10月29日（9月29日加30天），再从10月29日减去14天，则10月15日就是排卵日。排卵日及其前5天和后4天，也就是从10月10~19这10天为排卵期。

对于月经不正常者，排卵期计算公式为：

排卵期第一天＝最短一次月经周期天数减去18天；

排卵期最后一天＝最长一次月经周期天数减去11天。

例如月经期最短为28天，最长为37天，需将最短的规律期减去18（28－18＝10）以及将最长的规律期减去11（37－11＝26），所以在月经来潮后的第10~26天都属于排卵期。

4.使用排卵试纸

排卵试纸是通过检测黄体生成激素（LH）的峰值水平，来预知是否排卵的。女性排卵前24~48小时内，尿液中的黄体生成激素（LH）会出现高峰值，用排卵试纸自测，结果就会显示为阳性。

5.B超监测法

通过B超检查，有经验的医生会看到卵泡从小到大排出来的过程。这个方法相对来说是比较准确的。

6.白带观察法

在一个月经周期中，白带并不是一成不变的。大多数时候的白带比较干、比较稠、比较少，而在两次月经中间的那一天，白带又清、又亮、又多，像鸡蛋清，更像感冒时的清水样鼻涕，出现这种状态的白带时就意味着已进入排卵期。

 ## 开始有计划地消费

年轻的小夫妻们在没有宝宝的时候往往过着逍遥自在的生活，购物消费随心所欲，很少或根本没有做过理财计划。但是，如果计划要一个宝宝，那么就要开始改变固有的生活消费模式了。以目前的消费水平来说，宝宝的到来在为一个家庭增添欢乐的同时，也随之增加了一笔为数可观的支出。根据调查，目前在我国工薪家庭中，孩子的开销所占家庭总支出的平均比例已达到了50%。因此，在孕前做好有计划的消费就显得尤为重要。

按照目前医院检查收费标准和市场上孕婴产品的价格来看，从怀孕一开始到宝宝上幼儿园的3年左右的时间里，基本每个家庭都要支出的就有孕期的检查费用、住院费、生产费、营养补品、生活用品、奶粉、纸尿裤、宝宝衣物和其他生活用品、疫苗、婴儿就医费等，每位准父母可以就所在地的消费水平计算一下上述各项的大致开销。当对这些数字有了一个较为清楚的概念时，未来的爸爸妈妈们就要根据自己家庭的实际收入情况做好一个充足的家庭理财计划了。

 ## 远离影响胎宝宝的有害物质

1.甲醛、苯和苯系物

装饰材料中的各种人造板和家具中的游离甲醛不仅是可疑致癌物，而且还会致使胎儿畸形；苯和苯系物主要来自于室内装修和家具中的涂料、油漆和黏合剂。医学专家的研究证明，室内空气里的苯和苯系物污染，对人体的造血机能危害极大，是诱发新生儿再生障碍性贫血和白血病的主要原因。因此，计划要宝宝或是已经怀有宝宝的家庭，尽量不要进行家庭装修或是购买新的家具，如果有必要装修的话，也一定要选择质量过关、没有辐射的装修材料，或是让准妈妈们远离装修环境。职场中的准妈妈们在办公室里要时刻保持座位附近的空气流通，还可以在办公室里放置绿色植物和活性炭，使用甲醛驱除剂等来减少工作环境中可能存有的某些有害物质对宝宝的伤害。

2.电磁辐射、放射性物质

电磁辐射是微波炉、收音机、电视机、电脑以及手机等家用电器工作时所产生的各种不同波长、频率的电磁波，这些电磁波充斥着室内空间，产生的高能量会损害DNA、造成细胞分解或突变，甚至造成胚胎死亡、胎儿畸形、脑部发育不良及增加日后患癌症的概率。特别是孕妇妊娠头三个月，由于胎儿稚嫩和弱小，极易受到电磁辐射伤害，进而造成畸形，甚至死亡。而放射性物质则会对夫妻双方生殖能力产生巨大的影响，不利于成功受孕。

3.B超检查

B超检查在评估胎儿发育是否正常和检测胎儿出生缺陷方面很重要，但目前普遍认为，在孕早期如无异常情况是不宜做B超检查的，而且B超的检查时间不宜过长，检查次数也不宜过多。一般来说，妊娠期两次B超检查为最佳，第一次检查在妊娠18~20周，重点在于排除畸形；第二次检查在妊娠20~22周，主要目的是了解胎儿生长发育情况、羊水状况及胎盘有无异常等。妊娠未满8周之前，尽量不要做B超检查。

 孕前居家安全准则

　　家，是人们居住、休息的地方。舒适的家居环境，能让人心情舒畅、情绪稳定。计划怀孕的夫妻必须注意居家生活环境。

1.居室安排

　　居室要做到干净卫生、布局合理，空气清新、温度适宜。舒适明亮的房间能让人精神愉悦、情绪稳定，也能提高性生活质量。此外要注意的是，不宜在新装修的房屋里受孕。

2.远离不利于优生的动植物

　　家里的宠物和观赏性花草，固然能给生活增添很多情趣，但是，小动物可能携带危害胎儿健康的病原体，如弓形虫，可致流产或胎儿

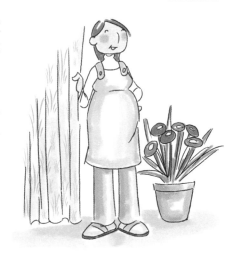

远离不利于优生的动植物

多种畸形，因此孕前一定要慎养宠物，有宠物的可将宠物寄养或送人。观赏性植物外观美丽、气味芳香，但是，有些植物的气味和花粉会令人感觉不适或产生过敏反应。因此，那些准备受孕的夫妻请注意，以下几类花卉不宜长期放置室内：松柏类、洋绣球花、丁香类，它们的代表有玉丁香、接骨木、五色梅、夜来香等。

3.预防常见危险

　　家庭生活烦琐、细碎，孕前和孕期都要学会预防家庭生活中无处不在的"无形杀手"。烟雾、燃气、餐具、热水、油漆、洗涤用品和辐射都是健康的潜在威胁。烟雾中含有多种有毒物质，对人体伤害很大；燃气泄漏遇火、遇电会有爆炸的危险；用碱性溶液洗涤的不锈钢餐具会产生有害物质；用温度较高的热水洗澡会产生一种致癌物质——氯仿；油漆和其他含有聚氨酯的产品一般都含有大量的铅和汞，还会挥发出对人体有害的甲醛和苯酚气体；干洗服装过程中使用的四氯乙烯有害人体健康；手机和电脑会产生辐射，电视、电脑长时间使用还会产生一种叫作溴化二苯呋喃的有毒气体。

4.忌用洗涤剂和化妆品

　　洗涤剂被人体皮肤吸收，到达输卵管，超过一定含量就可使卵细胞变形，导致受精卵死亡。口红等化妆品化学成分复杂，还能吸附空气中的有害重金属，可以直接危害人体健康，或是进入人体滋生有害细菌妨碍健康。

孕前工作安全准则

想要孕育一个健康的宝宝，准妈妈要提前回避有害的工作环境，或是在工作时做好对自己的保护工作。准妈妈孕前应回避的环境或工作有如下几方面。

（1）接触刺激性物质或有毒化学药品的环境，例如，油漆厂、农药厂、化工厂、污水处理点。刺激性气体可导致胎儿流产、早产，有毒的化学物质会影响胎儿智力发育。

（2）放射性辐射严重的环境：例如网吧、医院放射室。放射性辐射会影响胎儿正常发育，造成畸形。

（3）温度异常、高噪声或空间密闭的环境，例如，冷库、高温车间。这类环境不利于受孕和胎儿发育。

（4）大量耗费体力或频繁做扭转、弯曲、攀登动作的环境，例如：纱厂、发货车间等，过度劳累易引起内分泌失调。

（5）需要长时间站立，不能适时休息的工作，例如礼仪、接待。长时间保持一种姿势容易导致劳累，对受孕不利。

此外，女性孕前在工作中还应注意自觉保护自己。比如，使用电脑时要穿着防护服；从事长时间、高强度的工作时，要抽空休息几分钟；工作应酬中，拒绝烟酒等。

增加受孕机会有诀窍

1.健康的饮食规律，全面的营养摄取

恰当饮食，改善营养平衡，保持一个健康的体重很必要。男性体内的锌缺乏会导致睾丸激素分泌过低，减少精子数量，所以男性应该多食富含锌的食物，例如精肉、鸡、海鲜以及所有谷物等，而女性则可以常喝清茶。研究表明，女性每天喝半杯清茶，怀孕的概率会提升7倍。

2.戒掉烟酒和其他不健康的食物

较多的酒精能够影响精子和卵子的质量，酒精中毒的卵子可与精子结合形成畸形胎儿。而如果爸爸长期大量饮酒会发生性功能障碍，也会使70%的精子发育不全或游动能力差，不利于胎儿的发育；烟草中有二十多种有害成分可以致使染色体和基因发生变化，当中的尼古丁有降低性激素分泌和杀伤精子的作用，它会影响

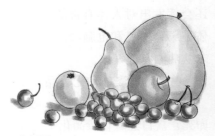

水果群

生殖细胞和胚胎的发育，造成胎儿畸形，有些有害诱变物质会导致男性精子数量下降，甚至阳痿。

3.女性锻炼适度、告别节食

很多女性为了保持身材而坚持修身运动锻炼，对饮食也做相应节制。但在怀孕之前应先停止瘦身计划，因为女性的脂肪过低会造成排卵停止或症状明显的闭经，严重的还可能会导致女性失去怀孕的能力。

4.穿宽松、舒适的内外衣裤

在准备怀孕之前，夫妻双方尽量选择舒适、宽松、透气性好的内外衣裤，因为男性的精子数量会因为过热的睾丸而迅速降低，而女性如果经常穿紧身裤也会影响血液循环和汗液、分泌物的正常排泄，不利于创造一个好的孕育环境。

5.避免洗澡水过热，减少桑拿次数

热水在汽化时会产生一种叫作氯仿的致癌物质，并随蒸气被身体部分吸收，对计划中宝宝的健康埋下隐患。因此，准备受孕的话，在洗澡时尽量不要用温度过高的热水，在34℃左右为宜。另外，精子的适宜温度是35.5~36℃，比体温低1~1.5℃，温度过高会影响睾丸的精子质量，特别是桑拿浴，会造成死精，所以在计划怀孕3个月前，准爸爸最好是告别桑拿浴。

6.利用最佳时期

受孕前1个月内，同房次数不宜过频，最好按女方排卵期一次成功。而且，男性睾丸激素分泌和精子活动在清晨最为活跃，并且清晨是夫妻双方精力最充沛的时候，所以更容易受孕。

7.停止避孕药的服用

想要生宝宝的女性，至少应提前3个月停止服用避孕药。这样，生理周期才能恢复正常，才能更好地计算出受孕时间。

8.选择恰当的姿势

研究表明，男上女下式的姿势能够使精子更加深入地到达子宫内部，如果女性有性高潮，频繁的收缩也会将精子带入子宫。需要注意的是，在准备怀孕以后的性生活中不要使用人工润滑剂、甘油，这样有可能会杀死精子，导致不孕。

 性爱和谐与受孕概率

性生活是否和谐不仅影响到夫妻之间的感情，而且还关系着下一代的健康。站在优生的角度考虑，性爱美满的夫妻在性交的过程中由于都得到了满足，因此身心都是非常愉悦的，在这种情况下受孕，显然是非常有利于优生的。如果在性交的过程中双方

都得不到满足，就会对情绪造成不良的影响，在此时受孕的胎儿自然也就没有那么聪明健康了。

另外，性爱美满度还与受孕概率密切相关。对于性爱美满的夫妻来说，由于彼此之间的相互爱抚以及刺激使双方都获得了强烈的快感，因此使得女性的性腺刺激激素的促性腺激素大量分泌，为受孕创造了良好的条件。也就是说，性爱美满度高的夫妻，相对于性爱美满度低的夫妻来说，更容易受孕。

为了增加受孕的概率，为了将来的孩子更优秀，提升性爱的美满度是十分必要的。

1.夫妻之间要相亲相爱

夫妻之间应该互敬互爱，彼此包容，彼此谅解，建立深厚的感情基础。只有深爱对方的两个人，才能够更好地体会到性生活所带给他们的快乐。换句话说，性生活让原本相爱的两个人更加如胶似漆，这样的夫妻是身心愉悦的。而那些没有情感交流的夫妻，只是把性行为作为一种性欲的发泄，这样是无法获得和谐美满的性生活的。

2.确保男女双方同时达到性高潮

和谐美满的性生活，必须保证夫妻双方都获得满足，只有一方获得满足的性生活是不能称之为美满的。而保证双方都获得满足的最好方法就是使双方的快感一致，同时达到高潮，这才是最理想的性行为。这就要求夫妻双方必须密切配合，把握好性交的时间和节奏。

3.提高性爱满意度

要想提高性爱满意度，就要重视性前戏和性后戏。性前戏主要是为了充分调动起两个人的性欲，为接下来的性交做准备。只有在性前戏下足功夫，接下来的性交才会和谐、愉悦，使双方都得到最大的满足。性后戏是在性交之后夫妻之间的甜言蜜语以及相互的爱抚，这样做可以避免女性在生理上产生不适，使女性在生理上和心理上都得到满足，增进夫妻之间的感情。所以说，要提升性爱的美满度，性前戏和性后戏都是不可忽视的。

4.在性爱的过程中要充分投入

在性爱的过程中，应该保持精神的高度集中，要完全排除其他的杂念，不可分神。夫妻都应该有做爱的要求，并保证在兴奋、愉悦、舒坦、满足中完成性行为，而不是被动地应付了事，更不可将做爱视为痛苦和负担。在性交过程中，夫妻双方应该相互影响、相互感染，全身心地投入到做爱之中，并同步进入性高潮。只有这样，才能尽情享受性爱所带来的欢欣愉悦，让性生活更美满。

性交体位对受孕的影响

在不同的情况下，性交的目的不同，所采取的性交体位也是不同的。为了达到某种特殊的目的，就应该采取有利于达到目标的性交体位，比如说有的体位有利于受孕，有的体位有利于避孕，有的体位有利于增加快感，等等。

对于希望受孕的夫妻来说，性交的目的就是要完成受精。这时采取的性交体位应该是有利于精子和卵子的结合的，其原则就是让阴茎尽可能地深入阴道，使精液汇集在子宫颈附近，以便精子可以顺利地进入子宫，与卵子相结合。也就是说，阴茎插入阴道的位置越深，精子需要自己走的路就越少，成功到达输卵管与卵子相会的机会就越多。另外，还应该保证女性后阴道腔的位置比较低，以储存射出的精液，防止精液倒流出来。

有利于受孕的体位主要有两种：屈曲位和后背位。这两种体位都可以使阴茎深入阴道，女性后阴道腔的位置也比较低，因此是有利于精子进入输卵管的。另外，采取一般体位也可以使阴茎较深地插入阴道，因此也比较容易受孕。所以说，对于希望受孕的夫妻来说，最好采取这几种容易受孕的体位。

1.一般体位

一般体位指的就是传统的男上女下体位，女方仰卧，男方在上，是采取最多的一种体位。这种体位的优点是双方的生殖器很容易结合，没有什么难度，且女方的双腿弓起得越高，阴茎就插入得越深，因此对于新婚的夫妻来说，采用这种体位是很明智的，以避免出现阴茎无法进入阴道的尴尬。但值得注意的是，男方不要将身体的重量全部附加在女方的胸部，应该用手臂来支撑自己的身体，以免给女方造成过重的负担。

2.屈曲位

采用屈曲位时，女方仰卧，双腿尽量向上抬并弯曲，给男方留出一定的空间；男方则用双手支撑身体，双腿向后伸直，并用膝盖支撑住全身的重量。这种姿势的优点是阴茎可以深入阴道，使双方的生殖器密切结合，让双方产生一种亲密无间的感觉。但是对于阴茎过长的男性来说，是不宜采用这种姿势的，以免阴茎触及子宫颈造成女方疼痛。

3.后背位

后背位是指女方跪在床上或者是趴在床上，头部贴在床面上，并用双手支撑身体，将臀部高高翘起，凸显出来。男方则应跪在床上，双手抱住女方的腰部，从女方的背后将阴茎插入。这种姿势的优点是男方不必用手来支撑身体，在性交的过程中，男方可以尽情抚摸女方的敏感部位，也可以紧紧抱住女方腰部，将阴茎深深地插入，增加快感。

而有些夫妻暂时还不希望受孕，这时就要采取其他的体位，也就是不利于受孕的体位。

不利于受孕的体位就是要阻止精子和卵子的结合，也就是要阻止精子进入输卵管，其方法就是让射出的精液再倒流出来，这样怀孕的概率就很小了。最理想的避孕体位是站位，因为采取站位时女性的生殖器官下垂，阴道口开放，在射精以后大多数精液都会流出体外，因此很难受孕。另外，坐位及骑乘位也会造成性交后的精液外流，因此也是不利于受孕的。

4.站位

站位也可分为前站位和后站位两种。采取前站位时，男方可以架起女方的一条腿，或者是将女方全部抱起，用双手托住女方的臀部，女方则用双腿盘在男方的腰部，不过后一种姿势对男方力量的要求比较高，力量不够的男性不要轻易尝试。采取后站位，女方背对男方，并叉开双腿，男方则应一腿前趋，使阴茎可以进入阴道。不管采取前站位还是后站位，男女双方都应该借助一定的物体，比如说桌子、椅子等，以支撑身体。另外，如果男女双方身高差距较大，则应在女方脚下垫些东西。

5.坐位

坐位分为前坐位和后坐位两种。前坐位指的是男女双方对面而坐，女方双腿分开坐在男方的腿上，身体向后仰，并用双手支撑住自己的身体；男方则要用双手抱住女性的腰部，帮助女性支撑其后仰的上半身。这种姿势可以使阴茎较深地插入阴道，增强快感。后坐位指的是女方背向男方而坐，女方仍坐在男方的腿上，但此时身体要向前倾，并用双手支撑自己的身体；男方仍然要用手抱住女方的腰部，相互配合完成性行为。

6.骑乘位

骑乘位是指男方仰卧，女方骑在男方的身上，并控制性交的过程。女方可以面对男方骑坐在其身上，也可以背对男性骑坐在其身上。这种姿势的特点是女方占有完全的主动权，掌控着性交的节奏，而男性则处于被动的位置，完全不能动，只能配合女方来完成性行为。

一旦受孕成功，夫妻双方又不想停止性生活，则应该在性交时选择不会伤害到胎儿的性交体位。妊娠期所采取的性交体位应该以不压迫女方的腹部为主，侧位和骑乘位都可以避免对腹部的挤压。但是在孕期的前3个月以及临产期，应该避免阴茎深入阴道，以免刺激子宫，导致流产。所以说，骑乘位也是有一定的危险性的，妊娠期的夫妻性交最好还是采取侧位，阴茎从弓起的腿后侧进入阴道，既避免了对腹部的挤压，也不会插入过深。

为怀孕准备合适的衣物

怀孕后女性的体型开始发生变化，原有的衣服慢慢变得不再适合穿着，选择舒适耐穿的孕妇装便成了很多准妈妈在孕期生活中必不可少的一件事情。

目前市场上有很多为孕妇量身定做的服装，随着商品的日益多样化，孕妇装也渐渐告别了以前呆板的孕妇背带裤、背带裙，取而代之的是更多样式新颖又不失可爱、还能够彰显孕妈妈独特韵味的服装，如娃娃衫、小洋装等。这些衣物固然可以选择，但需注意的是，孕期的穿着一定要以舒适为主，在确保穿着舒适的基础上再考虑美观。

随着怀孕月份的增加，孕妇体型改变，行动变得笨拙，尽量选择宽大、洁净、色调明快、柔和甜美、简单易穿脱的衣服。夏季酷暑令孕妇难以忍受，要选择那些吸湿性能好、透气性好的服装，纯天然的棉布面料是孕期服装的首选；冬季孕妇的着装应注意不要让腹部和腰腿受寒，衣着要轻而暖，最好选用保暖性能好的毛料。短款的风衣便于行动，是比较好的选择；长大衣穿起来非常笨拙，活动时腿脚施展不开，在孕期穿着不太适宜。

除了面料和样式之外，适合的尺码也非常重要。准妈妈们在选择衣服尺寸时，尽量选择比当前身形更宽大一号的尺码，以便为后来几个月的身体留出盈余。

除了外衣，孕期文胸的选择也有一定讲究。怀孕期间乳房的体积会不断增加，因而要选择那些没有束缚压迫感、大小适中的文胸，为了分娩后的哺乳方便，也可以购买适合哺乳的文胸。

怀孕期间，一双舒适的鞋子也很重要。紧脚、硬底和高跟鞋是大忌，在怀孕初期最好选择轻便的平底布鞋或运动鞋，随着孕期增加，孕妇往往会出现下肢浮肿的迹象，因此在买鞋的时候，可以选择比平时大一号的鞋子。到了孕中后期，孕妇的腹部逐渐增大，身体重心也开始前倾，这个时候可以选择一双两三厘米左右的低跟鞋，可以帮助保持身体的平衡舒展。无论选择哪种样式的鞋子，鞋底都必须要保证有良好的防滑性能。

 ## 准妈妈向紧绷的牛仔裤说再见

牛仔裤是当下最流行也最好搭配的衣物，备受年轻人的青睐，很多人的衣柜里都摆放着数十条牛仔裤。但是，准备孕育小宝宝的年轻夫妻，尽量还是先挥手暂别牛仔裤一段时间吧！

众所周知，牛仔裤最大的好处就是结实耐磨，但正是由于这个特点，决定了牛仔裤透气性差的缺点。女性如果长时间穿着过紧的牛仔裤，就会影响血液循环和汗液、分泌物的正常排泄，导致外阴潮湿，加剧霉菌等病原菌的滋生，从而引发或加重女性外阴炎、阴道炎和其他的妇科炎症。

对男性来说，牛仔裤更是可能造成不育的"隐形杀手"。睾丸制造精子的最适宜温度为36℃左右，人的体温只要接近40℃，就会影响精子的生成及其活力。长时间穿着过紧的牛仔裤，由于牛仔裤的布料质地厚，紧贴皮肤，透气和散热的功能差，所以裤裆的温度刚好在40℃左右的临界点，特别是在炎热的夏季。

因此，若想宝宝能尽快地来到你的身边，还是先割舍掉最喜欢的牛仔裤，改穿宽松的运动裤吧！

做好孕前运动计划

适当的运动不仅有利于增添受孕概率，还能够使女性产后的身材恢复事半功倍，同时还可有效提高女性的肌肉质量和关节的稳定能力，利于孕期的健康，保证生产过程的顺利。因此，在准备怀孕时，夫妻双方都应做一些适宜的运动。

一般女性身体的柔韧性和灵活性较强，耐力和力量较差，快走、慢跑、健美操、游泳、瑜伽、户外旅游等运动有助于女性提高免疫力，保持良好的身体状态，不但能缓解将来孕期的不适，也有效助力自然分娩；男性的力量感和速度感更强，适合的运动也更多，如跑步、篮球、壁球、游泳、俯卧撑、哑铃、单双杠运动等，这些运动有利于增强男性肌肉、臂力、腰背力量，也能提高男性"性趣"，同时有助产生健康、有活力的精子群，为受孕创造重要条件。

女性孕前锻炼的时间每天应不少于15分钟，一般最好在空气新鲜的清晨进行；压力大的男性可考虑每天运动30~45分钟，以不引起疲劳为准，在锻炼时应穿宽松透气性能好的衣服以利于散热。此外，剧烈的跑步运动或长距离的骑车不适合备孕的男性，它会使睾丸的温度升高，破坏精子成长所需的凉爽环境，降低精子活力，而长时间骑车则会使脆弱的睾丸外囊血管处于危险之中，因此，建议男性在骑车时要穿有护垫的短裤，并选择减震功能良好的自行车。

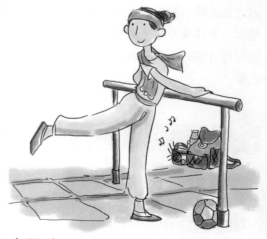

合理运动

准备一个良好的孕育环境

生育一个健康的宝宝不能操之过急，一个良好的孕育环境在决定着新生命质量的同时也决定着其智力、心理、生理特点和健康水平。因此，在宝宝到来之前，准爸爸和准妈妈们要为宝宝创造一个良好的孕育环境。

1.良好的内环境

即健康的身体。父母的健康对胎儿的健康有着最为直接的影响，建议在准备怀孕前的6个月夫妻双方共同到医院做一个孕前检查，以判断身体情况是否适合怀孕，以免给宝宝带来不必要的麻烦。

2.舒适的居住环境

健康的身体是孕育宝宝的内部环境，但是涉及宝宝健康的外部环境仍不可忽视。新生命的哺育也需要一个温暖舒适的家，因此要为即将到来的宝宝准备好一个安全、整洁、安静、舒适的居住环境。由于环境中的污染可能会导致胎儿、婴儿罹患一些疾病，所以在准备怀孕前和宝宝出生前，最好做一个室内环境检测，看是否达到一个安全的标准。

3.充裕的经济环境

宝宝的出生必然要带来一定的经济负担，如：妈妈营养、医疗保健费用、婴儿用品、保健品、营养品、护理费用等，在计划怀孕之前，夫妻应做好经济预算和资金的预留。

4.心理环境

宝宝在母体内对妈妈的情绪变化十分敏感，准妈妈如果情绪不稳或是患有某些心理疾病的话，是非常不利于胎儿的生长发育的。因此，在准备怀孕之前，夫妻双方要保持轻松愉悦的心理状态，如果患有某些心理疾病的话，最好是先予以治疗，恢复正常后再考虑受孕。

准爸妈要做好角色的转换

为人父母是人生很重要的一个转折点，在此之前你可能每天还在无忧无虑地生活，但一旦有了孩子，生活就会变得有些不一样了。

从夫妻二人到三口之家，整个家庭成员的角色都会发生一个比较大的变化。作为准爸爸，当妻子怀孕以后，除了要担当起整个家庭的责任之外，还要对怀孕的妻子倍加宽容疼爱，容忍妻子因为怀孕而出现的情绪起伏变化，多体谅而不是抱怨更不能争吵厮打。妻子怀孕之后，准爸爸要承担起家里大部分的家务劳动，以减轻妻子的疲劳。生活中有很多细小琐碎的事情，可能在以前这些事情不会引起多数男性的关注，但自从成为一名准爸爸后，要做好充分的心理准备，细心应对各种琐碎的家庭事务。

作为准妈妈，必须要懂得，从怀孕那一刻开始你的责任就随之而来，不能再像以前那样任性挑剔了，一切行为要以肚子里的宝宝健康为前提。而且随着怀孕，准妈妈的身材也会发生改变，尤其对于爱美的女性来说，一定要做好身材改变到你可能会觉得有些"不堪"的心理准备。

此外，准妈妈在怀孕期间通常会得到全家的关注，而生产过后全家的关注点必然会转移到宝宝身上，这个时候的新手妈妈们一定要避免一种失落甚至是嫉妒的心理，要从积极层面上去理解这种变化：孩子是很脆弱的，必然会受到大家的集中关注，这也是为了孩子好。

最后，准爸爸和准妈妈在宝宝未出生前，就要学习做好准备照料宝宝的日常事务，如给婴儿洗澡、换尿布、洗奶瓶等，只有对这些琐事有了事先的熟悉和良好的心理准备，才不至于在宝宝出生之后，把自己弄得手忙脚乱。

 ## 克服紧张的心理

生育对于很多女性来说，一生也只经历一次，所以在怀孕前和怀孕期间做好各方面的准备是至关重要的。很多女性结婚多年也迟迟不见怀孕，一心盼望早日生育的妇女不免内心紧张，并且多方求医想尽办法，但却未能如愿。临床研究发现，工作生活压力过大、情绪的过度紧张都会导致女性内分泌功能失调，出现排卵功能障碍，进而影响受孕概率。

怀孕前，女性如果长期处在焦虑、紧张、抑郁的心理环境下，就会引起下丘脑—垂体—卵巢性腺轴功能失常，使性激素分泌受到影响，抑制排卵，不宜受孕；而怀孕后的紧张也可能会影响胎儿的生长发育，甚至可能会造成流产等严重后果。

对于男性来说，过度紧张的情绪会使睾丸生精功能发生紊乱，不利于精子成活，进而影响受孕成功概率；如果紧张的情绪太过严重的话，甚至会导致早泄、阳痿甚至终生不育。

 ## 保持乐观稳定的情绪

研究证实，在夫妻双方身体不疲劳并情绪愉快时，同房受孕的成功率最高；倘若夫妻双方或任意一方的身体疲惫或心情欠佳，都会影响精子或卵子的活力，不利于形成优良的受精卵，并影响受精卵的着床和生长，导致胎萎、流产或影响胎儿脑神经的发育。因而，在决定孕育一个宝宝的时候，夫妻双方一定要放松自己的心态，以平常心迎接宝宝的到来。

要保持乐观稳定的情绪，夫妻二人首先要为彼此创造一个温馨舒适的家庭环境，双方建立一个相互关爱体谅的和谐的夫妻关系。当双方的情绪调节到一个欢愉轻松的节奏下，宝宝可能就会"出其不意"地出现在你的生命中了。

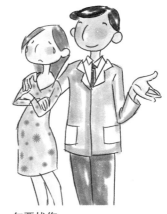

勿要忧伤

 ## 重男轻女思想要不得

也许在中国的正史中，女性面孔并不多见，但在真正的历史洪流中，女性无疑是一股清流，她们身上的真善美，给后人留下了很多想象的空间和感叹的诗意。女性的品格和素质甚至决定着一个民族的品格和素质，谁能说女子不如男？

但是现在还有少数家庭中对女孩的期待远远不及男孩。有的人认为家庭中有男孩才有希望，女孩不能继承家业也不能很好地照顾老人。带着这种想法去培养女孩，自然也就很难培养出优秀的女儿。

我们看看那些体坛名将、政坛铁娘子、学术界的才女等等的成长记录，无论是撒切尔夫人，还是林徽因，或者是三毛，她们身上流露出来的自信和展现的实力，都是因为父母从来都对她们是鼓励加赞赏的教育方式，并不因为她们是女儿身就限制了她们的梦想。最典型的就是撒切尔夫人，她小的时候父亲就一直要求她坐在第一排，要做最好最棒的学生，而事实是，他的女儿做到了。

对女孩未来的不自信，其实是父母自己的不自信。任何一个优秀的家长都有能力培养出优秀的女孩，性别根本不是关键。

也有一些家长担心养老的问题，认为养儿防老，养女则无依无靠。这其实也是没有看清养老问题的关键。一个孩子是否有孝心，取决于他所受到的教育。如果家长能够以身作则去影响孩子，无论孩子是男是女，长大之后自然

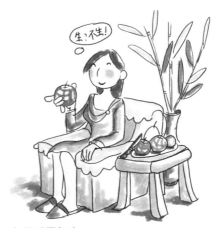

勿要重男轻女

也就能懂得报答父母的养育之恩。如果父母因为性别而厚此薄彼，只会让女孩在不好的教育下接受错误的思想观念，认为孝敬父母是男孩的事情，也就缺少了责任感。

所以，孩子的性别并不能决定他的未来和对父母的态度，重要的还是父母的教育。

 ## 做好应对妊娠反应的心理准备

妊娠反应，指的是准妈妈在怀孕早期出现的一系列疲劳、嗜睡、恶心呕吐、食欲不振的生理现象，也叫早孕反应。妊娠反应是由于怀孕期间，准妈妈体内的激素和HCG（人绒毛膜促性腺激素）分泌异常所导致的，每个人的身体素质不同，妊娠反应也就因人而异。不一样的个体，反应的程度也不一样，有些人反应剧烈，有些人则几乎无明显不适感。

一般来说，妊娠反应在孕5~12周之间最为严重，这段时间里的准妈妈常会感觉头晕乏力、倦怠嗜睡，并且食欲减退，有些人还可能有食欲异常、挑食、喜欢酸食、讨厌油腻，这些将会在怀孕12周左右自然消失。即使有的准妈妈还没有出现妊娠反应，也有必要做好心理准备，因为妊娠反应随时都可能开始。做好充足的心理准备，准妈妈们就能轻松地度过孕早期。

准妈妈们要知道，尽管妊娠反应很难受，但一般的反应是不会影响健康、无须治疗的。有些准妈妈担心妊娠剧吐、食欲不振会影响肚子里宝宝的营养供给，因而变得紧张，甚至强迫自己吃很多的东西，继而引发更为剧烈的孕吐。

我们平时吃下的食物中可能会含有一些不健康的元素，成人由于自身的抗体作用，对摄入的这些不健康元素能够自行消解，不会出现不适症状。但在怀孕早期，肚子里的宝宝对这些不健康的因素无法适应，因而做出抗拒行为，这些抗拒行为就会反映为准妈妈的早期反应。所以说，准妈妈的妊娠反应从另一方面来看，正是肚子里的宝宝在主动保护自己不受外界的侵袭。当了解了这一点，准妈妈们便可轻松消除妊娠反应带来的顾虑了。

除了孕吐之外，妊娠反应通常还表现为乏力嗜睡，准妈妈们出现这种现象时，一定不要沮丧地认为自己变懒了，而是因为自己的身体正在分泌一种类似于麻醉剂的激素，帮助宝宝不受干扰地成长。因此，准妈妈们要养成睡午觉的习惯，避免熬夜，保持充足的休息睡眠，同时在睡觉时不要将室内温度调得过高，也不必太过分在意睡姿，因为这个时候的宝宝还小，在妈妈盆腔的保护下可以不受外力滋扰。

有的准妈妈在妊娠反应现象严重时期，每天早上睁眼时就已经开始担忧"今天又怎么熬过去"，这种恐慌忧愁的心理可以说对缓解妊娠反应无任何帮助。应对妊娠反应最重要的是保持心情的轻松乐观，不要把它当作一件可怕的事情，因为等肚子里的宝宝再大一些的时候，这些反应就会自动消失了。

 ## 做好未来生活空间变化的准备

室内环境是婴儿活动的主要场所，一个好的室内环境可促进婴儿心理、智力、性格的发展。所以，为了迎接宝宝的到来，准爸爸和准妈妈也要考虑重新布置家庭格局了。

在宝宝出生之后，家里可能会腾出相当一部分的空间放置宝宝的物品，如婴儿床、玩具、衣物、食物等，准爸妈最好在宝宝到来之前就在已有的家庭布局基础上规划好，宝宝的东西将来要怎么放，有哪些地方需要调整、哪些地方需要挪出空间等等。

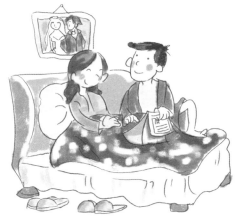

合理规划空间

婴儿的视觉、听觉、触觉发展都是十分迅速的，因此在婴儿能看到的空间范围内，尽量将其布置得丰富多彩一些，比如可以在墙上贴一些图案简洁色彩鲜艳的图片、小动物或卡通头像，在宝宝的小床周围挂一些小动物玩具，床头上悬挂一些色彩鲜艳并能发出悦耳声音或能够活动的玩具。

除了环境布局，准爸妈还应了解，家里的哪些地方可能会在将来给宝宝造成危险，比如桌子、茶几的棱角，玻璃材质的装饰品等。随着宝宝的慢慢长大，学会爬行、走路，这些平日里被成人忽略的地方很可能会成为给孩子带来伤害的"元凶"。所以，最好是将家里所有坚硬的、有棱角的家具想方设法防护起来，将易碎物品、不适合宝宝接触的物品放到宝宝接触不到的地方。

 ## 全面了解关于怀孕的法律知识

1.《中华人民共和国劳动法》（以下简称《劳动法》）对女职工特殊劳动保护的内容

第60条规定："不得安排女职工在经期从事高处、低温、冷水作业和国家规定的第三级体力劳动强度的劳动。"

第61条规定："不得安排女职工在怀孕期间从事国家规定的第三级体力劳动强度和孕期禁忌从事的活动。对怀孕7个月以上的女职工，不得安排其延长工作时间和夜班劳动。"

第62条规定："女职工生育享受不少于90天的产假。"

第63条规定："不得安排女职工在哺乳未满1周岁的婴儿期间从事国家规定的第三级体力劳动强度的劳动和哺乳期禁忌从事的其他劳动，不得安排其延长工作时间和夜班劳动。"

2.《劳动法》《女职工劳动保护规定》对产假的规定

《劳动法》第62条规定："女职工生育享受不少于90天的产假。"

《女职工劳动保护规定》第8条规定："女职工产假为90天，其中产前休假15天。难产的，增加产假15天。多胞胎生育的，每多生育一个婴儿，增加产假15天。"第4条规定："不得在女职工怀孕期、产期、哺乳期降低其基本工资，或者解除劳动合同。"

根据以上规定，法定的产假期为90天。用人单位可以根据本单位实际情况对产假时间另行规定，但不得低于法定标准。如果因为特殊情况休假超过90天的，只要有医院证明就可以向单位请病假，但病假期间不能享受产假待遇。

3.女职工在怀孕期应享受的待遇

国务院颁布的《女职工劳动保护规定》第7条规定："女职工在怀孕期间，所在单位不得安排其从事国家规定的第三级体力劳动强度的劳动和孕期禁忌从事的劳动，不得在正常劳动日以外延长劳动时间；对不能胜任原劳动的，应当根据医务部门的证明，予以减轻劳动量或者安排其他劳动。怀孕7个月以上（含7个月）的女职工，一般不得安排其从事夜班劳动；在劳动时间内应当安排一定的休息时间。怀孕的女职工，在劳动时间内进行产前检查，应当算作劳动时间。"

《劳动部关于女职工生育待遇若干问题的通知》第2条规定："女职工怀孕，在本单位的医疗机构或者指定的医疗机构检查和分娩时，其检查费、接生费、手术费、住院费和药费由所在单位负担，费用由原医疗经费渠道开支。"

《女职工劳动保护规定》第4条规定："对实行计划生育的女职工，企业不得以女职工在怀孕、生育和哺乳为由在试用期或任何其他时期解除劳动合同，但在试用期内不符合录用条件的、在'三期'内违纪的除外。对实行计划生育的女职工在'三期'内劳动合同期虽满，也不能解除劳动合同，必须延续到哺乳期满。"

4.产生劳动争议后解决的途径

《劳动法》第77条第1款规定："用人单位与劳动者发生劳动争议，当事人可以依法申请调解、仲裁、提起诉讼，也可以协商解决。"同时，第79条又规定："劳动争议发生后，当事人可以向本单位劳动争议调解委员会申请调解；调解不成，当事人一方要求仲裁的，可以向劳动争议仲裁委员会申请仲裁。当事人一方也可以直接向劳动争议仲裁委员申请仲裁。对仲裁裁决不服的，可以向人民法院提起诉讼。"

综上所述，劳动者一旦与用人单位发生劳动争议，可以采取以下途径处理。

（1）协商。劳动者与用人单位在平等、公平、自愿、合法的前提下，可以自行协商处理。

（2）申请调解。劳动者可以向本单位劳动争议调解委员会申请调解。

（3）仲裁。如果没有达成调解协议或者拒绝调解而要求仲裁的，可以申请仲裁。如果劳动者不愿意由劳动争议调解委员会调解，或者本单位没有劳动争议调解委员会的，劳动者可以直接向劳动争议仲裁委员会申请仲裁。

（4）起诉。如果劳动者对劳动者仲裁委员会的裁决不服，可以向人民法院提起诉讼。

在此需要说明的是，劳动争议调解委员会的调解不是劳动争议处理的必经程序，当事人一方可以直接申请仲裁，但申请仲裁是必须程序，人民法院只是在当事人对仲裁裁决不服时，才受理诉讼。

孕前认识胎教

 全面认识胎教

1.什么是胎教

所谓胎教，简单来讲就是怀孕期间准妈妈要补充足够的知识，去认识和了解周围环境对胎宝宝的影响，以指导准妈妈如何在孕程中让自己的身体和心理都能与胎宝宝共同成长。科学研究已经发现，准妈妈在怀孕期间的情绪状态会对胎儿的发育起到重要作用。如果准妈妈情绪稳定、心情舒畅，则有利于胎儿出生后良好性情的形成；反之，如果准妈妈频繁精神紧张，大喜大悲，则会导致母体内的激素分泌异常，造成对胎儿大脑发育的危害。经过胎教的训练，会使得准妈妈重视自身的健康和营养，从而减少怀孕带来的各种不适和不便。同时，胎教训练还能培养准妈妈平稳的情绪，帮助准妈妈远离担忧和焦虑，消除压力，使准妈妈一方面保持愉快的心情，另一方面努力树立正面、积极的生活态度。除此以外，胎教的训练还能帮助准妈妈充实自己、建立自信，让怀孕成为自身蜕变和成长的机会。当准妈妈的身心环境都处于最佳状态时，胎宝宝在子宫内就会受到良好的刺激，身心都能得到健康的发育，这对于以后建立良好的亲子关系有莫大的帮助，也为宝宝出生后实施爱的教育奠定了基础。

2.胎教对胎宝宝的益处

胎教对于胎宝宝的益处是举不胜举的，它不仅可以激发胎宝宝的智力潜能，同时，在准妈妈的良性引导下，胎宝宝还会养成良好的生活习惯，形成优良的性格，这对宝宝未来的发展大有帮助。

胎教会给婴儿带来许多"先天"的好习惯和优势。受过胎教的婴儿都非常爱听音乐，特别是在腹中时母亲给自己听的音乐。这些宝宝对音乐很敏感，音感很准，学习音乐、歌唱的能力很强。新生儿在哭闹时，一听到胎教音乐就会安静下来；如果在睡前播放胎教音乐，婴儿也能很快入睡。

受过胎教的婴儿有很高的学习兴趣。他们喜欢听儿歌、故事，喜欢看字、看书，许多孩子还不会说话

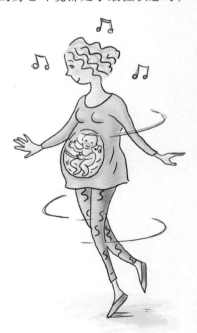

音乐胎教

时，就要妈妈拿书教，而他们学习语言的能力很惊人。同时，婴儿的记忆力也比同龄孩子的要好，记忆的速度也较快。由于智力得到了超常的发展，这些孩子非常容易接受新的知识。

受过胎教的孩子情绪比较稳定，容易安慰，适应环境的能力强，很少哭闹，极易养成良好的生活习惯，这也会减轻父母的育儿压力。

胎教的训练也使孩子的说话能力提高，开始说话的时间要早于同龄孩子。受过胎教的孩子一般5~6个月的时候就能发出声音表达意思，语言能力很强，这样妈妈就能明白宝宝是饿了还是要大小便，让妈妈照料起来更方便。

与未受过胎教的孩子相比，胎教的婴儿性格活泼，喜欢与他人接触，较早学会笑，能快速理解别人的表情和语言。同时，他们还会通过姿势的改变，表现出与他人的互动。

受过胎教的婴儿的运动与感觉系统也发育得较早，吮吸手指的能力、手的握力以及四肢的运动能力都较强；在动作的协调性上也很好，扶起坐立时颈部的肌肉张力较好。

另外，受过胎教的婴儿对陌生环境的好奇心很强，有极强的学习欲望和探索欲望。他们的眼睛也很明亮，视听及注意能力都很强。

总而言之，受过胎教的婴儿在学知识、听课、游戏、唱歌、与人互动等方面的能力都比较强。因此，只要细心努力地实施胎教，一定可以全面开发孩子的智力。重要的是：婴儿出生后必须继续先前进行的"胎儿教育"，才能巩固成果。

 自古流传下来的胎教

1. 关于胎教的古语

有关胎教的理论和提及胎教的著述已经在我国流传了2000多年，公元前100年的《大戴秘礼》和《烈女传》两书里就已经提到母亲的行为会影响到胎宝宝，强调准妈妈要注意言行举止和饮食起居。在《列女传》中明确记载了周文王的母亲王妃太任的"贤行胎教法"："太任之性，端懿诚庄，维德之行。及其有身，目不视恶色，耳不听淫声，口不出傲言，能以胎教子，而生文王。"相传孟子的母亲是这样来胎教的，"吾怀孕是子，席不正不坐，割不正不食，胎教之也。"传说中后稷的母亲也是十分重视胎教的，在整个孕期都保持着"性情恬静，为人和善，喜好稼穑，常涉足郊野，观赏植物，细听虫鸣，迩云遐思，背风而倚。"可以说我国是对胎教认识和实践较早的国家，古代帝王皇室极其重视胎教，他们将胎教的方法写于玉板上，藏于金柜中以作为对后世的训导。

早在马王堆帛书《胎产书》中就有"内象成子"的论述。西汉韩婴在《韩诗外传》中说，孕妇应做到"席不正不坐，割不正不食，胎教之也"。东汉王充在《论衡·命义篇》中亦写道："性命有本，有胎教之法，子在身时，席不正不坐，割不正不食，非正色目不视，非正声耳不听。及长，置以贤师良傅，教君臣父子之道，贤不肖在此时矣。受气时，母不谨慎，心妄虑邪，则子长大，狂悖不善。"可见他们都强调孕妇的思想情志和视听言行等，对胎儿的发育都是有重大影响的。《医心方》的《求子篇》对胎教亦有具体明确的论述。"凡女子怀孕之后，须行善事，勿视恶色，勿听恶语，省淫欲，勿咒诅，勿骂詈，勿惊恐，勿劳倦，勿妄语，勿忧愁，勿食生冷醋滑热食，勿乘车马，勿登，勿临深，勿下，勿急行，勿服饵，勿针灸。皆须端心正念，常听经书，遂令男女如是，聪明智慧，忠真贞良，所谓胎教者也。"书中还建议："弹琴瑟，调心神，和情性，节嗜欲，庶事清净。"

2. 周文王之母太任的"贤行胎教法"

周朝享国800余年，建立了周王朝的周文王是历史上著名的笃行仁义、敬老爱少、礼贤下士的贤良任君。而《列女传》中明确记载了周文王的母亲王妃太任的胎教秘籍，号称"贤行胎教法"。

妇女从受孕的第一天开始，按古文的记载，要"寝不侧""坐不边""立不跛"；还要做到所谓"四勿"：非礼勿视、非礼勿言、非礼勿听、非礼勿动，即从身体、言语、意念三方面要保持内心的清静；另外在饮食上也有"割不正不食，不时不食"的宝贵经验。

（1）行住坐卧礼貌端庄

①寝不侧：就是睡觉姿势要正确端正，不随意摆姿势。

②坐不边：就是坐的姿势要正确端正，不要单坐一侧或倾斜歪坐。

③立不跛：《弟子规》有"不跛倚"之说，就是要端正站姿，站直站稳。

用我们现代话来讲，准妈妈的坐卧行走都要礼貌端庄，都不可以过于随便。

（2）慎选视听

①非礼勿视：指凡是给视觉和心灵带来不良冲击的画面，不好的，不应该看的，作为一个准妈妈就不能看。现在电视、网络、杂志甚至广告牌等传播媒体，非常普遍，不经意间就会看到不健康的画面、血腥暴力的镜头。所以准妈妈要慎选所视。

那为什么不能看这些画面和镜头呢？因为过于刺激性，尤其是带来恐惧、惊慌、难过等负面情绪的镜头会影响到孕妇和胎儿的身心。母亲的情绪不稳定，体内也会产生一系列的变化，会直接影响到腹中的胎儿。

②非礼勿听：耳朵所听到的都是快乐的，好的，善良的，正确的。对于不好的、不堪入耳的声音，包括不良的音乐也都要避免听到。

民间有一些传统说法，比如怀孕时如果看到火灾会生出有红痣的小孩儿，看别人分娩自己容易难产，等等。其实，这是因为准妈妈在怀孕期间在视听上受到不良刺激，对情绪产生负面影响，造成肾上腺功能亢进，产生激素令子宫收缩，这种刺激对妈妈和胎宝宝都很危险。所以准妈妈一定要注意在视听上的选择。

（3）言语、行为端正谨慎，保持清静、安稳和愉悦的心境

非礼勿言、非礼勿动：自己讲话时，好的才讲，不好的不讲。作为一个准妈妈对于自己的言行举止和内在的起心动念都要小心谨慎。因为你的一言一行都会直接影响到自己胎儿将来的性情和品格。胎儿的性情完全受母亲怀胎时候的情绪影响，母亲的情绪安稳，心情愉悦，胎儿就安定。性情对于人来说是非常重要的禀赋和资本！

（4）合理饮食

准妈妈如果喜欢随便吃这吃那，也会给胎宝宝带来负面影响。有些准妈妈在怀孕的时候，容易嘴馋，一不小心就会毫无节制地多吃乱吃好多东西。但古人认为饮食方面也应该有所节制。就是所谓"割不正不食，不时不食"，这样才能有利于母亲和胎儿的身体健康。割不正不食，是指食物切割得不恰当，太大，很难咀嚼，孕妇也不能吃，以防影响消化。以应季的、切割适宜的食物为好。不时不食，是指不是这个时节的食物，作为一个准妈妈也不要嘴馋，不能想吃什么就随便吃。

 ## 现代胎教的依据

古代流传的胎教，主要是让准妈妈在怀孕期间，始终保持心态平和、情绪稳定，使身体各器官保持良好的机能状态，创造良好的胎内环境，从而有利于胎儿的正常生长发育。而随着社会的进步和科学的发展，人们对胎教的认识也随之深入，现代胎教是在古代这种广义的胎教基础之上发展而来的，更加注重从狭义的角度对胎宝宝直接实施胎教，以初步建立胎宝宝的感觉功能和运动功能。

1. 现代胎教的三大流派

（1）中国学派

中国学派是由妇产科医生和幼教专家组成的研究小组，其中妇产科专家提供理论指导，幼教专家进行实践推广。中国学派的有关专家在试验推广过程中，采取了各种工具和方式方法，如让孕妈妈进行日光浴、听音乐等，结果他们发现，这

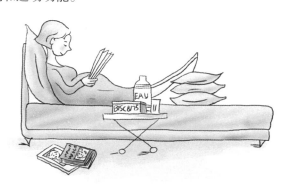

阅读胎教

些方式可以有效刺激胎宝宝，引起胎宝宝感官神经的反应。

（2）欧美学派

欧美学派是由精神科医生组成的研究小组，他们比较重视心理方面的研究。研究的内容包括：准妈妈心理变化与胎宝宝发育的关系，让孕妈妈放松平静的方法，胎宝宝在母体内各阶段的发展程度与生理反应等。最值得一提的是，欧美学派主张以超心理学理论作为指导，研究胎宝宝在母体内是否能记住外界的变化，以及变化是否能激起胎宝宝的心理反应。

（3）日本学派

日本学派是由妇产科医生和学前婴幼儿教育专家组成的研究小组，他们主张，孕妈妈在孕期要注意自我调节心理和生理，给胎宝宝营造最为有利的成长环境。为此相关专家做了一个实验。在实验中他们发现，与爸爸和护士相比，新生儿更喜欢在怀孕期间一直保持乐观开朗并细心呵护自己的妈妈。由此可见，保持开朗的心情对于胎教来说是多么重要。

2. 胎宝宝和妈妈间存在心电感应

当胎宝宝五官发育比较完整的时候，就能够对外界的声音刺激等产生反应，并能够感知母体，他们并非是无知的小生命，多种感觉及记忆能力都在逐渐发育。胎宝宝能够读取妈妈内心深处真正的想法和情感，并用各种胎动予以表达。

日本产科医生夏山英一在十几年的为胎宝宝进行超声波电子扫描中发现，胎宝宝的行为、状态和人们想象中的完全不同，孕妈妈血液里的激素及其他化学成分、心电波的变化都能刺激胎宝宝，影响胎儿的生理和心理活动，从而与准妈妈之间形成一种无形的心电感应。

在夏山英一的观察中有两例十分特别。第一例是，一个准妈妈在怀孕17周去医院做产检时，突然出现了一些异常情况。当她惊慌地哭起来时，胎宝宝的动作逐渐变得异常起来，最后全身都发生了细微的痉挛。直到医生确认了没有问题，这位准妈妈情绪渐渐稳定下来后，胎宝宝才随之慢慢平复下来。

第二例是准妈妈通过超声波显示的画面看到胎宝宝在自己身体里动时，感动而喜悦地流出泪来。由于准妈妈情绪受到波动，脉搏跳动加快，使得胎宝宝的心跳也随之加快。但是胎宝宝的身体并没有出现痉挛等异常举动，动作一直比较大，比较平稳迟缓。

虽然都是在哭，但因为哭的情感和原因不同，给胎宝宝带来的影响不同，他们的动作方式也完全不同。对外界原本一无所知的胎宝宝凭借着这种无形的心灵感应，直接真切地感受到了准妈妈的想法和情绪。并且跟着准妈妈一起哭、一起笑。

而有研究发现，心电感应不仅仅存在于胎宝宝和准妈妈之间，父子之间也存在着心电感应，只是胎宝宝和准爸爸之间的心灵感应比较细微，没有母子之间的感应那么强烈。所以，在妻子怀孕期间，准爸爸也要担负起"身为人父"的责任，经常参与到胎教中来，和宝宝说说话，做做游戏，加强一下你们之间的心电感应，这会更利于胎宝宝的健康成长。

3. 现代胎教的土壤——优境学

优境学，顾名思义，就是为胎宝宝提供一个优良的生长环境。它是胎教中一个重要的理论依据。优境即"优良的环境"，包括胚胎发育的内在环境和外在环境，两个环境都应该是良好的，适合胚胎发育的。在胚胎发育环境中最重要的是孕妈妈合理、均衡的营养，愉悦稳定的情绪，以及避免接受外界不良因素影响。

准妈妈首先应该保证饮食的均衡健康，这不仅仅有利于母亲和胎儿的身体健康，也对胎宝宝大脑及全身发育有极好的正面作用，使得良性的遗传因素在胎宝宝身上进一步发展和深入。

在怀孕期间准妈妈要注意保持情绪稳定、心情舒畅及劳逸适度。这些平和愉快的情绪会以一种奇妙的内循环方式传达给胎宝宝，给他一种安全感及舒适感，从而促进他健康地发育。

准妈妈与胎宝宝之间由血液中的化学成分沟通，孕妈妈的情绪直接影响内分泌的变化，而内分泌物质又经血液流到胎宝宝体内，如果孕妈妈有过多忧虑、悲伤、恐惧等负面情绪，其体内的肾上腺皮质激素的分泌量会增多，进而会通过血液给胎宝宝以不良影响，严重时有可能致畸，比如兔唇。

准妈妈特别要避免病毒感染、接触放射线及有害化学物质。特别是在孕早期，孕妈妈如果患有风疹或病毒性感冒，或是接触有害因素后可能会导致胎宝宝畸形；在孕中晚期接触有害因素会引起胎宝宝功能障碍，乃至身体智力发育迟缓。而一个鸟语花香、空气清新的环境，会给子宫内的胎宝宝输入清洁的氧气，让胎宝宝健康成长。

准妈妈的修养、兴趣、爱好以及与准爸爸的融洽关系，都能影响到胎宝宝生存的环境，孕妈妈丰富的生活、美满的爱情、满意的事业以及良好的情趣，都会使胎宝宝的外环境稳定，从而让胎宝宝在未出生时就有一种幸福感。

 ## 国外胎教的经验

1. 斯瑟蒂克家的四个神童

美国的约翰夫·斯瑟蒂克和他的夫人都是智商情商无异于常人的普通人，但这对普通的夫妇却生了四个智商高达160以上的宝宝，均被列入占全美5%的高智商行列。

斯瑟蒂克家的大女儿苏珊10岁时便以接近最高分的成绩成为全美最年轻的大学生。苏珊出生后两个星期就能讲单词，第三个月就能讲句子，1岁6个月的时候，就能读高中的教科书。5岁时，接受的专业智商测试的结果显示，苏珊的智商达到170以上，阅读力、运算力、理解力、记忆力、判断力、表达力都在标准以上。此外，她在情绪方面的各种测验成绩也很优秀。10岁时，她接受了SAT大学的入学资格考试，成绩高达690分，接近满分，并进入密执安大学，成为全美最年轻的大学生，14岁便获得学士学位。

苏珊的三个妹妹也具有和她一样神奇的能力。她们也都是在出生后两至三个星期就已经会讲话了。苏珊16岁时，13岁的斯蒂茜在芝加哥的曼达雷茵大学读二年级，11岁的斯蒂芬妮上高中三年级，最小的吉安娜9岁，也上初中三年级了。

约翰夫夫妇俩是很平凡的人。他们都是在普通的家庭里长大的，祖辈里也并没有出现过伟人。约翰夫先生只有高中学历，是从事机械工作的普通技术人员。而其夫人也只是毕业于日本某所普通高校，英文专业出身的她从事英语初级会话的教学工作。夫妻俩的智商都在120左右，接受的是一般教育，过的是极平常的生活。培养出四个天才儿童，他们把这归功于胎教的成果。怀孕期间，斯瑟蒂克夫妇便经常充满感情地和胎宝宝说话，他们认为自己胎教成功的秘诀是"爱和耐心"。其教育法归结起来主要有以下6条。

（1）随时随地和宝宝交谈。由早上起床到晚上就寝，把一天的所见所想都同宝宝聊一聊。比如外出时给宝宝讲讲外面的天气，美丽的风景，路上形形色色的人群。吃饭的时候告诉宝宝你吃的是什么颜色什么味道的美食；遇到开心事儿的时候，说出来和宝宝一起分享一下。

（2）多播旋律悠扬、节奏明快的音乐或歌曲，将幸福与爱的感觉传递给胎儿。

（3）用愉悦的声音给宝宝讲一讲故事，读一读散文，唱一唱童谣。讲故事的时候，要发挥自己的想象力，生动而富有感情地把声音和文字传递给宝宝。他听得到，也听得懂。

（4）多外出散步，多做运动。经常去大自然中散散步，和宝宝一起呼吸新鲜空气，告诉宝宝外面的世界是什么样子的。经常做一做瑜伽、孕妇操等运动，将活力和健康传递给宝宝。

（5）利用形象语言。在白色的图书纸上，利用各种色彩来描绘文字、字母或数字，加强视觉效果。教导文字时，除反复念之外，还要用手描绘字形，并牢牢记住文字的形状与颜色，形象化地解说给宝宝听。

（6）等到宝宝出世之后，将胎教时用过的书、卡片等东西放在他的面前，这样有助于新生儿慢慢回想起他在母体时所接受过的教育。

2. 外国妈妈是这样对宝宝进行胎教的

（1）在日本。准妈妈在胎儿学校参加系统化的胎教课程。在开始所有课程之前，进行的预备动作就是放松。她们在一间灯光柔和的房间里，随着舒缓的音乐和舒展的动作，尽量放松自己，让副交感神经系统占优势，使身体和精神达到稳定的状态。

（2）在秘鲁。秘鲁的科学家发现，海豚发出的声波能够刺激胎儿脑部发育。在秘鲁的准妈妈当中，非常流行挺着大肚子与海豚做亲密接触，希望以这种方式让宝宝变得更聪明。

（3）在法国。法国的准妈妈在傍晚时会躺在宽大柔软的床上，做几次冥想放松的深呼吸使身心平静放松下来。胎宝宝三四个月的时候，准妈妈便用双手掌轻轻地捧着，然后用手指轻轻按压一下，又放开，逐渐胎宝宝就会做出一定的反应，如动动身子、踢踢腿等。六七个月时，就可以前后轻轻地推动胎宝宝，给胎宝宝荡秋千。

（4）在美国。从怀孕第5个月开始，准爸爸和准妈妈一起参加"胎儿大学"的培训。每次课程开始之前，母亲就会用手拍打婴儿足踢的地方，告诉宝宝开始上课了。有意思的是，准爸爸们会被要求给7个月以上的胎宝宝唱歌。参加过"胎儿大学"的孩子显得智商更高，能够更好地接受数字和语言，更快地认识父母，在听、讲、使用语言方面的能力都较为突出。

（5）在英国。英国产前心理学会的专家告诫准妈妈们，如果希望胎宝宝将来是一个精神稳定、乐观向上的人，就应该经常为胎宝宝唱歌，使胎宝宝获得感情上的满足。有趣的是，该国的相关机构还组织了准妈妈合唱团，让大家一起来为胎宝宝唱歌。

诺贝尔奖获得者昆拉多·劳伦滋博士曾经做过一个有趣的研究，她发现刚生下来的小鸟会把最先看到的物体当作自己的妈妈和守护者，这被称为鸟类的"铭记"现象。其实，胎宝宝在母体的这段时间里，也是心智选择上最重要的临界期，在这个时期，准妈妈和准爸爸要多在胎宝宝身上费一些心思，科学地进行胎教。胎宝宝得到的关爱和教育越多，感受到的快乐越多，长大后就会越健康、越聪明，情绪也越稳定。

 科学胎教的基本方法

胎教的基本方法有音乐胎教、营养胎教、环境胎教、运动胎教、情绪胎教、美学胎教、文学胎教、抚摸胎教、光照胎教、语言胎教等很多很多种类。今天我们大概来了解一下几种主要的胎教方法，更多具体的知识和实施要领将在本书接下来的内容中逐渐呈现给各位准妈妈、准爸爸。

1. 音乐胎教

一个人智商的优劣与神经元的发育有直接关系，音乐胎教主要是以音波刺激胎儿听觉器官的神经功能，来达到激发大脑神经元的轴突、树突及突触的迅速发育，为优化后天智力，发展音乐天赋奠定基础。

音乐胎教从怀孕第12周起，便可有计划地实施。首选方法就是准妈妈有选择性地给胎宝宝听音乐，以促进其大脑的发育。这是被世界公认的最有效的胎教方法。胎教和早教音乐主要是经典的古典音乐。医学研究还表明，胎宝宝在母体内最适宜听中、低频的声

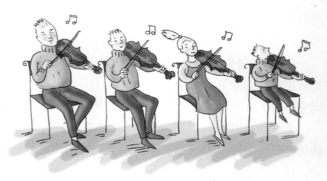

小提琴协奏曲

音，而男中音、男低音正是最适合宝宝倾听的声音。因此，准爸爸是音乐胎教的最佳任课老师。这也是我们前文中提到的美国胎儿大学中为什么要求准爸爸给宝宝唱歌的原因了。

2. 营养胎教

营养胎教是指根据孕早、中、晚期孕妇的身体特点和胎宝宝的发育状况，合理膳食，摄取食品中7种有益的营养素，即蛋白质、脂肪、碳水化合物、矿物质、维生素、水、纤维素，以此来确保胎宝宝能从母体中摄取足够的营养成分的胎教方式。

在这一时期，母体的足厥阴经脉调控着胎儿的生长，并且与肝脏直接相关。孕妇不能随意服用药物，而应吃一些强化肝脏机能的食品，如荠菜、韭菜、山梅以及肉枣茶和木瓜茶，等等，同时充分摄取优质蛋白和钙质、维生素以及其他矿物质也是十分必要的。肉类、动物内脏、牛奶、奶酪、鸡蛋黄、鳗鱼和泥鳅等鲜活水产，在此刻都可以摆上我们的餐桌。除此以外，鱼片、牡蛎、豆制品、海藻以及西芹、青椒、白菜等也都是相当适宜的食品。

世界著名的营养学专家戴维斯指出：胎宝宝的健康和智商虽然和遗传有关系，但遗传的影响绝对没有孕期的营养重要。而胎宝宝的大脑发育与其日后的智力发展水平密切相关。因此准妈妈们要科学地摄取各种营养素。孕期中的准妈妈一定要注重饮食的健康和均衡，以培养出健康而聪明的宝宝。

3. 情绪胎教

情绪胎教是指通过良性手段对准妈妈的情绪进行调节，排除一些对胎宝宝不利的负面情绪，创造愉悦的氛围和清宁的心境，通过神经递质作用，促使胎儿的大脑得以良好的发育。孕期时女性的情绪直接影响胎儿日后的健康和性情。

因为生理原因，准妈妈的情绪波动比较大，容易产生焦躁、紧张、激动、悲观等不良情绪，这对胎儿有直接的影响，因此，准妈妈的情绪调节是胎教中重要的一门学问。情绪胎教的突出特点是母亲修养品位的不断提高，孕期生活品位提高，由女人向

母亲角色转变过程中的内心品质提升，达到母仪胎儿的目的。准妈妈的情绪对胎宝宝的性格、健康、心理起着至关重要的作用。爱像温暖的阳光、清凉的雨露，温暖和滋润着孕期的母子。准妈妈就像是大地，提供足够的养分给肚子里的胎宝宝。胎宝宝能够感知准妈妈的爱、恨、快乐、悲伤，陪着准妈妈一起哭一起笑。情绪胎教主要是爱的教育，要将父母的爱和快乐融入胎宝宝的每一根神经，每一个细胞。情绪胎教要求准爸爸也进入胎教状态，它是准爸爸的责任与准妈妈的行为结合的结果。

4. 环境胎教

环境胎教是指夫妻双方在准备受孕的前6个月开始学习环境卫生知识，在怀孕过程中保持环境的清洁卫生，消除对准妈妈和胎宝宝的负面环境，以便于安胎养胎保证母子健康安全的胎教方式。

母亲的子宫就是胎儿的温暖小家，这里气候适宜，具有孕育胎儿所需要的一切物质条件，胎儿需要什么，母亲就无偿提供，可以说是安全舒适，应有尽有，你会说她还需要什么环境呢？胎儿先天异常的发生，不外乎是由不良的内外环境直接或间接作用于胚胎，使之发生异常。引起先天胚胎异常的因素称之为致畸因子。这些致畸因子，可能是遗传、环境、生物、营养等诸因素互相作用的结果。要使胎儿发育良好、健康乃至出生后智力超群，就必须重视环境因素对胎儿的影响。

在怀孕过程中，准妈妈应避免辐射带来的负面影响，尽量远离电脑、电热毯、微波炉等辐射较强的物品，怀孕期间尽量不要做X射线检查，尤其不要透视，因为透视比拍片的剂量要大得多。在环境污染中目前最突出的问题是家装污染，室内环境的主要污染源是甲醛、苯、氨和放射性物质，在准备怀孕前一定要将室内的环境污染治理干净，否则带来的后果将是非常严重的，如使宝宝畸形等。另一种环境污染在城市尤为严重，如汽车尾气、工业垃圾，等等，但是这些污染都是可以尽量避免的。同时，为保证胎宝宝的安全，从事放射、麻醉等职业的准妈妈，在怀孕期间建议申请暂时调换工作岗位。

居室环境对于准妈妈是非常重要的，最基本的要求是要使居室整洁雅观。可以在居室的墙壁上悬挂一些活泼可爱的婴幼儿画片、一些景象壮观的油画，或者几幅隽永的书法作品。这会给孕妇带来许多美好的遐想，开阔的视野，也逐渐提高审美水平，形成良好的心理状态，也给宝宝带来了一定的美学教育。

5. 运动胎教

运动胎教是女性在孕期进行适宜的体育锻炼，保证自己身心健康愉悦，促进胎儿大脑和肌肉的健康发育，这有利于准妈妈正常妊娠及顺利分娩。现代医学表明，胎动的强弱和胎动的频率可以预示胎儿在母体内的健康状况。凡是在母体内受过运动训练的胎儿出生后的动作协调性和灵活度都明显的强于一般孩子。

孕期的母亲可以通过散步、游泳、孕妇操、瑜伽等适宜孕妇的科学方式来和宝宝一起进行运动，尤其是能感受到胎宝宝自觉活动时，准妈妈更是要注意运动的重要性。要注意的是，先兆流产或先兆早产的孕妇不宜进行运动训练。此外，要循序渐进，不可操之过急。

总之，实施胎教要讲究科学的方法，准妈妈和准爸爸要有耐心、有毅力，陪着胎宝宝逐渐进步和成长，让胎宝宝变得聪明、健康又快乐。

6. 语言胎教

语言胎教是指准妈妈及家人用富有感情和生动的语言有目的地对胎宝宝讲话，对其进行适当的语言刺激，给胎儿的大脑新皮质输入最初的语言印记，以增强其语言天赋，为出生后的教育打下良好基础。

医学研究表明，父母经常与胎儿对话，能促进其出生后在语言及智力方面的良好发育。语言胎教的内容很丰富，包括富有感情地给宝宝讲故事，朗读散文诗歌；也包括陪宝宝聊天。语言胎教的最佳时间是孕期的第四个月，此时，胎宝宝的大脑发育正好处于高峰期，所以准父母在这一期间尤其要注意对胎宝宝进行语言胎教。

此外，胎儿还具有辨别各种声音并做出相应反应的能力，在怀孕期间，准父母经常和胎宝宝进行对话，这样宝宝一出生就会很快地辨别出父母的声音。准妈妈在做语言胎教时要注意语言的丰富化和形象化，将形象和声音同时传递给胎宝宝，以加深胎宝宝的理解和记忆。当然，因为胎宝宝最爱中低音，所以准爸爸也担负着实施胎教的重大责任。

7. 抚摸胎教

胎教指的是有意识、有规律、有计划性地抚摸胎宝宝，以促进胎宝宝的感觉系统良好健康发育。

科学研究发现，人类皮肤上涵盖着丰富的神经末梢。这些神经末梢非常敏感，能极大地帮助人体对外界刺激做出反应。经常进行抚摸胎教，能够促使胎宝宝接受外界刺激的敏感性，避免受到突如其来的损害。从胚胎的发育来看，皮肤和神经系统都是起源于外胚层的，皮肤在发育的同时神经系统也在发育。如果这个时候给胎宝宝良性的抚摸刺激，那么胎宝宝的神经系统也会受到良好刺激，促进胎宝宝的心理健康发育。

8. 光照胎教

所谓的光照胎教其实指的就是给还在腹中的胎宝宝以适当的光亮刺激，从而促使胎宝宝视网膜光感细胞的功能尽快完善。

研究发现，从准妈妈妊娠的6个月起，胎宝宝就对光亮有所察觉了，有的会躲闪，有的会做眨眼的动作，这些都表明胎宝宝对光照已经有了反应。用B超检测的时候可以发现，当用手电筒的光一闪一灭地照射准妈妈的腹部时，胎宝宝的心率会随之出现剧烈的变化。这些情况都说明，光线照射准妈妈的腹部时会引起胎宝宝的一些反应。而光照胎教能够促进胎宝宝视觉功能的发育和建立，光能通过视神经刺激大脑的视觉中枢。光照胎教成功的宝宝，出生之后视觉异常敏锐、协调，记忆力和专注力都很好。所以，在胎教中不可以忽视光照胎教这种方式。

9.美育胎教

美育胎教指的是根据胎宝宝意识的存在，通过准妈妈对美好事物的感受而将美的意识传递给胎宝宝的胎教方式。人们通过看、听、体会等感觉感受着世界上形形色色的美，但是胎宝宝却无法看到、听到、体会到这一切。因此，准妈妈要把自己对美的感受通过神经传输给胎宝宝。美育胎教是胎教学的一个组成部分，包括自然美育、感受美育等方面。

 ## 胎教对准妈妈的益处

一些人认为，胎教是一项苦差事，受怀孕的影响，准妈妈的身体和心理都要经历种种磨难，甚至可能付出生命的代价。其实，这种想法是有些偏颇的。虽然孕育宝宝存在着一定的风险，但随着现代医学技术的不断发展，怀孕、分娩已经不再是大问题，准妈妈和胎宝宝的安全都得到了极大的保障。此外，在十月怀胎过程中，胎教也能给准妈妈带来很大的益处，让准妈妈成为一位内外兼修的魅力女性。

1.提高个人的修养

胎教强调胎宝宝会受到妈妈言行的影响，甚至在胎宝宝时期，他们就会依据准妈妈的生活习惯开始养成一些习惯。我们都知道，每个人都有不同的生活习惯，养成一个好的生活习惯会让你终身受益；一旦养成了坏习惯，想要再改正是很困难的。因此，胎教要求准妈妈在生活习惯、学识、修养、兴趣爱好等方面有所调整和改善，以便给胎宝宝一个良好的身教。在这个过程中，胎教会潜移默化地将准妈妈变成一位知识丰富、品格高尚的魅力女性。

2.充实孕期的生活

孕期的准妈妈经常会有孤独的感觉，加上怀孕期间身体上的不便，生活范围很局限，内容很无聊，除了在家里看看电视、玩玩电脑、看看漫画、种种花之外就不知道可以干什么了。这样的生活异常无趣，久而久之，人也会变得僵化呆板。假如准妈妈能将胎教加入到日常生活中，不但能使生活变得丰富多彩，而且能使脑部时刻保

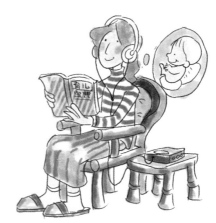

合理胎教，充实生活

持灵活运作，心情也能保持舒畅，难以忍受的妊娠反应也会减轻不少。像这样良性循环，胎宝宝也会感觉到外面的世界是多么精彩美丽了。

3.搭建亲子互动的桥梁

在没有与孩子见面之前，通过胎教的实践，可以培养出准妈妈对胎宝宝的关爱，进而形成期待胎宝宝出生后能继续这份关怀和爱，给予胎宝宝更多的照顾与教育。因此，胎教能为出生后的亲子教育搭起一座互动的桥梁，让准妈妈提前体会与亲子的互动和对孩子的爱。

 胎教的理论依据

1.胎宝宝的感知觉

科学研究发现，从怀孕第4个月起，胎宝宝就对光线有敏感的反应了。准妈妈进行日光浴的时候，胎宝宝就能感受到光线的强弱变化。在6个多月的时候，胎宝宝已经开始出现开闭眼睑的动作，而在孕期的最后几个星期内，胎宝宝能够运用自己的感觉器官。有人做了一个实验：用一束手电筒的光照在准妈妈的肚子上时，睁开双眼的胎宝宝就会把脸转向亮处，这个时候他看到是一片红红的光晕，类似于我们把手电筒照在手背上时从手心看到的红光。现代医学专家运用超声波观察这一现象发现，当光线一闪一闪地照射在准妈妈的肚子上时，胎宝宝的心律会随之发生明显的有规律的变化。这充分说明，胎宝宝在准妈妈的子宫里时是有视觉能力的，他并不是盲童，对其实施胎教是能够激发他的视觉发育潜能的。

出生后几天的新生儿一般都会哭闹，这个时候，如果妈妈把他抱在左胸前，他就很快安静下来。这是因为：胎宝宝在母亲子宫里的时候就已经习惯了妈妈的心跳声和血液流动的声音。在他们出生后，当他们的耳朵贴近妈妈胸前时，这种声音会把他们带回到在子宫里时宁静和安详的环境中。这种早已经体验过的安全感是胎教可行的充分证明，也说明了胎宝宝很早开始就已经拥有了听力。

在受孕后的第4个月，胎宝宝的听觉器官开始发育，对于准妈妈子宫内血管中血液的流动声、肠道的蠕动声、气体的咕噜声和猛烈的打鼾声等都有了初步的反应。到6个月的时候，胎宝宝几乎拥有和成人差不多的听力。外界的声音可以很清晰地传到子宫里，但此时的胎宝宝比较喜欢听柔和、流畅、节奏舒缓的声音，讨厌那些强烈快节奏的声音，更会非常害怕某些噪声。所以，准妈妈要注意对噪声的防护。

除了听力和视力，胎宝宝在受孕10周时就已经形成了压觉、触觉等感受器，开始有了简单相应的功能，如触觉、情感、记忆和领悟能力等。这一切都表明，胎宝宝在子宫内已经有了鲜明的感知和学习能力。

2.胎宝宝的触觉发育

在准妈妈怀孕期间，准爸爸往往会趴在准妈妈的腹部倾听胎宝宝的声音，看他是不是在动，是手在动还是脚在动。这时候，胎宝宝的蠕动就是常见的胎动。胎动，就是指胎宝宝在宫腔内的活动冲击到了子宫壁的动作。一般怀孕满4个月后，也就是从第5个月开始，母体就可以明显感受到胎宝宝的活动。胎宝宝在子宫内伸手、踢腿、冲击子宫壁，这就是胎动。胎动的次数和快慢强弱等表示胎宝宝的安危，是准妈妈们要注意的关键因素。

胎宝宝的触觉发育较早，当胎动出现时，隔着母亲的身体抚摸胎宝宝，胎宝宝就会做出明显的反应。这也就是说，人的触觉发育早在胎宝宝时期就已经开始形成了。而这一点也证实了：胎教训练中抚摸胎教对胎宝宝的触觉开发是有益处的。研究证明，准妈妈受孕10周时，胎宝宝的触觉感受器就已经形成，能像大人一样感知到外界的碰撞和刺激。从这个时候开始，胎宝宝对于准妈妈的抚摸和准爸爸的爱抚都会有相应的反应，这个反应也是准妈妈感知到腹中新生命的一个关键表现。

3.胎宝宝的记忆力发育

一些人曾经认为，胎宝宝是个什么都不懂的小人儿，记忆能力更是肯定不会有的。如果身为准妈妈的你也是这样想的，那就大错特错了。目前医学界多数人都认为：胎宝宝具有记忆能力，而且这种记忆能力会随着胎龄的增加而增强。有人曾做过这样一个实验：在医院产科的宝宝室里，播放妈妈子宫内血液流动的声音和心脏搏动声音的录音，正在哭泣的新生宝宝很快就会安静下来，并且情绪稳定，饮食、睡眠状况良好，体重也快速增加。这是因为胎宝宝在母亲体内已经熟知了妈妈的这种心音，一旦再次听到就会觉得很亲切也很安全。

有研究结果显示，胎宝宝的记忆力是很惊人的。他像一台不断存储程序的计算机，各种各样的信息都会被记录进去，尤其是那些反复的刺激。有这样一个实验：研究人员要求准妈妈在分娩前的3个月，每天听半个小时的音乐，可以随意选择，只要是自己喜欢的，包括古典音乐、流行音乐等都行。之后，在接受实验的11名婴儿1岁生日时，研究人员对他们进行了音乐记忆测试。他们在播放音乐的扩音器中放置了一些闪光灯，当婴儿望向不同的闪光灯时，便会有不同的音乐响起来。结果，婴儿们很快明白了其中的关联，他们望向他们在母体内听到过的音乐的闪光灯次数远远多于其他闪光灯。这充分证明，婴儿在出生前3个月已经能够记忆一些东西了。

由此可知，对胎宝宝进行有意识的记忆能力的训练，对于婴儿的记忆能力开发是有重大作用的。及时把良好的、积极的、真善美的信息传递给胎宝宝，让他在胎儿时期就记住这些美好的事物，能够让他终身受益。

4.胎宝宝的反射行为

医学研究已经表明，胎宝宝在胎儿时期就已经具备了一系列的反射能力，如逃避反射、防御反射、吮吸反射、刺激性反射等。具体表现为：当准妈妈突然饮水时，胎宝宝就表现出剧烈的踢蹬运动，以此来表示有水的感觉；准妈妈如果走入光线柔和的房间，胎宝宝也会变得十分安静，以此表示对这个环境非常满意；反之，如果准妈妈进入一个噪声很大并且阴冷的地方时，胎宝宝就会用剧烈的胎动来表示自己的厌恶和不满，提醒准妈妈注意；当准妈妈出现心情不安的症状时，胎宝宝的血液氧气含量就会降低；而当准妈妈情绪激动时，胎宝宝也会随之出现多方面的混乱运动。

国内外有许多科学研究已经证明：胎宝宝在子宫腔内是一个有感觉、有意识、能够活动的小生命。那么，既然胎宝宝有听力、视力，又有记忆力和感知力，进行胎教，促进胎宝宝的健康发育就是完全可能的，也是很必要的。而胎教也正是根据这些理论基础，在孕期调节和控制母体的内外环境，有针对性地、主动地给予胎宝宝各种有益的信息刺激，并通过这些信息的刺激，促进胎宝宝身心健康发展和智力的成功发育。

 ## 实施胎教的注意事项

1.从何时胎教最为适宜

很多父母认为，胎教应该从怀孕后再开始，这种想法现在看来是有些落伍了。我国古代的先人们在很早的时候就总结出了很多相关的经验。从广义上来讲，胎教应该是从择偶的时候就开始的。在择偶的时候，男女双方就应该为培育下一代着想，势必要选择那些在形象、教养、性格、气质、道德品格、健康状况等各个方面都对后代子女有深刻影响的伴侣。而从狭义上来讲，胎教应该从新生命降生的前3个月开始。怀孕是精子和卵子的结合，新生命在此时宣告诞生，而精子和卵子的发育和成熟早在此时之前就已经开始了。有科学研究显示，精子从细胞的分裂到最终成熟大概需要90天的时间，而如果要使精子有较高的质量，孕育出更健康的后代，就必须提前做好相关的准备。女性子宫内的温度和压力则决定着胎宝宝成长孕育的环境，而良好的环境也是需要提前就创造好的。"好的开始等于成功的一半。"因此，提早开始为孕育宝宝做准备，是很重要的人生大事。当然，这样的说法并不是指其他时期的胎教都不重要，实际上，产前各个时期的胎教都很重要，都是不可忽视的。

2.胎教的时间安排

在怀孕早期的时候，就要准备好胎教的仪器、胎教的音乐和胎教磁带以及胎教笔记本等，以方便胎教的顺利进行。胎教是一个循序渐进的过程，不能太急躁，在胎教的过程中应该根据胎宝宝的具体发育特点来逐步进行。

对于胎教的时间安排，一般情况下，从怀孕的第4个月开始，就可以按照准妈妈的生活作息时间进行胎教了。最好的时间是在早上起床后、下午下班后和晚上临睡之前进行。怀孕到第5~7个月的时候，可以选用两首乐曲进行播放，对胎宝宝实行音乐胎教，每天播放两次，每次以3~5分钟为好。到怀孕7个月的时候，就可以像上课一样正规地安排胎教训练了。最好是每日3次，每次5~10分钟，早上安排对胎宝宝讲故事或者唱歌，下午安排听听音乐或者散散步，晚上临睡前再听听音乐或者准妈妈对胎宝宝讲讲话，写一下胎教笔记等。

当然，不同的准妈妈还要根据自己的工作和生活习惯来安排胎教时间。在妊娠的后期，准妈妈已经掌握了胎宝宝的作息时间，就可以依照胎宝宝的作息来进行分阶段的胎教训练，例如，在胎宝宝休息的时候就不要进行光照胎教，在胎动明显的时候可以适当进行抚摸胎教或者音乐胎教等。

3.不同孕期宜采取不同胎教方式

胎宝宝在不同的孕期发育情况是不同的。从胚胎形成到婴儿成形再到出生的这段时间里，科学研究已经证明：胎宝宝发育到第4周的时候，就已经建立起了神经系统；在第8~11周的时候，胎宝宝有了明显的触觉反应，可以通过轻轻拍打、抚摸母体腹部等来促进胎宝宝对感知系统的发育，这个时候可以简单进行抚摸胎教；在第12~15周的时候，胎宝宝有了自己的情感，可以同时感受到准妈妈的喜、怒、哀、乐等情感，美育胎教的训练在此时可以适当地展开；到第16~19周，胎宝宝的听觉系统成形，可以听到准妈妈唱歌的声音和准爸爸对自己的说话声，也可以听到准妈妈体内的心跳声和血液流动声，此时就比较适合做音乐胎教了；到第20周，胎宝宝有了视觉感知，可以对外界的光亮做出反应，并对自己喜欢和厌恶的光线有所选择，此时较适宜给胎宝宝做光照胎教；在胎宝宝发育的第6个月，他的大脑已经具备了140亿个脑细胞，这是一个人一生中所需要的全部脑细胞的数量，此后的任务就是如何提高脑细胞的质量了。当然，上述情况也不是一成不变的，针对具体的情况还要具体来对待。

总之，胎教的训练要从怀孕开始就着手进行，根据胎宝宝的不同发育阶段采用不同的胎教方式，同时结合胎宝宝的发育状况有针对性地选择进行。这样才能达到胎教的理想效果，否则，则可能适得其反。

4.胎教以适度为原则

迄今为止，在中国关于胎教失败的例子还很少见。但一些特殊的情况也引起了医学和胎教专家们的重视。例如，有些妈妈在心理咨询的时候反映，在对胎宝宝进行音乐胎教后，虽然出生后的宝宝显得聪明活泼，但是精力旺盛、不爱睡觉。在专家询问具体的胎教方法后才了解到：原来，准妈妈孕期工作很忙，没有充足的时间对胎宝宝进行胎教，但是又不愿意放弃胎教。于是，准妈妈就每天抽空把胎教器放置在自己的腹部，但有时候准妈妈一不留神睡着了，胎教器却还在不断刺激着胎宝宝。这极有可能干扰到胎宝宝的生物钟，从而出现胎宝宝出生后不爱睡觉、精力旺盛的情况。

在对胎宝宝做胎教训练的时候，一定要注意各种胎教方法都要适量和适度。虽然胎教能够促进胎宝宝的身体和智力发育，但毕竟他还只是在母体中的一个未完全成形的小家伙。不能把他当作成熟的孩子来对待，胎教要以适度、适量为原则，这样才能培育出健康聪慧的宝宝，如果过度过量了，将会对宝宝的智力发育产生不良影响。

5.胎教常见的误区

胎教并非是为了培养天才和神童。许多胎教方法在宣传时会打出培养天才和神童的口号，事实上，天才和神童在人群中的比例是非常小的。胎教的目的就是让孩子的大脑、神经系统以及各种感觉系统、运动机能等发展得更健全，为出生以后的各种练习和刺激打好基础，使孩子对未来的生活和环境有更强的适应力。但在对胎教的实施中，常常会有一些误区出现，对胎宝宝的成长发育产生不良影响，因此，准妈妈和准爸爸们要千万注意。

（1）拍打"胎教"

在某些时候，胎宝宝会踢准妈妈的肚子，对此，一些人建议准妈妈可轻轻拍打被踢中的部位，然后等待胎宝宝的第二次踢肚，如果胎宝宝再次踢打了，准妈妈就再拍打。照这样，每天早晚两次，每次3~5分钟。

真相：我们知道，胎宝宝在准妈妈腹中时，不时会有一些胎动反应，但胎动并不都是他要和你做游戏，他可能仅仅是伸个懒腰、换个姿势等。这时候，如果对他进行拍打，可能会引起他的不安或者烦躁，并不能起到胎教的作用。拍打不是不可以，但是要适度和适量，而且要特别注意胎宝宝的反应，万不可一有胎动就进行拍打。

（2）胎教音乐的声音越大越好

在音乐胎教中，一些准妈妈会直接把录音机或收音机放在肚皮上，让胎宝宝自己去听音乐，这是很不正确的。现实生活中，不少准妈妈由于工作的原因，会把音乐直接放给胎宝宝听，而没有注意到具体的方式，从而对胎宝宝性格或者听觉造成不小的损伤。

真相：正确的音乐胎教是要注意音乐选择、乐曲音量和听取方式的。一般选择的胎教音乐要舒缓、柔和，不能是激情的摇滚乐，另外，音量要控制在60分贝以下，传声器的距离最好离准妈妈肚皮2厘米左右，尽量不要直接挨着肚皮放置。即便是已经拥有听力器官的胎宝宝，其耳膜上的纤维也极其娇嫩，不当的音乐或者声音会造成不可逆转的损伤，准妈妈们一定要注意。

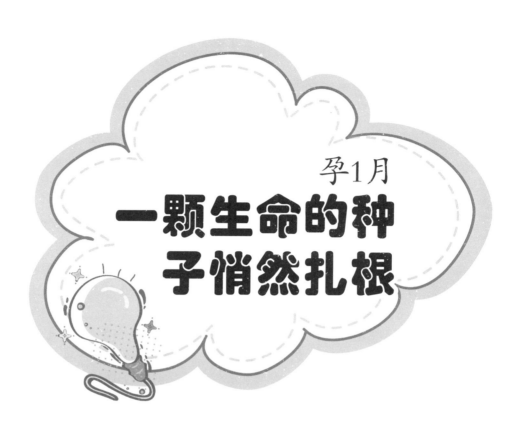

孕1月

一颗生命的种子悄然扎根

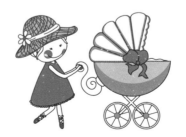

准妈妈的变化

 莫把怀孕当生病

在怀孕前期，女性也许会出现恶心、头晕、月经停止等症状。有些准妈妈以为自己生病了，殊不知这是怀孕的征兆。及早捕捉到这些怀孕信息是非常重要的。假如出现以下这些状况，那么恭喜你，你可能已经正式升级为准妈妈了。

1. 月经停止

这是最容易察觉得到的身体异常状况。只要是一般正值生育年龄的妇女，月经周期正常，在性行为后超过正常经期10天左右还未见月经，就很可能是怀孕了。但不来月经的因素有很多种：卵巢机能不佳、荷尔蒙分泌不正常、饮食睡眠不规律、压力过大，等等，都会引起月经迟来的现象，所以最好还是要经过医生的诊断，才是最安全的。

2. 乳房有刺痛、肿胀感

在怀孕的前一两个星期，准妈妈会发现自己的乳头颜色变深，乳房会肿胀起来，轻轻碰触时会有疼痛感。美国得克萨斯州华兹堡贝勒医学院妇产科专家杰西·辛格博士说：在孕早期，体内的雌、孕激素水平升高，会使准妈妈感到乳房沉重、酸胀，并且变得更加敏感。准妈妈可以选购较为舒适、柔软、支持作用更好的乳罩来缓解乳房的不适。

3. 阴道轻度出血

如果出现阴道轻度出血的状况，你应该尽早去医院检查，确认是否怀孕。但需要提醒的是，如果阴道出血发生在受孕行为的12天之后，这就可能是月经来了。

4. 恶心、呕吐

大多数准妈妈在怀孕初期都会时常出现恶心、呕吐等妊娠反应，呕吐的轻重情况随不同人的体质而宜。有些准妈妈的孕吐症状比较轻，有的则非常严重。孕吐是怀孕初期的现象，除非呕吐得过于厉害，否则无需就医，轻松面对就好。

5. 容易疲劳

在怀孕早期，为了保证向子宫提供更多

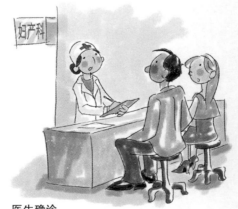

医生确诊

的氧气，准妈妈的心跳可能会加快。身体要花费更多的体力来支持怀孕，因此很容易感觉到疲劳。专家建议，在此期间，准妈妈最好尽早补充维生素；保证足够的饮水和休息。

6. 尿频

很多准妈妈认为，到孕后期才会出现小便增多的现象，其实在孕早期也会有同样的问题。怀孕的第三个月时，因为膀胱受到日益扩大的子宫的压迫，使得膀胱的容量变小，常会有尿频的现象发生。出现尿频现象的准妈妈不需要采取任何特殊措施，除非尿频的同时还伴有烧灼感或其他感染现象才应去看医生，但一定不要减少液体摄入。

7. 食欲减退

怀孕后两周会出现食欲不振的症状，这主要是因为胃排空的速度减慢。准妈妈在正常情况下不用做什么。但如果出现呕吐，可服用维生素B_6，症状严重则应看医生。

8. 情绪不稳

在怀孕的初期，准妈妈的基础体温保持在较高水平。由于荷尔蒙的变化，情绪可能容易波动，时常因为一点小事而激动或发脾气。同时，身体上和生活上的各种变化打乱了准妈妈原有的生活轨迹而使心情变得更糟糕。怀孕早期出现的情绪波动是正常现象，这需要准妈妈学会自我调节情绪，也需要家人给予有力的支持。

9. 腹胀、痉挛、背痛

许多准妈妈错误地将这些现象归结为是月经前期的不良反应，但实际上，这些症状是由于体内激素水平的改变和子宫的增大而造成的。除非疼痛剧烈或伴随出血，不要采取任何特殊措施来应对。

10. 头晕、头疼

孕妇在发现自己怀孕之前，通常会有头晕头疼症状。这与体内激素变化、黄体酮水平的升高有关，液体摄入不足和贫血也会导致此症状。准妈妈出现头晕现象可以减慢活动速度，不要突然从床上坐起，或者从沙发上站起。每3~4小时进食一次，保证液体的充分摄入，以维持血糖的稳定；避免过热，并且检查是否贫血。如果头晕头疼持续发生，那么就要看医生，并在必要的时候采取药物治疗。

从以上的怀孕征兆中，你可能已经看出了类似于感冒之类的生病状况，其实这都是怀孕早期的正常反应，无须过度紧张，也无须用药，过些日子这些症状就会自动消失。所以千万不要错把怀孕当生病，如果盲目地打针吃药，对自己和胎宝宝的身体伤害都会比较大。

 ## 可能怀孕的身体征兆

夫妻在同房之后，就有怀孕的可能，即使采取了一定的避孕措施，也难免会有发生意外的概率。对于暂时不想要孩子的夫妻来说，意外怀孕无疑是一件麻烦事，但更麻烦的是他们对怀孕毫无觉察，以至于发现时已经错过了最佳的流产时机。对于想要孩子的夫妻来说，同样希望能在第一时间确定自己是否受孕，尽早为胎儿的健康成长做准备。因此，准确判断自己是否怀孕是非常重要的。

其实，女性在怀孕以后，身体内部会发生一系列的变化，这些变化屡屡被用来作为判断是否怀孕的依据，几种依据综合考虑准确率相当高。

1.月经停止

如果你的月经一向很准时，很有规律，可是这月却迟迟没来，如果已超出既定日期10天以上，那么你很有可能已经怀孕了。当然，月经周期会受到很多因素的影响，比如说过度疲劳、压力过大、营养不良或服用某些激素类药物而内分泌失调等因素都可能造成月经推迟或停经，所以即使当月月经没有来，也并不能确定就是怀孕了。

2.恶心、呕吐

恶心、呕吐是多数怀孕早期女性的主要症状之一，常常发生在清晨或空腹时候，如果不是消化器官疾病，这也是判断是否怀孕的一项依据。

3.胃口变化

怀孕的女性一般都会发生胃口的变化，比如说原来喜欢吃的东西现在却不想吃了；以前从来不吃的东西现在迫不及待地想吃；饮食上出现某种偏执的癖好，比如嗜酸、嗜辣等；也有人什么都不想吃，什么都吃不进，出现了厌食的症状。如果胃口忽然间发生了某些改变，就应该考虑是否怀孕了。

4.乳房变化

女性怀孕早期，乳房在卵巢激素和孕激素的刺激下，会变得丰满、有胀痛感，乳头刺痛、乳头及其周围的乳晕颜色加深，小颗粒状的腺体变得更加明显。乳房的变化是最早出现的，但是难以区别于月经前乳房胀痛，因此并不是十分可靠。

5.小腹发胀及尿频

怀孕后由于子宫的增大，所以常常会有小腹发胀的感觉。另外，子宫增大会压迫膀胱，使人不断产生尿意。如果不是喝水过多、没有泌尿系统疾病，那么怀孕的可能性很大。

6.皮肤色素沉着

孕期妇女面部常常会出现棕色的斑纹，小腹也会出现一条条棕色的直纹线，这就是所谓的妊娠斑和妊娠线。如果出现了妊娠斑和妊娠线，就可以确定怀孕了。

7.心情烦躁

怀孕后受到体内激素的影响，女性常常表现为烦躁不安，情绪波动大，做什么事都无法集中精力，对什么事都不感兴趣等。当然，导致心情烦躁的原因有很多，所以只能作为一个辅助症状，要综合其他症状共同进行判断。

8.疲倦嗜睡

怀孕早期，受精卵在子宫内发育，需要消耗母体的大量能量，所以早孕期女性经常会感到无法调整的疲倦。这与以前工作或学习累了之类的疲倦大不相同，无法通过休息调养得到恢复。如果你睡觉的时间越来越长、间隔越来越短，而且即便这样还是觉得精神不济，那么你很有可能已经怀孕了。

以上的几种自觉症状应该综合考虑，如果只出现其中一种或两种，则不一定是怀孕的表现，有可能是其他原因引起的。如果出现了以上多种症状，就应该引起注意了，最好再进一步确认一下。比如说有测量基础体温习惯的女性，如果发现高温期已经持续了两周以上，前面的几种自觉症状又有多个吻合，那么怀孕可能性就更大了。如果还是不敢确定，那就干脆借助妇科检查、B超检查以及妊娠测试等手段，确定是否怀孕。

验孕方法

有了怀孕征兆的女性，为了进一步确定是否怀孕，最好能运用医学手段。去医院验孕不但可以将判断的准确率提高到100%，如果怀孕，还可以了解胚胎的发育情况。现在，产科医生常用的验孕方法有以下三种。

（1）B超检查。B超实时显像是确定早期妊娠最准确快速的方法。

（2）妊娠尿检法。尿检实际上是根据尿液中所含的HCG（人类绒毛膜促性腺激素）抗原与含有HCG抗体的试剂相遇呈现的反应判定是否怀孕。受精后7~10天进行尿检，准确率几乎达到100%。血检法和尿检法原理一样，都是利用HCG的特殊性质帮助确定是否怀孕。灵活易用的验孕棒及各种验孕试纸就是利用这个原理制成的，自己操作验孕虽然没有医院里得出的判断保险，但是误差也很低。

（3）黄体酮试验。月经迟迟不来的女性，每日肌内注射黄体酮10~20毫克，连用3~5天，如停止注射后7天内未来月经，怀孕的可能性很大。也可口服安宫黄体酮确认是否怀孕。

若以上方法仍不能确定是否怀孕，隔1~2周应重复检查。

极容易疲倦

怀孕初期因绒毛膜促性腺激素分泌增多，使身体容易感到疲惫。怀孕后身体还会分泌一种黄体激素，这种激素的作用就是使子宫肌肉变得柔软，预防流产，但是，它本身还具有麻醉作用，可导致人体反应迟钝、行动变得迟缓，因此孕期女性总是嗜睡。

另外，女性怀孕后，新陈代谢加快，内分泌系统也因胎儿的存在而发生了改变，体内营养物质要优先供应胎儿生长发育，因而造成体内能量消耗快，血糖水平下降，因此，女性怀孕初期会感到浑身乏力，极易疲惫，这是一种正常的生理现象。

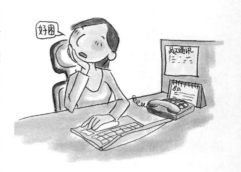

但是很多没有经验的女性都把怀孕早期的疲倦当成了一种身体病态的症状，有的人还会以为自己患了感冒需要治疗。其实，等到妊娠第

孕期的准妈妈极容易疲倦

14~15周时胎盘完全形成后，这种现象就会慢慢自行好转，无须治疗。

此外，还可以通过以下几种方法对这种情况进行调节。养成正常的作息习惯或者白天找些有意思的事情做以转移注意力，也能减轻嗜睡现象，例如逛街、去公园散步、适当的运动等。但是，如果身体不胜负荷，就不要勉强。疲惫也是身体发出的一种讯号，提醒你该休息了。

补充营养和能量也能在一定程度上保持精力充沛，怀孕期间维持良好的营养状况不但可以为母体补充能量，还可以为体内的宝宝提供生长所需要的营养成分。如果孕妇是因为营养摄入不足而引起疲惫，那就要注意在饮食上下功夫了。孕妇最好"少食多餐"，在感到需要补充体能的时候，应该可以随时吃到营养丰富的食品。孕妇是没有必要"忍饥挨饿"的，想吃的时候就吃，因此为孕妇准备一些适合其口味而又富含营养的小零食，是一个非常明智的做法。

家庭环境温馨舒适能为心情平和创造一个良好的外部环境，而平和的心情能够让孕妇放松，精神饱满，同样达到身体休息的目的。

但是，无论怎样调节，请记住，孕妇是需要充分休息的，如果无法控制嗜睡的情况也不必刻意勉强自己，更不需进行治疗。毕竟，充足的睡眠对孕妇健康和宝宝的生长发育都有很大帮助。

 ## 出现了害喜反应

害喜，是指怀孕初期孕妇所产生的恶心、呕吐、食欲差等现象。清晨起床时，一夜的睡眠使胃中充满胃酸，害喜症状比较严重，因而又称为"晨吐"。害喜是由以下几个方面的原因引起的。

（1）女性怀孕后，体内多种激素（人类绒毛膜促性腺激素、肾上腺皮质激素、甲状腺素）的分泌都会增加，与原来的差异会造成机体的不适应，因而引发恶心、呕吐等反应。

（2）在怀孕期间，孕妇体内会分泌大量的黄体素来降低子宫兴奋度，减少子宫平滑肌的收缩，但同时也会对胃肠道平滑肌的蠕动产生影响，造成消化不良，因此容易引起恶心、呕吐、反胃等现象。

（3）受中枢神经对呕吐控制机制的影响。怀孕后，中枢神经对呕吐控制的机制改变，导致孕妇会对某些特殊气味及食物较敏感。

（4）怀孕后，糖类代谢速率改变，血糖过高或过低都会想吐，因而过饱或过饿时，容易害喜。

（5）除了生理状况之外，心理因素也会加重女性害喜。有些妇女在怀孕初期，对害喜心存恐惧，无形中形成一个"我会害喜"的心理暗示；过度担心害喜会对胎儿的生长发育产生影响，而导致情绪焦虑，这些心理压力会在身体上表现出来，造成恶心、呕吐的现象。

并不是所有的孕妇都会害喜，根据孕妇体质、精神状况不同，害喜程度有轻有重，也有妊娠期间没有害喜的孕妇。一般说来，体质较差、情绪容易波动的孕妇，害喜比较严重。害喜现象通常会持续到妊娠期第16周左右才会慢慢缓解或自行消失，但是有的孕妇害喜延续的时间会较长。

由于害喜对孕妇和胎儿无害，一般不需要治疗，孕妇也不需要过分紧张或焦虑。但是如果害喜严重乃至出现持续呕吐、脱水、意识不清、24小时无法进食或进水、体重大幅下降等现象时，都应该及时去医院医治。

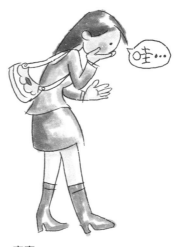

害喜

 ## 有点儿兴奋，有点儿快乐

对那些长久以来渴望要一个宝宝的女性来说，怀孕无疑是一件令人兴奋的事，用美梦成真这样的词形容也毫不为过。

一个小生命孕育在你的体内，与你血肉相连，对准妈妈们来说，是人生中最神奇的体验。这个小生命与你如此接近，他无条件地爱着你、依赖着你，这是多么神圣的责任啊！

快乐而郑重地迎接这个小生命的到来吧！他将使你的人生更加完美，将填补你生命中的许多空白，这是上苍为了使你的人生没有缺憾，对你的恩赐。因此，肚子里的小生命不论模样、性情如何，都是你和爱人甜蜜爱情的结晶，有了他的存在，你们的人生才更加完美，你们的生命也因此而得到了延续。这是上天最美好的恩赐，而你如此幸运，和大家一起分享你的快乐和幸福吧。

 ## 变得情绪化

　　孕期女性面临各种变化，情绪难免有所波动，加上其他各种各样的原因，原本性情温和的女性也会变得情绪化。

　　这是因为，初知怀孕的喜悦逐渐淡去，即将为人父母的事实已经确定后，高潮之后的低谷期就到来了，此时情绪低落，是很正常的现象；孕期女性身体激素分泌不协调，也会影响她们的情绪；较男性相比，女性本身就很多愁善感，孕期的任何细小变化都可能引起她们内心的波动，所以孕期女性情绪化就变得可以理解了。

　　有点情绪有助于孕妇释放心理压力，但是过于情绪化，情绪波动太大就好像天天坐过山车一样让人难以承受。因此，准妈妈们要学会自我疏导、控制情绪。

 ## 有点儿没信心

　　虽然孕前已经做了充分的思想准备，但是怀孕后的生活带有很强的不可预知性，你不知道将来会发生什么，你能否从容应对？你不知道你体内的小生命将会把你的生活变成什么样，会不会变成一团糟，无法控制呢？

　　怀孕会影响你的工作、生活，甚至很多时候，你的时间都得重新进行分配，生活的重心也会发生转移。你时常会想，为了这个小生命放弃我自己的生活、工作，眼中只有这个懵懂无知的小家伙，完全没有了自己，这样做值得吗？我的生活已经不像过去那样正常了，而且恐怕也无法回到过去了。但是，当他顺利出生，发出第一声啼哭；当他蹒跚学步，勇敢迈出第一步；当他牙牙学语，吐字不清地叫你"妈妈"，你还有什么疑惑呢？所有的一切都是值得的。再想想，不久的将来，这个世界上就会多一个人爱你，你应该对未来充满向往、充满信心才对。

 ## 有期待，也有担心

　　对于刚刚怀孕的女性来说，接下来的每一天都是挑战，谁也不知道明天会是什么样，期待与担心混杂在一起，焦虑就产生了。

怀孕初期的准妈妈面对铺天盖地的怀孕信息往往无所适从，缺乏判断。从未听过的新思维，互相矛盾的孕育理念，都只能增加她们的焦虑，简直不知该拿自己的肚子如何是好了。担心妊娠期发生意外、恐惧无法想象的分娩疼痛也是造成孕期女性焦虑的重要因素。另外，对胎儿健康过于敏感，听风就是雨，神经绷得太紧也会引发焦虑。

其实，只要坚持了孕期检查，做好优生咨询，参加产前培训，了解孕期知识和细心看护，这些焦虑都是可以避免的。而且女性孕期焦虑会导致胎儿胎动频率增大，长期下去会影响胎儿健康发育。因此，为了避免焦虑给胎儿带来负面影响，妊娠期女性应克服焦虑情绪。

 ## 减轻害喜，心态和心情很重要

1.乐观起来很重要

保持乐观的心情更有利于减轻害喜。要知道，不管在出生前还是出生后，宝宝需要的都是一个快乐平和的妈妈。

每一个孕妇都要知道：怀孕其实是一件美好的事，和害喜的痛苦相比，母亲这一称呼的伟大与神圣更吸引人。体会到这一点，害喜给你带来的阴影也许会消退许多。

合适的倾诉有助于保持乐观的心态。你可以通过倾诉发泄情绪，寻求帮助，获得认同。对于那些有生育经历的人来说，他们能更了解你的状况，也可以提供更有价值的帮助。但是，学会调整自己的情绪更能让人看到你积极乐观的一面。

积极乐观的心态可以为孩子的生长发育创造良好稳定的环境。情绪多变、过于悲观的母亲，生出来的宝宝往往性格孤僻、爱哭闹，这大概是孕期母亲为孩子树立了一个坏榜样吧。

2.别总窝在家里

疲倦和害喜会让很多孕妇懒得出门，整天窝在家里，甚至只想待在床上或沙发上。这样的做法对孕妇和胎儿来说都不好，孕妇应该时刻提醒自己活动活动，出门走走。

出门走走，能使你心情放松。空气新鲜，阳光明媚，你的心情也会不知不觉地好起来，心情好了，食欲自然会增加。此外，阳光还可以促进人体内钙质的吸收。

出门走走，伸展一下筋骨，你可以去逛街，可以去散步……总之，想做什么就做什么。做了自己喜欢的事，心情不知不觉就会好起来，说不定就刺激得你胃口大开了呢。

如果你为了宝宝的健康，忍着害喜的痛苦勉强吃了一餐饭，那么，饭后出门走走吧，它不但可以让你远离刚刚让你痛苦万分的餐桌，还可以促进胃肠蠕动，帮助消化，增强机体抵抗力。

所以，准妈妈切记，为了你和宝宝的健康，不要总是待在一个地方，每天出去走一走，哪怕几分钟也好。

3.自我调节与减压

害喜是一种身体反应，但是，心理因素对害喜也有很大影响，善于自我调节和减压对孕妇来说非常重要。

首先，身体减压。很多孕妇发现，腹部、腰部或是脖子等处受到压迫，会令自己产生不舒服的感觉，容易引发恶心。因此，孕妇衣着应以宽松舒适为宜。另外，尽量减少那些能给身体带来不适的因素，例如你感觉坐沙发比板凳更舒服，那就坐沙发；你感觉左侧睡比右侧睡易导致害喜，那就选择右侧睡。

其次，心理减压。很多孕妇对害喜带来的呕吐满怀恐惧，有的随着害喜还陷入了"恶心—难受—抱怨"的怪圈。呕吐固然令人难受，但是痛苦丝毫不会因为抱怨而减少，如果你能明白，害喜在妊娠期间，只不过是一个不那么和谐的小插曲，很快就会过去，怀孕整体说来仍然是一件美好的事情，而宝宝的降生更是上天赐予的最珍贵的礼物，那么害喜对你来说，也许就没有那么可怕了。

有的人害喜严重，难以进食，导致体重下降，整日忧心忡忡。其实，体重下降在怀孕初期很常见，只要体重减轻量不大于孕前体重的10%都属于可接受范围，度过害喜严重的时期，体重还会慢慢增加的。

再次，工作减压。职场女性可以通过调整工作时间和工作内容来减轻工作压力，通常情况下，单位领导都不会拒绝一个怀孕的女雇员有关工作的合理要求。

4.想法让自己舒服一点

（1）注意你的姿势。由于孕妇不可过分弯曲腰背，挤压腹部，所以，在日常生活中，应注意使腰部和肚子保持安全舒适的姿势。舒服的姿势不但可以缓解身体疲劳，放松心情，还有利于孕妇和胎儿的健康。

怀孕期间，孕妇感觉疲惫时，可采取倚靠的方式进行休息，适当地调整身体重心倚靠在床上或家具上，既可以放松自己而又不会挤压腹部。

孕妇睡觉时，仰睡的姿势最容易引起胃酸逆流，引发胃灼热，加重害喜。因此，孕妇在饭后最好尽量保持上身挺直，或者睡觉时采取右侧睡的姿势，因为这样做会减轻胃酸逆流状况，避免造成胃灼热。

（2）害喜时尝试穴位按摩。因怀孕引发的恶心和呕吐可以通过手指按摩刺激穴道减轻，这在许多中医典籍里都有介绍。下面我们将介绍一种简便易学的指压按摩法，害喜时可以尝试一下。

刺激内关穴（将右手三个手指头并拢，把三个手指头中的无名指，放在左手腕横纹上，这时右手示指和左手手腕交叉点的中点，就是内关穴），可以减轻恶心和呕吐，从而缓解害喜症状，这种防范最大的好处是没有副作用。

（3）睡得好，难过少。良好的睡眠可以缓解害喜带来的诸多不适，从没有哪个孕妇可以将害喜的不适感带进梦里。长时间的睡眠可以帮你逃避恶心，这确实减轻了不少孕妇的痛苦。何况，充足的睡眠也是良好精神状态的保证，因此对于孕妇来说，身体疲倦的时候不要硬撑着，索性就躺在床上好好休息吧。

你还可以利用睡觉前的时间看看书，听听音乐，酝酿睡意的同时又进行了胎教，一举两得；睡前嚼几片钙片，既能补充营养又能中和胃酸，减轻害喜症状；睡前吃些清淡的食物，或者在床头准备一些饼干、面包，可以有效减轻起床时的恶心感。

胎宝宝的变化

 第1周

女性排卵期会排出一个成熟的卵子，而男性一次性交射出的精子就能达到数亿。但是，这数亿个精子中，最后能突破重重阻碍到达输卵管，与卵子结合的精子只有一两个。

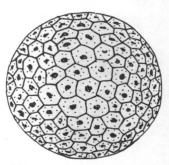

受精1个星期后，受精卵不断分裂并形成一个大约由100个细胞构成的胚泡。

精子与卵子相遇，精子头部的化学物质会溶解覆盖在卵子上的物质，等精子头部钻入卵子，尾部消失后，卵子表面会形成抵挡其他精子进入的保护膜，这个过程就叫作受精，结合的精子和卵子就称为"受精卵"。直径只有0.2毫米的受精卵，具备精子和卵子携带的基因，在受精完成时，胎儿的性别和一些主要遗传特征就被决定了，比如直发或卷发、单眼皮或双眼皮等。

当两个卵子与两个精子分别结合，形成两个受精卵时，就会形成我们所说的异卵双胞胎。一个卵子和两个精子结合之后，再分裂成两个受精卵，就会形成长相、性格十分相像的同卵双胞胎，但是这两种情况都非常少见。

受精卵形成后，就会经由输卵管向子宫移动，这个过程需要3~4天的时间。在这几天内，细胞会按照几何级数不停地分裂，总共分裂43次，才会形成一个完整的受精卵细胞，这时的受精卵就叫作胚囊或胚胎。

 第2周

在激素的作用下，子宫内膜已经做好了欢迎胚胎到来安家的准备。胚胎进入子宫腔后，在子宫内漂浮7~10天后才有力量附着在子宫内膜上，也就是"着床"。胚胎着床的位置通常在子宫上部的1/3处，或是接近子宫顶端。着床后，子宫就为受精卵继续生长发育提供了温床。子宫为了适应胚胎的存在，开始发

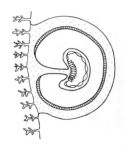

2周大的胚泡附着在子宫内膜上，细胞逐渐分化为胚胎本身、胎盘和羊膜囊。

育胎盘。通过胎盘，胎儿可以吸收母体血液中的营养。同时，胎儿产生的废物也可以通过胎盘排除出去。

胎盘在形成的过程中会产生HCG，借助雌激素和黄体酮的作用，能刺激胎盘发育。HCG会在胎盘形成过程中，进入母亲血液，这就是为什么怀孕两周后，孕妇的尿液或血液中就可以检测出HCG的原因。

 第3周

怀孕3周时，母体激素会随着子宫与胚胎的成长增加。这一变化会刺激卵巢不再排卵，卵巢收到刺激信息后，就会刺激脑下垂体，使月经不再到来。如果一个育龄女性，一向月经很准时、很规律，一旦月经没来，就应该想到怀孕的可能。

从受孕到现在的3周时间里，单细胞的受精卵通过分裂已经变成几百万个细胞。这些细胞在不久的将来会发育成胎儿的神经系统，皮肤与毛发，胃肠道消化系统，循环系统，生殖系统与肌肉骨骼系统。这时，整个胚胎长度不到1厘米，体重不超过1克。这时，他的心脏已经开始跳动，血液循环开始了！

这个星期胚胎在母亲的子宫里迅速地成长，夺取了准妈妈的大量营养，使得孕妇开始变得慵懒，在白天也感到十分困倦。其实，这一切都是激素变化的结果。

 第4周

怀孕第四周，胎儿的大小和形状就像一棵弯曲的豆芽菜，长约1厘米，体重约为3克。此时，连接胎儿与胎盘的脐带中还会同时出现3条不同的血管。身体的各个部分也都初具形态，例如脊椎和四肢等。

心脏开始分出心室和心房，血管也已形成，心脏已经开始运作，向血管中输送血液了。头部也开始出现面部器官的轮廓，这时头部出现一些浅窝，可以看出双眼、双耳和鼻子的部位。一些重要身体器官，如胃、肝脏、肾、膀胱等已经发育成形，最让人惊奇的是，这些器官已经开始发挥作用了。

饮食与营养

 调节饮食，减轻害喜

1.少食多餐

规律的一日三餐是最科学的、最符合生理和工作需要的饮食习惯。但是对于准妈妈来说，少食多餐不仅可以随时补充身体需要，减轻按时就餐造成的胃部压力，解决"该吃时吃不进，能吃时没啥吃"的问题，也有助于控制孕期体重。

少食多餐就是每天多吃几顿，如4~6顿，每顿只吃五六分饱。这样既可避免暴饮暴食，又可以避免长时间不吃东西导致低血糖，引发恶心。对于食欲特别好的孕妇来说，少食多餐可以在满足营养的同时，减少胃部负担；对于因害喜无法按时吃饭的孕妇来说，少食多餐可以维持她们体内的血糖平衡。

2.多吃高热量、易消化的食物

女性怀孕后，自身和胎儿都需要足够的营养供给，因而身体会负担加重。因此，准妈妈一定要保持最佳的身体状态，避免营养缺乏。高热量食物既能消除饥饿感又能满足身体对营养的需求。但是准妈妈在食用高热量的食物时要注意以下几点。

首先，有些高热量食物，营养含量并不高或营养单一，不宜多吃。这些食物主要有：油炸食物及油腻性食物，如油条、烤肉类等；高脂肪、高热量食物，如肉类、冰激凌、奶油、糖制品、奶油饼干等；熏、煎食物，如熏火腿、腊肉、煎蛋等；味精含量高、口味刺激的膨化食品也容易让人不舒服，如锅巴、虾条、爆米花等。

其次，如果不加控制地食用高热量食物，过多的摄入量容易导致体重增长，对孕妇和胎儿都不利。因此，要有计划地食用高热量食物。

再次，孕期女性应多吃容易消化的食物，这样可以促进吸收，减轻肠胃负担。容易消化的食物有：水果、蔬菜及流质食物，例如酸奶、粥类。孕妇应多喝流质的汤、粥，因为汤、粥中水分多，不但可以减轻肠胃负担，更能预防脱水与便秘。

3.少吃不合自己胃口的

有些人在怀孕之前对一些具有特殊味道的食物，像大蒜、韭菜、咖啡等反应平常甚至非常喜欢；有些人天天闻着公交车上的汽油味儿，也早已习以为常。但是，怀孕之后就变得对这些东西的气味特别敏感。闻到甚至只是看到，都会吐得一片狼藉。针对这种情况，医生给出的建议是：尽量避开那些让你反胃的东西。

如果是胡萝卜让你觉得不舒服，你可以改换食谱，选用其他含有相同维生素的食物替代它；讨厌汽油味儿，你可以换个代步工具，或者步行上班，还能锻炼身体，一举两得；如果家禽的气味儿让你反胃，除了离它们远一点，还有什么办法呢？除了令你反胃的气味外，它们还可能携带有弓形虫！你可以和家人沟通，告诉他们，在这个特殊时期，要尽量保护你、包容你，在他们的帮助下清除会让你害喜的东西，家人的理解与支持是你战胜痛苦的动力源泉。不要嫌麻烦，这样会让你害喜的问题大大减轻，过得更轻松些。

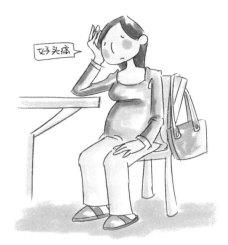

食欲不佳的准妈妈

经过一段时间的揣摩，你可能对哪些食物能够加重害喜，哪些食物可以让自己更舒服有了一定程度的认识。所以，为了能使自己过得轻松一点，你可以选择那些自己喜欢而且食用后令你感觉舒服的食物。这样可以提高你饮食时的心理愉悦感，减轻害喜的程度。但是很多女性会担心，只吃自己喜欢的食物会导致营养失调，其实这种担心是没有必要的，含有同样营养元素的饮食种类非常丰富，让我们可以有多种选择。如果你感觉西红柿虽然维生素C含量高，但是它让你觉得恶心，你大可以选择其他水果来补充维生素C，例如，橙子、猕猴桃等。下面是几种能让胃部舒适并缓解害喜的食物。

（1）日常饮食类：麦片、谷类、蛋类、奶类、鱼类、姜类。

（2）蔬菜类：菠菜、土豆、西红柿、西葫芦等。

（3）水果类：桃子、香蕉、梨、樱桃、葡萄、柑橘、苹果、西瓜等。

（4）零食类：南瓜子、西瓜子、各种酸性零食，但是酸性制品中忌食山楂。

（5）腌制类食物，如咸菜、泡菜等。

4.激发你的食欲

有时候你可能毫无食欲，看到什么都不想吃；有时候你可能会吃下什么就又吐得一干二净。但是，你不能不吃不喝，这样会在伤害你身体的同时，宝宝也无法吸收到足够的营养物质。这时，你要好好研究，怎么才能让自己吃下东西。

吃饭时的心情会严重影响食欲，如果在用餐时放些轻松的音乐，或者夫妻相互讲些最近的趣事，可能会让你在吃饭时保持轻松愉快的心情。

把你不喜欢的食物换个方式烹饪。假如你不喜欢吃胡萝卜制作的菜肴，你可以把它做成馅料，做成馅饼或包子，不知不觉间你就有可能吃下去。

进行适当的运动，能量消耗后的饥饿感有助于提高食欲。

试着想想宝宝无法获取到足够营养的后果，母亲的责任感可以给孕妇进食带来很大动力。

食欲不好的时候不要强迫自己进食，心情舒畅的时候要及时补充饮食。

5.满足一下清晨瘪瘪的胃

"一日之计在于晨"，一天最美好的时刻莫过于清晨了，空气清新，而你又精神饱满。但是，对于很多孕妇来说，清晨简直是个噩梦。清晨是害喜的严重时刻，这是因为经过一夜的睡眠，胃已经将前一天摄入的食物消化殆尽，胃中胃酸含量最高，肯定会吐得非常厉害。要想缓解清晨害喜的状况，就要满足一下清晨瘪瘪的胃。

首先，你可以每天晚上睡觉前吃点东西，早上醒来胃里的东西还不至于消化完；在床边准备一些容易消化的"存粮"，半夜醒来时可以顺便吃点；起床前简单吃些东西，也可大大满足空空如也的胃，减轻胃部空虚引起的呕吐。

吃早饭时，避开油炸食物和刺激性饮料，先吃饭再喝水。

此外，每天起床后可以去空气清新的花园散步，让身心充满愉悦感，还能唤起你对美好生活的热爱，让你的一天从开始时就充满快乐。

6.适合孕1月食用的食物

维生素含量丰富的食物：新鲜蔬菜，如生菜、菠菜、花椰菜、油菜、扁豆等；坚果类，如核桃、腰果、栗子、杏仁、松子等；粗粮及其制品，如大麦、麸皮面包、小麦胚芽、糙米等。

下面几种食物营养丰富，建议孕1月女性根据自己的饮食习惯选择食用。

（1）核桃：核桃中含有丰富的不饱和脂肪酸、蛋白质和维生素E，其中还有磷、钙、铁、镁等多种营养元素，其中的DHA还有"脑黄金"的美誉。孕妇经常食用适量的核桃，有利于胎儿脑部发育。

（2）花生：花生被誉为"植物肉"，也是世界公认的植物界的长生果。花生具有理气补血、健脑抗衰、醒脾开胃的功效，花生红外衣还是补血物质。花生也是一味中药，适用于营养不良、脾胃失调、咳嗽痰喘、乳汁缺少等症。孕妇食用有助于胎儿脑部发育。

（3）芝麻：芝麻为五谷之首，其含有丰富的蛋白质、脂肪、维生素，这些都是人体必需的基本营养物质，其中的不饱和脂肪酸，对人脑和神经系统的发育具有极其重要的作用。孕妇多吃芝麻不但可以补血、补肝、润肺，还有利于胎儿脑部发育。

（4）小米：小米中含有丰富的蛋白质和微量元素，它可以滋阴养血、滋养肾气、健脾胃、清虚热。孕妇食用还可以防止反胃呕吐、腹胀腹泻。

（5）黑木耳：黑木耳被称为"中餐中的黑色瑰宝"，是一种营养丰富的食用菌。黑木耳富含糖、蛋白质、脂肪、氨基酸、维生素、矿物质等营养元素。孕妇常吃黑木耳，不但可以养血健胃、止血润燥，还有利于胎儿脑部发育。

（6）海鱼：海鱼风味独特，其中含有大量易被人体吸收的钙、磷、铁、碘等营养元素。孕妇食用有利于胎儿大脑发育及预防神经衰弱症，是孕期的良好补品。

 ## 保证规律的三餐

对于忙碌的职场准妈妈来说，少食多餐肯定难以实现，这样一来，一日三餐规律而又营养丰富确实就非常重要了。

不管你是不是饥饿，如果吃饭时间到了，放下手头正在处理的资料和未处理完的工作，马上去吃饭，因为你是没有时间偷偷吃些"小零食"的，如果这时不吃饭，宝宝会有意见的！不但吃饭要定时，营养同样重要。要注意饭菜荤素搭配，饭后可以自带水果或袋装牛奶，使营养更全面。如果在外面就餐，要注意卫生，最好能使用自己的餐具，远离油炸食品和口味重的食品，最好用牛奶、果汁代替含咖啡因或酒精的饮料。

饭后，要活动活动，不要立即投入工作，这样会造成胃部供血不足，引发消化不良。

 ## 准妈妈该怎么样吃喝

怀上宝宝以后，女性的身心状况发生了很大的变化。不少处于怀孕早期的准妈妈对于孕期饮食起居、日常活动上的"讲究"还处于茫然状态。有的准妈妈小心翼翼，觉得吃这个也不对吃那个也不好，不敢活动不敢出去玩；其实，怀孕期间的女性大可不必过度谨慎，只要能够科学地安排饮食和活动，就可以做到既让准妈妈开心快乐地度过孕期，又让胎宝宝茁壮健康地成长。下面我们就来一起学习一下该如何打造孕期的"吃喝玩乐"吧。

1.吃

准妈妈在怀孕期间的饮食既要满足自己的喜好，又要注意食物的营养，以保证自己和胎宝宝的健康需要。具体来说，我们要根据胎宝宝发育的特点来合理地获取食品中的7种营养素（即蛋白质、脂肪、碳水化合物、矿物质、维生素、水、纤维素），以及用食补、食疗的方法来防止孕期特有的疾病。以下推荐几类适合孕期食用的食物供准妈妈参考。

（1）谷物类：主要供给日常身体所需要的能量。营养元素主要包括：碳水化合物、B族维生素（如泛酸、维生素B_1、维生素B_2等），还有一些蛋白质、脂肪和无机盐。每天需要食用300~400克。

（2）蔬菜水果类：富含维生素、矿物质和膳食纤维，能够参与机体代谢，增强抵抗力。膳食纤维能促进肠蠕动，有助于排泄。怀孕期间每天约需补充水果500克，蔬菜300~450克。

（3）鱼、肉、禽类：含优质蛋白质、脂肪、无机盐、维生素。肉类禽类中含有高蛋白，鱼类中含有丰富的不饱和脂肪酸，钙和碘也很丰富。可促进胎宝宝发育，构造体内各种组织，包括所有细胞、体液、肌肉等。每天需要食用150~200克。

（4）豆类及其制品：包括各种豆子、坚果类（如花生、瓜子、核桃等）及部分植物油，主要含蛋白质、钙和维生素B_1等。每天约需要50克。

2. 喝

对于准妈妈来讲，及时为身体补充水分是极其重要的。怀孕期间的女性经常会感到口干，并且偏好于有味道的饮品。由于准妈妈喝掉的饮品会通过胎盘进入胎宝宝的血流并对其造成影响，所以在"喝"这个问题上必须有所讲究。接下来我们就推荐几种既常见又适合准妈妈享用的饮品。

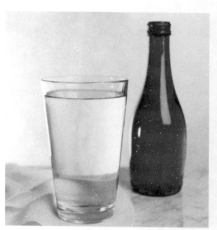
水

（1）水：是一切营养素在体内发挥作用的载体。可助消化，帮助排泄，也是构成胎宝宝身体的重要成分。每天需要6~8杯。

（2）牛奶：奶类中含有丰富的钙质、蛋白质、脂肪等营养元素，有助于胎宝宝骨骼和牙齿的发育。准妈妈每天需要补充牛奶300~500克。

（3）鲜榨果汁：鲜榨果汁中大约95%以上是水分，此外还含有丰富的果糖、葡萄糖、蔗糖和维生素，每天饮用量300~500毫升。

需要注意的是，准妈妈要慎重选择果味饮料，这些饮料中果汁的含量极为有限，其中却含有防腐剂、色素和香精等好几种对人体有害的物质，所以尽量不喝或少喝这些饮料。

3. 玩乐

怀孕期间的女性不适宜出现在酒吧、电影院、游乐场、生日聚会、演唱会现场等一些嘈杂拥挤的地方，但这不代表准妈妈就不可以娱乐了。以下推荐几种有趣又健康的娱乐方式，让准妈妈在怀孕期间的生活照样丰富多彩。

（1）郊游。虽然无法去游乐场坐过山车，但我们却可以去大自然中感受鸟语花香和清新空气。孕早期的准妈妈可以在周末的时候和准爸爸去一个游客不多的近郊游玩，既锻炼了身体，又让"贪玩"的心得到了满足。平时准妈妈也可以经常去附近的公园或者安静的小路散一散步，和胎宝宝聊一聊天儿，体会一份小有情趣的幸福和惬意。

（2）看电影。虽然无法去电影院里看刺激的大片，但我们可以在家里看一些温暖有味道的好电影。准妈妈休闲的时候可以选择一些轻松温暖、画面漂亮、内容健康的电影观赏一下，一方面是为了消遣娱乐，另一方面也是对胎宝宝大脑和听觉发育的良好训练。

（3）听音乐。虽然无法去令人激动的演唱会现场，但我们可以在家里悠然地听一些安静的好音乐。古典音乐、轻音乐、民谣……有很多很多适合准妈妈和胎宝宝一起来听的音乐等着讨好你的耳朵和心情呢。在一盏昏黄温暖的台灯下喝着鲜榨果汁，放一首清新悠扬的歌，和准爸爸聊聊天或者自己读读书，原来准妈妈也可以继续当小资文艺女！

（4）聚会。虽然无法参与到朋友们热闹的酒局和聚会当中，但我们却可以和几个准妈妈或三两个闺蜜进行一个小的聚会。和几个准妈妈在一起聊一聊怀孕期间的趣事和心情，互相交流一下经验；和闺蜜倾诉一下自己的苦恼和不易，很多心结就在交流中解开了。

总之，怀孕期间我们依然可以吃得丰富又美味，娱乐生活依然可以有滋有味地进行下去。做一个精彩的准妈妈，培养一个健康快乐的胎宝宝。

 养好准妈妈的肠胃

怀孕期间有很多准妈妈经常感到肠胃不适，出现茶不思饭不想、进食量少、精神倦怠、身体乏力、失眠多梦等症状。特别是原来就有慢性胃炎、胃出血等肠胃疾病的准妈妈胃病会加重。但只要在日常饮食中多多注意卫生，保证饮食正常，营养均衡，一般情况下问题不大。准妈妈不必为了保证对胎宝宝营养的供给而故意强迫自己吃得特别多，这样是对身体的一种损害，往往会得到适得其反的效果。我们可以少吃多餐，量少质精，营养全面，多吃一些开胃的食物，做好孕期饮食中的肠胃养护工作。

1. 孕期准妈妈肠胃保健注意事项

首先，生活起居要有规律，做到劳逸结合，睡眠充足。其次，要讲究饮食卫生，不吃变质食物，不吃路边摊。最后，合理调节饮食，做到营养均衡。饮食调理胃肠的九大原则如下：

（1）少食多餐。在正餐之间加吃健康的小吃，比如水果、坚果之类的小零食。这样有助于让胃酸在胃里消化食物，避免胃酸反流到上面来引起恶心呕吐等不良症状。

（2）食物种类应多样化丰富化，并且要注意食物的色、香、味、形、质等搭配，以刺激准妈妈的食欲。

（3）避免吃过多脂肪的食物。避免摄入过多甜点和煎炸食物。这类食物有高热量、高脂肪、低营养的特点，对准妈妈的健康十分不利，又会严重影响食欲。这一点，在炎热的夏季尤为突出。

（4）多食新鲜蔬菜和水果。每日宜进食500克（生重）蔬菜、2~3个水果。可多选用苦味蔬菜，如苦瓜等。应注意的是，粗纤维过高的蔬菜，如韭菜等，不宜食用过多，以免导致消化不良和胃肠不适。

（5）多饮水，纯净水和矿泉水等均可。从营养学角度看，煮沸后自然冷却的凉开水较易透过细胞膜，促进新陈代谢。习惯饮用白开水的人，体内脱氢酶活性高，肌肉内乳酸堆积少，不易产生疲劳。同时，准妈妈还可以多食用绿豆粥、小米粥等流质食物，可解热驱火、补充能量。

（6）避免食用过多冷饮。对于一些肠胃功能较弱的准妈妈，一次性饮用大量冷饮会使胃部受到强烈刺激，容易导致急性肠胃炎。

（7）偶尔咀嚼一块口香糖，帮助祛除口腔里的苦涩感。

（8）用餐后保持上身直立（让重力帮你的忙），最好散散步活动一下身体。千万不要在吃饭后立刻上床睡觉。

2. 准妈妈孕期要预防胃出血

怀孕晚期准妈妈子宫膨大，胃向上移位，成水平位，导致胃的内容物容易反流到食道，使食道发生不同程度的炎症、水肿或溃疡，从而加重或导致消化道出血。此外，胎盘产生大量的孕激素，使胃肠道肌肉张力降低，蠕动减少，胃排空时间延长。尤其是食物在食道内停留时间过长，刺激胃黏膜，以致出血，或者产生胃区烧灼感等不舒服感觉。

如果原先有胃溃疡史，在怀孕后期，溃疡会出现加重、恶化现象，甚至出现呕吐、便血、大出血。如果原先患有肝脏疾病或早期肝硬化，怀孕后，肝脏负担加重，腹腔静脉压力增加，食道和胃底静脉曲张。静脉一旦破裂，便会发生消化道大出血，危及母婴生命。

要预防孕后消化道出血，就要注意摄入细软食物，少吃多餐，细嚼慢咽，少吃甚至不吃刺激性食物。腹泻易诱发消化道出血，所以出现腹泻，就应及时医治。平时应增加营养，增强体质，合理运动，增加抗病能力，为怀孕创造良好条件。

 ## 八种水果吃出健康宝宝

1. 草莓

色泽红艳漂亮的草莓蕴藏着丰富的营养，素来享有"水果皇后"的美誉。草莓中的胡萝卜素是合成维生素A的重要物质，它具有明目养肝的作用，还含有果胶和丰富的膳食纤维，可以帮助消化，通畅大便。

2. 苹果

苹果被科学家们称之为"全方位的健康水果"，它还有"益智果"和"记忆果"的美称。因为苹果中不仅富含锌等微量元素，还富含碳水化合物、多种维生素、有机酸、多酚等营养物质。尤其是含有一种有利于胎宝宝大脑皮层边缘部海马区发育的成分，有助于后天的记忆力。而且，有调查研究发现，女性在怀孕期间多吃苹果，可以使孩子童年患哮喘的概率大为降低。

3. 柑橘

柑橘品种繁多，有甜橙、南橘、无核蜜橘、柚子等。它们都具有营养丰富、通身是宝的共同优点。其汁富含柠檬酸、氨基酸、碳水化合物、脂肪、多种维生素、钙、磷、铁等营养成分，是准妈妈们喜欢吃的食品。500克橘子中含有维生素C250毫克，维生素A2.7毫克，维生素B_1的含量居水果之冠。柑橘中所含的矿物质以钙为最高，磷的含量也超过大米。柑橘的皮、核络都是有名的中药。常吃柑橘可以预防坏血病及夜盲症。

但是，柑橘性温味甘，补阳益气，食用过量容易引起燥热而使人上火，发生口腔炎、牙周炎、咽喉炎等。一次或者多次食用大量的柑橘后，身体内的胡萝卜素会明显增多，肝脏来不及把胡萝卜素转化为维生素A，使皮肤内的胡萝卜素沉积导致皮肤呈黄疸样改变，尤以手及脚掌最明显，并常伴有恶心、呕吐症状。所以，准妈妈每天吃柑橘不应该超过3只，总重量应在250克以内。

4. 圣女果

圣女果又名为小西红柿，其形状如樱桃，色彩鲜红，比普通的西红柿味道更脆甜，口感更好。圣女果营养丰富，除了含有西红柿所含有的所有营养成分以外，维生素含量还是普通西红柿的1.7倍。此外，它还能够促进人体的生长发育，能够促进胎宝宝的生长发育，并且可以增强准妈妈身体的抵抗力。

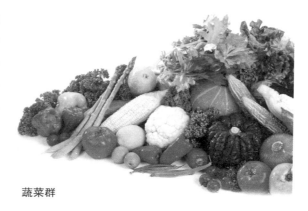

蔬菜群

5. 秋梨

秋梨被誉为"百果之宗"，是我国最古老的果木之一。秋梨香脆多汁，清甜爽口，醇香宜人。具有镇惊安神、养心保肝、消炎镇痛等功效，有防治肺部感染及肝炎的作用。常吃炖熟的梨，能增加口中津液，防止口干唇燥，不仅可保护嗓子，也是肺炎、支气管炎及肝炎的食疗品。它还可以防治外感风寒、咳嗽多痰等疾患。

6. 柿子

柿子是一种物美价廉的水果。其营养丰富，味道甘甜。每100克柿子含糖20克、蛋白质0.7克、脂肪0.1克、碘49.7毫克，还富含多种维生素及钾、铁、钙、镁、磷等，其矿物质的含量超过苹果、梨、桃等水果。柿子性寒，有清热、润肺、生津、止渴、镇咳、祛痰等功效，适用于治疗高血压、慢性支气管炎、动脉硬化、痔疮便血、大便秘结等症。柿子的蒂和叶都是中药，柿蒂可以降逆气、止恶心，治疗呃逆、嗳气等，柿叶有抗菌消炎、止血降压等作用，是民间常用的草药，其营养及药用价值均适宜准妈妈适量食用，尤其是患有妊娠高血压综合征的准妈妈更适宜食用柿子。

吃柿子应该以一餐一个为宜，因为柿子虽然有很好的营养及医疗作用，但是它有涩味，吃多了会感到口涩舌麻，其收敛作用很强，会引起大便干燥。

7. 葡萄

葡萄味道芳香甘美，有利于健人体、壮筋骨。它含有丰富的葡萄糖和果糖，可以直接为人体所吸收，并迅速转化为人体活动的能源。葡萄还含有促进食物消化、吸收和排泄的多种有机果酸，以及人体不可短缺的蛋白质、维生素和钙、磷、铁等矿物元素。能治气力虚弱、心悸盗汗、风湿痹痛、肺痿寒嗽、牙龈肿痛、疮疹不出等症，并且对准妈妈有良好的安胎效果。

8. 猕猴桃

猕猴桃味道甘甜，清香多汁，是营养价值颇高的保健水果。每100克猕猴桃含糖14克，蛋白质1.6克，钾320毫克，钙56.1毫克，铁1.6毫克，磷42.2毫克，镁19.7毫克，同时还富含胡萝卜素、叶酸、维生素C、维生素E等。此外，猕猴桃中还含有丰富的叶酸，有"天然叶酸大户"之美誉。叶酸是一种水溶性B族维生素，对细胞的分裂生长及核酸、氨基酸、蛋白质的合成起着重要的作用，是胎儿生长发育不可缺少的营养素，孕妇缺乏叶酸有可能引起胎儿出生时出现低体重、唇腭裂、心脏缺陷等。孕前或怀孕初期，如常吃猕猴桃有助于防治胎儿各类缺陷和先天性心脏病。

猕猴桃中还含有三种天然的抗氧化维生素：胡萝卜素可以提高人体免疫力，有助于胎宝宝眼睛的发育；丰富的维生素C和维生素E可以提高身体的抵抗力，增进人体对糖分的吸收，让胎宝宝获得必要的养分。

 ## 孕期准妈妈需远离的6大美食杀手

怀孕后，准妈妈的饮食不仅要对自己负责，更重要的是对胎宝宝负责。所以，准妈妈要规范自己的饮食习惯，戒掉一些不健康的饮食喜好，因为这些美味的"食物杀手"往往会影响胎宝宝的正常发育。下面让我们来一起"封杀"以下医学上公认的六大"美食杀手"。

1. 过度咸食

有些准妈妈口味比较重，嗜好吃咸辣的食物，做菜时经常过量放盐，喜欢吃腌制的肉类和咸菜。其实吃盐量与高血压发病率有着很大的关联，食盐摄入越多，高血压病的发病率也越高。妊娠高血压综合征是准妈妈在怀孕期间才会发生的一种特殊疾病，其主要症状为：水肿、高血压和蛋白尿，严重者可伴有头痛、眼花、胸闷、晕眩等自觉症状。准妈妈过度咸食，容易引发妊娠高血压综合征。为了自身和胎宝宝的健康，准妈妈要少吃盐，饮食尽量保持清淡，每日食盐摄入量保持在6克左右就足够了。

2. 温热补品

准妈妈周身的血液循环系统血流量会比怀孕前明显增加，心脏负担加重，子宫颈、阴道壁和输卵管等部位的血管也处于扩张、充血状态。再加上胃酸分泌量减少，胃肠道功能减弱，会出现食欲不振、胃部胀气便秘等现象。在这种情况下，如果准妈妈经常服用温热性的补药、补品，比如人参、鹿茸、鹿胎胶、鹿角胶、桂圆、荔枝、胡桃肉等，势必导致阴虚阳亢，气机失调，气盛阴耗、血热妄行、加剧孕吐、水肿、高血压、便秘等症状，甚至发生流产或死胎等。

3. 长期素食

有些准妈妈为了保持身材，长期保持素食。这非常不利于胎宝宝的发育。准妈妈如果在孕期不注意营养，蛋白质供给不足，会导致胎宝宝脑细胞数且减少，影响大脑发育和出生后的智力水平。如果脂肪摄入不足，容易导致胎宝宝出生后体重过轻，抵抗力低下，存活率较低。对于准妈妈来说，也可能发生贫血、水肿和高血压。日本医学家研究发现，吃素食的妇女所生的婴儿，由于缺乏维生素B_{12}，往往会导致不可逆的脑损害，婴儿出生3个月后，就逐渐显示出感情淡漠，丧失控制头部稳定的能力，出现头和腕等不自主运动。所以，有素食习惯的准妈妈为了胎宝宝的健康需要多多补充肉类了。

4. 刺激性饮料

医学研究表明，准妈妈多饮可乐等汽水，容易造成体内缺铁而导致贫血；孕期饮酒可使酒精通过胎盘进入胎宝宝体内，直接对其产生毒害作用，不仅使胎宝宝发育缓慢，而且可造成某些器官的畸形与缺陷，如小头、小眼、下巴短、脑扁平窄小、身子短，甚至发生心脏和四肢的畸形。浓茶中含有的大量单宁，能和食物中的蛋白质结合，变成不溶解的单宁酸盐，而且可同食物其他营养成分凝集而沉淀，影响孕妇、胎儿对蛋白质、铁、维生素的吸收利用，进而发生营养不良。此外，孕妇不宜多喝冷饮，多吃凉食，以防胎动不安和孕妇发生腹痛腹泻。

5. 外面买的熟食和冷熏类海产品

在热狗、火腿、火鸡肉、凉肉酱和香肠等熟食，以及冷藏的熏制海产品中，李斯特菌最容易繁殖，准妈妈感染此细菌会导致诸如流产、畸形或死胎等严重后果。此类产品要尽量少吃，即便想吃也要等到煮熟后才可食用。

6. 只吃精制米面

人体中含有氢、碳、氮、氧、磷、钙等11种营养元素（占人体总重量的99.95%），还有铁、锰、钴、铜、锌、碘、钒、氟等14种微量元素（只占体重的0.01%）。这些元素虽然在体内的比重极小，却是人体必需的微量元素，对孕妇、乳母和胎儿来说更为重要，因为他们缺乏微量元素时会引起更严重的后果。准妈妈不要只吃精米、精面，因为精制食物在精制加工的过程当中常常会损失掉微量元素及维生素B_1、维生素B_6和维生素E等。如果只食用这种

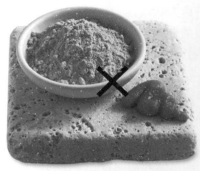

不要只吃精制米面，粗粮营养更均衡

精制的米面，而不补充其他的粗粮和谷物，则易患上营养缺乏症。

 孕1月美食推荐

凉拌茄泥

【原料】茄子250克，大蒜、盐、醋、香油、味精、芝麻酱适量。

【做法】

1.将茄子洗净去蒂，切成厚片，上锅蒸熟，取出待凉透后，用筷子搅烂。

2.大蒜去皮，加盐捣成蒜泥，加入芝麻酱、醋、味精、香油等调成糊状。

3.将调成的酱料倒入茄子中，搅拌均匀，即可食用。

【功效】茄子中含有丰富的蛋白质、碳水化合物、脂肪等多种营养物质，适合孕妇食用。

猪肝凉拌瓜片

【原料】黄瓜250克，熟猪肝150克，香菜100克，海米250克，盐、味精、酱油、醋、花椒油适量。

【做法】

1.黄瓜洗净切片，熟猪肝去筋切片，香菜洗净去根切段，海米洗净用开水发好。

2.将准备好的材料放入盆内，浇上盐、味精、酱油、醋、花椒油调成的汁，拌匀，即可食用。

【功效】猪肝含有大量的铁，与鲜嫩黄瓜搭配，色彩诱人、增进食欲。

肉丝酸菜汤

【原料】猪瘦肉100克，酸白菜150克，粉丝、虾米、韭菜、香菜适量，盐、味精、料酒、香油少许。

【做法】

1.将猪肉洗净切丝，酸菜洗净沥干水分，切丝，香菜洗净切段，韭菜切末，粉丝发好备用。

2.锅中添入适量水烧开，放入肉丝、酸菜丝、料酒、海米。

3.再次烧开后，放入发好的粉丝，加入盐、味精、香油调味，出锅。

4.出锅后，撒入香菜段和韭菜末，即可食用。

【功效】猪肉中含有丰富的优质蛋白质和矿物质，健脾开胃，略带酸味，可调理消化不良，改善害喜症状。

羊肉炖萝卜

【原料】羊肉500克，萝卜1000克，生姜、大葱、花椒、香菜、盐、料酒适量。

【做法】

1.材料洗净后，羊肉、萝卜切成大小差不多的块，香菜洗净切末，生姜切片，葱切段备用。

2.将羊肉放入沸水中焯一下，去除血水。

3.锅中加入适量清水，烧开，放入焯好的羊肉、料酒、姜片、葱段、花椒、盐，大火煮开。

4.煮开后，放入萝卜，小火炖至萝卜熟，羊肉酥烂，撒入香菜末，即可出锅食用。

【功效】羊肉炖萝卜营养丰富，味道鲜美，能补血益气、温中暖肾。孕妇食用有助促进胃肠蠕动，改善消化不良的状况。

清蒸鲤鱼

【原料】新鲜鲤鱼1条。

【做法】

1.将鱼宰杀后，去鳞、内脏，洗净。

2.不放任何调料，上锅蒸15~20分钟，取出趁热食用。

【功效】对胃酸逆流的害喜症状有奇效，而且鲤鱼性平和，有安胎作用。

孕1月如何胎教

 孕1月胎教方案

孕1月，受精卵在子宫着床发育，胚胎处于器官分化与形成的活动高峰期，尽管此时胎儿的形状不过像拖着小尾巴的小鱼，但胎儿的神经系统和循环系统已经开始发育。此时，需要准妈妈为胚胎提供丰富的营养和安静的生长环境。充足而均衡的营养，才能满足孕妇在妊娠期各个阶段的身体需求，促进胎儿的大脑发育，是积极开展胎教的物质基础。

同时，准妈妈保持轻松愉快的心情有助于胎儿身心健康发育。例如，改善家居环境，用适宜的花草点缀庭院，用精致的饰物装扮房间，或者更换一个颜色更为柔和的窗帘，都能使准妈妈的心情愉悦，有利于小宝宝的成长。

此外，为了强健体质，准妈妈还要适时做一做胎教体操，它也是早期进行间接胎教的手段之一。妊娠第一个月的锻炼方法，主要有以下三种：散步、孕妇体操和孕妇气功。准妈妈们可以根据自身条件进行选择。但是，运动的时候要多喝水、衣着宽松舒适、注意休息。

 孕1月胎教重点

孕1月是受精卵着床、胎盘形成的阶段，这一时期的胎教重点是提供一个合适的生活环境，为胎儿生长创造积极因素。胎儿的生活环境包括母体小环境、准爸妈生活的大环境。准爸妈最好在怀孕之前就着手准备，为宝宝创造一个良好的生活环境，以便宝宝健康成长发育。例如，远离烟酒、咖啡因等不利于优生的不良因素，尽量把小家庭布置得浪漫温馨，营造一个和谐轻快的氛围，养成良好的饮食习惯和作息规律，为胎儿提供一个安全可靠的无污染、无噪声、无不良刺激的生长环境。针对这种情况，最适合孕1月的胎教方式就是运动胎教、饮食胎教和怡情胎教。

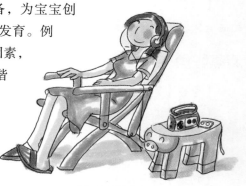

胎教中的准妈妈

运动胎教是通过母亲适宜的体育锻炼，促进胎儿身体器官和脑细胞发育。散步是最适宜孕妇的运动。清晨在绿色植物覆盖率高的环境中慢走，空气清新，可改善和调节大脑皮层及中枢神经系统的功能，增加抵抗力，也有利于胎儿健康发育。

饮食胎教就是孕妇在怀孕早期通过饮食促进受精卵着床，以及胎儿健康发育。坚持孕期饮食多样、适量的原则，粗细搭配，保证摄入充足的蛋白质、脂肪、碳水化合物、维生素、矿物质、纤维等营养物质。

怡情胎教是指孕妇通过调整身体的内外环境，避免自己的情绪发生异常波动，免除不良刺激对胎儿的影响。这一时期，准妈妈可以通过哼唱一些活泼有趣的童谣来放松自己的心情，培养自己对未来宝宝的爱；还可以欣赏图片、散文、童话等文学艺术作品，陶冶情操，这不但能增添准妈妈的文化气质，也对腹中胎儿的生长起着潜移默化的作用，从而达到母子同乐的效果。

总之，准爸妈要在怀孕初期尽一切可能为胎儿营造良好的生存空间，让宝宝的发育有一个良好的开端。

 ## 在想象和憧憬中开展胎教

孕1月虽然准妈妈在外表上没有什么大的变化，但在准妈妈的身体内却在进行着一场变革。从现在开始，准爸妈的生命中就多了一份爱和责任。

准妈妈的情绪可以通过神经影响血液，再传达给胎儿。因此，准妈妈必须保持轻松愉快的精神状态。而对未来生活的美好想象可以给准妈妈带来愉快，促进宝宝神经系统的发育，同时宝宝在意识里还感受到：爸爸妈妈很欢迎我。因此，准爸妈可以把对未来小家庭的美好憧憬和想象作为最初的胎教，这种胎教方式跟其他方式比起来简单而有效。

 ## 和胎宝宝一起漫步在大自然

散步是孕早期最佳的运动方案，也是整个孕期都适宜进行的运动方案。这项看似简单的运动实际上也蕴藏着大学问。散步不仅有利于呼吸新鲜空气，还可以提高神经系统和心、肺功能，促进全身血液循环，增强新陈代谢，加强肌肉活动。肌肉能力的加强，为正常顺利分娩打下良好基础。

1. 准妈妈散步地点和时间的选择技巧

花草茂盛、绿树成荫、空气清新并且噪声较少的公园是最理想的场所。这样的地方氧气浓度较高，有利于胎宝宝的成长发育，置身于这样宜人舒适的环境中散步，对准妈妈来讲也是一件惬意欢快的事情。

而准妈妈在散步时要远离闹市区、交通要道这样拥挤喧嚣、空气污浊的场所。有关资料显示：汽车尾气中的一氧化碳与人体血红蛋白的结合能力是氧气的250倍，对人的呼吸循环系统有着严重的危害。因为其中的氮氧化合物主要是二氧化氮，对人和植物都有着极强的毒性，会引起呼吸道感染和哮喘，使肺功能下降。此外，闹市区、大街上的轰鸣声、刺耳的高音喇叭声等噪声都会对准妈妈和胎宝宝的健康带来不利影响。因此，散步一定要选择合适的地方，否则不仅起不到应有的运动效果，反而会适得其反，影响胎宝宝的发育。

散步的时间段最好选择在清晨或者晚饭后，每次散步30分钟到1个小时为宜。切忌一定要避开上午7~10点人潮拥挤的高峰期，而下午4~7点是空气污染相对严重的时期，也不宜准妈妈出行。散步时要以准妈妈自身的体力和心情为准。不要让自己过度疲劳，也用不着规定走路的速度和时长。可以慢慢地悠闲一边散步一边欣赏大自然的美景。

2. 准妈妈散步注意事项

（1）注意天气状况。如果遇到雨雪、风暴等恶劣天气，那么就应该中止散步。夏天时要注意防暑、防蚊虫，冬天时要做好防寒工作。

（2）要穿宽松、便于行动的衣服和鞋袜，不要穿紧身衣服和高跟鞋。选择散步路线时要避开人多车多和坡度陡峭之地，以免发生危险和意外。

（3）散步时最好有家人陪同。这个时候如果准爸爸陪伴自己的爱人一起去公园散步，去近郊游玩，沐浴在大自然中一起聊天谈心，不仅可以给准妈妈带来安慰和快乐，也可增进夫妻感情。

（4）带上一点水和小零食，以便随时补充体力。

（5）特别要提醒各位准妈妈的是，如果有先兆流产症状的话，马上停止散步，尽可能地卧床静养，否则会使先兆流产的状况进一步加重。

3. 和胎宝宝一起感受自然之美

在散步的过程中，准妈妈可以和胎宝宝讲讲话，告诉宝宝你眼前看到了怎样的景象，心理有着怎样的快乐。你可以这样描述自己视野中的美景。

（1）槐花香

五月，正是槐花盛开的季节。宝宝，此时妈妈正悠闲地漫步在槐花大道上，满眼都是郁郁葱葱，槐树上挂着一串串洁白美丽的槐花，这一串一串的槐花由一朵一朵小小的花儿簇拥而成，看起来十分圣洁。我嗅得到淡雅芬芳的花香，也闻得到树木散发出来的清新味道，感觉美妙极了。知道妈妈为什么喜欢槐花吗？因为它盛开在高大粗壮的槐树上，站得高却不高傲；因为它看起来朴素而淡定，不妖艳不招摇。妈妈希望能够成为如槐花一样的人，美丽而优雅，低调而有志气，能发光而不刺眼。

（2）看雨

清晨起床，听到了隐隐的雷声，不大一会儿，就下起了雨来。微微明亮的灰色天空中，淅淅沥沥下起了雨，层层的雨云遮挡了本该在这个时刻升起的朝阳。不一会儿，眼前的景象都笼罩起一层雨雾来，远处的山渐渐看不清楚了。

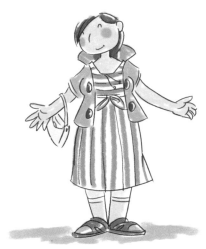

宝宝，妈妈把头探出窗外，看到了一位母亲领着自己的儿子，打着一把伞，匆匆忙忙地走在送孩子上学的路上。妈妈不想感慨做母亲的不易，也不想矫情地说"你看，那个妈妈拼命把伞斜向孩子那一边，自己都淋湿了"。妈妈只是特别期盼着你能

宽松的衣服更适合孕期中的准妈妈

早日来到这人世间，快快长大。妈妈好想像那位母亲一样，能够手拉着你，亲眼看着你走进课堂呀。

（3）公园

傍晚的公园里有很多的老头儿老太太，他们有一群一群聚在一起跳健身操的，有打太极拳的，有聊天的，还有打牌的，个个都不亦乐乎地进行着自己的娱乐活动。更有几个多才多艺的文艺爱好者，划地为圈，在一起吹拉弹唱，唱起《莫斯科郊外的夜晚》来。看着他们聚在一起的欢乐景象，妈妈的心情一下子就明朗了起来。

 瑜伽肩部颈部练习

具体步骤如下：

（1）准妈妈轻轻跪坐在垫子上面，让自己的肩膀与地面相平行，同时脊背要垂直于地面，保持肩膀和脊背的放松；

（2）双臂向前轻轻地抬起，达到平举状态，再将指尖搭在肩膀上；

（3）深深地吸一口气，慢慢地向上抬高手肘，使得肩轴向上转动，大臂尽量贴在耳旁，保持这个姿势30~40秒钟；

（4）双肘相碰于胸前，呼气，慢慢向后，逆转肩轴，使胸腔得到充分的扩展，动作结束时，手肘慢慢地放下，再次于胸前相碰；

（5）相反方向再做一次为一组，每次练习时需要反复做5~10组。

运动过程中有以下注意事项：

（1）准妈妈应该根据自己身体的实际情况进行运动，不要超过自己的极限；

（2）整套动作只动肩部，腰部不要跟着转动；

（3）做动作时，注意均匀呼吸。

这个动作可以活动到肩部、臂部、背部的肩胛骨以及肌肉群组，是一个能够放松准妈妈心情的姿势，可以改善上半身的血液循环，缓解疲劳，避免下半身脂肪的堆积。

在本书接下来的内容中，我们也会为各位准妈妈介绍很多适合怀孕期间来练习的瑜伽运动。运动胎教虽然是胎教的重要组成部分，但是为了安全起见，准妈妈一定要选择适合自己的运动方式，不要进行跑步、举重、打篮球、打羽毛球等较为剧烈的运动。这些运动项目体力消耗大，伸背、弯腰、跳高等动作幅度比较大，容易引起流产或者外伤。另外准妈妈不要提重物，不要长时间蹲着、站着和弯腰，这些活动会压迫腹部，易引起劳累过度，对胎宝宝造成不利影响，甚至会引起流产或早产等严重后果。

 ## 音乐胎教：神奇的莫扎特效应

1. 听莫扎特音乐可以使人变得更聪明

20世纪90年代，有研究者证明，在标准的IQ测试中，听莫扎特音乐的受试者得分比其他人高。聆听一曲莫扎特音乐后，人的大脑活力有所增强，思维更敏捷，行动更有效，它甚至可以缓解患有神经障碍的病人的病情。这种因音乐对人大脑产生影响的现象，被人们称为"莫扎特效应"。

1993年，美国威斯康星大学心理学家劳舍尔（F.H.Rauscher）等人发表在自然科学杂志上的报告，证实了听莫扎特音乐能够促进人的空间技巧。

他们的研究设计是这样的，以大学生为被试，分成A、B、C三组，在测验前10分钟让A组听莫扎特钢琴奏鸣曲；B组听放松摇滚乐；C组保持沉默。在10分钟后让他们立刻做空间推理测验（斯坦福—比内测验之一）。结果发现，在测验得分上，听莫扎特乐曲的A组被试比其他两组被试都有增长。同时也显示，听莫扎特大学生组的被试，在测验上的积极作用能维持15分钟。学者认为，莫扎特音乐能够唤起人脑对空间推理的积极兴趣。

音乐从宝宝出生时就扮演着重要的角色，可归类为一种"前语言"（pre-language），此功能在婴儿时期便发展完备，同时可加强大脑皮质完成组式发展的功能，进而增强大脑功能。美国加州大学的测试证实，聆听莫扎特音乐的确可增进脑部的空间辨别能力，还有实验证明莫扎特音乐对3岁前的幼儿尤其有益，因为此时幼儿的大脑功能尚未完全成熟，音乐对其刺激及影响尤为深远。

2. 莫扎特胎教音乐推荐

尽管学术界对于莫扎特音乐是否具有科学有效的胎教效果仍然处于争议当中，但神奇的莫扎特效应使得越来越多的父母把莫扎特的作品作为胎教音乐。我们不指望因为听了这位大师的作品而使胎宝宝出生后立刻变身为神童，但高水准的莫扎特音乐用于调解准妈妈情绪，促进胎宝宝的大脑发育还是具有一定效果的。下面我们将推荐几首经典的莫扎特名曲来供各位准妈妈作为参考。

（1）《小星星变奏曲》

《小星星变奏曲》的音乐主题出自一首名为《妈妈，让我告诉您吧》的古老法国民谣，是莫扎特在巴黎时所创造的。当音乐一响起来，准妈妈就可能听出来这首作品的旋律和《小星星》极为相似，事实上，那首"一闪一闪亮晶晶，满天都是小星星"的经典童谣就是用此曲编写而成的。这首歌的曲调单纯率真、愉快生动，听起来就有一种蹦蹦跳跳的活泼感。当准妈妈感到紧张烦躁时，可以听一听这首曲子，想象深邃的夜空中一颗颗可爱的小星星正调皮地向你眨着眼睛，心情是不是就放松了不少呢？

（2）《小夜曲》

《小夜曲》是18世纪中叶器乐小夜曲的典范之作，莫扎特于1787年8月24日在维也纳完成这首曲子，该作品第一主题开门见山，用活泼流畅的节奏和短促华丽的八分音符颤音，组成了欢乐的旋律，其中充满了明朗的情绪色彩和青春气息，随后是轻盈的舞步般旋律，让准妈妈听后忍不住轻轻晃动身体，翩翩起舞。

（3）《土耳其进行曲》

《土耳其进行曲》是我们所熟知的一首名曲，它是莫扎特1778年于巴黎创作的。该作品轻松活泼，曲调流畅动听，简洁而富有节奏，带着童真般的单纯。该曲子经常被单独演奏，并被改编为管弦乐和轻音乐。准妈妈可以根据自己的喜好选择不同的版本来欣赏。

 ## 音乐胎教：《勃兰登堡协奏曲》

《勃兰登堡协奏曲》是巴赫于1719-1721年创作的一套合奏协奏曲作品，这套含有六首曲子的曲集最初被称为"为几件乐器而写的协奏曲"，是巴赫的合奏协奏曲作品中最杰出、最受世人喜爱的经典。该曲是应勃兰登堡侯爵之约所作，当时这位公爵深受失眠症的困扰，每当他感到焦虑和失眠时，巴赫就会来为他进行演奏，听过之后这位公爵就会放松下来。所以，当准妈妈感到烦躁和紧张的时候，不妨欣赏一下这位古典音乐大师的"催眠曲"吧。

这六首大协奏曲是巴赫同类作品中最伟大的杰作，也是他自由发挥技能的最佳范例之一，被后人称为是所有合奏协奏曲中最优秀的作品和巴洛克协奏曲的典范。这个时期正是巴赫创作的顶峰，作品丰富而优秀。在这组作品中，巴赫以鬼斧神工的熟练技巧展开动机，而除了创造纯粹的欢愉之外，并无其他任何意图。巴赫动员了当时所有可能的乐器编制，同时更借助了巧妙的乐思应用。

《勃兰登堡协奏曲》中的六首作品的风格迥异，不仅乐器组合彼此不同，而且协奏方式也各异。巴赫使用了当时所有可能的乐器进行了编制，独奏乐器组除了长笛、双簧管、小提琴以外，还加用了一个F调高音小号——这种小号兼有单簧管和双簧管的音色，而且在很多地方它的音区高过长笛，巴赫以其惊人的天赋和鬼斧神工般的熟练技巧制造了一场纯粹的欢愉，带来了一种神奇的音乐效果。该作品分为三个乐章。

该协奏曲的第一乐章都是在活泼欢快、轻松明朗的气氛当中拉开序幕。乐章的中心主题位于高声部，旋律进行活跃有力。整个乐章只建立在一个单一的主题之上，非常符合巴赫在创作上坚持的每次只做一件事的古老原则，在一个音乐内核中尽情挥洒自己的才能。它不像现代的协奏曲，对比的主题形象，产生二元的戏剧效果，而是在纯粹、有力的情感中，给人们带来一种别样的感受。

第二乐章是抒情的慢板乐章，是由长笛、双簧管和小提琴组成的温柔的"三重唱"。这里既有沉思、忧伤情绪，又有充满诗意田园画卷，带着淳朴的"乡村小夜曲"之风。准妈妈在聆听这一清澈、纯粹的乐章时，只需要放松身心，享受缓缓流过的音乐时光。感受其在抒情的卡农式对答中传达出的真诚感人的感情。

第三乐章又恢复了传统的热情风格。巴赫在这一乐章中向我们展示了他高超的作曲技巧。第二、四、五首以赋格体结束。他将这种对位音乐的最高形式发展到了顶峰，后面再也不曾有人超越这位音乐巨人。一个音乐主题飞翔在乐队的各个声部之间，变化多端、穿梭往来。赋格曲就像延绵起伏的山脉、海浪一样，错落有致，乐队中每个声部的个性都能被听到。第一、三、六首采用民间舞曲体裁，热烈欢快的民间舞蹈正适合套曲的结束。

德国另一位著名作曲家瓦格纳称该组乐曲是"一切作品中最惊人的奇迹"。巴赫的作品素来以逻辑性强、变幻多样、主题贴切感人、旋律丰富多变著称。不仅仅是《勃兰登堡协奏曲》适合准妈妈们作为胎教音乐来欣赏，巴赫还有很多音乐作品是值得我们去聆听和研究的，在本书接下来的内容中，我们还会继续为准妈妈推荐巴赫相关的经典音乐。一个人早期所接触的文艺作品会对其未来的艺术品位和欣赏高度造成深远的影响，所以在这里要建议各位准妈妈多读好书，多听好音乐，多看好电影；少看一些偶像剧和言情小说，为自己和胎宝宝日后的文化修养创造一个良性的发展空间。

常见的不适与应对

 预防胎儿流产

怀孕早期，应该尽早停止性生活，避免剧烈运动，避免身体遭受强烈振动和颠簸，预防还未适应子宫环境的胚胎，受到外界刺激，导致流产。

 预产期

预产期，即孕妇预计分娩的日期。对于孕妇和产科医生来说，推算出正确的预产期是非常重要的。它不仅可以让准爸妈心中有数，制订孕期阶段性计划，还便于医生管理整个怀孕过程，根据推算出的预产期结合孕妇产检得到的胎儿成长情况，判断妊娠过程是否顺利，及时调整管理措施，或采取有效的应对手段。

1.预产期的计算方法

（1）根据末次月经计算：末次月经第一天的日期，月份加9，即为预产期月份；天数加7，即为预产期日。比如：最后一次月经是1月1日，月份1+9=10，日期1+7=8，得出预产期就是当年的10月8日。

而且，月经周期越规律，预产期推算就越准确。一般女性月经周期为28天，但是也有超过28天或不足28天的，但是只要每次月经都遵循这一周期，即为月经周期规律。如果月经周期规律，月经周期越长，孕妇就越有可能超出计算出的预产期分娩；月经周期越短，孕妇就越有可能在计算出的预产期之前分娩。

（2）根据基础体温曲线计算：有测量并记录基础体温习惯的孕妇，可以根据基础体温推算预产期。将基础体温曲线低温段的最后一天作为排卵日，从排卵日日期向后推38周，得出的日期就是预产期。

（3）根据胎动日期计算：如果孕妇记不清最后一次月经日期，或月经周期不规律，可以根据胎动日期来推算。一般孕妇第一次胎动出现于怀孕后第18周左右。如果你是初产妇，预产期就是胎动日期向后推20周，如果你是经产妇，预产期就是胎动日期向后推22周。但是，这一办法更适用于经产妇，因为初产妇往往因为没有孕育经验，难以分辨胎动与胃肠蠕动的不同。

（4）从害喜开始的时间推算：孕妇害喜一般出现在停经6周左右，如果准确记得开始害喜的日期，由此向后推280天即为预产期。但是，引发呕吐的因素有很多，并不能够确定某次呕吐就是害喜症状。因此，依据害喜日期推算预产期的方法有很大局限性，只可作为辅助方法，伴随其他方法一起使用。

（5）根据B超检查推算：医生通过B超，可以测出胎头双顶间径、头臀长度及股骨长度，并根据这些估算出胎龄，从而推算出预产期。

（6）测量子宫底高度，大致估计预产期：每次产检，医生都会测量子宫底高度，大致估计预产期。一般来说（怀的不是多胞胎或胎儿发育正常），下面这组对照数据可供孕妇参考：怀孕16周，子宫底高度在肚脐与耻骨当中；怀孕20周，子宫底在肚脐下2横指处；怀孕24周，子宫底和肚脐大概等高；怀孕28周，子宫底在肚脐上3横指处；怀孕32周，子宫底在剑突与肚脐正中；怀孕36周，子宫底在剑突下2横指处；妊娠40周，子宫底又恢复到32周时的高度，但腹围增大了很多。

预产期可以提醒你安全分娩的时间范围，但不要把预产期看得那么绝对。因为，孕期女性复杂的生理变化加上胎儿成长状况各异，预产期也是可以变化的。虽然，随着医学检测手段的发展，预测预产期的准确性也大大提高了，但是依然只有53%左右的孕妇在推算出的预产期当天分娩。因此，不管用什么方法推算出的预产期，都只能是一种预测，作为一种参考。

2.快到预产期时的准备

（1）密切注意胎动，如果宝宝不动或很少动，你就要常活动，或轻轻拍拍肚皮多与宝宝交流，如果宝宝还是不动就要尽快就医。

（2）如果决定自然分娩，就要多注意加强锻炼，增强体力。散步，爬楼梯，饭后去绿地或公园走走，都是不错的选择。

（3）如果发现破水或间隔3~5分钟的规则阵痛，就是临产的征兆，需要马上就医待产。

（4）需要为分娩做好准备：束腹带、产垫、特大号卫生巾、洗漱用品、挤奶器和防溢乳垫、宝宝的纱布衣、包巾、奶粉等，将这些东西专门装在一个包里，一旦孕妇有分娩迹象，可以随时带去医院。

怀孕37周，准妈妈应随时做好分娩前的准备，但是如果宝宝没有在推算时间内出生，也不要过于焦虑，因为在预产期前后两周内分娩，都属正常情况。但是，如果超出预产期2周，还没有分娩征兆出现，就不能过于大意了，要及时住院观察或适时催产。

3.过了预产期怎么办

医学上把怀孕28周37周之间分娩叫作早产（早期产）。比预产期推后2周以上分娩，称为逾期产（过期产）。如果孕妇已经过了预产期，还没出现分娩征兆，必须

预产期的推算对照表

在表格左列中找出最后一次月经周期的第一天，右列与之对应的就是预产期。

（表中每组左列为"末次月经"日期，右列为对应的"预产期"日期，格式为"月.日"。）

1月	预产期	2月	预产期	3月	预产期	4月	预产期	5月	预产期	6月	预产期
1	10.8	1	11.8	1	12.8	1	1.8	1	2.8	1	3.8
2	10.9	2	11.9	2	12.9	2	1.9	2	2.9	2	3.9
3	10.10	3	11.10	3	12.10	3	1.10	3	2.10	3	3.10
4	10.11	4	11.11	4	12.11	4	1.11	4	2.11	4	3.11
5	10.12	5	11.12	5	12.12	5	1.12	5	2.12	5	3.12
6	10.13	6	11.13	6	12.13	6	1.13	6	2.13	6	3.13
7	10.14	7	11.14	7	12.14	7	1.14	7	2.14	7	3.14
8	10.15	8	11.15	8	12.15	8	1.15	8	2.15	8	3.15
9	10.16	9	11.16	9	12.16	9	1.16	9	2.16	9	3.16
10	10.17	10	11.17	10	12.17	10	1.17	10	2.17	10	3.17
11	10.18	11	11.18	11	12.18	11	1.18	11	2.18	11	3.18
12	10.19	12	11.19	12	12.19	12	1.19	12	2.19	12	3.19
13	10.20	13	11.20	13	12.20	13	1.20	13	2.20	13	3.20
14	10.21	14	11.21	14	12.21	14	1.21	14	2.21	14	3.21
15	10.22	15	11.22	15	12.22	15	1.22	15	2.22	15	3.22
16	10.23	16	11.23	16	12.23	16	1.23	16	2.23	16	3.23
17	10.24	17	11.24	17	12.24	17	1.24	17	2.24	17	3.24
18	10.25	18	11.25	18	12.25	18	1.25	18	2.25	18	3.25
19	10.26	19	11.26	19	12.26	19	1.26	19	2.26	19	3.26
20	10.27	20	11.27	20	12.27	20	1.27	20	2.27	20	3.27
21	10.28	21	11.28	21	12.28	21	1.28	21	2.28	21	3.28
22	10.29	22	11.29	22	12.29	22	1.29	22	3.1	22	3.29
23	10.30	23	11.30	23	12.30	23	1.30	23	3.2	23	3.30
24	10.31	24	12.1	24	12.31	24	1.31	24	3.3	24	3.31
25	11.1	25	12.2	25	1.1	25	2.1	25	3.4	25	4.1
26	11.2	26	12.3	26	1.2	26	2.2	26	3.5	26	4.2
27	11.3	27	12.4	27	1.3	27	2.3	27	3.6	27	4.3
28	11.4	28	12.5	28	1.4	28	2.4	28	3.7	28	4.4
29	11.5			29	1.5	29	2.5	29	3.8	29	4.5
30	11.6			30	1.6	30	2.6	30	3.9	30	4.6
31	11.7			31	1.7			31	3.10		

7月	预产期	8月	预产期	9月	预产期	10月	预产期	11月	预产期	12月	预产期
1	4.8	1	5.8	1	6.8	1	7.8	1	8.8	1	9.8
2	4.9	2	5.9	2	6.9	2	7.9	2	8.9	2	9.9
3	4.10	3	5.10	3	6.10	3	7.10	3	8.10	3	9.10
4	4.11	4	5.11	4	6.11	4	7.11	4	8.11	4	9.11
5	4.12	5	5.12	5	6.12	5	7.12	5	8.12	5	9.12
6	4.13	6	5.13	6	6.13	6	7.13	6	8.13	6	9.13
7	4.14	7	5.14	7	6.14	7	7.14	7	8.14	7	9.14
8	4.15	8	5.15	8	6.15	8	7.15	8	8.15	8	9.15
9	4.16	9	5.16	9	6.16	9	7.16	9	8.16	9	9.16
10	4.17	10	5.17	10	6.17	10	7.17	10	8.17	10	9.17
11	4.18	11	5.18	11	6.18	11	7.18	11	8.18	11	9.18
12	4.19	12	5.19	12	6.19	12	7.19	12	8.19	12	9.19
13	4.20	13	5.20	13	6.20	13	7.20	13	8.20	13	9.20
14	4.21	14	5.21	14	6.21	14	7.21	14	8.21	14	9.21
15	4.22	15	5.22	15	6.22	15	7.22	15	8.22	15	9.22
16	4.23	16	5.23	16	6.23	16	7.23	16	8.23	16	9.23
17	4.24	17	5.24	17	6.24	17	7.24	17	8.24	17	9.24
18	4.25	18	5.25	18	6.25	18	7.25	18	8.25	18	9.25
19	4.26	19	5.26	19	6.26	19	7.26	19	8.26	19	9.26
20	4.27	20	5.27	20	6.27	20	7.27	20	8.27	20	9.27
21	4.28	21	5.28	21	6.28	21	7.28	21	8.28	21	9.28
22	4.29	22	5.29	22	6.29	22	7.29	22	8.29	22	9.29
23	4.30	23	5.30	23	6.30	23	7.30	23	8.30	23	9.30
24	5.1	24	5.31	24	7.1	24	7.31	24	8.31	24	10.1
25	5.2	25	6.1	25	7.2	25	8.1	25	9.1	25	10.2
26	5.3	26	6.2	26	7.3	26	8.2	26	9.2	26	10.3
27	5.4	27	6.3	27	7.4	27	8.3	27	9.3	27	10.4
28	5.5	28	6.4	28	7.5	28	8.4	28	9.4	28	10.5
29	5.6	29	6.5	29	7.6	29	8.5	29	9.5	29	10.6
30	5.7	30	6.6	30	7.7	30	8.6	30	9.6	30	10.7
31	5.8	31	6.7			31	8.7			31	10.8

注意以下几点。

（1）不要紧张，如果一切正常，预产期后两周内分娩，对母婴影响不大。但要过了预产期，孕妇要密切关注胎动情况，一旦胎动减弱或胎动减少，就需要马上做进一步检查，医生会根据情况决定分娩时机。

（2）进行产检。准妈妈应向医生出示妊娠期各阶段的检查（如B超、妊娠试验等）结果，让医生再次核对孕周，遵照医生吩咐做好产检。

（3）加强产前检查，加大检查频率，密切监控宫内胎动情况。

如果预产期推迟超过14天，由于部分孕妇的胎盘会出现老化，导致胎儿缺氧窒息、自吞排泄物等情况，对孕妇和孩子的危害都较大。这时，应及时到医院就医，由医院决定催生或剖宫产。

宫外孕

宫外孕，简单地说，就是受精卵在子宫外着床，医学上又称异位妊娠。正常情况下，受精卵在输卵管形成后，要移至子宫，在子宫内膜着床，慢慢发育而成胎儿。一旦受精卵没有到达子宫，在子宫之外的其他地方着床发育，这时，受精卵不但发育不成胎儿，还会给孕妇造成极大危险。虽然有人轻松地说："宫外孕就是受精卵迷了路。"但是，对于女性来说，宫外孕就像身体里埋下的一枚定时炸弹，可能带来生命危险。

90%以上的宫外孕发生在输卵管，所以宫外孕也叫输卵管怀孕，也有少数宫外孕发生在腹腔、卵巢或子宫颈。由于输卵管管壁薄，受精卵发育到一定阶段会导致输卵管妊娠流产或输卵管妊娠破裂，引发内出血。轻则引起孕妇呕吐、面色苍白，出冷汗，四肢发冷，不规则阴道出血，重则导致孕妇晕厥、休克，甚至威胁生育能力和生命安全。

1.宫外孕的原因

不论是输卵管还是子宫，任何一方出现问题，都有可能导致受精卵无法正常着床，产生宫外孕，以下就是造成宫外孕的常见危险因素。

（1）盆腔炎：慢性盆腔炎，是导致宫外孕的一个重要因素。盆腔炎感染使输卵管管腔变得狭窄，阻碍了受精卵进入子宫，只好在输卵管或卵巢停留下来。因此任何育龄妇女都应注意经期、孕期生殖器官卫生，避免不洁性交，积极治疗阴道炎、子宫颈炎等生殖系统疾病，减少盆腔炎发病概率，从而降低宫外孕发生率。

（2）宫内节育器引发的感染：安装了宫内节育器的女性，仍然有3%左右怀孕的概率，但是节育器阻碍了受精卵进入子宫，有导致宫外孕的可能。因此，育龄女性严重腹泻和腹痛时要考虑宫外孕的可能。

（3）输卵管感染、发育异常和输卵管手术：输卵管感染或发育异常，比如，输卵管过长、管腔狭窄、黏膜纤毛受损等，以及输卵管手术留下的瘢痕都会影响输卵管的畅通，妨碍受精卵进入子宫，引发宫外孕。

（4）受精卵游走：精子和卵子在一侧卵巢相遇受精，受精后没有直接经输卵管到达子宫，却经过宫腔或腹腔游走到对侧输卵管，这称作受精卵的游走。受精卵在游走过程中逐渐分裂变大，大到不能通过输卵管继续前行时，就停下来在输卵管壁着床，产生宫外孕。

（5）频繁人流：避孕失败后采取人工流产终止妊娠，对女性身体是一个极大的伤害，而且，如果经常人流，会增加宫外孕发生概率。频繁人流会导致子宫内膜受创，使受精卵难以在子宫内膜着床，就会转移到别的地方发育，引发宫外孕。如果没有计划要孩子，应做好避孕工作，反复人流不仅使身体受到重创，难以恢复，还增加了宫外孕的发生概率。

（6）宫外孕史：有过宫外孕史的女性，有10%~15%的女性在下一胎怀孕时会再次发生宫外孕。

 ## 酒精对胎宝宝危害大

含有大量热量的酒精中几乎不含营养，医学研究表明：孕妇经常喝酒，会增加胎儿早产、自然流产的概率。准妈妈血液中的酒精含量越大，胎儿的状况也越差。即便是浓度很低的酒精，也可直接作用于母亲和胎儿的中枢神经，还可能抑制胎儿的呼吸。有酒瘾的孕妇还会使胎儿患上酒精综合征。胎儿酒精综合征是一种先天失调型疾病，患上此病的胎儿中枢神经系统功能不全、四肢和心脏发育异常、脸部发育不正常，智力都有不同程度的发育障碍。主要表现为智力低下、小头症、发育迟缓、体重轻、黄疸的发生率高、营养不良等不正常现象。

女性怀孕前3个月大量喝酒，容易引发胎儿畸形，例如，唇裂、腭裂、先天性心脏病等。其中，面部特征有：眼睛小、鼻子短、嘴唇较薄等。即使是少量的酒精，也有可能导致宝宝的智力障碍。

有酒瘾的女性，怀孕后胎儿和新生儿死亡率增加，如果双亲都有酒瘾，那么胎儿还比较容易发生精神异常。需要注意的是：通过对6~7岁孩子的调查发现，和妈妈孕期从不喝酒的孩子相比，即使母亲怀孕期间只喝少量的酒精饮料，孩子出生后行为自控力也比较差。因此，准妈妈如果想做到优生优育，孕前和妊娠期最好能够滴酒不沾。

绝对不能乱用药

精子和卵子结合大约1周的时间内，受精卵尚未在子宫内膜着床，这时，受精卵受孕妇用药的影响较小。但是，胚胎进入子宫后，任何不良因素都有可能给胎儿带来危害，而很多初次怀孕的孕妇由于妊娠知识不足，或者根本不了解身体的反应，以至于低热、倦怠时都会随便找一些抗感冒药物来吃，这样不仅不能达到治疗的效果，还可能会给肚子里的宝宝带来危害。

所以，为了避免乱用药给胎儿带来的危害，孕妇平时应通过适当锻炼和合理膳食，来增强身体抵抗力。但是，乱用药不等于不用药，孕妇只要对妊娠知识和用药知识多加了解，用药时听从医生指导，都可避免乱用药导致的严重后果。

用药止吐不可取

呕吐是胃肠系统不适时，将胃中的有害物质吐出的症状，它是身体的一种保护机制。例如在食物中毒时呕吐可以帮助排出肠胃内毒物。孕妇在怀孕早期因害喜造成的恶心、呕吐的现象，一般来说都可以不治而愈。但是，有些女性为了缓解呕吐，服用止吐药。

常见的止吐药有吗丁啉、胃复安、噻嗪类（氯丙嗪、异丙嗪）、抗组胺药，以及中药类的左金丸、紫金粉。这些药物不适宜孕妇服用，尤

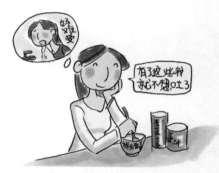

不要依赖止吐药

其是抗组胺药中最为常用的三甲氧苯扎胺，具有很高的胎儿致畸率。

很多人以为孕妇只要是呕吐，都是害喜造成的，其实不然，胃肠系统不适的时候也能引发呕吐。这时，盲目服用止吐药，有时还会适得其反。找到病因，对症下药才是最好的止吐方法。

因此，针对怀孕前期的呕吐，孕妇应通过精神减压或饮食调理来进行调节，而不宜盲目服用止吐药。

疫苗接种要谨慎

疫苗是为预防和控制传染病的发生、传播，而用于人体的生物制剂。目前，疫苗主

要分为以下几种：减毒活疫苗、死疫苗和基因重组疫苗。

孕妇不可接种减毒活疫苗。虽然在临床上，还没有发现孕妇因接种减毒活疫苗而对胎儿产生不利影响的病例，但是，从疫苗免疫原理来看，这类疫苗存在导致胎儿畸形的可能性。因此，如果需要注射疫苗的话，最好在孕前3个月，或者新婚夫妻婚检后即考虑接种疫苗，以防传染性疾病。这也是为什么计划怀孕的女性要在受孕前3个月注射风疹疫苗的原因。再如，没有感染过乙肝病毒的女性注射乙肝疫苗后最少9个月后才可受孕。死疫苗和基因重组疫苗接种后不会影响胎儿发育，因此孕妇可以接种这两类疫苗。

孕期接种疫苗须慎重。对于正在发育阶段的胎儿来说，来自母体的任何不利因素都有可能给他们带来致命的伤害。因此，准妈妈接种疫苗前应该详细向医生说明自身情况、病因及以往的健康状况、是否有过敏史等，由医生决定是否可以接种。

不吸烟，不饮酒

　　香烟中含有大量有害物质，主要有尼古丁、一氧化碳、甲醛和苯。其中，尼古丁可以刺激神经，引起血管痉挛；而苯和一氧化碳都是有毒致癌气体；甲醛会损伤脏器，引起中毒。吸烟对人体的不良影响随着吸食量的增加而增加。由于胎儿毫无抵抗力，因而如果母亲吸烟，那么对胎儿的危害比对母体危害更大。二手烟对人体的危害也会造成损害。

　　来自美国的一项研究表明：在同样条件下，吸烟对女性的影响比对男性影响大。据说是因为体内有一种酶，能激活烟草中的致癌物质，女性体内这种酶的含量比男性高。妊娠期女性吸烟等于胎儿和你一起吸烟，胎儿会通过胎盘吸收香烟中的有害物质，影响健康发育。

吸烟影响胎儿健康发育

1.吸烟导致胎儿营养不良

　　吸烟时，香烟中的尼古丁通过肺部进入血液并做全身循环。进入血管的尼古丁和其他有害物质会使为子宫输送养分的血管变窄，血液流速减慢。胎儿在母体内，就是通过脐带与母体联系，依靠吸收母体血液中的营养成分才能生存。输入子宫内的血液减少，意味着胎儿可吸收的营养来源减少了，这样就会导致胎儿发育迟缓，体重较健康胎儿轻。

　　另外，在研究新生胎儿的脐带血时发现，如果母亲吸烟或经常接触二手烟，脐带血中就会含有致癌物质。也就是说，含有致癌物质的血液被源源不断地输送到胎儿体内，这对胎儿生长发育的影响是不言而喻的。并且，胎儿血液中的致癌物质含量，与香烟与二手烟吸入量密切相关。

2.吸烟导致胎儿低氧

　　吸食香烟时会产生大量的一氧化碳与二氧化碳气体，这些有害气体会经肺部进入血液中。一氧化碳极易与血液中的血红蛋白结合，从而使血红蛋白丧失携带氧气的能力；而血液中二氧化碳浓度的上升常常伴随着氧浓度下降。另外，我们在上面说到，香烟中的尼古丁和有害物质会使流向子宫的血液减少，也就是说可供胎儿吸收氧气的血液量减少了。这样两个因素综合起来的结果就是造成胎儿低氧。

发育健全的成年人发生一氧化碳或二氧化碳中毒时，会造成机体低氧窒息，可严重损害组织细胞，对大脑皮层的危害最为严重。那么对于尚在母体、发育不健全的胎儿来说，低氧的后果只会更加严重，影响胎儿身体发育，尤其是智力发育。

3.吸烟影响胎儿智力发育

权威研究显示，吸烟导致的胎儿低氧和香烟中的有害物质会影响胎儿脑部发育。调查结果显示，如果母亲怀孕期间每天吸烟量超过20支，胎儿出生后智力水平较低。

此外，二手烟同样会对人体造成危害。

不吸烟的孕妇经常置身于二手烟的环境中，胎儿同样有大脑低氧与营养不良的危险。同时，胎儿发生猝死综合征的概率也很高。医学研究显示，孕妇经常被动吸烟，会导致胎儿面部或口腔发育畸形，并由此引发诸多牙齿问题。

因此，为了宝宝的身心健康，孕妇要尽量避免接触香烟和二手烟。

准妈妈务必戒烟戒酒

1.成功戒烟

虽然大家都明白香烟对身体有害，香烟生产厂家在烟盒上也清清楚楚地注明"吸烟有害健康"，还是有很多人对香烟欲罢不能，这是为什么呢？吸烟是长时间养成的一种恶习，当你这么做舒服、那么做不舒服的时候，你大概会只图舒服，而很少去想健康的问题。另外，香烟中的尼古丁是一种能够让人产生依赖性的物质，长期吸入能使人上瘾。虽然在一定的努力下，习惯还比较容易改变，但是戒除上瘾的东西非常困难，是需要毅力戒除的。事在人为，如果你真的想戒烟，也并不是无法做到。

（1）用科学事实说服自己相信吸烟的危害，并在心理上反复建立对香烟的排斥感。以母爱的伟大帮助自己树立戒除烟瘾的信心，并不断让腹内的宝宝为自己加油打气。

（2）戒烟是一个循序渐进的过程，给自己一个缓冲的时间，不要戒得太突然。很多女性发现，为了宝宝放弃吸烟或许并不是很难，但是突然戒烟，会使她们在心理上和生理上都非常焦虑，这种焦虑会导致她们难

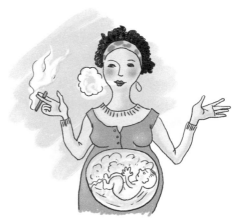

孕期抽烟对宝宝很不利

以将戒烟行为坚持下去。其实，烟瘾就是一种病。俗话说"病去如抽丝"，逐步戒除烟瘾才是可行的方案。例如，为自己设定一个目标，逐渐减少吸烟量或延长吸烟时间间隔，当目标实现，可以用戒烟省下来的钱犒劳一下自己，这样，你的戒烟过程就不会那么痛苦，反而充满了战胜自己的乐趣。

（3）如果你是一个"老牌"烟民，那么不管采取什么方法，戒除烟瘾都要更加困难。你可以选择一个危害较小的香烟品牌，或许你会觉得口感不那么有劲儿，但是想想吧，你可是为了宝宝和自己在戒烟呢。就这样，慢慢减少对高浓度尼古丁的依赖，总有一天会戒掉烟瘾的。

（4）多方做起，让吸烟变得不方便。家里不要存放多余的烟，而且不要把烟放在触手可及的地方。出门时不要带烟，戒烟期间不要带多余的钱，不要让买烟的念头有可乘之机。

（5）深入分析吸烟的原因，从根本上扼杀想吸烟的念头。很多人因压力或受环境影响而吸烟，要想戒烟，必须转移注意力，消除吸烟的诱因。例如，有的人和吸烟的人在一起或处于吸烟环境时就会想吸烟，这种情况下，就要避免或减少与这些诱因接触。有的人因为压力过大而吸烟，可以通过听音乐、看电影或简单的运动来释放压力。另外，想吸烟时，为自己找点儿事做，例如画画、浇花、洗衣服，转移自己的注意力，忽略自己想吸烟的念头，或者干脆用一些自己喜欢的零食，例如口香糖、瓜子、水果等，在想吸烟的时候占住自己的嘴巴。

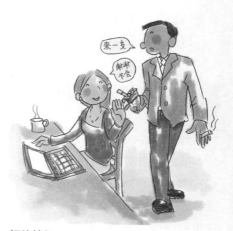

拒绝抽烟

（6）把吸烟与不愉快的事情联系起来。想象一下如果不吸烟，一年可以省下多少钱。再想一下，如果一直吸烟，或许将来的宝宝会有智力障碍。经常这样提醒自己，有助于对香烟产生厌恶感或恐惧感，这种心理力量可以缩短你戒烟的时间，提高戒烟效果。

最后，如果自己无论如何都无法戒烟成功，出于对腹中宝宝的考虑，你需要寻求专业的帮助，医生可以为你提供更加专业、更加科学的戒烟方法。

2.科学戒酒

饮酒造成的危害，在日常生活中随处可见。例如酒后驾车引发交通事故、酒后疾病突发、酒后打架斗殴等。这些我们一带而过，重点说一下戒酒。那些认为戒酒很难做到的人，有的是对酒精造成的危害认识不够，有的人因为各种原因无法远离烟酒，还有的人则是饮酒成瘾，把饮酒作为享受。所以，那些想要戒酒的人就要摸清自己的情况，对症下药。

和戒烟一样，戒酒也是一个循序渐进的过程，尤其是那些身心都对酒精产生强烈依赖的饮酒者来说，制订一个合理的解救计划是非常必要的事。

（1）要正确认识酒给身体和生活造成的危害，尤其是孕期女性更要从酒精会毒害胎儿的角度说服自己，这样戒酒就不是多么艰难的事情了。

（2）远离必须接触酒精的不良环境。良好的外部环境，可以减少有酒瘾者接触酒精的机会；良好的家庭环境，可以减少酒瘾患者的心理症结，家庭成员的监督、约束，也有助于达到戒酒的目的。家人的支持也是酒瘾患者戒酒的强大动力。如果因工作关系无法避免喝酒，一定要尽量少喝一点，将对身体的危害程及降到最低。

（3）如果你把饮酒最为一种享受，在孕前及妊娠期你也要放弃这种享受，寻找其他积极的替代方式，例如，用牛奶、果蔬饮料等代替酒精饮料，想喝酒时用阅读或练习瑜伽转移注意力等。

（4）戒除酒瘾的关键在于消除患者的心理障碍和生理依赖，专业治疗借助其他辅助手法可以提高戒酒成功率。很多在医院接受过戒酒治疗的人，都能做到一次性戒酒。

 ## 准妈妈务必远离毒品

毒品是指国家规定管制的能够使人上瘾的麻醉药品和精神药品，它们作用于中枢神经，使人兴奋、抑制或产生某种幻象，经常使用会产生依赖性。常见的有海洛因、兴奋剂等。

女性孕前3个月或孕期服用禁药，血液中的毒素都会通过胎盘被胎儿吸收，导致胎儿早产、流产、发育迟缓、智力发育障碍。此外，药物的刺激和麻醉作用还会使胎盘中的血管变窄，血管中的血流速度变慢，送入子宫的血液量减少，血液中的含氧量降低，使胎儿窒息，影响脑部发育。调查研究发现：孕前或孕期使用毒品的女性，胎儿患猝死综合征的比率大大高于健康女性。

此外，如果母亲使用毒品上瘾，胎儿出生后会出现戒断症状，爱啼哭、应激反应过度、易怒、暴躁、行为难以控制，对孩子将来的生活会造成不良影响。

因此，为了避免对宝宝的危害，孕妇应远离毒品。

 ## 不宜使用清凉油、风油精

在炎热的夏季，清凉油和风油精是许多家庭的必备之物，有人用它们来提神，有人用它们来防止蚊虫叮咬，还可以缓解暑热造成的头昏等轻度中暑症状。但是，对于孕妇来说，经常使用清凉油和风油精，却危害甚多。

清凉油和风油精虽然是外用药，但是毒副作用却一点不比内服药弱。它们的主要成分是薄荷油、樟脑、桉油，这些成分可以被皮肤吸收，进入血液，通过血液循环，经由胎盘进入胎儿体内，影响其生长发育。例如，樟脑能引起胎儿畸形、死胎或流产，尤其在怀孕的头3个月危害最大。

因此，为了宝宝健康，孕妇不宜再使用清凉油、风油精一类的药物。

 ## 西药可导致胎儿畸形

有些西药可使染色体畸变、基因突变，或使细胞分裂、蛋白质合成受到干扰，营养代谢失常等，导致胎儿畸形。导致胎儿畸形的药物主要有以下几类：

（1）抗生素类药物。常见的有土霉素、链霉素、庆大霉素、新霉素等。其中，土霉素可造成胎儿

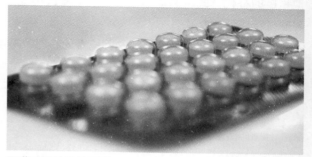
西药可导致胎儿畸形

短肢畸形、先天性白内障，还会影响胎儿出生后的牙齿发育；新霉素可导致胎儿并指、肾肺小动脉狭窄、先天性白内障，智力障碍；链霉素、庆大霉素类药物可导致胎儿先天性耳聋，还损害其肾脏功能。

（2）治疗糖尿病类的药物。如达麦康、糖斯平，可致胎儿畸形、兔唇、死胎等。

（3）抗疟药物。像奎宁，可致胎儿多发畸形，如耳聋、四肢缺损、脑积水等。

（4）激素类药物。如黄体酮、雄激素、可的松等，口服避孕药就属于此类。可导致胎儿生殖器官畸形。如女胎男性化，阴蒂肥大，阴唇融合；男胎阴茎短小，隐睾等。

（5）抗癌类药物。如环磷酰胺、噻替哌等，可致无脑儿、脑积水、腭裂、兔唇、肾及输尿管缺损、眼畸形等。

（6）巴比妥类及其他镇静催眠药物。如苯妥英钠、扑痫酮、安宁等，可致肢体、面部及脑发育畸形。

（7）抗凝血药物。如阿司匹林、水杨酸等，不但可以致畸，还可诱发出血性疾病。

总之，孕期应注意避免使用这些药物，如情况危急必须用药，也应在医生指导下进行。而且，一旦病情稳定，应迅速减药或停药。

孕期不宜配戴隐形眼镜

　　许多习惯配戴隐形眼镜的准妈妈在怀孕期间都会遇到这样的情况：原先佩戴很适合的隐形眼镜，会变得不易佩戴，甚至根本戴不上。而且佩戴隐形眼镜后经常感觉眼镜不舒服，发涩发痒，无法长时间佩戴。

　　为什么会出现这种变化呢？这就需要我们从怀孕对眼睛造成的影响谈起了。众所周知人类的眼睛上有一层泪液膜，它覆盖在角膜（黑眼珠前透明部分）及结膜（眼白前透明部分）之前，泪液膜由内而外又分为黏液素层、水液层及油脂层。黏液素层在最里层，由结膜杯状细胞所分泌，主要将角膜上皮细胞由亲脂性变成亲水性，使得水液层能均匀分布在眼球表面。水液层在中间层，由泪腺及副泪腺分泌，占了泪液膜的绝大部分，主要功能为供给角膜上皮细胞氧气、杀菌及清除代谢产物等。而油脂层在最表层，由眼睑的睑板腺所分泌，主要功能是延缓水液层的蒸发及增加泪液膜的表面张力。怀孕会影响泪液膜的质与量，在怀孕期间约有80%的准妈妈泪液分泌量是减少的（主要是水液层分泌不足）。且结膜杯状细胞受怀孕期间荷尔蒙的影响而减少，会导致黏液素层分泌减少，使得泪液膜的均匀分布受破坏。而怀孕期间眼睑的水肿会导致眼睑发炎，破坏油脂层的分泌，使得泪液膜中的水液层更易蒸发。所以泪液膜量的减少及质的不稳定，容易造成"干眼"的症状，影响隐形眼镜的佩戴。

　　怀孕期间，为了给胎宝宝的成长发育提供一个适当的环境，准妈妈的身体会发生很多的变化。这些身体功能上的改变也会对眼睛造成生理上的影响。在怀孕期间准妈妈们的平均体重约增加11千克，且体内比平时多储存了约6.5升的水分。而角膜含有70%的水分，所以它是眼球前半部受怀孕水分增加影响最大的一部分。有相关研究指出，怀孕期间眼球出现以下变化：角膜厚度增加，越到怀孕末期，角膜厚度增加越明显。角膜敏感度反而降低，会影响角膜反射及保护眼球的功能，这种现象在生产后6~8周可以恢复正常。角膜的弧度有些改变，在怀孕末期更明显，根据研究报道，角膜弧度在怀孕期间会变得比较陡，而使得屈光检查有0.25~1.25屈光度的改变。角膜弧度的改变会使得原先佩戴合适的隐形眼镜变得不合适。近视度数可能会增加；怀孕会使结膜的小血管痉挛及收缩，导致

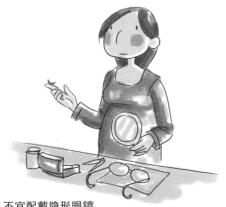

不宜配戴隐形眼镜

血流减少。而水晶体对水分的渗透度增加，会使得水晶弧度变陡，眼睛的近视度会增加，使得原先合适的隐形眼镜变得度数不够，导致看东西会模糊不清。

隐形眼镜族在怀孕期间困扰很多。大约有30%的准妈妈在配戴隐形眼镜时出现了问题。这些问题最主要有配戴隐形眼镜时眼睛干涩，有异物感（尤其是硬式隐形眼镜）；觉得隐形眼镜表面油腻程度增加（主要是黏液的堆积），视力变得模糊不清晰；佩戴时间比平常缩短了，等等。这些困扰与怀孕期间泪液层的改变、眼球表面的湿润不足、角膜厚度及弧度的影响有很大的关系。相关专家指出，怀孕期间的女性并不适合常戴型隐形眼镜，最迟在怀孕三个月后就应该停戴了，一直到产后6~8周（最好3个月）再重新佩戴。患有近视眼的准妈妈最好选择佩戴舒适的框架眼镜，如果非戴隐形眼镜不可，那就需要严格做好镜片清洁保养工作，或是干脆使用日抛式隐形眼镜，用完就扔，对眼睛最健康。然而只要稍有不适症状还是要尽快找眼科医生诊治，切勿抱持拖延心态，以免造成无法弥补的遗憾。

 ## 特别时期要避开有害物质

从受精卵结合到胎儿出生，整个妊娠过程历经10个月。在这个漫长的过程中，可以说危险时刻存在。精子和卵子在输卵管内结合尚未进入子宫前，如果有害物质干扰，受精卵就无法顺利到达子宫完成着床，胎儿流产的可能性极大。如果，受精卵顺利着床了，但是胎盘没有发育完整、脐带连接胎盘的交换系统尚未开始运作之前，胎儿不大容易受到外界有害物质的伤害。但是，受精卵顺利着床，胎盘开始发育，胎儿与母体的物质置换体系开始运作时，环境中的有害物质就会通过母体，经由胎盘给胎儿带来伤害。

这段时间大概要经历3个月，也就是说怀孕的最初3个月，是胎儿最易受到外界干扰、最脆弱的时期。而这3个月之后，胎儿的主要器官已大致发育健全，也开始像成人成熟的器官那样开始为新陈代谢工作，到怀孕中后期，胎儿体内也建立了一套完善的机制来保护胎儿此后的发育，受外界影响产生大缺陷的危险性就会越来越少。因此，怀孕早期接触有害物质对胎儿的影响，比怀孕晚期更大，更能造成胎儿脑部及身体的重大缺陷。这段时期，需要特别注意。

但是，怀孕中期及晚期接触到有害物质，虽然一般不会造成胎儿主要器官的重大损伤，但还是会对器官的发育有所影响。

实际上，对于胎儿来说，很多时候外界有害物质的危害并不能直达子宫，也就是说虽然孕妇受到了有害物质的侵害，但是胎儿未必一定也受到侵害。尽量避开那些有害物质，宝宝的健康还是有保障的。

减少使用电脑次数

电脑自诞生之日起就显示出人脑无法比拟的优越性。在电脑非常普及的今天，它在给人们带来诸多好处的同时，也危害着人体健康。

电脑的显示器中释放的正离子，可能会使操作者的身体代谢机制产生变化。空气中充满正离子，会使人胸闷、头痛、食欲降低。如果孕妇长期使用电脑（每周超过20小时），还可能造成胎儿早产或流产，甚至造成胎儿畸形或死亡。

因此，为防止或减少电脑对人体造成的危害，在电脑前长期工作的人，尤其是孕妇，必须穿戴防护服，尽可能缩短电脑工作时间，同时尽

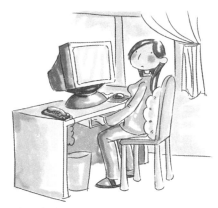

少用电脑

量避免暴露在电脑的背面和主机箱后，因为那里的辐射强度最大。在电脑前摆放可以吸收辐射的绿色植物或一杯绿茶，能有效防止辐射。另外，还应多喝水，勤洗手，保持工作环境空气流通，最好能工作一段时间，离开电脑休息片刻。日常生活中，有意识地多补充蛋白质、维生素和磷脂含量高的食物，增强机体抗辐射能力。孕妇最好能避免从事长时间操作电脑的工作，以免影响胎儿正常发育。

尽量回避清洁用品和杀虫剂

我们这里谈到的主要有环境清洁用品和人体清洁用品，环境清洁用品，如空气清洁剂、玻璃清洁剂、洁厕剂、除油剂等，其本身带有或使用时通常会产生一种具有强烈刺激性的气体，有的与污垢等物质反应后还会产生难闻的有毒气体，这些气体分子一旦通过呼吸道进入人体，就会导致部分人体器官过于兴奋。如果孕妇接触了这些气体，不利于胎儿健康。所以，尽量少使用环境清洁用品，可以选择其他替代品。如果一定要使用，孕妇可以找人帮忙。

人体清洁用品，像洗发露、香皂等，可以选择专门为孕妇生产的品牌，其中不会含有过多的化学物质给人体造成伤害。医生建议，孕妇忌用洁阴用品。女性长期使用药液清洗阴道，会改变阴道酸碱环境，致使阴道抵抗力下降，更容易患上妇科病。孕期使用，会给胎儿带来严重危害。孕妇洁阴，只用温水冲洗即可。

杀虫剂也是一样，孕妇也应予以回避。夏天是蚊虫肆虐的时候，很多人都习惯地选

择杀虫剂来消灭蚊虫。

市场上的杀虫剂大都是菊酯类产品，例如，蚊香片、杀虫气雾剂等，这些杀虫剂使用后通常会变成细小的烟雾或气雾，吸入人体后，轻者导致皮肤过敏、头晕、头痛等，重者导致哮喘、慢性支气管疾病患者病情加重，而肺部感染或心脏受损的患者吸入后更是有害无益。孕妇在怀孕前期接触杀虫剂，患孕期糖尿病的风险加大。怀孕期间，如果吸入杀虫剂气体，会影响胎儿发育。所以，孕妇应避免接触杀虫剂。一定要使用杀虫剂时，孕妇应回避，待空气中气体浓度下降后，再进房间。

此外，现在人们日常食用的蔬菜、水果等农产品，大部分在成长过程中都使用过毒性很大的化学杀虫剂。这些化学药剂一旦被人体吸收，会对胎儿脆弱的身体器官带来不可估量的损伤。所以，水果蔬菜买回后，食用前应充分浸泡、彻底清洗，或者清洗后去除外皮，以防药物残留。

 ## 少用美容美发产品

有些爱美的女性经常使用美容美发产品把自己打扮得漂漂亮亮，从头发、眉毛，一直到指甲，到处都有那些化学物质留下的痕迹。但是，孕妇使用美容美发产品一定要慎重，美容美发用品中含有大量的化学物质，对人体危害很大，对没有什么抵抗力的胎儿危害更大，不论什么时候，对孕妇和胎儿来说，健康永远比美貌更重要。下面我们以指甲油为例说明。

指甲油之所以色彩斑斓，就是因为其中含有大量的人工色素和重金属，多是有毒物质。其中最厉害的是邻苯二甲酸酯、苯、甲醛等。邻苯二甲酸酯会破坏正常的激素平衡，导致严重的生殖器官损害和其他健康问题；而苯和甲醛均是致癌物质，可使胎儿的骨骼和血液发生异常，甚至患上骨癌或血癌。指甲油含有的一种名叫酞酸酯的物质，孕妇吸收后，会导致胎儿畸形。

普通指甲油之所以能快速干透，是由于其中加入了大量丙酮、乙酸乙酯成分，这两种成分的特点是极易挥发，所以指甲油能很快干掉。但是丙酮、乙酸乙酯属于危险化学品，它们易燃易爆，在挥发时会产生令人眩晕的刺激性气味，经常吸入，会刺激呼吸道黏膜，还可能对中枢神经系统造成危害。

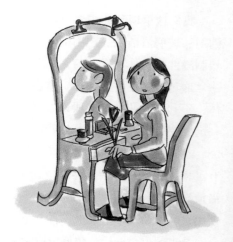

少用美容美发产品

指甲油涂抹时间长了，就会剥落，如果不小心吃进体内，会导致眼干、眩晕、皮肤及呼吸道刺激，严重者会伤及胎儿脑部神经或致癌。

其他美容美发产品同指甲油一样，会给孕妇和胎儿带来危害。因此，女性在孕前及妊娠期，要尽量少使用或不使用那些含有化学物质的美容美发产品。

 ## 尽量远离油漆与涂料

油漆与涂料多是聚酯类产品，其中含有大量的可以挥发出有毒气体的化学成分。它们作用于人体中枢神经系统，使人头晕、头痛、胸闷、乏力、食欲下降、恶心、呕吐等，严重时可损害人体肝脏系统及造血机制，导致死亡。

油漆和涂料挥发出的刺激性气体，孕妇闻到后可能会引发呕吐。油漆和涂料中含有的甲醛对胎儿有致畸作用，苯会导致孕妇或胎儿产生溶血反应，铅则可以通过皮肤黏膜或者呼吸道进入孕妇体内，引发慢性中毒，损害母子神经系统。孕妇怀孕早期接触油漆和涂料，会增加胎儿发育畸形率，最常见的畸形就是唇、腭裂。怀孕中后期接触油漆和涂料，会影响胎儿脑部发育。所以，孕妇要远离油漆和涂料，以免引发无穷后患。

装修后的居室不宜立即入住，要使房屋保持良好的通风环境，待有害物释放一段时间后再居住。

 ## 和花草和宠物说拜拜

室内摆放些花草等绿色植物，不但令人赏心悦目，有的花草还能吸收有毒气体，释放氧气，净化空气，对人体有利，对孕妇健康和胎儿发育也有好处，但是究竟哪些花草适合摆在室内，怎么摆放才能发挥它们净化空气的作用呢？

卧室里以摆放草本植物为宜。夜来香、丁香等，夜间需要呼吸氧气，释放二氧化碳，会对孕妇和胎儿的健康产生不良影响；而茉莉、丁香、水仙等，具有浓烈的香味，有时会影响孕妇的食欲和休息，甚至引发头痛、恶心、呕吐等；万年青、天竺葵、仙人掌等，孕妇不小心接触它们的汁液后，有可能引发皮肤过敏反应。因此，这些花草都不宜摆在室内。草本的芦荟、虎皮兰，晚上不但能释放氧气，吸收二氧化碳，还能吸收室内有害气体，增加空气中的负离子浓度，十分适合摆放在室内。所以，认识、选择有益的花草十分重要，不能仅仅为了好看一不小心就把毒害请进了家门。

花草选好后，要使其真正发挥作用，还要根据它们的习性和作用，正确摆放。例如，在电视机附近可以放上一盆金琥，因为金琥是仙人掌中吸收电磁辐射能力最强的，而且放在电视机附近孕妇也不易接触到，就不会引发皮肤过敏了；夜来香香味浓烈，可以放在阳台上用来驱虫；吊兰可以使空气清新，书房、客厅和卧室都可以摆放；芦荟可以净化空气，吸收甲醛，可以摆放在卧室，床头柜等处……摆放完成后，你会发现，你不仅美化了居室环境，还净化了室内空气呢。

宠物也要引起注意。现在很多家庭都养有宠物，而且很多人都对猫、狗等小动物对孕妇及胎儿造成的危害有了一定的认识。

猫、狗体内的寄生虫进入人体内，可寄生在除红细胞外的所有核细胞内，孕妇被传染后，受害最大的是胎儿。因为，这些病毒可导致胎儿先天畸形和先天弱智。

大量寄生细菌是通过动物的排泄物传染的。其中，弓形虫可通过母体的血液、胎盘、子宫、羊水、阴道等多种途径，使胚胎或胎儿感染。孕早期可能引起流产或死胎；孕中期多引起死胎、早产或胎儿脑、眼部位发育异常；孕晚期胎儿已发育成熟，这时感染弓形虫90%为隐性感染，即出生时无异常，成长过程中有可能出现心脏畸形、智力低下、耳聋及小头等畸形症状。因此，安全起见，孕妇还是远离宠物，最好在妊娠期能将宠物长期寄养。

 ## 准妈妈不宜从事的行业

胎儿出生前，虽然在子宫内，受到母体保护，但是外界环境还是会对他产生不容忽视的影响。如果孕妇从事的是某些危险行业，那么首先要考虑调换工作，或暂停工作。

如果孕妇从事化工行业，比常人更易接触化学毒品，不利于母婴健康。经常接触铅、汞、镉、锰等重金属的化工产业，孕妇流产和死胎的比例明显高于正常人群。铅可影响脑细胞发育，导致胎儿智力低下。汞可以破坏肝脏功能，损伤大脑视神经，导致先天失明。化工厂排放的废气中含有大量的有害物质，毒素一旦进入孕妇的中枢神经系统，可抑制造血功能，引起胎儿贫血、造血功能障碍、畸形或流产。

另外，孕妇从事下列性质的工作，也会对胎儿产生不利影响。经常接触放射性辐射，腹部经常会受到震动或撞击，温度、湿度异常，噪声严重，或空气凝滞不流通，能接触到疾病传染源，劳动强度过大。从事这些工作的孕妇，不仅工作中的有害因素影响胎儿健康，而且因为过度担心胎儿会受到不良因素影响，也会加重孕妇的心理压力，进一步影响胎儿健康。因此，从事这些带有危险性工作的孕妇，应及早调换工作。

工作中缓解早孕反应的方法

早孕反应给孕妇的工作带来了诸多不便，很多职场准妈妈都想知道，在工作中怎么缓解早孕反应。

集中精力工作，可以转移你对害喜的注意力，减少呕吐。调查显示，集中精力工作是缓解妊娠反应的一种有效办法。这是因为对害喜的恐惧这种心理因素，会作用于身体加重害喜反应，而忙碌会冲淡这种担忧。

吃饭要吃得"对"。过于油腻和不易消化的食物，易引起早孕反应，孕妇应尽量避开这些食物。对不同的人来说，能够减轻妊娠反应的食物是不同的，各位准妈妈要善于发现能够减轻自己害喜症状的食物。

保持心情舒畅，可以缓解害喜。工作中学会自我减压，注意休息，吃饭和休息的时候，放一些轻松的音乐，可以让你心情愉快。保持平和的心态，少与人发生冲突，和谐的人际关系，也可以使你心情舒畅，减轻害喜症状。

无论是想呕吐的时候还是感觉饿的时候，吃点食物都可以中和胃酸，阻碍胃酸逆流。你可以在办公桌抽屉里准备一些话梅类酸性零食、苏打饼干、面包片等，以备不时之需。

不要长时间地待在一个地方，特别是电脑前。可以在工作间歇随处走走，电脑屏幕无法察觉的快速闪烁，会加重害喜症状。

科学减压

怀孕对职场女性的日常工作和学习会产生一定的影响，孕妇只有学会如何减轻压力，才有益于自身和胎儿健康。

孕早期由于身体变化不明显，孕妇可以照常工作和学习，但是不宜再从事劳动强度过大或肢体运动幅度和频率过大的工作，但是也要避免整日在办公室静坐不动。

孕妇可参加轻体力劳动，日常工作完全可以胜任。而且，适当活动还可以促进血液循环和新陈代谢，增强心肺功能，有助睡眠。此外，孕妇还应注意劳逸结合，保持充沛的体力和饱满的精神。

下面是一些小窍门，可以帮助准妈妈在工作时缓解压力。

（1）避开上下班高峰期，将上下班时间向后推一个小时，这样就会使你的出行更加方便。

（2）穿舒适柔软的平跟鞋，有助于减少脚部压力，平衡身体重心。为了减少摔倒的危险，准妈妈应远离各式各样的高跟鞋。

（3）坐下的时候将脚抬高，可以在办公桌下放一只箱子垫起脚部，减少腿部浮肿。

（4）穿宽松、舒适、柔软、保暖的衣服，可以减少对身体的束缚，放松身体。

（5）不但日常生活中要休息好，工作一段时间后也要适当地休息一下，可以站起来走走，或给自己做些简单的按摩。

（6）准备一个容量大的水杯，多喝水，不要到渴的时候再喝水，那时你的身体已经严重缺水了。

（7）有尿意的时候就去排尿，不要憋着，否则会加重孕妇肾脏的负担。

 ## 避免交通事故

对于职场准妈妈来说，工作固然重要，但是，宝宝更加重要。因工作造成的危险事故，无论事后处理得怎么好，毕竟都不如从未发生过。因此，孕期女性学会避免工作造成的危险更加重要。

上下班的时候通常是一个城市拥堵的高峰期，准妈妈要想减少危险，就要尽量避开交通高峰期。此外，选择何种交通工具也很重要，那些亲自驾车上班的准妈妈，还要注意安全行驶。在工作中要放慢节奏，注意休息。爬楼梯或者走动的时候动作都要慢而稳。

 ## 工作期间的运动

医学专家认为，适当的工作更有利于准妈妈身心健康，那些坚持上班的孕妇，更能承受分娩时的肉体疼痛和心理压力。但是，从事的工作如果要长时间保持某个动作，会导致身体疲劳，某些受压迫的部位麻木、供血不足，不利于母婴健康。因此，孕妇在工作期间一定要注意经常活动。

孕妇在办公室里久坐不动，不但容易加重早孕反应，消化不良，体重上升，体能降低，还容易导致便秘。因此，在工作间歇，准妈妈应起身到窗前看看远方的景色，呼吸一下新鲜空气，或者为自己泡一杯花茶，或者做一节简单的保健操，不但可以放松神经，还可以提高工作效率。这里，我们还为准妈妈们准备了几个简单的适合工作期间练习的保健动作。

1.眼部

或坐或立，保持背部挺直，用双手轻轻地盖住眼睛，安静地呼吸。保持几分钟。

身体直立，头部自然放平，眼睛尽可能往下看，坚持30秒后，平视远方，反复做2分钟。

身体直立，右臂平抬，伸出食指，在身体前方左右运动，目光追随食指。

2.颈部

头部挺直，然后歪向左边使左耳尽量贴近左肩；头挺直后，歪向右边使右耳尽量贴近右肩。相同动作，重复做3次。

3.腕部

双手合十，十指向上，手腕下沉至感觉到前臂有伸展感，停留10秒，重复以上动作两三次。接着，双手合十，十指向下，手腕提升至有伸展的感觉，然后重复动作。

工作期间的运动

4.肩部

坐在椅子上，双肩向上耸起至耳垂，保持几秒钟，然后双肩下垂30秒。重复5次以上该动作。

5.腹部和脊椎

站着并保持背部放松，髋部轻轻地画圈。或者双腿分开坐在凳子角上，髋部交替地向前向后倾斜。只要感觉舒适，可以多做几次。

应对出行难的问题

出行对很多准妈妈来说，是件令人头痛的大事，准妈妈们怎么才能保证"开开心心出门去，平平安安回家来"呢？交通工具的选择非常重要。

1.自行车

中国是世界上拥有自行车最多的国家，有"自行车王国"之称。但是对于准妈妈来说，自行车的灵活方便降低了它的稳定性。稳定性不好，安全也就没有保障。所以，准妈妈最好不要骑自行车出行。

2.步行

步行可以锻炼身体，又可以欣赏街边景色。距离较近时，准妈妈可以考虑步行。但是，要时刻集中精力，注意避开对面车辆、行人。

3.打车

很多准妈妈认为，打车出行虽然花费大，但是安全有保障。其实不然，打车虽然可以免受拥挤与碰撞，但是，还要注意，副驾驶座是最不安全的位置，紧急情况下，安全气囊弹出时会撞到就座者的腹部。所以，那些选择打车出行的准妈妈，坐车时最好选择坐在出租车司机正后方的位置。

4.乘车

城市公交和地铁在上下班时是最拥堵的，乘客过多时不但使车厢内空气污浊，也难免会有肢体碰撞。如果选择地铁或公交出行，准妈妈应尽量避开交通高峰期，并选择靠近车头、车尾或靠窗的位置就座。那样，不但可以避免被人撞伤，也可以避免空气流通不畅带来的呼吸障碍。

5.自己驾车

孕妇自驾出行，不但要佩戴好安全带，还要对身体重要部位加以特别保护，注意交通安全。

对于准妈妈来说，不管选择什么样的出行方式，安全都是首先要考虑的问题。

 ## 开车及交通安全

那些自己开车出行的准妈妈要注意以下几点：

（1）刚考取驾照，缺乏驾驶经验的准妈妈，对车辆操作和交通规则都很生疏，处理突发情况的应变能力也很差，安全没有保证不说，精神高度紧张，对肚子里的宝宝也不好。

（2）准妈妈不但要拒绝酒后驾车、疲惫开车，还要避免带着情绪开车。孕妇驾驶时一定要保持平和的心态，千万不要意气用事，一些无关痛

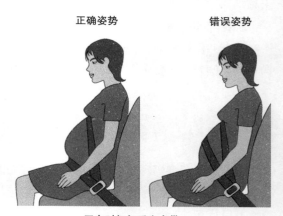
开车时如何系安全带

痒的小事，都没有你肚子里的宝宝重要。因此，保持良好的精神状态，不仅可以实现安全驾驶还有利于宝宝健康。

（3）即使是驾驶经验丰富的准妈妈，开车时也要注意控制和保持车身平稳，避免车体剧烈的摇摆和晃动，避免发生危险的可能。

（4）无论是开车还是乘车，无论是坐前排还是后排，孕妇都必须要系上安全带。肩部安全带置于肩胛骨处，而非紧贴脖子，以穿过胸部中央为宜；腰部安全带应置于腹部下方，固定在髋部。身体要尽量坐正，以免安全带滑落压到胎儿。

（5）在车内放点轻音乐或悬挂简单的吊饰都有利于准妈妈在驾驶时减轻压力，

但是音乐声音不能过大，以免影响听力，引发交通事故。驾驶座可以适当后调方便驾驶，一旦事故发生也可以减少对腹部的冲击。腰部放一个靠垫，方便后靠。车内还可准备些纸巾、塑料袋、小零食，可以在早孕反应厉害时使用。

（6）孕妇开车时，尽量避开上下班高峰，避开经常堵车的道路。另外，高速驾驶和紧急刹车都是孕妇应该尽量避免的。

 ## 乘电梯时的注意事项

人们坐电梯尤其是高速电梯时都会有失重的感觉，有些孕妇担心会对宝宝有影响。其实，电梯不会对胎儿造成危害，只要能承受超重感和失重感，乘坐电梯时不会产生头晕、心慌、心悸等强烈反应的孕妇，都是可以乘坐电梯的。但是，孕妇乘坐电梯时，要注意以下事项：

（1）不要一个人乘坐电梯。孕妇一个人乘坐电梯，发生突发事件时可能会给救助带来困难。如果一个人乘坐电梯时发生意外，一定要保持冷静，及时寻求救助。

（2）不要乘坐拥挤的电梯。电梯厢内人群拥挤时，难免会有碰撞，空气也会很混浊，这对准妈妈来说，是极其危险的一件事。

（3）不与烟民、酒鬼、宠物同乘电梯，减少胎儿受到有害物质污染的危险性。

（4）乘坐电梯时选择合适的地方。尽量站在角落里，不要站在电梯门口。这样既不会妨碍别人进出电梯，又能尽量减少与别人发生身体接触的机会。

那些目的地在四层以下的准妈妈，可以选择爬楼梯。不但可以消耗体内能量，帮助控制体重；适量运动，还可增强心肺功能；汗液还可带走体内毒素。

 ## 孕期旅行

孕期旅行并不是不可以，但是怀孕14周以前，由于早孕反应的来去无常与流产的危险时刻存在，孕妇最好不要进行长途旅行。14周以后进入妊娠比较安定的时期，早孕反应基本消失，孕妇已基本上适应了怀孕的生活，肚子也还不算太大，胎儿发育情况稳定。对于孕妇来说，14周以后，28周以前应该是孕期中最轻松、最舒服的阶段，这也是最适宜孕妇出门旅行的时期。怀孕28周以后，由于体重和胎儿带来的负担加重，孕妇也不适宜长途旅行。所以，为了保证安全，孕妇旅行最好选在孕后14~28周进行。当然，旅行前要做好旅行计划，旅行中还有很多注意事项。

要选择合适的旅行出游方式，长途汽车颠簸严重，且空气流通不好，会导致孕妇呼吸不畅及子宫收缩加剧，所以孕妇最好不要选择搭乘汽车出去旅游；航空公司对孕妇搭乘飞机有一定的限制，孕妇也应尽量避免长途飞行；火车比汽车更适合孕妇乘坐，但是，孕妇乘火车旅行要避开铁路运输高峰期；轮船的机器声和海浪导致的颠簸可能会给孕妇带来不适反应。

 ## 旅行注意事项

准妈妈出去旅行，不但要准备充分，还要处处比别人多一份小心。下面就是准妈妈旅行需要注意的事项。

1.出发前要做好的准备

制订周密的旅行计划，准备旅行用品，出行前做一次全面体检等。对于孕妇来说，孕期旅行最好选择在孕期14~28周进行，不宜跟团旅行，还要避开旅游旺季，避开医疗条件落后、治安不好、有传染病的地区。准备宽松的衣物、鞋子等用品，带上药物、孕期保健卡和医疗保险卡，以防万一。

2.旅行过程中的注意事项

饮食：充足能量和营养在任何时候都是必不可少的，旅行前应准备一些便于携带的食物，如牛肉干、肉松面包等，旅途饥饿时可以随时食用；在旅馆和饭店吃饭时不吃生冷、油腻、不卫生的食物，以免消化不良引发腹泻等；食用肉类时要保证熟透，多吃水果多喝水，可以通便，避免泌尿系统感染。

（1）游玩。合理安排行程，行程安排过满会导致体力不支、疲劳，疲劳对孕妇来说是导致感冒发烧、流产、早产的危险因素，这也是孕妇不宜随团旅行的原因；不要尝试过于刺激和危险的项目，对孕妇来说，轻则导致腹部胀痛、破水或出血，重则引发流产，孕妇应选择使身体和精神都感觉轻松的游玩项目。

（2）住宿。孕妇在旅行住宿时要注意环境卫生和个人卫生。环境安静舒适有助于提高睡眠质量。可自带床单、被罩、替换的内衣和睡衣等用品。每天休息时淋浴（不要盆浴）可以减少感染机会，切记水温不要过高，因为过高的水温会导致孕妇缺血、缺氧，影响胎儿正常发育；晚上热水泡脚可以去除疲劳，缓解脚部浮肿。

（3）行。将座位后移可以给你的腿留出空间，方便伸开，避免长时间弯曲造成下肢供血不足；在腰部和头部增加靠枕，不但可以更加舒适，在意外发生时还可以减少伤害。长途旅行中，孕妇不宜久坐超过2小时，因此至少2小时就要休息一次，休息时间最好长于10分钟。简单地做些伸展运动，加速身体血液循环，防止胎儿受压缺氧。旅行途中，孕妇不宜憋尿，经常停车也方便孕妇上厕所。

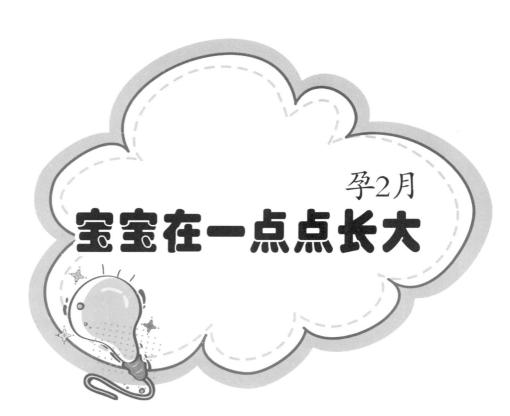

孕2月

宝宝在一点点长大

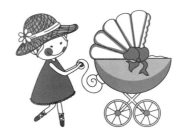

准妈妈的变化

 害喜更厉害

一般来说，怀孕后第2个月是孕妇害喜最厉害的阶段，也许有生产经历的人会这样安慰你："害喜越厉害，就表明小宝宝越健康活泼。"确实是这样的。准妈妈可以通过合理饮食、良好的睡眠，保持轻松愉快的心情，减轻害喜症状。因为，虽然准妈妈和宝宝的神经系统没有直接联系，但宝宝的血液及内分泌与准妈妈有着密切联系。准妈妈的情绪可以给胎儿留下记忆，因此，准妈妈要保持平和、宁静、愉快的心情。

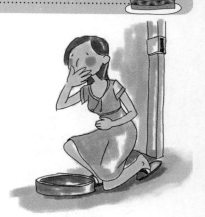

准妈妈害喜更加严重了

 胃灼热

胃灼热也是女性孕期的常见症状之一，很多孕妇在用餐后不久腹部或胸口会有灼烧感，有时还伴有胃酸、呕吐、打嗝等现象。与便秘一样，胃灼热也是孕期激素分泌惹的祸，女性孕期黄体酮分泌增多，黄体酮会降低消化道肌肉张力、减轻消化道蠕动力度，导致食物和胃酸在胃里长时间滞留。同时，孕激素也会影响胃入口的保护性肌肉，使它变得松弛，当胃收缩时，胃很像一个没有扎牢的口袋，很容易将食物和胃酸挤出，反流至食道，让人产生胃灼热、打嗝等不适感。随着妊娠月份的增加，子宫底上移，子宫变大，对胃部的压迫也会越来越大，这种情况会更明显。下面几种方法可以帮助孕妇缓解胃灼热症状。

1.衣着宽松，饮食合理

孕妇衣着宽松可以减轻腹部压力，少食多餐有利于减轻胃部负担，避免使用辛辣、油腻等不易消化的食物，还要注意进食不宜过饱，特别是晚餐，饭后就睡会造成消化不良。

2.身体保持正确舒服的姿势

饭后不宜马上平躺，应站立或走动至少半个小时，帮助肠胃消化；采用右侧睡姿，双手抱膝，可以将子宫暂时拉离胃部，减轻子宫对胃部的压迫，让食物顺利通过胃部；休息的时候可让床头略高于床脚，即垫高床头，是整个床铺呈缓斜坡状，避免胃酸倒流，但是孕妇睡觉不宜垫高枕头，因为枕头只能抬高头部，反而使食管和胃之间曲折加剧，影响食物顺利进入胃部，加重胃灼热。

3.饭前饭后应注意

很多孕妇都是在起床时和饭前胃灼热最严重，这是胃部没有食物积累胃酸过多的原因。饭前喝乳制品或吃低脂冰激凌可以在胃壁上形成一层保护膜，减轻胃酸的烧灼感。饭后服用含有钙的低盐制酸剂，可以中和胃酸，有效预防胃灼热。

如采取上述方法仍未能缓解胃灼热症状，孕妇可在医生的指导下，服用一些药物。

 ## 经常口渴

孕妇口渴是由多种原因造成的，孕妇的代谢速度和体温均高于普通人，体内水分很容易消耗和蒸发；尿频和唾液增多也排出了体内大量的水分，怀孕后血容量增加，孕育胎儿需要的羊水也不断增加，这都需要母体摄取足够的水分。因此，孕妇在怀孕后口渴现象较普通人严重。

为了保证体内新陈代谢正常进行，孕妇每天至少要摄入2000毫升水。除了白开水外，还应多摄入果汁和蔬菜汁，在补充水分的同时，还可以补充维生素。孕妇多食用含水量较高的莴苣和黄瓜等也可以为体内补充大量的水分。但是，即使口渴严重，孕妇也应避免摄取含有咖啡因的饮料，因为咖啡因具有利尿和刺激神经的作用，一旦饮用，不仅影响你的睡眠，还会加剧尿频现象，严重时可能会导致脱水。

 ## 消化不良

随着胎儿的不断生长，子宫逐渐增大，并挤压、占据腹腔、盆腔，胃肠等消化器官的空间缩小。体内大量分泌的孕激素在稳定子宫、减少强烈收缩造成流产的同时，使胃肠道平滑肌的张力降低，蠕动减少，妨碍了正常的消化活动。这样，食欲不振、恶心、呕吐等成为孕早期最常见的消化系统问题。

因怀孕而产生的消化不良，一般不需要药物治疗，随孕期发展可以得到缓解。另外，通过合理的调配饮食，也可使其得到不同程度的改善。食欲不振时要少食多餐，多吃一些清淡、易消化的食物，如牛奶、粥、水果、蔬菜等。少吃甜食和不易消化的油腻食物。等待食欲好转后，可再增加蛋白质丰富的食物的摄入，如豆类、鱼、肉、虾等。

此外，孕妇要保持良好的心情，因为任何精神方面的不良刺激，都会影响消化。为增加食欲，适当的活动也是必不可少的，每天散散步，做一些力所能及的工作和家务，不仅能促进消化，也有利于宝宝的生长发育。

如果消化不良的症状很严重，除了要做饮食调整外，还可在医生指导下服用开胃健脾的理气中药。此外，医生可能还会建议你将一些维生素片、酵母片和胃蛋白酶适量合服，减缓消化不良症状。

 ## 乳头胀痛，乳房增大

乳房对怀孕的感知最为敏感，无论是怀孕前期还是怀孕后期，乳房都一步不落地随着孕期的变化而变化。

孕2月乳房的主要变化有乳头胀痛，乳房增大等。怀孕早期乳房的变化，通常比腹部的变化更早，也更明显。一开始，乳房会产生稍强于月经到来时的那种胀痛感。这是因为，怀孕之后刺激乳腺生长的激素分泌增加，有更多的血液流入乳房滋养乳房腺体，致使乳房增大、胀痛。随着孕期变化，激素分泌不断增加，因此孕2月，乳房胀痛比孕1月更明显。而等到孕妇体内乳腺刺激激素分泌平稳之后，乳房胀痛的感觉也会减轻。

此外，乳房增大也是母体雌激素分泌增多的结果，尤其是那些胸部较小和第一次怀孕的女性，她们更能感受到怀孕后乳房的神奇变化。怀孕前3个月，是乳房触痛感最厉害的时候。这一时期，较多血液流入乳房，有的孕妇甚至能感受到乳房上血管的搏动，胀大的乳房上的静脉血管也更加清晰可见。同时，乳晕变大，颜色变深。

女性身体的很多部位在分娩以后都可以逐步恢复原状。但是，经过怀孕、哺乳等长达一年的变化，乳房很难再变回原来的样子，它只会变得更加丰满，或者时间再久一点，由于地心引力的作用，还会变得下垂。但是，作为一个准妈妈，无论乳房怎样变化，只会使你变得更性感，更有女人味。

 ## 腰围明显变粗

很多孕妇在怀孕的第2个月发现，自己的腰围明显变粗。腰围变粗同乳房胀大一样，是孕期生理变化引起的正常身体变化。当然腰围变粗是适应胎儿发育、子宫增大的需要，也有孕期肠道胀气和体重增加方面的原因。这时，孕妇会觉得身体笨重，行动不便。有的孕妇也会为腰围变粗，身材走形而忧心忡忡，产生一定的心理压力。

其实，分娩之后，通过饮食调整和运动，女性身材还可以恢复到孕前的苗条状态。所以，准妈妈不要为腰围变粗而担心，还要适应自己的这种变化，因为在接下来9个月的妊娠期里，你的腰围还会不断增加。这时，你就要准备合适的宽松的衣物来适应这一身体变化。

 ## 皮肤干痒

孕2月时，很多孕妇会出现皮肤干痒的现象。皮肤干痒主要出现在腹部和乳房周围，这是因为腹部为适应子宫变大而隆起，而乳房则为了将来哺乳需要而在雌激素的刺激下胀大，因而这两处的皮肤被拉撑而发痒。有的孕妇则是手掌和脚底干痒，还有的会出现全身干痒，这都是由于雌激素分泌过多，在怀孕早期出现的正常生理现象。那些被干痒严重困扰的准妈妈，建议尝试以下方法缓解干痒：洗澡时用泡澡来代替淋浴，减少热水冲刷皮肤产生的刺激，减轻干痒状况；洗完澡后，用橄榄油或柔肤露涂抹皮肤，顺便按摩还可以预防妊娠纹；多饮用白开水，多食用新鲜蔬菜和水果也可以预防皮肤干燥，还可减轻便秘症状；通过简单的运动，可以促进血液循环，增强皮肤代谢。

 ## 排尿频繁

孕2月时，腹部会因子宫变大而隆起。子宫的不断生长扩张，压迫膀胱，使得孕妇排尿频繁。因此，女性怀孕后不但经常口渴，如厕频繁，有时排尿的时间也比怀孕前长了许多。很多人会怀疑自己得了糖尿病或者是膀胱炎。其实，这些都是怀孕后的正常现象。

排尿频繁的状况会从怀孕早期一直持续到怀孕第3个月左右。随着孕期的变化，子宫不断变大，子宫底不断升高，一直到子宫位置高出盆腔，对膀胱压迫减弱后，这种尿频状况才会有所缓解。这不是一种病，不需医治，有尿意的时候及时如厕就可以了。

但是，如果排尿时伴有尿急和尿痛，甚至还伴有灼烧感的准妈妈们就要注意了，这可能是膀胱炎的一般症状。为了你的身体健康，你需要及时去医院进行相关检查。

 ## 容易便秘

便秘是孕妇怀孕早期最常见的烦恼之一，很多女性在怀孕时都有过便秘的痛苦经历。为什么孕妇更容易便秘呢？

怀孕后，体内分泌大量的孕激素，引起胃肠道肌张力减弱、蠕动减慢、食物消化不良。不断增大的子宫压迫胃肠道，导致排便通道不畅，减缓了食物在消化器官之间的转移，致使食物在肠胃道停留的时间延长。代谢后产生的废物在肠道中停留时，肠壁细胞会吸收代谢物中的水分，水分减少使粪便变硬，就导致了排便困难。此外，很多女性怀孕后，大量摄食高蛋白、高脂肪的食物，或者饮食过于精细，肠胃道内缺少利于大便下滑的纤维，不利于排便。有的女性怀孕后因为行动不便，懒于运动，导致消化能力下降。

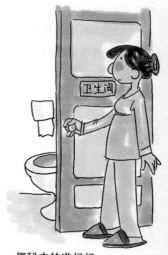

便秘中的准妈妈

对于孕妇来说，孕期便秘比平时便秘更让人痛苦，便秘带来的排便困难不但破坏心情，还可导致孕妇腹痛、腹胀。严重者可导致肠梗阻，并发早产，危及母婴安危。要避免或减轻便秘带来的痛苦，孕妇在孕期要注意以下几个方面：

1.注意合理饮食

日常生活中，多食用含膳食纤维丰富的蔬菜和富含水分的水果，例如芹菜、苦瓜、香蕉、菠萝、桃子、韭菜、南瓜等，烹饪时要注意尽量减少对食物本身营养的破坏，可以促进胃肠道蠕动，软化粪便；多喝水，果汁、蔬菜汁更好，每天至少补充2000毫升水，尤其是在增加膳食纤维的摄取后，一定多喝水，不然你的便秘会变得更厉害；少吃精粮和不易消化的食物，多食用粗粮；饭后吃一些有利于消化的梅子等酸性食品；吃饭时先喝汤再吃主食，有利于肠胃畅通。

2.合适的运动

全身动一动，让你的肠胃也跟着加快蠕动。饭后动一动，是中医养生中经常强调的内容。适量的运动可以增强孕妇的腹肌收缩力，预防或减轻便秘。因此，即使身体笨重，孕妇也应在体力范围内做一些简单的运动，如散步、慢舞等，以增强消化系统的动力。

3.养成定时排便的习惯

起床后先空腹饮一杯温开水或蜂蜜水，可疏通肠道，再加上起床后的直立反射和胃结肠反射，可以促进排便；想上厕所的时候要马上去，控制便意有害身体健康；排便的时候，最好使用坐式马桶，可以缓解下腹部血液瘀滞和痔疮的形成。

4.便秘严重时及时就医

一般情况下，孕期便秘是暂时现象，通过饮食调理即可很快消除。但是，一旦便秘比较严重，孕妇应及时就医，轻者在医生指导下，适当服用温和通便的药物，如果导等。重者可能使用开塞露、甘油栓等药物。但是，孕妇不能自行用药，更要避免使用泻药，造成流产。

胀气与放屁

胀气与放屁都是由怀孕时子宫增大压迫消化系统引起的，减轻胀气或放屁现象的方法有以下几种：

1.少食多餐

少食多餐可以减轻胃部压力，帮助消化，预防和减轻胀气。所以，孕妇不妨将一日三餐的习惯改为一日六至八餐，同时还要注意每餐不要进食太多食物，要多喝水，但是也不要为了易消化吃过于流质的食物。因为有的流质食物并不一定好吸收，还会加重饥饿感。

2.吃饭的时候细嚼慢咽

吃饭的时候狼吞虎咽的人容易吞入更多气体，而且没有嚼碎的食物缝隙之间也会携带空气进入胃部。吞下的气体越多，会增加胀气感，还会减慢肠胃的蠕动，影响消化。细嚼慢咽是最好的，不仅可以减少吞入的空气，还使食物在口腔内就在消化酶的作用下开始消化，有助于减轻肠胃负担。

3.拒绝含气食物和难以消化的油腻食物

含气食物和饮料如卷心菜、西兰花和碳酸饮料等，容易在消化道里产生气体。高脂肪和油炸食物不宜消化，食用后在消化道内停留时间较长，会产生大量气体，引发胀气。

4.按摩和运动

只要是身体健康的孕妇，饭后进行适当运动，比如散步，可以增强肠胃蠕动的动力，帮助消化，减少胀气，缓解便秘。另外，腹部按摩可以通过外部施力加强胃肠蠕动。例如以轻柔力道顺时针方向按摩下腹部，每次15~20圈，一天3~4次，有助于缓解腹胀感。

胀气严重的孕妇可适当食用一些辛辣食物如生姜、大蒜等刺激肠胃蠕动，还能使肠胃温暖。此外也可用适量紫苏叶或橘皮加水熬煮，饮用后也可顺气、强健脾胃。有的胀气厉害的孕妇还可服用胃散缓解症状，但是，为了胎儿健康，胃药一定要在医生指导下服用，而且不宜长期或大量服用。

异常敏感

刚刚接受怀孕事实的孕妇心情都比较复杂。经常会考虑宝宝的到来会对自己的生活有什么影响，自己是否会变得很胖，如何扮演母亲角色，等等。同时，住房、婆媳关系、经济压力、工作调整等问题都有可能会给她们带来困扰。怀孕期间的身心变化让她们变得异常敏感，一有风吹草动都有可能让她们浑身紧张，汗毛直立，显得异常焦躁、易怒。医学专家认为，孕妇通过发怒可以缓解怀孕带来的压力。但是如果长时间使神经处于绷紧状态，没有片刻的放松，对身体也不好。因此，孕妇应该在家人帮助下，通过适当的调节和控制来缓解易怒情绪。准爸爸更应该体谅妻子，当妻子发怒时，应宽宏大量，避免与其直接冲突，要让妻子尽量放松。日常生活中也要注意和妻子多沟通交流，乐观地与她共同面对生活中的各种问题。

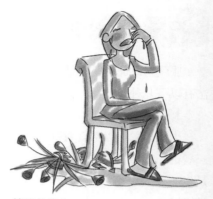

情绪起伏大

 ## 倦怠感难以抗拒

　　怀孕第1个月时偶尔的疲倦感，到了第2个月就变本加厉了。倦怠严重的时候，不休息一下就会感觉非常难受，什么事都做不了。很多孕妇都感觉这种倦怠难以抗拒，除了休息没有更好的办法。有的孕妇还以为自己生病了。其实，这种倦怠也是孕第2个月时很正常的生理反应。

　　其实，仔细想想，这种倦怠是身体的高明之处。身体以最自然的方式发出信号，迫使准妈妈放慢生活节奏，减少能量消耗，为肚子里的小宝宝提供更多的能量储备。准妈妈通常会变得行动缓慢，反应迟钝，看上去磨磨蹭蹭。准妈妈不必刻意强迫自己去克服倦怠，毕竟这是怀孕期间身体的合理需求。即使你拿出毅力与之抗衡，吃亏的也只能是自己和宝宝。

　　因此，如果准妈妈感觉困了，就放下手头的工作去休息吧，一切都可以等自己休息好了有精神了再说。

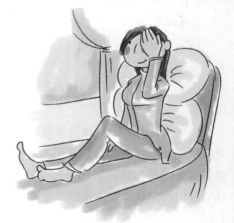

困倦中的准妈妈

胎宝宝的变化

 第5周

到第5周末，胎宝宝长到1厘米左右，像一颗黄豆粒那么大。这时，胎宝宝的尾巴已经基本消失，虽然有一个与身体不成比例的大头，但是看起来已经有点像人形了。手和脚已经从躯干上伸出来，像小芽儿一样。肠道已经发育得相当好，尽管这时还听不到胎心音，但左右心房、支气管的雏形已出现了。接下来，胎宝宝在你体内将以每分钟复制100万个以上细胞的惊人速度不断成长。

 第6周

第6周，胎宝宝的身长约为1.5厘米，看上去像颗蚕豆。胎宝宝心跳速度每分钟150次左右，大概是母亲心跳速度的2倍，只是这时还不能听到胎宝宝的心跳。这时，正在发育中的四肢生长得非常迅速，手臂明显比上周长了许多，肘部关节也开始出现。这时脚部也从腿芽中分离出来，脚趾也隐隐可见。胎宝宝隆起的头部也比上周大了一些，眼睛部分的分化也更加细致，眼睑、角膜、视网膜等都已经形成，还可以清楚看到鼻子、耳朵生长的位置。

第5周	第6周	第7周	第8周
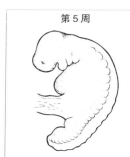	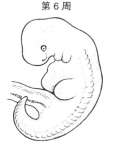	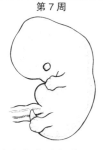	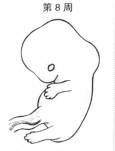
胎儿的头部已经可以与身体区分，在"背部"已经长出脊状的突起，为宝宝脊柱的形成提供基础。	现在，胎儿皮肤的下面依稀可以看见眼睛的痕迹，并出现双臂和腿的雏形。	胎儿的外形变得更圆了，尾巴也开始退化。	现在，胎儿带蹼的手指和脚趾已经清晰可辨，胳膊也长出肘关节。

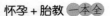 **第7周**

　　第7周，胎宝宝长到2厘米左右，形状仍然像一颗蚕豆，只不过比上周大一些。头部依然显得过大，但是变得更挺直。脑部神经细胞已经向外延伸，呈辐射状，形成基本的神经通路，小脑叶也清晰可见。外耳郭已很明显，眼睑发育完成，覆盖在眼睛上，鼻子已经成形。胎儿的肘关节、膝关节、腕关节都已很明显。脚趾已经长出来，手指也长得更长了。

 第8周

　　第8周，胎儿先前佝偻的身体和向前弯曲的头部在这一周逐渐挺直，周身通常约为3.6厘米，体重约有15克。此周以后宝宝从胚胎变成胎儿，进入所谓的"胎儿期"。

　　胎儿内脏器官逐渐成形，肺、胃和肠道正在腹部发育，肾脏已经迁移至上腹部，心脏也已发育完全，分化为4个心室。四肢完全成形，五官也更加清晰，眼睛的所有结构也已形成，耳垂也出现了。此时胎儿的外生殖器雏形初现，但是，还无法分辨胎儿性别。

饮食与营养

 孕2月的饮食原则

怀孕的第二个月里，胎宝宝还不需要过多的营养，准妈妈只要在保证正常饮食的基础上，适当增添优质蛋白质和维生素C的补充即可满足胎宝宝的生长需要。

准妈妈可以多吃一些豆类、蛋类、乳类食品，以及适当吃些含淀粉食物补充能量。为了满足胎宝宝身体重要器官发育的需要，准妈妈要适量补充一些微量元素，可以多

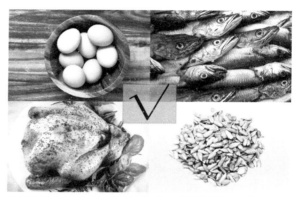

良好的饮食习惯对于准妈妈和宝宝来说都是好事情

吃一些干果类食物如核桃、芝麻等，还可以多吃些富含维生素和矿物质的蔬果食品。

这个时期有的准妈妈已经有了妊娠反应，对于这种情况，准妈妈可以调整饮食规律，改成少吃多餐，每餐不要吃得太多，以免引起胃肠更激烈的反应。

 孕2月的营养食谱

姜丝炒蛋

【原料】鸡蛋150克、姜50克、植物油15克、江米酒10克、盐3克。

【做法】

1.将鸡蛋磕入碗内，加少许精盐打散。

2.鲜姜去皮洗净，切成细丝。

3.炒锅注油烧热，下入姜丝炒出香味，倒入蛋液翻炒，加入江米酒，小火5分钟即可。

【功效】补充蛋白质、脂肪、维生素和铁、钙、钾等多种营养，养心安神，补血止吐，滋阴润燥。

卤五香豆

【原料】大豆300克、桂皮5克、茴香子20克、料酒5克、胡椒粉5克、甘草5克、卤汁20克、白砂糖5克、五香粉5克。

【做法】

1.将黄豆洗净，倒入锅中，加入卤水（腌雪里蕻的卤水）；将茴香、桂皮用纱布包好扎紧放锅中，腌雪里蕻卤水的用量以能漫过黄豆为度。

2.将装有黄豆的锅置火上，旺火煮熟后，加入黄酒和白糖，改用文火焖，焖至豆皮起皱，水汁收干时离火，加入甘草末、五香粉、胡椒粉，炒匀后盛在盘中，晾凉后即成。

【功效】健脾开胃，气血双补。

素什锦

【原料】黄花菜25克，笋丝、韭芽、白糖各15克，香菇、味精各3克，豆腐干1块，白菜、水淀粉、精制植物油各30克，豌豆苗叶20克，猪腿精肉45克，红酱油9克，精盐5克，麻油10克，绿豆芽60克。

【做法】

1.先将绿豆芽去根，豆腐干、白菜、香菇、猪腿精肉均切成丝。

2.炒锅上旺火，放油烧至六成热，下肉丝煸炒，加入黄花菜、豆腐干、笋丝、香菇、白菜煸炒，加酱油、白糖、味精、精盐煸炒至透，再下入绿豆芽、豌豆苗略煸，放入水淀粉炒合，再放入韭芽搅拌均匀，淋上麻油即成。

【功效】补充维生素和矿物质，平肝补虚，健脑强体。

开洋扒蒲菜

【原料】蒲菜1000克，虾米50克，姜10克，猪油70克，小葱10克，盐15克，淀粉5克，味精1克。

【做法】

1.将蒲菜洗净，切成10厘米长的段。

2.锅中舀入鸡清汤750毫升，上旺火烧沸，将蒲菜段投入烫至六成熟时，捞出用清水洗净。

3.将锅置旺火上烧热，舀入熟猪油，烧至六成热时，投入蒲菜略煸，放入鸡清汤250毫升、精盐、味精，烧至熟软时起锅。

4.将葱（切段）、姜（切片）放在扣碗内，放上虾米、蒲菜整齐摆放碗中，舀入鸡清汤250毫升，上笼蒸约8分钟取出，将汤汁滗入锅内，蒲菜复扣入盘中，拣去葱姜。

5.将锅中原汤烧沸，用水淀粉勾芡，浇在蒲菜上即成。

【功效】清热解毒，补充所需维生素。

粟米丸子

【原料】粟米粉200克，精盐少许。

【做法】

1.将粟米粉淋湿渗水，揉成滋润的粉团，再用手搓成长条，分成梧桐子大小的丸子，放入一个洗净的盘中待用。

2.把煮锅刷洗干净，置于火上，加入清水适量，锅加盖，用旺火煮沸，掀锅盖，将丸子下入锅内，文火煮至丸子逐个浮在水面后3~4分钟，即成。每日1剂，分2~3次，酌加少量精盐调味。

【功效】滋阴养胃，清热止呕，适用于妊娠呕吐。

松仁海带

【原料】松子仁50克，水发海带100克，鸡汤、盐各少许。

【做法】

1.松子仁用清水洗净；水发海带洗净，切成细丝。

2.锅置火上，放入鸡汤、松子仁、海带丝用文火煨熟，加盐调味即成。

【功效】健脾滋阴，润肠通便，补充碘元素。

白菜奶汁汤

【原料】白菜心500克，牛奶50克，精盐5克，味精0.5克，鸡汤（肉汤亦可）150克，湿淀粉少许，食油、鸡油各少许。

【做法】

1.白菜去筋洗净，切成4.5厘米长、1.5厘米宽的条，放入水中煮熟捞出，控去水分备用。

2.另锅置火上，放入食油烧热，倒入汤，再加入味精、精盐、白菜，烧一两分钟，放入牛奶，开锅后，勾入淀粉，淋上鸡油，盛入盘中即可。

【功效】健脾开胃，增进食欲。

砂仁鲫鱼汤

【原料】砂仁3克，鲜鲫鱼150克，生姜、葱、食盐适量。

【做法】

1.鲜鲫鱼去鳞、鳃，剖去内脏，洗净。

2.将砂仁放入鱼腹中、投入锅内（最好用砂锅），加水适量，用文火烧开。

3.锅内汤烧开后，放入生姜、葱、食盐，即可食用。

【功效】醒脾开胃，利浊止呕，适用于恶心呕吐、不思饮食或病后食欲不振者。

紫菜豆腐羹

【原料】大块即食紫菜1/2~1块，豆腐花、水各1杯，草菇、虾仁、鱼肉各80克，青豆2汤匙，蟹柳2条，清鸡汤1罐，盐1/4茶匙，麻油及胡椒粉各少许，生粉1汤匙，水3汤匙。

【做法】

1.紫菜撕碎；草菇切碎；虾仁及鱼肉洗净切粒，拌入腌料；蟹柳撕成丝。

2.烧滚半锅水，将青豆、虾仁及鱼肉分别汆水半分钟，取出。

3.烧滚清鸡汤及水，加豆腐花及紫菜煮滚，再加入所有材料，再拌入调味料煮成羹。

【功效】补充所需的钙质和碘元素。

 ## 脂肪

脂肪是孕妇体内不可缺少的营养物质，只有体内存储有足够的脂肪，才能为孕育宝宝提供足够的能量。脂肪可以帮助固定内脏器官的位置，使子宫衡定在盆腔中央，给胚胎发育提供一个安宁的环境。此外，脂肪还有保护皮肤、神经末梢、血管及脏器的作用。此外，脂肪中含有的必需脂肪酸还有助于胎儿脑和神经系统的形成与再生。因此，准妈妈在怀孕后不要为了保持身材苗条刻意节食减肥。

但是准妈妈也要明白并不是脂肪摄取越多越好，也不是什么样的脂肪对人体都有益。体内脂肪过多，易导致肥胖，引发各类疾病。脂肪还有优质脂肪和劣质脂肪之分，一般而言，优质脂肪中含有大量不饱和脂肪酸，含有优质脂肪的食物主要有坚果、蔬菜、水果、深海鱼类、提炼的植物油脂。此外，乳制品和肉类脂肪虽然不属于优质脂肪，但是，也可以提供人体所需的部分脂肪。劣质脂肪中含有的多是饱和脂肪酸，像那些人工加工的脂肪，比如黄油或全脂奶产品中的脂肪，虽然吃起来口感不错，但是对身体有害无益，应尽量少食用。

胎儿需要的各种类型的脂肪一旦缺乏，在以后的时间里是无法弥补的。所以，准妈妈日常生活中要增加脂肪的摄入。而那些害喜严重、吃不下饭的孕妇，可以通过食用含脂肪酸丰富的食物来改善因无法正常饮食造成的脂肪摄入过少的状况，核桃和芝麻就是这类食物的代表。

蛋白质

蛋白质是孕妇怀孕期间所需要的最多、最重要的营养成分。它是胎儿细胞分化、器官发育的物质基础。蛋白质的优劣是根据蛋白质中所含氨基酸的种类和含量决定的，人们将含有大量氨基酸的蛋白质称为优质蛋白质。合成蛋白质所需要的氨基酸中，大部分可以由人体自行合成，但是有一部分无法合成，必须从食物中摄取，这类氨基酸被称为必需氨基酸。人体一旦缺乏必需氨基酸，将会引发身体的生长和功能障碍。而孕妇一旦蛋白质摄入不足，除了会影响胎儿发育外，还会降低孕妇的免疫力，引起孕妇贫血和营养不良，还可能导致产后乳汁分泌不足、身体复原缓慢等。所以，蛋白质是孕妇健康和胎儿发育的物质基础。

肉类、鱼类、蛋类和乳制品因必需氨基酸含量丰富，常被人们称为完全蛋白质；而植物性食物不能被称为完全蛋白质食物是因为植物性食物中只含有部分必需氨基酸。因此，为了自身和胎儿健康，孕妇应多食用蛋白质或者必需氨基酸含量丰富的食物，如猪肉、鱼肉和鸡蛋等。另外，多种植物性食物搭配食用，也可获取足够的氨基酸。而且，豆类虽然是植物性食物，但是其中含有大量的氨基酸和优质蛋白，*丝毫不比动物性食物逊色，更易消化吸收，是补充蛋白质的不错选择*。

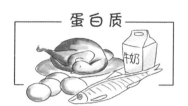

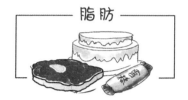

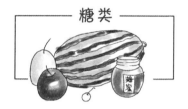

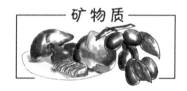

健康食物

一般来说，普通女性怀孕期间，每天蛋白质的需求量约为110克。只要均衡饮食，合理搭配，每个孕妇都能满足身体对蛋白质的需求。

碳水化合物

碳水化合物又称为糖类化合物，它主要为机体提供能量。人体每天需要的热量有50%~60%是由糖类供给的，可以说糖类是人体能量的主要来源。但是，不同的糖类作用也各不相同。

单糖营养价值较低，易于被人体吸收，并且可以迅速通过肠壁渗入血管，引起人体血糖上升，导致胰岛素分泌增多，影响心理和身体健康。蔗糖和葡萄糖是最常见的单糖，它们在糖果、糖衣中随处可见。准妈妈过量食用单糖，体内血糖剧烈变化会导致情绪不稳。所以，准妈妈应慎食单糖含量丰富的食品，烹调时喜欢用白砂糖调味的孕妇一定要注意改变这一饮食习惯，因为白砂糖的主要成分就是蔗糖。

营养价值较高的糖类是水果中的果糖和乳制品中的乳糖。这些糖不但不会导致血糖上升，刺激胰岛素的分泌，引起情绪波动，还可以为人体活动提供所需的能量。

复合糖也称作复合碳水化合物或淀粉，是对孕妇健康最为有益的糖类。复合糖分子大，人体吸收比较慢，可以缓和地、平稳地提供人体所需的能量，不会导致血糖剧烈变化。复合糖最好的来源是面食、土豆、谷类、薯类等。

胎儿所需的能量来自于母体，孕妇一旦糖类摄入不足，就不得不分解脂肪和蛋白质供给身体能量，这不但会引发代谢紊乱和肠功能紊乱，还会影响胎儿的脑发育和心肌发育，甚至还会导致胎儿智力发育障碍。

所以，孕妇应该重视碳水化合物的摄入，即使害喜严重，每日至少也应摄入150克碳水化合物，保证母婴身体健康。

 ## 补铁

铁是人体内主要的造血元素。女性妊娠期贫血是一个比较常见的问题，铁对于孕妇而言非常重要。随着胎儿的成长，胎儿需要更多地从母体汲取营养，这时，孕妇每天所需铁量是未怀孕时的2倍，这样才能维持正常的生命活动以及胎儿的生长发育。一旦母体缺铁，对准妈妈和胎儿都危害很大。准妈妈缺铁，不仅容易产生疲劳、注意力无法集中、肌肉疼痛的症状，还容易引发妊高症或妊高症心脏病，还可能导致胎儿发育缓慢，重者还可引发早产、胎儿宫内窘迫。所以，准妈妈应从多方做起，满足身体对铁的需要。

许多食物中含有大量的铁，通过饮食来补充身体对铁元素的需求不但简单易行，还能避免药补可能带来的副作用，准妈妈通过日常饮食适量食用动物肝脏、豆类、葡萄干、大枣等，就可以获取足够的铁。但是，动物肝脏中维生素A含量丰富，一旦食用过多，也容易导致胎儿发育缺陷，所以准妈妈一定要适量食用。还有，食物中的铁很难被人体全部吸收，适当搭配一些富含维生素C的食物一起食用，可以促进铁的吸收。

一般来说，那些严重缺铁的女性，要考虑服用铁剂。铁剂最好不要空着肚子吃，以免引起胃部不适。也不适合用牛奶、咖啡或茶等送服，这样可能会影响铁的吸收。如果准妈妈服用铁剂后作用不大，而且还会导致身体不适，就需要进一步请教医生，再决定是否需要通过其他方法来补充铁元素。

 补钙

钙是构成人体骨骼和牙齿的主要元素。充足的钙质是保证孕妇骨骼健康和胎儿骨骼发育的基础，胎儿的牙齿和骨骼在孕后第2个月就开始形成。如果母体钙质摄取不足，胎儿会吸取母体骨骼中的钙质，造成母体骨质疏松。如果人不能满足胎儿骨骼和牙齿的发育需要，就会造成胎儿骨骼发育障碍。一般来说，孕妇平均每天需要摄入1600毫克的钙才能维持正常的生理机能和胎儿发育，这相当于怀孕前2倍。有关研究指出：孕妇每天摄入1500~1800毫克的钙，就能将高血压与先兆子痫的发生概率降低60%~70%。所以，对于孕妇来说，保证每天摄入足够的钙是很有必要的，而且如果你膳食搭配合理，普通的一日三餐就可以摄入足够的钙。

钙质的主要来源有：豆制品、乳制品、鱼类、坚果类和骨头汤等。其中，酸奶是含钙丰富且热量最少的优质补钙品，酸奶中含有的乳酸菌还可以促进消化。经常饮用酸奶，不仅可以缓解便秘，还可以预防缺钙。

如果单纯通过饮食很难达到身体对钙的需求，或者准妈妈年龄小于25岁（骨骼还在发育）或高龄产妇（本身骨骼中钙含量就少），就更需要额外补充钙质。但是，在补钙的同时，还要补充维生素D，帮助钙质吸收。否则，补充的钙质不能吸收，不仅浪费，还会导致大便干硬，引发便秘。所以孕妇补钙不是越多越好，关键是看吸收效果。

 补充维生素

相对于脂肪和蛋白质来说，人体对维生素的需要量很小，只能用毫克或微克计算。但维生素的作用却不可小视，人体营养成分的分配，生理机能正常运行，人体生长发育、体内各类生物化学反应，都有它们的参与才能顺利进行。可以说，维生素是人体必不可少的物质。准妈妈缺乏维生素，会给胎儿带来不可估量的危害。很多妇科医生都指出，如果孕妇做到了饮食均衡而多样化，就可获取足够的维生素，不需要运用其他手段额外补充维生素。

维生素不足固然会影响胎儿发育，但是，有些维生素摄取过量同样会给胎儿带来危害。例如脂溶性维生素中的维生素A、维生素D、维生素E摄入过多，不但会影响母亲健康，还可能会导致胎儿早产或兔唇、腭裂等畸形。所以，准妈妈在日常饮食营养均衡的基础上，不要滥补维生素。

多喝水，适量摄取盐

孕妇最理想的饮料就是白开水。怀孕时多喝水，除了可以保证制造血液与胎儿羊水所需的水量外，孕妇与胎儿物质转化也需要水的积极参与，胎儿需要通过胎盘从母体吸收养分，并通过脐带将代谢废物置换出来，通过母体排泄排出体外。多喝水，可以减轻孕妇便秘，频繁排尿冲刷尿道，也会降低尿道感染的概率。因此，多喝水对孕妇非常有益。

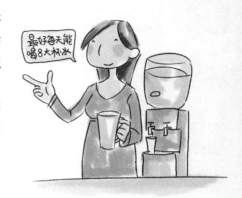

每天 8 杯水

一般来说，每天2000毫升左右的水，就可以让体内的有毒物质及时排出，保证孕妇和胎儿的新陈代谢顺畅进行。天然矿泉水是孕期的最佳饮品，牛奶含钙丰富，营养价值很高，稀释的果汁也不错。为避免饮食单一，孕妇可以在这几种饮料中轮流选择。同时，孕妇应尽量避免饮用浓茶以及含有酒精和咖啡因的饮料。因为这些饮料有利尿作用，容易导致排尿频繁，体内水分流失。

孕妇还可以根据自己的身体情况决定每天的饮水量。例如，体重75千克的孕妇每天至少应该喝2500毫升水，而体重较轻的准妈妈就可以少喝一些。

再说说盐。食盐的主要成分是氯化钠，能够平衡准妈妈体内血浆与细胞液的酸碱度、增强细胞活性。普通人每天通过食物可以摄取6~10克氯化钠，而准妈妈每天补充的氯化钠应控制在5~7克之间。不食用食盐，容易导致细胞免疫力下降，而体内缺碘，还容易造成甲状腺病变。但是，过量摄入食盐，不但会使体内钠离子增加，导致水分大量滞留，引发水肿，还会使准妈妈血压升高，甚至引发心力衰竭。此外，盐摄入过量还会导致孕妇重度妊娠中毒症。所以，孕妇既不应该自行限制食盐摄入，也应避免摄入食盐过量。

还要注意的是，食用的食盐应该是含碘的碘盐，不能是加工粗糙、有毒的海盐。社会上，很多不法商贩为了降低生产成本，加工食物时都不使用精盐，这就要求准妈妈尽量减少在外就餐的可能，一旦在外就餐就要多加注意。

准妈妈本月应该多吃的食物

（1）石榴汁：石榴汁中含有多种人体所需的营养素，如维生素C、B族维生素、有机酸、蛋白质、脂肪、钙、磷、钾等。准妈妈在怀孕早期多喝石榴汁，可以有效降低胎宝宝大脑发育受损的概率。此外，石榴汁里还含有丰富的多酚化合物，具有抗衰老和保护神经系统、稳定情绪的作用。因此，准妈妈多喝些石榴汁，不仅能够保护胎宝宝的大脑，还能起到延缓衰老、护肤美容的作用。

（2）核桃：核桃仁内含有丰富的营养物质，每100克核桃内含蛋白质15~20毫克，脂肪60~70毫克，碳水化合物10毫克，除此之外还含有丰富的钙、铁、磷等多种微量元素和矿物质，以及胡萝卜素、核黄素等。怀孕两个月时正是胎宝宝大脑和身体重要器官的高速发育时期，多吃核桃可以为宝宝的成长发育提供足够的营养支持。

（3）苹果：苹果中含有丰富的微量元素、维生素及胡萝卜素，以及可供消耗的果糖、葡萄糖、蔗糖等碳水化合物。此外，苹果富含黄酮类化合物，如果准妈妈在怀孕期间，每周吃4个以上的苹果，则未来宝宝患哮喘的概率会下降53%。

（4）鸡蛋：鸡蛋中所含的营养成分既丰富又全面，每100克鸡蛋中含蛋白质14.7克，主要为卵白蛋白和卵球蛋白，还含有人体必需的8种氨基酸，且易被人体吸收。除此之外，每100克鸡蛋中还含有脂肪11~15克，蛋黄中还含有丰富的卵磷脂、固醇类、卵磷脂，以及其他多种维生素和矿物质。

（5）红枣：红枣对准妈妈的营养补充及胎宝宝的生长发育都有很大的帮助。红枣中含有丰富的维生素C、丰富的叶酸、维生素A、维生素P，能提高准妈妈的免疫力，促进胎宝宝大脑发育，增强母体免疫力，还有健脾益胃、安神定志、补血、降血压等功效。

（6）葡萄：葡萄中含有丰富的水分、蛋白质、脂肪、铁、磷，还富含多种维生素和胡萝卜素以及人体所需的10多种氨基酸和大量果酸，多吃葡萄可以及时补充多种营养物质，有利于这个时期胎宝宝的生长发育。

 ## 准妈妈本月应该少吃的食物

（1）山楂：出现妊娠反应的准妈妈常喜欢吃些酸味食物帮助开胃，但山楂是不宜多吃的。研究表明，山楂对孕妇子宫有兴奋作用，可促进子宫收缩，倘若孕妇大量食用山楂和山楂制品，就有可能刺激子宫收缩，进而导致流产。尤其是以往有过自然流产史或怀孕后有先兆流产症状的孕妇，更要忌食山楂食品。

（2）土豆：虽然土豆营养丰富，但土豆中所含的生物碱属类固醇糖苷生物碱，主要为龙葵碱和卡茄碱，其结构与人类的类固醇激素，如雄激素、雌激素、孕激素等性激素相类似。据报道，刚收获的土豆生物碱每千克20~80毫克，贮存一段时间后则上升至75~114毫克。发芽或发霉的土豆生物碱含量还会进一步增多。如果准妈妈长期大量地食用生物碱含量较高的土豆，蓄积在体内就可能导致胎宝宝畸形。所以，准妈妈尽量少吃或不吃土豆为好，尤其是不能吃长期贮存、发芽、霉变的土豆，对于妊娠早期的准妈妈来说更为重要。

（3）薯片：虽然薯片经高温处理后龙葵素的含量相对减少，但是它却含有较高的油脂和盐分，不仅会使准妈妈发胖，还易诱发妊娠高血压等病症，为妊娠和生产带来麻烦，所以准妈妈应尽量少吃。

（4）桂圆：桂圆性温大热，而准妈妈多阴血偏虚，桂圆吃多的话容易引起便秘、口干、胎热，还可能会出现阴道流血、腹痛、流产等现象。

（5）菠萝：菠萝中含有一种叫蛋白酶的物质，对人的皮肤、血管等有一定的副作用。过敏体质的人食之会引起菠萝中毒，称为"菠萝病"，表现为吃后15分钟至1小时左右，出现呕吐、腹痛、腹泻的迹象，同时还可能会出现过敏症状，如头痛、全身痒，四肢及口舌发麻，严重者还会出现呼吸困难、休克等。所以建议准妈妈尽量少吃菠萝，吃菠萝时要先把果皮削去，挖尽果丁，然后切开在盐水中浸洗，使其中的有机酸分解在盐水里，减少中毒发生的概率。

 ## 准妈妈的常备零食

（1）葡萄干：葡萄干的含铁量非常高，可以预防孕期贫血和浮肿现象，还可调节孕早期准妈妈的肠胃功能，促进食欲。但葡萄干不宜多吃，尤其是比较胖的准妈妈和患有妊娠糖尿病的准妈妈更不能多吃。

（2）大枣：大枣的营养价值很高，它不仅含有丰富的维生素C，而且还含有准妈妈所需的铁质，熬成粥吃还能滋补肠胃。但是大枣吃多了可能会使准妈妈感到胀气，所以还是以适量为佳。

（3）核桃：核桃是一种营养价值非常高的食物，它自身含有丰富的维生素E、亚麻酸以及磷脂等，尤其是亚麻酸对促进胎宝宝的大脑发育很重要。另外核桃中含有的磷脂具有增强细胞活力的作用，能够有效增强准妈妈的机体抵抗力。但是核桃中的脂肪含量很高，吃多了可能会影响准妈妈的血糖、血脂和血压。

（4）花生：花生的营养价值很高，花生蛋白中含10多种人体所需的氨基酸，可以有效促进细胞发育，提高智力水平；此外，花生中还含有丰富的钙质，可以促进胎宝宝骨骼的生长发育。花生外面的红衣还具有补血功效，所以准妈妈吃花生的时候最好是连着红色的皮儿一起吃。

（5）无花果：无花果富含多种维生素和果糖以及葡萄糖，具有健胃润肠和催乳的功效，有便秘的准妈妈多吃些无花果，能够有效缓解便秘的症状。

（6）板栗：板栗中含有丰富的蛋白质、脂肪、碳水化合物、钙、磷、铁、锌、多种维生素等营养成分，有健脾养胃、补肾强筋、活血止血的功效。准妈妈常吃板栗，不仅可以起到健身壮骨的作用，还可以有效消除孕期的疲劳感，减轻身体的负担。

（7）海苔：海苔浓缩了紫菜当中的各种B族维生素，特别是核黄素和烟酸的含量。此外，海苔中还含有多种微量元素与大量的矿物质，有助于维持准妈妈体内的酸碱平衡，并且海苔的热量很低，纤维含量很高，对准妈妈来说是不错的零食。

（8）酸奶：酸奶里面含益生菌，可以帮准妈妈调理肠胃，特别是对孕早期的准妈妈来说尤为适合；酸奶里同时又含有丰富的蛋白质，是补充蛋白质很好的来源。而且酸奶清凉爽口，很容易被消化吸收，是准妈妈很好的开胃零食。

（9）榛子：榛子中富含丰富的不饱和脂肪酸、维生素、叶酸以及磷、铁、钾等矿物质，常吃榛子可以起到明目、健脑的作用，还能帮助补充胎宝宝生长发育所需的各种营养物质。

（10）瓜子：瓜子中含有丰富的脂肪、蛋白质、锌等微量元素及多种维生素，可以促进消化。嗑瓜子能够使整个消化系统活跃起来，促使唾液和胃液的分泌，可以有效促进食欲。瓜子的香味刺激舌头上的味蕾，味蕾将这种神经冲动传导给大脑，大脑又反作用于唾液腺等消化器官，使含有多种消化酶的唾液、胃液等的分泌相对旺盛。因此，孕妇在饭前或饭后嗑瓜子，消化液就随之不断地分泌，这样对于消化与吸收十分有利。所以，饭前嗑瓜子能够促进食欲，饭后嗑瓜子能够帮助消化，如果数种瓜子混合嗑效果更佳。

 ## 食欲不振怎么办

准妈妈由于受妊娠反应的影响，在怀孕第二个月时一般都会出现食欲不振的现象。但是为了保证肚子里宝宝的健康发育，大多数准妈妈还是会吃下各种各样的东西，如果在没有食欲或胃口不佳的情况下进食，很可能会导致更激烈的孕吐，有些严重的也许就此会患上厌食症。

想要在一个愉快的内环境下摄取丰富的营养，这个时期的准妈妈关键要做的是开胃。只有胃口打开了，才能保证高效地吸收食物中的营养元素，也能让准妈妈保持一个良好的心情和身体状态。

对付食欲不振，准妈妈可以改善一下从前的饮食习惯，少食多餐，尽量避免空腹，可以找一些喜欢吃的食物来增加食欲；最好多吃些清淡的食物，要避免味道重的东西，妊娠反应强烈时不要自己烹煮油腻的食物，尽量远离油烟；吃饭的时候保持愉快的心情，或是在轻松舒适的环境下用餐，都可起到增进食欲的作用。

由于妊娠期间胃酸分泌减少，胃肠蠕动减弱，所以很多准妈妈在出现妊娠反应时都喜欢吃些酸味的食物帮助开胃。喜欢吃酸的准妈妈可以选择吃新鲜的酸味水果，如樱桃、桃、李、杨梅、海棠、酸枣、石榴、葡萄、橘子、猕猴桃、草莓等，在增进食欲的同时还能补充必需的营养物质，可谓一举两得。但是需要注意的是，山楂、话梅等酸味零食是不宜过多食用的。

清早妊娠反应强烈的准妈妈，可以在起床时先喝一杯水，或者吃一小块水果，以减轻反应带来的不适感。

此外，维生素B₆的补充是有效缓解孕吐、增进食欲的方式。正常人每日需要维生素B₆ 1.6~2毫克。如果摄入不足，就可影响人体对蛋白质等三大产热营养素的吸收，引起神经系统及血液系统的疾病。准妈妈如果缺乏维生素B₆，会加重早孕反应，使妊娠呕吐加剧，反复呕吐不仅造成脱水与饥饿，而且导致胚胎早期营养不良。因此，孕妇要注意摄入富含维生素B₆的食品，如麦芽糖、香蕉、胡萝卜、花生、核桃、瘦肉、鸡蛋和鱼类等。

孕妇奶粉怎么选

相对于普通奶粉和鲜牛奶，孕妇奶粉的配方中涵盖了更多孕妇所需的营养元素，因此准妈妈在孕期可以适当喝一些孕妇奶粉补充身体所需营养。市面上孕妇奶粉品牌众多，各有特色，其所含主要成分也各不相同，有的是低脂或脱脂奶粉，不易使准妈妈发胖；有的不含乳糖，很少有胃肠道反应；有的则含有叶酸或者其他营养素，还有的提供了亚油酸、亚麻酸等必需的脂肪酸或DHA等。准妈妈在挑选的时候，应该看清楚每种品牌所含有的成分，了解清楚奶粉的特点，根据自身的需要来选择合适的奶粉。建议准妈妈在选择奶粉之前，先给自己做一个全面的体检，以便了解自己应该重点补充哪种微量元素或矿物质。

明确了自己选择哪种类型的孕妇奶粉之后，接下来就是要在众多品牌中做出选择了。选择放心的孕妇奶粉，首先要选择有信誉度和质量保证的大品牌，仔细阅读标签上的营养素标注，看看其是否适合、是否满足自己的需要。再有，要仔细看好包装外观，正规厂家的包装应该完整无损，平滑整齐，图案清晰，印刷质量高；清楚地标有商标、生产厂名、生产日期、生产批号、净含量、营养成分表、执行标准、适用对象、食用方法等，要特别关注保存期限和生产许可证编号，仔细查看执行标准和生产卫生许可证号等是否齐全，以防购买假冒、伪劣产品。鉴别假冒伪劣产品，还可以看其售价，根据国家标准的要求，孕妇奶粉的营养水准高，优质的孕妇奶粉会根据孕妇的营养需求，适当添

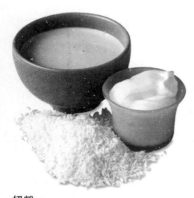

奶粉

加国家规定的特殊配方营养素，如叶酸、DHA等，能更好地满足孕妇的营养需求。因此，销售价格一般不会太低，如果在市场中看到零售价格过低的孕妇奶粉，准妈妈在购买时就应慎重考虑，不要一味贪图便宜。

除了外观之外，也可以从奶粉质量上判断其优劣。如果是袋装奶粉，可以用手捏住包装摇动，听听是否会发出"沙沙"的声音，并声音清晰；还可以从奶粉的色泽上来判断，优质的孕妇奶粉颜色一般为乳白色或乳黄色，颗粒均匀一致，奶粉中无可见杂质，无结块现象；把奶粉放入杯中用温开水冲调时，优质奶粉静置数分钟后就会和水溶在一起，没有沉淀物；再有，优质奶粉具有奶香味和轻微的植物油味，无异常的气味和味道，并且甜度适中。

怀孕两个月时的准妈妈可能会对食物的口味比较敏感，选择孕妇奶粉时也要考虑到是否对准妈妈的胃口。现在很多品牌的孕妇奶粉都会通过超市、商场或者是杂志的渠道免费派发试用装，准妈妈可以先利用这些渠道索取一小袋试用装尝尝味道，千万不要盲目地选择一大桶，回家才发现自己不喜欢白白浪费。

 ## 孕妇奶粉怎么喝

尽管孕妇奶粉里含有多种丰富的营养元素，但准妈妈在喝的时候也要控制才好，否则可能会造成某些营养元素摄入量超标，给身体健康造成不利的反作用。

首先，不要拿孕妇奶粉当水喝。一般来说，孕妇奶粉的产品说明上都会建议准妈妈每天喝1~2杯，准妈妈不要擅自增加饮用量，对于孕早期食欲不佳吃不下饭的准妈妈，更不要拿奶粉当饭吃，因为孕妇奶粉的配方只是针对大多数准妈妈的，并不能满足所有的营养需求。如果想通过喝奶粉多补充些水分的话，不妨每次将奶粉少放一些，多加些水，冲得淡一点、稀一点，这样每天就可以多喝几杯了。

其次，最好不要将多种维生素和孕妇奶粉一起吃。因为很多孕妇奶粉本身已经提供了足够量的维生素，如果准妈妈在饮用孕妇奶粉的同时再服用多种维生素，很可能会造成维生素摄入过量，长期的维生素摄入过量对胎宝宝和准妈妈的健康都是没有好处的。例如，如果维生素A过量，严重的就可能会导致胎宝宝的畸形。

再有，孕妇奶粉并不是只有在怀孕期间喝的，在准备怀孕时和哺乳时也可以喝些孕妇奶粉。在孕前喝孕妇奶粉是为孕期所需的更多营养提前做好储备，以供孕育一个健康的宝宝；在产后和哺乳期时，适量喝些孕妇奶粉也可以及时补充身体中流失的营养，而且比喝汤更容易吸收。

需要注意的是，并不是所有的准妈妈都适合喝孕妇奶粉的。例如，患有妊娠期糖尿病的准妈妈最好在选择孕妇奶粉之前征求一下医生的意见；体重超标、体重增长过快的准妈妈在选择孕妇奶粉之前也应该慎重考虑，因为孕妇奶粉与多种维生素相比，脂肪含量及热量都相对较高，如果孕妇奶粉喝得太多的话，是不利于控制本来就增长过快的体重的。

 ## 注意孕吐期的营养补充

孕早期的准妈妈多数妊娠反应厉害，经常恶心、呕吐、食欲不振，很容易造成营养不良。因此要特别注意这个时期的营养补充。对于妊娠反应稍轻的准妈妈，可以多吃一些富含蛋白质和维生素的食物，少食多餐，每一餐吃得适量就可以，可以多吃一些流质和半流质的食物以助消化，水要放在饭后喝，饭前不宜多喝水；对于妊娠反应较重的准妈妈，首先要有一

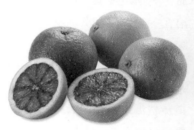

水果

个乐观的情绪，避免紧张害怕的心情加重妊娠反应，可以吃一些营养价值较高又利于消化的藕粉、豆浆等，不要吃油腻、过甜或辣的食物，可以多吃一些自己喜欢吃的食品。如果从早上起来就觉得恶心想吐的话，可以先喝一杯水或是吃些消化饼干、全麦面包等，感觉胃口稍好些的时候再穿衣服起床洗漱。

孕吐期要特别重视水的补充。水分对准妈妈很重要，准妈妈要多喝些温开水，不要怕吐，可以吐过以后再喝，反复进行几次状况就可以自行缓解；还可以在温水里加少许食盐，以防止呕吐造成低钠现象；还要增加单糖的摄取，例如多喝柳橙汁和葡萄汁就是不错的选择；如果准妈妈对姜的味道不排斥，则可喝一些姜汤，有助于暖胃驱寒，以改善恶心、呕吐的情形；当孕吐症状减轻、精神好转、食欲增加后，可适当吃些瘦肉、鱼、虾、蛋类、乳类、动物肝脏及豆制品等食品来弥补缺失的优质蛋白，同时还要尽量供给充足的碳水化合物、维生素和矿物质，以保证准妈妈和胎宝宝的需要。

此外，喝孕妇奶粉也可以帮助补充很多丢失的营养元素，而且孕妇奶粉更容易饮用吸收，对消化道负担很小，孕吐很严重的准妈妈不妨选择一款自己喜欢的、口味清淡的孕妇奶粉，帮助补充需要的营养。

 ## 适合准妈妈品尝的几款美味粥

粥是一种特别适合准妈妈的食物。由于怀着胎宝宝的缘故，准妈妈的肠胃功能比较弱，而因为熬煮的时间长，它里面的营养物质能够充分析出。所以粥不仅营养丰富，

而且容易吸收。另外，准妈妈在怀孕早期一般早孕反应严重，此时应选择容易消化的食物以减少呕吐，粥就是一种很好的选择。以下是为准妈妈推荐的几款营养又美味的粥品，有兴趣的话可以试着熬煮一些。

乌鸡糯米葱白粥

【原料】乌鸡腿，圆糯米，葱，盐。

【做法】

1.乌鸡腿洗净、切块滚烫洗净沥干；葱白去头须，切细丝。

2.加4碗水熬汤，大火开后转小火，约煮15分钟，再入圆糯米煮，开后转小火煮。

3.待糯米煮熟后，加入盐调味，最后入葱丝闷一下，乌鸡糯米葱白粥即成。

【功效】具有补气养血、安胎止痛，可改善气血虚弱所致之胎动。

绿豆银耳粥

【原料】粳米200克，绿豆100克，银耳30克，白糖各适量。

【做法】

1.将绿豆用清水泡4小时，银耳用凉水泡2小时，去除硬蒂，掰成小朵；粳米淘洗干净。

2.将锅置火上，放入适量清水，放入粳米、绿豆、银耳，用旺火煮沸后，改文火煮至豆、米开花，粥黏稠。

3.食用时，将粥盛入碗内，加白糖、山楂糕丁即成。

大枣小米粥

【材料】小米100克，大枣100克，红糖100克。

【做法】

1.将小米淘洗干净；大枣洗干净。

2.砂锅置火上，放入适量清水，烧开下小米，然后放入大枣，煮开后，改用小火。

3.当小米快烂时，加入红糖，继续煮至粥稠时即可。

【功效】此粥有健胃益脾、安神补血的功效，含有丰富的碳水化合物和较多的维生素B$_2$、维生素C、钙、铁等营养物质，产妇食用有利早日康复。

小米红糖粥

【材料】小米100克，红糖适量。

【做法】将小米淘洗干净，放入开水锅内旺火烧开后，转小火煮至粥黏。食用时，加入适量红糖搅匀，再煮开，盛入碗内即成。

【功效】健胃益脾，安神补血，促进消化。

什锦鸡粥

【材料】鸡翅肉一只，虾15只，葱10克，生姜1片，干香菇3个，白米300克，青菜适量，食油5克，鸡汤、料酒、盐各适量。

【做法】

1.鸡翅洗净，用沸水烫一下取出，切成小块；葱和姜均拍碎。香菇泡开，去蒂，切成小块；青菜洗净，切成小块；把米淘洗干净。虾去壳，去掉肠泥，洗净后切细，用开水烫一下，捞出滤干。

2.锅内倒入水，加入5克油，把鸡翅、姜、葱倒入用旺火煮开后，改用文火再煮，去其浮油。

3.锅置火上，把米倒入锅内，再加入鸡汤，用中火煮滚，米煮约25分钟后，依次加入虾、香菇、青菜及盐搅匀，待菜熟后，盛入碗内即成。

【功效】此粥含有丰富的蛋白质、脂肪、碳水化合物、钙等多种营养素，食用此粥，可滋养五脏，补气血，防病健体。适合做夏天孕妇食谱。

山药蛋黄粥

【材料】生山药30克，熟鸡蛋黄3枚。

【做法】

1.将山药切块，研成细粉，用凉沸水调成山药浆。

2.将山药浆倒入锅内，置文火上，不断用筷子搅拌，煮2~3沸，加入鸡蛋黄，继续煮熟，山药蛋黄粥即成。每日2次，空腹温热服。

【功效】健脾和中，固肠止泻。

 能让准妈妈变得更美丽的5种蔬菜

蘑菇鸡丁

蘑菇营养丰富，富含蛋白质和维生素，脂肪低，无胆固醇。食用蘑菇会使女性雌激素分泌更旺盛，能防老抗衰，使肌肤光滑有弹性。

【材料】鸡胸脯肉300克，罐头蘑菇半盒，黄瓜50克，葱25克，姜末5克，鲜花椒0.5克，味精0.5克，盐1.5克，料酒10克，水淀粉50克，蛋清25克，蒜片15克，猪油250

克，芝麻油1克，高汤25克。

【做法】

1.将鸡胸脯肉切成拇指大小的丁，加盐、蛋清和水淀粉拌均匀。

2.黄瓜切成丁；用小碗放入高汤、葱末、姜末、盐、味精、料酒、水淀粉、花椒、蒜片等，搅拌均匀成为调料汁。

3.将炒锅上火，加入猪油，烧至五六成热。

4.将鸡丁和蘑菇滑开，滑透，同时下黄瓜，翻炒两下，一起倒入漏勺沥去油。

5.再将食物倒回炒锅，放入已做好的调料汁，颠翻几下，淋上芝麻油即可。

豌豆炖豆腐

早在明代李时珍的《本草纲目》就有记载豌豆具有"去黑暗、令面光泽"的功效。豌豆含有丰富的维生素A原，维生素A原可在体内转化为维生素A，起到润泽皮肤的作用。

【材料】豌豆150克，火腿50克，豆腐200克，熟猪油50克，肉汤、精盐、味精、淀粉、芝麻油各适量。

【做法】

1.豌豆洗净沥干，火腿切丁。

2.豆腐切方丁，放沸水锅中焯透，捞出沥水。

3.炒锅置火上，加入熟猪油烧热，下豌豆、豆腐丁及火腿丁，加盐、味精炒匀，倒入肉汤，用淀粉勾芡，淋入芝麻油，起锅装盘即成。

萝卜丝带鱼

白萝卜中含有丰富的维生素C，维生素C为抗氧化剂，能抑制黑色素合成，阻止脂肪氧化，防止脂褐质沉积。中医认为，白萝卜可"利五脏、令人白净肌肉"，常食白萝卜可使皮肤白净细腻。

【材料】带鱼350克，白萝卜100克，葱丝、红椒丝各适量，盐、鸡精、肉汁、色拉油各适量。

【做法】

1.带鱼洗净切段，入油锅炸至金黄；白萝卜洗净，切丝，焯水。

2.取一砂锅，放入萝卜丝垫底，放上带鱼加其余调料调味，炖15分钟左右，撒上葱丝、红椒丝即可。

3.调味时胡椒粉多放一点，可减少鱼腥味。

香烧胡萝卜

胡萝卜被誉为"皮肤食品"，能润泽肌肤。另外，胡萝卜含有丰富的果胶物质，可与汞结合，使人体里的有害成分得以排除，肌肤看起来更加细腻红润。

【材料】胡萝卜3根，生抽2小勺，白糖2小勺，老抽1小勺（用家里的白瓷汤勺就行），盐少许。

【做法】

1.胡萝卜去皮，切滚刀块，不宜太大，切得薄一点小一点更容易熟；

2.两小勺生抽，一小勺老抽，两小勺白糖，少许的盐，混合调成汁。糖略多一点更好吃。

焦糖红薯布丁

红薯含大量黏蛋白，维生素C也很丰富，维生素A原含量接近于胡萝卜的含量。常吃红薯能降胆固醇，减少皮下脂肪，补虚乏，益气力，健脾胃，益肾阳，从而有助于护肤美容。

【材料】红薯100克，鸡蛋3个，炼乳一罐（大约150毫升），牛奶100毫升，糖2勺，橙子1个，巧克力酱少许。

【做法】

1.红糖入锅融化后加少许水，转化成焦糖后倒出待用。

2.红薯切条水中煮10分钟捞出待用。

3.将上述质量的鸡蛋，牛奶，炼乳白糖放入盘中充分搅拌均匀，挑出气泡，蛋液中可以加少许橙皮。

4.蛋液上均匀放上红薯。

5.200度预热烤箱，装蛋液的烤盘（加蛋液前盘边涂上黄油防止成品粘连）放水浴中待用。

6.温度调至150度，烤60分钟再关火焖30分钟。

7.小心取出，淋上焦糖冷却后可切块。

8.将已切块的布丁放入盘中，再浇上炼乳和巧克力酱装饰，当然也可以加个橙子，显示的颜色更加漂亮。

 孕2月美食推荐

木耳肉丝蛋汤

【原料】猪瘦肉50克，鸡蛋1枚，菠菜100克，干木耳、笋干、海米适量，酱油、盐、高汤、香油少许。

【做法】

1.将猪肉洗净切丝，鸡蛋打成蛋液，菠菜择洗干净切段，木耳、笋干水发后切丝，海米水发后备用。

2.锅内加入高汤煮沸，放入肉丝、木耳丝、笋丝、海米、菠菜，煮沸后，均匀淋入蛋液，放入盐、酱油、香油调味。

【功效】汤鲜色美，营养丰富，可以为孕妇补充营养，促进胎儿发育。

番茄土豆牛肉汤

【原料】牛肉250克，番茄3个，马铃薯2个，煮牛肉原汤，花生油、姜末、盐、糖、香油少许。

【做法】

1.牛肉洗净切片，加入适量酱油、姜末拌匀，腌制15分钟备用。

2.番茄洗净切块，马铃薯去皮切块。

3.炒菜锅烧热，加入少许花生油，倒入番茄块，炒至番茄出汁。

4.番茄中加入牛肉原汤，放入马铃薯，大火煮沸，转小火炖至土豆变软。

5.倒入腌好的牛肉，加入白糖、盐调味，煮至牛肉酥烂，淋上香油，即可出锅。

【功效】肉烂汤鲜，生津开胃。孕妇食用可以补充维生素C、蛋白质和碳水化合物。

花生蹄花汤

【原料】猪蹄500克，花生仁250克，葱、姜、盐、胡椒粉适量。

【做法】

1.猪蹄去毛洗净，切块，花生仁去除红外衣，葱切小段，姜切片。

2.锅中添入适量清水，放入猪蹄，煮沸，撇去浮沫，放入花生仁、姜片、葱段，大火煮开，入盐调味，转小火炖至猪蹄肉皮离骨，熟烂入味后，撒入胡椒粉，即可食用。

【功效】富含蛋白质和脂肪，能益气养胃、补肾健体、补血通乳。

什锦甜粥

【原料】小米200克，大米100克，绿豆、花生仁各50克，红枣、核桃仁、葡萄干、红糖适量。

【做法】

1.将小米、大米、绿豆、花生仁、核桃仁、红枣、葡萄干分别淘洗干净。

2.锅内加入适量水（水要一次加够，烹制过程中，不要反复加水），将小米、大米、绿豆、花生仁、核桃仁、红枣、葡萄干放入锅内，大火煮开后，转小火煮至各样材料烂熟即可。食用前，加入适量红糖。

【功效】含有丰富的碳水化合物、蛋白质、维生素，经常食用，健脑补血，有助于胎儿器官发育，缓解孕妇消化系统压力，减轻便秘。

银耳拌豆芽

【原料】绿豆芽250克，银耳50克，青椒50克，盐、香油少许。

【做法】

1. 绿豆芽洗净去根。青椒去籽，洗净切丝。银耳水发洗净，撕成小朵。

2. 将绿豆芽、青椒丝、银耳在开水中焯熟，捞出，沥干水分。晾凉后，加盐、香油，拌匀装盘即成。

【功效】含有丰富的维生素C和胡萝卜素，此菜可减轻孕吐，帮助孕妇增加食欲。

八宝粥

【原料】大米（或糯米）、麦仁、芸豆、红豆、花生仁、莲子、红枣、核桃仁、嫩玉米粒、冰糖。

【做法】

1. 芸豆、红豆、莲子洗净，浸泡5个小时，其余材料淘洗干净。

2. 锅中加入适量水（水要一次加够，烹制过程中，不要反复加水），水开后，将全部材料放入锅里，大火煮开，转小火，煮至材料软烂，粥黏稠即可。食用前可依据个人口味加入少许冰糖。

【功效】此粥黏甜可口，容易消化。含有丰富的碳水化合物和维生素，可以缓解孕妇怀孕早期食欲不振，脾胃失调的症状。另外，此粥做法灵活，还可以根据个人喜好，添加其他有益于身体健康的食材，比如山药、红薯等。

虾鳝面

【原料】面条250克，虾仁50克，去骨鳝鱼片50克，盐、花生油、葱姜末、酱油、料酒、香油各适量。

【做法】

1. 将虾仁、鳝鱼片洗净，分别加入盐、葱姜末、料酒腌制半小时。

2. 炒锅烧热，加入花生油，将腌制好的虾仁和鳝片分别倒入油锅炒熟。

3. 锅内加入适量清水，放入炒好的虾仁和鳝片，水开后下面煮熟，加盐、酱油调味。出锅时淋入少许香油。

【功效】虾和鳝中含有大量的优质蛋白和钙、铁、磷等营养素，鳝鱼中还含有丰富是DHA和卵磷脂，可以促进胎儿脑细胞发育。另外，鱼虾类的"白肉"，营养价值高，容易消化。既能补充孕妇营养，又不会造成消化负担。

金钩嫩豇豆

【原料】豇豆、海米、花生油、料酒、盐、葱、姜、香油适量。

【做法】

1.豇豆择好洗净，切成长段，沸水中焯一下，捞出，沥干水分备用。

2.海米发好切碎，葱姜洗净切末。

3.炒锅烧热，加入花生油，放入葱姜末、海米、料酒翻炒，接着放入豇豆，继续翻炒，至豇豆断生，加盐调味，出锅时淋入少许香油即可。

【功效】豇豆中含有丰富的优质蛋白、碳水化合物和多种维生素、微量元素等，可帮助消化，增进食欲，缓解孕妇呕吐和尿频症状。虾米中丰富的钙质可预防妊娠期钙流失引发的骨质疏松症。

蛋皮烧卖

【原料】面粉500克，鸡蛋3枚，鸡肉150克，虾仁、火腿、冬笋、香菇、料酒、盐、香油、葱姜末适量。

【做法】

1.鸡肉、虾仁洗净剁碎。火腿、冬笋、香菇切丁。把这些材料放入碗中，加入盐、料酒、葱姜末、香油调味。

2.和面时加入鸡蛋，擀成圆面皮，包入馅料，做成烧卖。

3.将烧卖放入蒸锅，大火蒸15分钟即可。

【功效】荤素搭配合理，富含蛋白质、维生素、钙、铁等多种营养成分，可改善孕妇早孕反应，增强食欲。

鸡肉粥

【原料】鸡脯肉50克，大米100克，胡萝卜、香菇、嫩玉米粒、花生油、盐、酱油、香油适量。

【做法】

1.鸡脯肉洗净切丁，在沸水中焯一下。胡萝卜、香菇洗净切丁。

2.炒锅烧热后，放少许花生油，放入鸡丁、胡萝卜、香菇和玉米粒，炒至五成熟。

3.汤锅中加适量水（水要一次加够，烹制过程中，不要反复加水），煮沸，将炒好的材料倒入锅中，大火煮开，转小火，煮至鸡丁软烂，加盐，酱油调味即可。食用前，淋入少许香油。

【功效】含有丰富的蛋白质、维生素、碳水化合物和钙、铁、磷等营养元素，孕妇经常食用，可以强健体魄，有助于胎儿发育。

猪肝拌菠菜

【原料】熟猪肝、菠菜、香菜、海米、酱油、醋、盐、大蒜、香油适量。

【做法】

1.猪肝切片。菠菜择好洗净，切成长段，在开水中焯一下，捞出沥干水分，晾凉。海米用水发好，香菜洗净切段。蒜捣泥备用。

2.将上面准备好的材料翻入碗内，加入盐、酱油、醋、蒜泥、香油，拌匀装盘即可。

【功效】孕妇经常食用，可以补铁补血，预防孕期缺铁性贫血。

红烧栗子山药

【原料】鸡肉250克、栗子20个、山药150克、红枣、香菇，盐、糖、水淀粉，姜末、料酒、花生油适量。

【做法】

1.鸡肉洗净切丝，加入适量姜末、料酒、糖、盐腌制20分钟。

2.栗子剥出栗肉，山药洗净去皮，红枣洗净，香菇洗净切丝。

3.炒锅烧热，加入少许花生油，放入山药、栗子、香菇翻炒，接着放入鸡丝，继续翻炒，炒至半熟，加适量清水，红枣、大火煮开，转小火焖至栗子面软。加盐、糖调味，水淀粉收浓多余汤汁即可。

【功效】栗子补肾健脑，山药养胃补虚，适于孕妇经常食用。

茭白炒鸡蛋

【原料】鸡蛋2枚，茭白250克，花生油、盐、葱花适量。

【做法】

1.茭白去皮，洗净切丝。鸡蛋加盐，打成蛋液。

2.炒锅烧热，加入少许花生油，倒入蛋液，待蛋液定形即可盛出，不可炒得太老。锅内再加少许油，放入葱花炒出香味，倒入茭白丝翻炒几下，加盐调味。炒熟后，倒入炒好的鸡蛋，翻炒均匀，出锅装盘即可。

【功效】富含维生素A和钙质，适于孕妇食用。

孕2月如何胎教

 孕2月胎教方案

　　孕2月反复无常地害喜，会给准妈妈带来很多不适。因此，准妈妈要多做自己喜欢的事情，分散对害喜的注意力。准妈妈可以通过散步、听音乐、合理饮食等调节情绪，缓解疲劳。怡情胎教和营养胎教是孕2月胎教的重点。

　　孕早期是宝宝神经和大脑发育的关键时期，一个安静、平和的母体环境是宝宝最需要的。这就要求准妈妈既要避免情绪有太大波动，又要保持心情平和愉悦。但是，害喜带来的恶心、呕吐使准妈妈很难保持愉快的心情。所以，这就需要亲人，尤其是准爸爸的理解和支持，帮准妈妈渡过难关。准爸爸不但要学会准备可口的饭菜，在饮食上帮妻子缓解早孕反应，尽可能多地补充营养物质，还要勇于承担为妻子打扫呕吐物的重任。

　　不管是妊娠早期还是妊娠晚期，营养胎教都是必须伴随始终的。孕2月，害喜反应让你吃不下东西时，准妈妈不要忧心忡忡。呕吐过后，只要想吃东西，随时可以吃，面包、水果、零食等，只要觉得舒服，准妈妈都可以随时食用。这样照样可以保证宝宝能够摄取到充足的营养物质。

　　这一时期，准妈妈可以尝试一种胎教体操，加强与腹中宝宝的互动。虽然这时的胎儿才有蚕豆那么大，各种感觉器官也尚未发育完全，但是，已经能够感受到外界刺激了。从另一方面说，就算胎儿尚不能感知，这种亲子互动的尝试，也会增强母婴之间的感情，增加准妈妈的幸福感。准妈妈可以利用起床前或临睡前的时间，采取平躺姿势，深吸一口气，缓缓吐出，如此反复几次，让全身放松。然后搓热手掌，轻轻按压腹部后抬起，让胎儿感受母亲的抚摸，多反复几次，持续5~10分钟。需要注意的是，按压腹部的力道一定要尽量轻柔，持续时间不要超过10分钟，不可急于求成，要循序渐进。另外，早期宫缩者不宜进行触摸运动。

　　积极的意念可以通过准妈妈的想象传达给宝宝，准妈妈在备受早孕反应折磨的时候，尝试一下意念胎教也是很不错的。

　　不论何种形式的胎教，态度积极，情绪稳

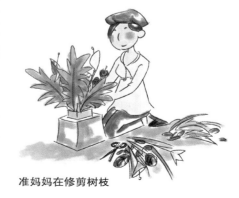

准妈妈在修剪树枝

定，才是胎教的最佳状态，这样不但能促进准妈妈体内的良性激素分泌，也可促进宝宝健康发育。

 ## 和谐的夫妻关系有助于胎教

夫妻恩爱，温馨和睦的家庭生活，可使准妈妈情绪稳定，精神放松，也可增强准妈妈胎教的信心，激起对未来美好生活的向往。怀孕不是妻子一个人的事情，准爸爸也应该积极参与到宝宝的成长过程中来。

准妈妈要保持心情愉快，少不了准爸爸的关心和支持。一个充满爱意的眼神，一杯热气腾腾的牛奶，一个轻轻地盖被子的动作，都会让准妈妈感到幸福和满足，害喜在她眼里也就变得相对轻松了。所以，为了亲爱的妻子和她肚子里的宝宝，准爸爸对妻子一定要比平时更加关爱。要体谅怀孕给妻子带来的不便，不抽烟不喝酒，节制性生活。主动承担洗衣做饭等家务劳动，经常陪同妻子散步、逛街，都是准爸爸对妻子体谅的表现。准妈妈心情愉快，对宝宝只有好处没有害处。

准爸爸也要参与胎教，加强与宝宝的沟通。比如触摸妻子腹部，隔着肚皮与胎儿轻轻说话，经常告诉宝宝"我爱你"。在充满爱与温馨的环境中降生的宝宝，心理会更加健康。

 ## 认识意念胎教

在日常生活中，有时我们会发现一些相貌平平的父母却生出了非常漂亮的孩子，这与怀孕时母亲经常强化孩子的形象是有关联的。专家认为，由于准妈妈和胎宝宝之间在心理和生理上具有相通性，因此怀孕期间的准妈妈如果经常设想胎宝宝的形象，宝宝出生后会和母亲幻想中的形象有相似之处。

从胎教学的角度来看，准妈妈的意念会转化、渗透在胎儿的身心感受之中。同时，准妈妈在幻想胎宝宝的形象过程中，会变得愉悦并且充满幸福感，进而促进体内具有美容作用的激素增多，使胎宝宝面部器官的结构组合及皮肤发育良好，从而塑造出自己理想中的宝宝。

意念胎教包括想象胎教、冥想胎教、气功胎教三种，其中以想象胎教最为重要。

想象胎教就是准妈妈充分发挥自己的想象力，幻想胎宝宝的模样，胎宝宝在自己肚子里的情况。你可以想象胎宝宝浮在羊水当中活泼可爱、自由自在的小模样儿，想象他白白嫩嫩、惹人喜爱的漂亮小脸蛋儿，想象他有聪明伶俐的大脑和健康强壮的体

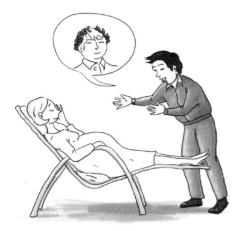

意念胎教

魄，在感受到胎动时想象胎宝宝在肚子里的每一个动作……美好的愿望本身就是一种意念，通过对胎宝宝作各种各样积极的联想和想象，把自己所希望的信息传递到胎宝宝身上，进而增强与宝宝之间生理上、心理上的联系，这也正是意念力对胎儿发育有益的"干预"。

冥想胎教就是指放松身体和神经，想象一些美妙的场景和事物，让自身处于一种美好而宁静的意境之中。准妈妈可以躺在床上放松自己的四肢和大脑，听着轻柔的音乐，想象自己来到了一片开阔的大海边，宁静，宽广。一股清新的海风拂过身体和面庞，海浪一层层涌来，不远处传来了海鸥的叫声。阳光洒在海面上，让一抹金黄晕染在海洋中……你还可以冥想来到大草原上，来到高山脚底；你也可以回忆和准爸爸在一起做过的最浪漫的那件事，回忆童年里让你最快乐的那次生日聚会。总之，此时的准妈妈可以做一个梦幻家，在梦里和胎宝宝一起守着你心里的那片金色麦田。

气功胎教是指让准妈妈意念高度集中，意识定向作用，使其处于一种"入静入定"的特殊身心状态，这可以使得准妈妈的身心机能高度协调，打通全身脉络，让周身的经络、气路、血脉通畅，并能明显增加"意守"部位的血流量，提高意守部位的机能。进行气功胎教时注意意守子宫，这会使子宫部位的供血增加两倍以上，从而使胎宝宝获得充足的养分，十分有利于胎宝宝的发育和潜能的发掘，同时也加强了准妈妈与胎宝宝之间心理上的联系。但是要注意的是，接受气功胎教的准妈妈最好有一定的气功功底。练过气功的人能很好地把握住自己的功能状态，使胎宝宝从中极大受益。没练习过气功的人，必须严格遵照气功师的指导，以防气流在体内偏行或滞留，造成出偏。练出偏对准妈妈和胎宝宝都极其有害。所以有意进行气功胎教的准妈妈一定要慎之又慎。

意念传神。胎宝宝能敏锐地感知到准妈妈的心理活动，并且能感知到准爸爸和准妈妈对其的态度，他能听懂你们的心声。也许准妈妈平时总是忙忙碌碌的，很少有时间静下心来独处，甚至整个人总是很浮躁，无法让自己沉静下来进行思考。从现在开始，准妈妈不妨每天利用10分钟的时间和胎宝宝"独处"一会儿，享受只属于你们俩的私密而宝贵的空间。让自己纷繁的思绪完全沉静下来，用心来感受那份释然和欢喜。好好冥想几分钟，好好想象一会儿胎宝宝的形象，把自己的爱和理想反复告诉腹中的宝宝，深信自己的宝宝会成为一个健康、聪明、善良的好孩子。通过这些美好的想象，准妈妈必然会感到舒适，在这个基础上，只要胎宝宝是醒着的，就可以分享准妈妈所看到和听到的一切。

 认识音乐胎教

音乐胎教可以从两个角度来阐释。一个是胎宝宝，一个是准妈妈。对于胎宝宝来讲，音乐胎教是指通过母体对胎宝宝施以适当的乐声刺激，促使其神经元轴突、树突及突触的发育，为优化后天的智力及发展音乐天赋奠定基础。从准妈妈的角度来讲，音乐胎教是通过音乐让准妈妈减轻对怀孕和生产的焦虑和紧张，为胎宝宝创造良好的生存环境。并且通过音乐与运动的关系增强母体体质从而改善胎宝宝的体质因素。怀孕的女性大多都会有情绪焦躁、内分泌失调等不良症状，也就是我们俗称的"害喜"。这些症状主要是由准妈妈一些不良心态引起的。母亲拥有好的心理环境是胎宝宝健康成长的好摇篮。

音乐胎教早已被广泛应用，科学试验证明，孕期经常聆听悦耳动人的音乐，除了可以帮助准妈妈保持心情愉悦，增进和胎宝宝的情感交流外，还能促进胎宝宝身心发育，培养孩子的音乐兴趣和天赋。

1. 如何选择胎教音乐

胎教音乐是经过专业选择和设计的，并不是任何音乐都适合用来进行音乐胎教的。准妈妈要选择旋律温和自然、有规律性的音乐，如大自然的河川、溪流声、虫鸣鸟叫声。尽量避免聆听过度嘈杂或不当的音乐，一些节奏起伏性较大、刺激性较强的交响乐、摇滚乐和迪斯科舞曲等等都不适合准妈妈去听。除此之外，胎教音乐应该在频率、节奏、力度和分贝等方面尽可能和母亲的心跳旋律相近，与子宫内的胎音合拍、共振，这样能够给胎宝宝带来启发和安抚的作用。实施胎教音乐应注意以下几点：

（1）音乐的节奏不能太快，音量不宜太大；有些准爸爸准妈妈误以为所有的世界名曲都可以用来做胎教，殊不知很多名曲中旋律中充满了强烈的情感挣扎，普通人听来常感到心惊肉跳。太快的节奏会使胎宝宝感到紧张，太大的音量会令胎宝宝不舒服；因此，节奏太强烈、音量太大的音乐不适合作为胎教音乐。

（2）要选择质量佳、口碑好的正版胎教音乐磁带。胎教音乐磁带其实要求很高，绝对不是什么音乐磁带都可以。现在市场上的胎教音乐磁带良莠不齐，有的磁带音频高达4000~5000Hz，这种声能很大的胎教音乐会对胎宝宝的听力带来极大的损害。因为准妈妈是直接把传声器放在腹壁上的，声波可长驱直入母体内，胎宝宝受到高频声音的刺激后，极易遭到伤害。轻者出生后听力减退，可能只听到说话声，却听不见高频的声音，不但音乐听不入耳，中老年后还会过早耳聋。严重者出生后便丧失了听力，永远坠入无声的世界。因此准爸爸准妈妈在选择磁带时一定要慎重。

（3）胎教音乐应该具有明朗的情绪，和谐的和声。音乐的音域不宜过高；因为胎宝宝的脑部发育尚未完整，其脑神经之间的分隔不完全，过高的音域会造成神经之间的刺激串联，使胎宝宝无法负荷，造成脑神经的损伤。音乐不要有突然的巨响，这样会造成胎宝宝受到惊吓。因此，胎教音乐的戏剧性不要太过强烈。

2. 如何进行音乐胎教

（1）根据孕期时间调整音乐胎教内容。怀孕初期，准妈妈听胎教音乐的主要目的是为了舒缓自己的情绪，放松心情。而到了第三个月时，胎宝宝的听觉器官开始发育，这时候准妈妈就要注意去选择轻快愉悦、清新舒缓的曲子来刺激宝宝的听觉器官的发育了。到了怀孕第四个月时，准妈妈可以把音乐胎教放在休息或吃饭的时候进行，在临睡前有胎动的情况下做效果更佳。

到了怀孕中期，胎宝宝的听觉器官已经完全发育，这时胎教音乐内容可以更丰富些，可以适当增加些稍快节奏的乐曲，准妈妈可以边做家务边听胎教音乐，还可以随着胎动和宝宝进行互动；孕晚期时，准妈妈心理难免会紧张焦虑，而此时胎宝宝听觉的发育已经接近成人了，这时应该选择柔和舒缓、充满希望的乐曲，半躺或半卧在舒适的床上听。全身放松，把手放在腹部感受着胎宝宝的活动，静静地随着音乐声和胎宝宝一起放飞心灵。

（2）胎教音乐的时间最好固定，有些比较好的乐曲也可以反复地听，这样会有助于胎宝宝的记忆力。妈妈可以选择和宝宝一起欣赏音乐音响播放，距离扬声器1.5~2米，音响的强度55~66分贝。每天进行胎教的时间不必过长，也不要过于频繁。每天听一到两次即可，每次最多不要超过20分钟。

（3）音乐胎教需要准爸爸的配合。其实音乐胎教绝对不是准妈妈一个人的任务，准爸爸的配合也是极其重要的。胎教的过程也是夫妻间进行一场潜移默化的灵魂交流的过程，要想孕育出健康聪慧的宝宝，夫妻双方共同努力是至关重要的。在听音乐时，准爸爸可以温柔地抚摸腹中胎宝宝，和他聊聊天、说说心里话。这样会使胎宝宝感受到父爱，有效地进行亲子互动。专家建议，孕中晚期胎教时不妨采取"准妈妈教唱、准爸爸学唱"的形式，让胎宝宝提前听到准爸爸的声音，有助于在宝宝出生后提升对爸爸的亲切感。

孩子的智力与父母的遗传基因关系很大，并非像人们所想象的那样，让胎宝宝听听音乐，就会超限度地发展。虽然胎宝宝的大脑已能发出脑电波，也具有了视、听、味、触的感觉能力，但

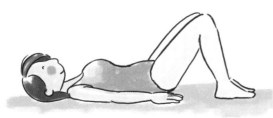

运动中的准妈妈

他毕竟还生活在宫内，不可能像出生后的婴幼儿那样，接触外面多姿多彩的世界，受到各式各样的刺激。所以，年轻的准爸爸准妈妈不要过度迷信胎教音乐，除了进行音乐胎教以外，还要注意其他方面的科学胎教，包括营养胎教、情绪胎教、运动胎教等等，在方方面面为宝宝的成长发育创造良好的条件。

 ## 音乐胎教：德彪西《月光》

德彪西是法国浪漫主义作曲家中最著名的一位，很多国家的学校里都会把他的油画像挂在音乐教室的墙壁上，类似于岩井俊二的影片等许多浪漫主义题材的电影也常常用他的作品作为背景音乐，其中《月光》是他的代表作。

曾有人用"六朝抒情小赋"来形容德彪西的《月光》，而《月光》正是以这种细腻手法，恬淡、纤巧、妩媚，甚至带点伤感等情调，来表现出一副静寂怡人的意境——在空中浮动的融融月光，辐射到夜晚的每个角落，柔和地笼罩了万物。它描绘了月光的美丽与神秘，美丽的旋律暗示了对月光的印象，速度轻快的音乐描写了月光闪烁的皎洁色彩，把灵动的月光泄洒下的水一样的银辉展现得淋漓尽致，让人仿佛置身于晴朗而幽静的深夜氛围之中。

贝多芬有和德彪西同名的经典之作《月光》，虽同名，但风格大有不同。如果说静是贝多芬月光的最大特点的话，那么动便是德彪西月光的灵魂所在。贝多芬的月光是月光下流淌的故事，用流畅的旋律娓娓道来自己的情绪，而德彪西的月光一泄倾城，犹如月光本身洒在人的心底。

每当在晴朗的月夜仰望星空时，打开《月光》这首曲子，让每一个音符在心底流浪开来，遥望着你心中的那片皎洁月色，心中的情感顿时就能化作一条细小的溪流，缓慢地流淌在心上，浸润着心田。这种美丽让准妈妈回味无穷，让感情和这静谧的背景天衣无缝地完美结合，而这样的美感也会通过准妈妈的感觉神经感染着腹中的胎宝宝。

 ## 音乐胎教：《摇篮曲》

相传，《摇篮曲》是勃拉姆斯为祝贺法贝尔夫人第二个孩子的出生而创作的。法贝尔夫人是维也纳著名的歌唱家，1859年勃拉姆斯在汉堡时，曾听过她演唱一首鲍曼的圆舞曲，当时勃拉姆斯深深地被她优美动人的歌声所感动，后来就用了那首圆舞曲的曲调，加以切分音的变化，作为这首《摇篮曲》的伴奏。整首曲子洋溢着温馨而浪漫的情感，充满着母爱的真挚，旋律非常的柔和婉转，准妈妈可以合着乐曲的节奏，轻轻拍打自己的腹部，就像是在轻拍着宝宝入睡一样。

《摇篮曲》和谐的韵律包含着温暖、安详、宁静的心绪，表现了母亲对孩子真挚的爱意，表达声部表达了摇篮的晃动感，让人不禁想象安静的夜晚，孩子在母亲的凝望中安静熟睡的情景。

流行、古典、民间小曲轻快优美的旋律，对培育优质胎宝宝及婴幼儿有着绝对的益处，让胎宝宝沉浸在音乐的国度中，自然而无拘无束地感受所聆听的音乐，让胎宝宝和准妈妈在舒适的音乐中获得稳定而愉快的心情，进一步刺激其大脑的成长，逐渐开发其的心智。对于婴幼儿来讲，《摇篮曲》有很好的安神、催眠作用，而且还会激发孩子的无穷想象力，既能促进婴幼儿的健康发育，又可抚慰婴幼儿的焦躁情绪，为孩子早期音乐启蒙打下良好基础，让其尽早接触人类文化中最伟大的心灵。

准爸爸准妈妈的歌声是最好的音乐胎教，而最适合准爸爸准妈妈唱的歌是《摇篮曲》。准妈妈唱摇篮曲，腹中的胎宝宝也会学着"歌唱"，这种有氧运动能刺激胎宝宝脑细胞的生长、提高其运动的活力、改善母体和胎盘。而哄宝宝睡觉最好的办法是唱摇篮曲，它最适用于零岁到1岁内的宝宝。摇篮曲不同于其他歌曲，它是具有催眠特性的典型乐曲，通常以摇摆节奏的6/8拍写成。它曲调平和，节奏缓慢，所以最容易使宝宝安静下来，而且很快进入睡眠状态。

这首乐曲旋律清晰舒缓，晚上的睡前时光，准妈妈可以跟着它的旋律，边轻轻拍打着自己的腹部边轻轻地和唱："安睡吧，小宝贝，夜色已低垂，床头满插玫瑰，陪伴你入睡。快安睡吧小宝贝，一直睡到天明，快安睡吧小宝贝，一直睡到天明。"

在接下来的几个月里，甚至宝宝出生、长大，这首曲子都可以一直陪伴着他，让他时刻感受到妈妈的关爱，安然入睡。

 ## 认识运动胎教

运动胎教一方面是指准妈妈适时、适当地进行体育锻炼以便于正常妊娠及顺利分娩，另一方面指准爸爸准妈妈帮助胎宝宝活动，以促进胎宝宝大脑及肌肉的健康发育。在这里我们主要是讲准妈妈的身体运动。运动胎教主要有四种作用：调整胎位；改善准妈妈的疼痛；改善准妈妈这种心情；调节准妈妈身体状态。

最主要的十二项胎教运动有：散步、足尖运动、踝关节运动、搓脚心运动、膝胸卧位、骨盆韧带运动、盘腿坐、盆底肌肉运动、站立、行走、手指健脑操、腹式呼吸。每项运动都各具特色和作用，在孕期的不同阶段要做的运动也有所不同。

1. 怀孕早期的运动

（1）在怀孕早期准妈妈的妊娠反应比较严重，适当地进行运动不仅可以使其转换一下心情，而且对胎宝宝的发育也是非常有益的。这个时候散步是最好的锻炼形式，每天到处走走，边欣赏大自然美景边呼吸新鲜的空气；散步过后，会产生轻微疲倦，对睡眠有帮助，在自由自在随意行走的过程当中，烦恼和忧愁就全都消散了。

（2）足尖运动：准妈妈坐在椅子上，两足踏平地面，足尖尽力上翘，翘起后再放下，反复多次，注意足尖上翘时，脚掌不要离地。通过这一运动可促进血液循环并增强脚部肌肉。

（3）踝关节运动：准妈妈坐在椅子上，一条腿放在另一条腿上面，下面一条腿的足踏平地面，上面一腿缓缓活动踝关节数次，然后将足背向下伸直，使膝关节、踝关节和足背连成一条直线。两条腿交替练习上述动作。这样可促进血液循环，并增强脚部肌肉。

2. 怀孕中期的运动

（1）盘腿坐：早晨起床和临睡时盘腿坐在地板上，两手轻放两腿上，然后两手用力把膝盖向下推压，持续一呼一吸时间，即把手放开。如此一压一放，反复练习2~3分钟。通过伸展肌肉，来达到松弛腰关节。

（2）骨盆扭转运动：仰卧，左腿伸直，右腿向上屈膝，足后跟贴近臀部，然后，右膝缓缓倒向左腿，使腰扭转。接着，右膝再向外侧缓缓倒下，使右侧大腿贴近床面。如此左右交替练习，每晚临睡时各练习3~5分钟。

（3）振动骨盆运动：仰卧、屈膝，腰背缓缓向上呈反弓状，复原后静10秒钟再重复；然后，两手掌和膝部着地，头向下垂，背呈弓状，然后边抬头，边伸背，使头背在同一水平上，接着仰头，使腰背呈反弓状，最后头向下垂，反复。此运动可松弛骨盆和腰部关节，使产道出口肌肉柔软，强健下腹肌肉。

（4）腹式呼吸练习：腹式呼吸应从卧位开始，分四步进行：第一步用口吸气，同时使腹部鼓起；第二步再用口呼气，同时收缩腹部；第三步用口呼吸熟练后，再用鼻吸气和呼气，使腹部鼓起和收缩；第四步在与呼吸节拍一致的音乐伴奏下做腹式呼吸练习。

3. 怀孕晚期的运动

怀孕晚期时准妈妈的身体变得很沉重，也极易疲劳，此时应以休息为主。这段时间的运动锻炼可因准妈妈的自身身体素质而异。除散步外可以进行以下几种方式的运动，每次以15~20分钟为宜，每周至少3次。

（1）四肢运动：站立，双手向两侧平伸，肢体与肩平，用整个上肢前后摇晃划圈，大小幅度交替进行；站立，用一条腿支撑全身，另一条腿尽量抬起（注意手最好能扶物支撑，以免跌倒），然后可反复几次。

（2）伸展运动：站立后，缓慢地蹲下，动作不宜过快，蹲的幅度尽你力所能及；双腿盘坐，上肢交替上下落。

（3）骨盆运动：孕妇平卧在床，屈膝，抬起臀部，尽量抬高一些，然后徐徐下落。

（4）增强骨盆底肌肉练习：收缩肛门、阴道，再放松。

有规律有条理地进行胎教运动，可以使准妈妈全身肌肉活动，促进血液循环，增加准妈妈的血液和胎宝宝的血液交换；能增进食欲，使胎宝宝得到更多的营养；还可以增强腹肌、腰背肌和骨盆底肌的能力，改善盆腔充血和使分娩时的肌肉放松，减轻产道的阻力，顺利分娩，并在怀孕期间使身体处于最佳状态。

 瑜伽仰卧放松功

（1）具体步骤如下：

① 平躺在地面上，身体舒展开来，两腿微微分开，两脚自然向外指，手臂轻轻舒展置于体侧，掌心向上，注意不要将手臂和身体夹紧。闭上眼睛，吸气，脚尖伸直，呼气放松，吸气双脚勾起，呼气放松。

② 吸气，收缩臀部肌肉，紧贴地面直至轻微颤抖，然后呼气放松、吸气，背窝部位向下压，贴紧地面。呼气放松，吸气握紧拳头，然后呼气放松，吸气，伸直手掌和手臂，两肩膀相互分离，贴近地面，再次呼气放松。

③ 扭曲面部，使面部肌肉得到充分的运动。然后放松面部肌肉，轻柔地转动头部直到觉得有些疲倦，牙齿不要咬紧，舌头平放在口腔底部中，不要抵住上腭，然后放松前额、脸颊和下巴。

④ 做20次深呼吸后恢复自然的呼吸节奏，进行"浅呼吸"。有意识的计算深呼吸的次数，这样有利于集中精神。放松时保持静卧，15分钟后，轻握拳，拇指与其他手指相接触，脚趾摆动，缓慢地把手臂抬至头部上方，身体伸展打哈欠。膝盖抬到胸前，身体转向右侧，闭上眼睛，保持这个姿势并放松，然后左手放在身体前面的地面，用力将身体撑起坐直，张开双眼时会有种睡醒后慵懒而平静的感觉。

（2）运动过程中有以下注意事项：

① 瑜伽仰卧放松是一种舒缓而安静的运动，持续时间一般在15分钟以上，在进行的过程中身体体温会下降。因此做此项运动时最好穿稍微厚一点的衣服。

② 彻底的放松是一种"无为"的状态，不要刻意强求，意识上越放松身体才能跟着放松下来。

在意识与身体深深的放松状态下，准妈妈能获得内心的静谧，进而体验到前所未有的安宁、平和。会对自己身心的紧张、焦虑有了更清醒的认识，从而能够即刻有意识地释放负面的情绪，保持一种健康的生活方式。

带胎宝宝做个胎教操

（1）具体步骤如下：

① 躺在床上，全身尽量放松。在腹部松弛的情况下用双手捧住胎宝宝，轻轻抚摸，然后用一个手指轻轻一压再放松。这时胎儿便会做出一些反应。

② 找到子宫的位置，将双手放在两侧，先用右手轻轻向中间推，再换成左手。

③ 从右上开始，以顺时针方向用手指肚的力量向下轻轻按压子宫的四个角，每次按两下，这样能对胎宝宝的全身进行抚触。

④ 以顺时针方向用整个手掌对胎宝宝进行抚摸。

⑤ 以子宫的中心为线，两个手掌同时在子宫两侧画圆做抚触。

（2）运动过程中有以下注意事项：

① 如果此时胎宝宝不高兴，就会用力挣脱，或者蹬腿反对，此时动作就要停止。在刚开始的时候，胎宝宝只需做出响应即可。过几个星期后对母亲的手法熟悉了，一接触妈妈的手就会主动要求"玩耍"。

② 在胎动频繁时做胎教操更为合适，但不要太晚，胎宝宝晚上太兴奋会不利于形成良好的昼夜作息规律。

通过胎教操可以有效地与胎宝宝进行沟通，使胎宝宝有一种安全感，感到舒服和愉快，身体发育会更好，出生后也愿意同周围的人交流。在母腹中进行体操锻炼，小宝宝的肌肉活动力增强，出生后翻身、抓、握、爬、坐等各种动作的发展，都比没有进行过体操锻炼的要早一些。

常见的不适与应对

 睡眠问题

怀孕以来，虽然饱受疲倦困扰，睡觉的时间也增加了，但是准妈妈的睡眠质量却没有因此而提高。很多准妈妈的睡眠都受到易醒，做梦，排尿频繁的干扰。

易醒，就是睡眠经常处于浅睡状态下，意识高度觉醒，一旦发生任何变化，很容易醒来。这很大一部分是由腹中的小宝宝造成的。成人夜间身体活动减弱，体能消耗小，新陈代谢也会相应变慢。但是宝宝的新陈代谢并不像成人那样到了晚上就有所减缓，宝宝的新陈代谢还会影响母亲的新陈代谢，让准妈妈的新陈代谢也不能像怀孕前那样慢下来。这就造成了准妈妈睡觉浅的情况。频繁醒来打断了睡眠，会造成孕妇睡眠不足。做梦和排尿频繁都是由正常的生理变化带来的。尽管这些睡眠障碍给准妈妈带来很多不便，但是不能不说，这也是以后夜间照料婴儿的提前演练。以下方法可以有效改善睡眠质量：

（1）保持心情轻松愉快：白天良好的精神状况，会提高夜间睡眠质量。家是放松身体和心灵的地方，工作应该留在办公室里，不要把工作带回家，否则正常的家庭生活将会受到干扰，睡眠质量也会受到影响。睡前读些轻松的散文、看一部轻喜剧、听一段轻音乐，或是和丈夫谈谈今天发生的趣事，都可以起到放松心情，促进睡眠的作用。恰当的运动可以使身体产生疲倦感，帮助睡眠。但是，临睡前过于剧烈的运动，会使心跳加速，神经过于兴奋，影响睡眠。

（2）睡前吃些合适的东西：睡前不宜吃太饱，睡前吃一些含天然氨基酸成分的食物，如全麦面包、牛奶等，可以促进睡眠。这些食物消化分解慢，可以慢慢补充身体能量，将血糖浓度长时间维持在一定的水平，不至于产生太大的情绪起伏；它们不仅可以减轻饥饿感，还可以防止清晨起床时，胃内蓄积胃酸过多，胃酸逆流引发害喜；这些食物中富含的钙质，还可以减轻孕妇钙质流失造成的肌肉抽筋。睡前饮些热牛奶和菊花茶可以起到镇静、安神的作用。

（3）避免摄入利尿的食物：准妈妈睡前应避免摄入含酒精和咖啡因的食物，酒精和咖啡因刺激神经，让大脑皮层保持兴奋，即使你疲惫得四肢乏力，清醒的大脑依然让你无法入睡。酒精和咖啡因还具有利尿作用，增加你夜晚如厕的次数，睡眠时时被尿意打断。所以，准妈妈要想睡得好，下午3点之后就要避免使用这些食物。

（4）打造良好的睡眠环境：选择一张舒服的床，一个松软的枕头，可以提高睡眠质量，有效缓解疲劳。卧室的温度、湿度适宜也有助于睡眠。

（5）保持良好的睡姿：孕妇应该比平常人更能明白良好睡姿对于睡眠的重要性。右侧卧可以尽快排空胃酸，避免胃酸逆流，减轻害喜症状。怀孕后期，左侧卧相对来说更加舒适，因为这样可以避免胀大的子宫压迫脊柱右侧下腔静脉。实际上，临睡前你尽可以选择一个感觉舒服的睡姿，不必考虑对腹中胎儿的影响。因为人在睡眠中是不停变换睡姿的，不可能保持一个睡姿一整晚。

孕早期阴道出血

很多孕妇在刚怀孕时，都很容易把阴道出血和流产、宫外孕联系在一起。其实，阴道出血并不一定表示胎儿出了什么问题，很多健康的孕妇在怀孕早期都有过出血现象。下面我们就出血原因和处理方式做一介绍：

胎儿着床出血、月经出血和性交出血均是怀孕早期常见的正常出血状况。着床出血通常在受精后2~4周发生，胚胎植入血管丰富的子宫内膜着床时，可能会引发少量出血；随着子宫和胎儿的成长，孕

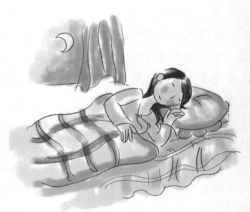

睡眠中的准妈妈

妇体内的激素分泌增加，刺激卵巢不再排卵，脑下垂体就会不再刺激月经的产生，但是怀孕早期，还没有释放出足够多的抑制月经到来的激素，这样可能还会有少量月经出血；性交时生殖器官摩擦，使阴道内某些微血管破裂导致出血是孕期常见的出血现象。这些出血现象血色通常呈深红或粉红色，没有痛感、短暂、血流量少，并且不会引发其他不适，对孕妇来说，这些都是不必担心的出血。但是，在定期的产检中，准妈妈还是要向医生告知出血的状况，例如何时出血，何时出血停止，出血的颜色，出血量等，请医生用专业知识为你的健康保驾护航才是最可靠的。

如果孕妇出血时不但颜色较深，出血量大，有血块，并且还伴有疼痛、痉挛等症状，就有可能是流产和宫外孕的征兆，那就要及时就医了。先兆性流产和宫外孕都会导致孕妇下腹疼痛、阴道出血。这时孕妇不但要保持冷静，及时就医，还要记得带上沾有血渍的衣服或卫生巾，以便医生参考诊断。就医时，要认真准确地回答医生的问题，比如，出血的时间，突发性出血还是持续性出血，血的颜色和性状，出血量，是否疼痛等，这些信息都有助于医生在最短的时间内做出正确诊断。

外阴清洁

　　女性在任何时间尤其是妊娠期，要特别注意个人生殖器官的卫生，每日清洗外阴，保持外阴清洁十分重要。

　　阴道是内生殖器与外界相通的地方，它处在尿道和肛门之间。我们知道，粪便里包含大量细菌，极易污染阴道，特别是有的孕妇患有痔疮，大便后如果清洗不干净，更易污染阴道和泌尿系统。

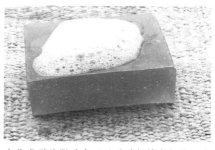

有些类型的阴道炎可以通过保持良好的卫生习惯预防，每天用无香的、无刺激的、温和的香皂清洗阴部，然后冲洗并擦干。

　　阴道里有大量的乳酸杆菌，这种细菌可把阴道黏膜产生的糖原分解为乳酸，使阴道保持一个弱酸性环境，有效抑制有害菌的生长繁衍。但是，怀孕期间，激素水平升高，阴道分泌物增多，阴道酸碱环境改变、增多的分泌物还使外阴持续湿润，有利于有害菌滋生。而大量的大肠杆菌、葡萄球菌、链球菌等，又会造成乳酸杆菌的抑制作用下降，导致阴道感染。严重的阴道感染可穿透胎膜引发胎儿感染，引起早产或流产。比如，母亲阴道受念珠菌感染时，自然分娩时，可引发胎儿口腔念珠菌感染（像鹅口疮），有的胎儿肛门周围的皮肤会出现念珠菌感染的炎症。

　　准妈妈一定要注意外阴清洁，最好坚持经常用温水清洗外阴，但是不要经常用各种洗液清洗。妊娠早期及后期尽量避免性交，如果发现有白带异常或者阴道感染现象，一定要及时治疗。

 自然流产

　　自然流产也可称为自发性堕胎，指胎儿在怀孕不足28周，因某些原因造成胎儿自然流失的现象。发生在怀孕第12周以前的流产，称为早期流产。发生在妊娠第12周到20周的流产，称为中期流产。发生在怀孕第20周之后，28周之前的流产称为晚期流产或早产，这时，如果具备良好的生理条件和先进的护理条件，胎儿娩出后仍有可能存活。下面是关于流产的几个问题。

1.为什么会流产

　　造成流产的原因有很多，比如细菌感染、激素缺乏、激烈碰撞和胎儿染色体异常等。此外，抽烟、喝酒、吸毒、环境污染、噪声等也可造成胎儿流产。值得注意的是，在早期流产中，超过半数的是由胎儿染色体异常引起的。晚期流产与胎儿基因没有多大关联，多半是由母体子宫异常引起的。不过，对孕妇来说，子宫异常的发生率还不到1%。此外，子宫肌瘤、胎盘位置异常、子宫颈口松弛及感染等因素，也可能会导致流产。虽然造成流产的因素很多，但是准妈妈也不必过于忧虑，日常生活中的正常活动、工作和压力，一般不会轻易造成流产。

2.流产发生的时间和概率

流产的发生率占全部妊娠的15%左右，且多数为早期流产，大部分流产发生在怀孕前8周。怀孕的时间越长，子宫就越能适应怀孕的环境，胎儿的发育就越全面，抵抗力也就越强。相对来说，流产的概率也就越小。

3.如何感知快要流产或已经流产

流产前兆和已经发生的征兆主要有：阴道出血和痉挛性下腹疼痛。阴道出血时血液颜色会因流产时间的不同有鲜红、暗红之分，部分准妈妈在怀孕早期也会有一两次正常的阴道出血。但是，正常的阴道出血血量少、时间短。如果你发现阴道出血量与月经量差不多甚至更多，而且出血时间长，就有可能是流产的征兆。痉挛性下腹疼痛通常还伴有下背部疼痛，区别于普通月经腹痛。阴道出血时间越长，伴随的腹痛越明显，流产的可能性就越大。晚期流产，出血时不但会有血块排出，子宫还会产生强烈收缩，将胎儿组织排出体外。但是，并不是有了流产的征兆就一定会流产，如果医生检查后，发现激素水平正常，胎儿组织没有从子宫颈口脱出。那么，仍然可以继续妊娠。

4.怀疑自己流产了怎么办

有流产征兆的孕妇，应尽快到医院就诊。如果医生检查后，确定你没有流产，你可以继续妊娠、静养安胎，有的可能还要在医生指导下采取保胎措施，比如服用保胎药。如果确定已经流产，怀孕2个月内的流产一般是完全流产，这时只能回家调养身体，为再次受孕做好准备。如果医生检查后发现是不完全流产（指还有部分胎儿组织留在子宫内），为了清除子宫内残留的胎儿组织，还要接受刮宫手术。医生还会借此机会，采集部分胎儿组织样本进行基因分析，并检查子宫的结构是否异常。

5.如何降低流产发生的概率

除了基因、染色体突变等自然因素造成的流产无法控制外，大多数情况下，准妈妈可以通过自身努力，减少流产发生的概率。孕前和孕期远离烟酒、毒品等有害因素，尽可能避免暴露或生活在有害环境里。孕妇要在医生指导下服药，不要自行用药。怀孕前期是流产高峰期，不仅要节制性生活，还要格外注意免受碰撞、颠簸等外界刺激。现代医学已经可以有效地处理很多导致流产发生的因素，如果发现子宫结构异常，孕前或孕期都可以通过手术矫正；如果激素缺乏，可以通过注射激素来补充。以上这些措施都可以有效降低流产发生的概率。

6.如何改善害怕流产及流产后的消极情绪

害怕流产对准妈妈来说是非常正常的，对宝宝的爱使她害怕失去，这是人类最真实的情感。但是，从医学观点来说，除非有疾病或受到重大刺激，才有可能导致流产。流产很多时候并不会对女性的生殖能力造成破坏。所以，准妈妈不必因为害怕流产而整天胆战心惊，要知道，心情放松才更有利于健康。如果整天提心吊胆，流产的概率反而会更大。

除非亲身经历过流产，否则无人可以想象流产给女性带来的巨大痛苦和压力。很多女性流产后，需要很长一段时间才能恢复正常的情绪，也需要很大的勇气才敢再次受孕。虽然痛苦很难忘记，但是，生活还是要正常进行。准妈妈在流产后要及时做好心理调节，好好休息，同时注意补充营养，以求尽快恢复心理和身体健康。同时，还要经常与医生沟通，查找导致流产的原因，及时补救或纠正，待到身心恢复健康后，再次受孕。

7.流产后应注意什么

流产后注意调养身体是很有必要的。女性流产后身体较为虚弱，身心都承受了很大的压力。流产后应多吃些鸡肉、猪瘦肉、蛋类、奶类和豆制品等，补充身体营养，帮助身体快速恢复。流产后忌食刺激性食品，如辣椒、酒、醋、胡椒、姜等，以免刺激生殖器官充血，增加出血量。同时，忌食螃蟹、田螺、河蚌等寒性食物。

流产后两周内要注意休息，每天至少保证8小时的睡眠。呼吸新鲜空气，适当运动，保持愉快的心情。

流产后一个月内禁止性生活，一个月后性生活应采取避孕措施，防止身体未恢复前再次怀孕，再次受孕最好在半年以后。注意保持个人卫生，盆浴和下体不洁都可能导致妇科感染，不利于身体恢复。

流产后阴道出血一般会持续7~10天，但是最长不会超过15天，如果出现出血时间过长，出血量大于平时月经量或伴有腹痛现象，这是感染或流产不全的症状，建议到医院检查。

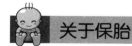 关于保胎

对于一个想要一个宝宝的孕妇而言，有流产征兆时千方百计地采取保胎措施，这种心情可以理解。而且当流产先兆出现时，积极保胎确实可以起到挽救或避免情况进一步恶化的作用。但是，很多时候，盲目保胎会造成更严重的后果。针对流产的情况不同，准妈妈应采取不同的保胎措施。

有阴道出血或下腹坠胀的先兆流产，孕妇若能及时使用一些保胎药或注射黄体酮，

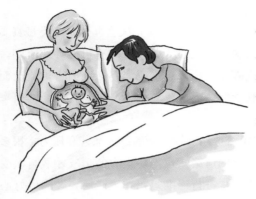

合理采取保胎措施

口服维生素E，很有可能保住胎儿。在怀孕早期切除卵巢发生流产的，及怀孕3个月缺少孕激素导致黄体和胎盘功能障碍而发生的流产，都可采用孕激素制剂来作为保胎药。先兆早产的孕妇，酌情使用镇静剂，可以抑制子宫收缩，起到保胎作用。

如果胚胎发育正常，就是出现先兆流产的症状，多数患者也可以自愈。但是，如果夫妻双方的精子或卵子有缺陷，与对方的生殖细胞结合后会形成异常孕卵，这种异常孕卵绝大多数在早期就会自然流产，无法在子宫内发育成熟。此种流产无法保胎，而且也没有必要保胎。近年来，从事优生学和遗传研究的学者们提出，流产是一种非常重要的自然选择机能。95%的染色体异常胎儿在怀孕28周以前就会被自然淘汰，这大大降低了异常胎儿的出生率，保证了优生。这对人类整体遗传素质来说，并非是坏事。

如果是由于孕妇无法为胎儿生长发育提供良好的环境导致的流产，如生殖器官疾病（子宫内膜下肌瘤）和子宫严重畸形等，流产也难以避免，即使采取保胎措施也收效甚微。

此外，还有一部分人的流产是妊娠期疾病引起的，如流感、肝炎、肺炎、心脏病、严重贫血等。针对此种情况，应根据孕妇病情的恢复程度来决定是否应该保胎。若孕妇病情较重，且在治疗过程中使用了大量对胎儿有不良影响的药物，也不应盲目保胎。

怀孕后多次阴道出血意味着子宫内的绒毛蜕膜分离，导致血窦（血管）开放而出血或胚胎死亡，这种情况下也是不宜保胎的。

准妈妈日常生活应尽量避免不良因素影响引发流产，一旦有流产先兆时不要盲目保胎，要及时就医，寻求专业帮助。很多时候，流产是自然淘汰的结果，如果实在无法避免，也不必过于惋惜。

 ## 流鼻血

流鼻血是怀孕期间较常见的一种现象，这是由于准妈妈体内会分泌出大量的孕激素，使得鼻部血管扩张，容易充血；同时，准妈妈的血容量在孕期显著增高，而人的鼻腔黏膜血管比较丰富，血管壁比较薄，所以十分容易破裂出血。尤其是当准妈妈经过一个晚上的睡眠，起床后体位突然发生变化，或是在擤鼻涕时更容易引起流鼻血。孕期流鼻血一般都是鼻子的一侧出血，出血量一般不多，有时形成凝固的血块，或者仅仅鼻涕中夹杂血丝。

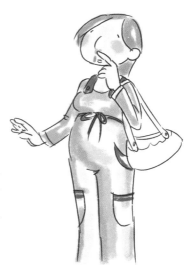

流鼻血时，可以先采取坐位，在两边鼻孔内各塞入一小块消过毒的湿纱布或棉花，或是用食指、拇指将鼻孔捏在一起，持续压紧5~7分钟，同时用碎冰、冷水带或冰毛巾冷敷鼻子、颈部及脸颊，以促进血管收缩。如果仍未止血，可再重复塞棉花及捏鼻子的动作，仍然压5~7分钟，可以收到止血功效。当作过处理之后，暂时先不要挖鼻孔，这是因为血液正在凝结成血块，如果此时挖鼻孔的话，可能会将还未凝结的血痂碰掉，鼻血可能还会再流出来。

不要害怕流鼻血

常流鼻血的准妈妈，平时要多注意维生素C、维生素K和铁质的补充。胶原蛋白是维持身体组织健康所必需的，而维生素C是形成胶原蛋白必需的物质。上呼吸道组织里的胶原蛋白可以帮助黏液附着于适当的场所，使鼻窦及鼻腔内产生一个湿润的保护膜，从而避免鼻腔内太过干燥而出血；维生素K是正常凝血作用所必需的，苜蓿、海带及所有深绿色叶菜类中均含有此物质。此外，多补充铁质可以帮助体内造血，有效防止贫血的发生。

除此之外，保持所处室内环境的湿润度，也是有效地防止流鼻血的方式。过于干燥的空气容易使血管破裂，所以如果感觉周围空气干燥的话，可以在室内放一个加湿器，以增加空气的湿度。

 ## 便秘加重

怀孕后，由于胎盘分泌出的大量孕激素使得胃肠道平滑肌张力降低、蠕动减弱，影响了食物的机械性消化，延缓了胃内容物的排空时间，会造成食物残渣在大肠内滞留，再加上体内水分的流失，准妈妈便很容易出现便秘的症状。患有便秘的准妈妈，轻者食欲减低，肠功能失调加重；严重者体内许多代谢废物无法排除，可能会诱发自身中毒，对准妈妈和胎宝宝都非常不利。

怀孕时的便秘不可轻率用药，关键在于食疗和运动。由于准妈妈对营养要求很高，所以很多时候的饮食过于精细，这在某种程度上来说并不利于胃肠道运动。为此，准妈妈可以多吃一些含纤维素多的蔬菜、水果和粗杂粮，如芹菜、绿叶菜、萝卜、瓜类、苹果、香蕉、梨、燕麦、杂豆、糙米等。要养成定时进食的好习惯，切勿暴饮暴食。平时多喝水，坚持每天清晨喝一大杯温开水或淡盐水，这样有助于清洁和刺激肠道蠕动，使大便变软而易于排出。

此外，准妈妈还要养成晨起定时排便的习惯。由于早餐后结肠推进动作较为活跃，易于启动排便，故早餐后1小时左右为最佳排便时间。不要忽视便意，更不能强忍不便，最好采用座厕排便，便后清洗会阴部和肛门。

再有，适当的运动也可以有效缓解便秘，但需要注意的是，不能采用揉腹按摩促进排便。如果上述方式都不能缓解便秘的话，必须在医生的指导下，使用药物解决，切勿私自服用泻药。

 ## 体重问题

对那些注重形象的女性来说，怀孕可能是一生中唯一一段不用为体重增加而忧心忡忡的时间。每个女人怀孕时体重都会增加，这样才能为胎儿提供良好的生活环境与充足的营养。

怀孕时常见的体重问题如下：

1.体重增加多少才算正常呢

怀孕期间，孕妇的体重增加量是因人而异的，并没有一个准确的数字规定，怀孕期间，女性体重应该增加多少。一般来说，食量小和身材瘦小的孕妇，体重增加的幅度较小，胃口

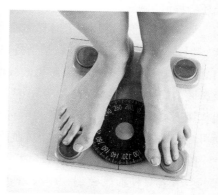

体重秤

好、身材丰满的孕妇，体重增加的幅度相对较大。但是，只要体重增加的幅度在11~16千克之间，都算是正常的。如果你刚刚怀孕，体重还没有增加到理想状态，只要保证健康的饮食和睡眠，随着孕期的推移，你的体重很快就能达到理想值。如果刚怀孕时体重就已远远超标，控制体重增加也很有必要。

孕妇每个月体重变化的趋势应该与胎儿体重增长的趋势相同，短时间内体重快速增加或长时间内体重不变，都是不正常的。

2.体重的增加速度与怀孕的阶段有关吗

一般情况下，身材中等、体重标准的准妈妈怀孕时体重变化的情况大致如下：怀孕前3个月，体重增加1.5~2.5千克；第3个月之后，体重以每周0.4~0.6千克的速度递增；妊娠期最后一个月，是孕妇体重增加最少的阶段，虽然胎儿仍在生长，但是大致情况已经基本稳定，变化也不会太大了。这一时期，孕妇的体重有的不变，有的会增加0.5~0.9千克，有的还会减轻一些。但是，不管变轻还是变重，都是正常的。

3.害喜严重，体重增加很少，会不会影响宝宝健康

严重的害喜多发生在怀孕前3个月，那时胎儿的重量还不到30克，所以，体重增加缓慢，增加量少也是正常现象。孕早期，胎儿营养重质不重量，准妈妈只要做到合理膳食，就能为胎儿发育提供充足的营养，不用过于担心体重是否增加的问题。在怀孕的第4~6个月，才是体重突飞猛进的时候。

4.胎儿越小越好生吗

有的女性错误地认为，胎儿越小越好生，所以准妈妈应该减肥。首先，医学上从来没有任何临床病例可以证明胎儿越小越好生，能否顺利分娩与很多因素有关，并不是胎儿本身大小所能决定的；其次，减肥会导致母体营养不良，使胎儿不能吸收足够的营养，导致发育不良和病变。营养不良的孕妇，生出营养不良的婴儿的可能性也更高；再次，任何一个负责任的准妈妈都不会以胎儿的健康为代价，来减轻自己分娩的痛苦。所以，要想顺利分娩，准妈妈可以多做运动，而不是通过减肥达到目的。

5.孕妇体重异常应注意哪些方面

准妈妈要想将体重控制在一个合理的范围内，需要做到以下几点：

首先，母体营养不良或过剩，都会影响胎儿正常发育。准妈妈应该在合理饮食的前提下，科学地设计减肥餐或增肥餐。计算每天对热量的基本要求及消耗，了解食物的热量标准，制订行之有效的科学食谱。

其次，综合考虑影响体重变化的各种原因，找出主要因素，对症下药，合理调整，相信准妈妈很快就可以发现自己的体重变化越来越有规律了。

再次，适当运动一向被看作是控制体重的最好方法。对准妈妈来说，有很多可以控制体重的安全的运动方法。例如，散步、游泳等。合理的运动不但不会剥夺你和胎儿所需的营养，还可以燃烧体内多余的脂肪。多运动可以放松心情，稳定神经；还可以培养准妈妈的坚强意志和承受能力，轻松应对分娩时的痛苦。

综上所述，准妈妈只要坚持合理饮食，每天多加运动，很快就可以改善体重异常的现象。

6.怀孕期间就开始做起，是否有助于产后尽快恢复身材

毫无疑问，回答是肯定的。产后身材恢复不但与孕期身体状况有关，还取决于怀孕时的生活方式。那些孕前和孕期经常锻炼、饮食合理的准妈妈，产后身材恢复相对来说也比较容易。

7.怀有双胞胎的准妈妈体重是不是更重

通常情况下，怀有双胞胎和多胞胎的孕妇体重变化幅度比一般孕妇要大，如果与怀有一个宝宝的普通孕妇相比，体重重了4~6千克，那么胎儿是双胞胎和多胞胎的可能性就很大了。

预防感冒

1.随时增减衣服，做好防寒保暖

准妈妈在白天尽量多穿一件外套，小心受风，出汗不严重时不要随便脱衣服，如果确实感觉很热的话可以在通风好的地方稍作休息，在空调的环境下要尽量离空调出风口远一些；晚上最好在床边放一件厚衣服，由于怀孕早期小便频繁，常会半夜起来上卫生间，从温暖的被窝起来时是最容易受凉的，所以准妈妈可以在半夜起床的时候顺手拿起床边的外套披好后再去卫生间。

2.被子不要太厚

准妈妈晚上睡觉时经常会觉得浑身发热，免不了要踢被子。可以盖稍薄点的被子，以不冷为度，这样就可以减少因踢被子而引发感冒的可能性。

3.热水泡脚

可以在每晚临睡前用较热的水泡脚15分钟，水的温度以热到不能忍受为止。要注意泡脚时水量要没过脚面，泡后双脚要发红，才能起到预防感冒的效果。

4.淡盐水漱口

准妈妈可以在每天早晚、餐后用淡盐水漱口，漱口时尽量仰头含漱，可以使盐水充分冲洗到咽喉部位，以清除口腔和咽喉处的病菌。特别是在流感流行的时候，更应注意常用盐水漱口。

5.喝些红糖姜水

当准妈妈着凉或是有感冒征兆时，可以喝一碗热腾腾的红糖姜水，有助于驱寒保暖。

6.多喝白开水

多喝水是预防感冒的有效办法，准妈妈最好保证每天喝600~800毫升的温开水。

7.食醋熏蒸

尽管食醋熏蒸对杀灭病菌、预防感冒的作用目前还有争议，但依然有很多家庭沿袭着这种传统的做法。可以在室内每立方米空间用食醋5~10毫升，加水1~2倍，稀释后加热熏蒸2小时，每天或隔天一次，作空气消毒以预防传染。

8.生吃大葱、大蒜

生吃大葱时，可将油烧热浇在切细的葱丝上，再与豆腐等凉拌吃，不仅可口，而且可以预防感冒；生吃大蒜不仅可以帮助抵抗可能会由口腔进入的感冒病菌，还能有效抑制肠道内病菌的

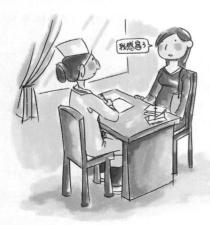

应及时找医生解决感冒问题

繁殖。

9.早上用冷水洗脸

早上用冷水洗脸可以有效增强抗感冒的能力，但是晚上还是要用温热的水，以免由于受到冷刺激而影响睡眠。

10.热风吹面

感冒初起时，可用电吹风对着太阳穴吹3~5分钟热风，每日数次，可有效缓解初期感冒症状，加速痊愈。

11.按摩鼻沟

将两手对搓，掌心热后按摩迎香穴（位于鼻沟内、横平鼻外缘中点）10次以上，可以预防感冒及缓解感冒时的鼻塞症状。

12.呼吸蒸汽

初发感冒时，可以在杯中倒入开水，对着热气做深呼吸，直到杯中水凉为止，每日数次，可有效减轻鼻塞症状。

13.及时补充维生素C

维生素C是体内有害物质过氧化物的清除剂，同时还具有提高呼吸道纤毛运动和防御功能。因此，及时补充维生素C，也是预防感冒的有效途径。

14.坚持锻炼

适当的锻炼有助于增强机体的抵抗力，因此准妈妈在整个孕期都应坚持适当锻炼，对预防感冒也是很有效的途径。

15.避开人群

冬春季是感冒多发季节，准妈妈在这时尽量避免接触感冒病人，少去人流密集的公共场所，减少旅行出差的次数。

 初期腹痛

有的准妈妈在这一时期会出现腹痛的现象，有些腹痛是正常的生理现象，有些腹痛则是某些疾病的前兆，准妈妈要注意区分。

孕早期由于子宫的血管、淋巴管及弹力纤维增生，会对神经末梢产生刺激；同时，由于子宫的增大，会使原来子宫周围的一些组织，如固定子宫的韧带、给子宫提供营养的血管以及支配子宫的神经等受到机械性的牵拉；子宫周围的脏器，如膀胱和直肠，也会因子宫增大受到挤压，这时准妈妈就会偶尔出现下腹部的疼痛。这种疼痛通常是偶然性的，而且痛觉并不明显，随着妊娠月份的增加，疼痛也会有所减轻或消失，为正常性的生理疼痛。

但是有些疼痛则可能是病理性疼痛。病理性疼痛与正常生理性疼痛比较明显的区别是，疼痛多为持续性的且痛觉较深，有些还会在疼痛同时伴有恶心、呕吐、出血的现象，这时就要引起警惕了，这可能是先兆性流产、宫外孕等疾病的前兆。

如果准妈妈在这个时候出现阵发性小腹痛或有规则的腹痛、腰痛、骨盆腔痛，同时伴有阴道点状出血或腹部明显下坠感，那可能是先兆流产的预示。当出现这种情况时，准妈妈应该少活动、多卧床，并及时就诊。如果疼痛加剧或持续出血的话，则需要立即就医；如果是出现单侧下腹部剧痛，伴有阴道出血或出现昏厥的现象，可能是宫外孕，应立即到医院就诊；如果是阵发性的下腹痛，腹部呈胀痛或钝痛，伴有妊娠呕吐、头晕、乏力、嗜睡、食欲不振、偏食、厌食油腻、恶心、晨起呕吐，症状重且持续时间长，或有妊娠高血压综合征征象如高血压、下肢水肿和尿中有白色絮状沉淀的现象，则可能是葡萄胎的病理征兆。

胎停育

胎停育，是指在妊娠某个阶段由于某种原因，胚胎停止继续发育而死亡。受精卵要经过10个月的妊娠期，经过一系列变化，才能发育成一个胎儿。如果怀孕初期受精卵没有发育好，那么就可能在今后某个时期停止发育。

如果发生胎停育，孕妇的妊娠反应也会逐渐消失。如果孕妇确定怀孕后一段时间，恶心、呕吐等早孕反应消失了，乳房发胀的感觉也没有了，这时就要提高警惕了，因为这些很可能是胎停育的早期症状。部分孕妇会伴随有阴道出血，还可能会下腹疼痛，排出胚胎组织。大部分孕妇没有明显的胎停育症状，就直接腹痛而流产了。

1.导致胎停育的原因

胚胎自身问题。如染色体异常，或是受精卵发育异常，这是一种自然淘汰。

（1）滥用药物。一些早孕反应跟感冒的症状类似，很多人会误服感冒药；还有一些慢性病患者，长期服用药物，意外受孕。

（2）孕妇患有某些严重疾病，如糖尿病、心脏病、高血压、慢性肾炎病、毒性肝炎、重度贫血等，或身体虚弱，营养不良，也可能造成胚胎停育。

（3）内分泌因素。怀孕早期，体内激素分泌紊乱，也会造成胚胎停育。

（4）生殖器官疾病，子宫畸形、子宫内膜发育异常、阴道炎或宫腔糜烂等造成胎停育。

（5）辐射或有害物质影响。怀孕早期，孕妇往往在没有察觉已经怀孕的情况下，受到辐射或有害物质的侵害。比如照射X光片，接触有毒化学物质、劣质装修材料以及汞、铅、酒精中毒，都可能引发胎停育。

（6）孕妇感染病毒。如风疹、巨细胞病毒、导致流感、伤寒、肺炎等急性传染病的病毒。感染某些病毒，虽然对孕妇身体没什么特别影响，但对胎儿尤其是孕早期的胚胎可能就有致命的危险。

（7）母体免疫系统异常。怀孕后，胎儿和母体之间建立了复杂而特殊的免疫系统。但是如果母婴免疫系统相排斥，就可能会造成胚胎停止发育。

（8）胎盘功能不全。母体血液中的营养物质和氧气通过胎盘输送给胎儿，如果胎盘发育异常，胎儿的生命活动就受到了最大的威胁，胎儿将会因缺乏营养和氧气而死亡。

（9）吸烟或酗酒。烟酒不仅影响男女的生殖能力，还会对精子、卵子的质量产生影响，进而影响受精卵的质量。受精卵异常是胎儿体质发育的重要原因之一。

2.胎停育的预防

（1）放松心情。计划受孕的女性，如果自己或者周围的朋友曾经发生过胎停育，不要为此过度焦虑。压力会导致内分泌紊乱，对受孕、胚胎发育不利。

（2）孕前准备。做好孕前检查，注意饮食均衡、生活规律和适当锻炼。多了解一些孕前、孕中、产后知识。

（3）产前检查。定期进行产前检查，密切关注胚胎发育状况。

 唐氏综合征

唐氏综合征又称"先天愚型"或"21三体综合征"，是胎儿体内的21号染色体由正常的2条变成3条，从而产生畸变疾病。

患唐氏综合征患儿大多有严重智力障碍，并伴有其他并发症，如先天性心脏病、白血病、消化道畸形等。唐氏患儿生活不能自理，平均寿命只有20~30岁，智商一般在20~50之间，且30岁左右就会出现老年性痴呆症状。因此，会给家庭带来沉重的经济和精神负担。

唐氏综合征的发病率为1/600~1/800。唐氏综合征的高发人群有：高龄孕妇，曾生育过异常孩子的孕妇，妊娠期阴道出血的孕妇，妊娠早期接触过有害物质的孕妇，家族有出生缺陷史、首次怀孕的孕妇，妊娠早期服药且对药物影响不明确的孕妇，曾有过不明原因导致胎儿流产的孕妇。

唐氏综合征是一种偶发性疾病，每个准妈妈都有可能生出唐氏胎儿，阻止这一悲剧发生的有效方法就是在怀孕第15~20周做唐氏筛查。唐氏筛查是通过检测孕妇血清中甲型胎儿蛋白和绒毛促性腺激素的含量，结合准妈妈的预产期、年龄、体重和采血时的孕周等，计算生出唐氏胎儿的危险系数。它还能测出胎儿是否有出生缺陷。这种检查方法简单，准确率高，对准妈妈损伤小。

唐氏综合征目前尚无有效的治疗手段，最好的办法就是在准妈妈分娩前终止妊娠。

早期流产的预防

除胚胎发育异常造成的流产外，其他早期流产都是可以预防的。首先，对于有过流产史的女性，应及时到医院检查，查清引起流产的原因，如是某些疾病所致的就应在疾病治愈后再考虑再次怀孕。如果患有慢性病，应在怀孕前先治愈疾病，怀孕后也随时监测胎宝宝的发育状况，出现问题及时就医治疗。

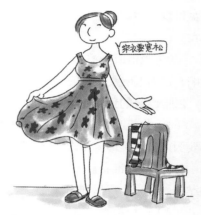

怀孕后早期流产的预防，一方面要绝对避免接触某些有害的化学物质和辐射，另一方面尽量少到公共场所去，提防流感、风疹、麻疹、腮腺炎、传染性肝炎等病。此外，孕早期还要禁止性生活，以利安胎。

衣服要宽松

准妈妈从怀孕以后，穿衣要本着宽大、松软、舒适的原则，不要再穿紧身衣裤，裤带不可勒得太紧；不要束胸，不宜穿高跟鞋；孕期阴道分泌物增多，应常用温水擦澡，不要盆浴；内衣要常洗换；不要做弯腰的活动，避免撞击到腹部，也不要提过重的物件。

此外，准妈妈的情绪也很重要，特别是在妊娠反应强烈的孕早期，要时刻保持愉悦的稳定的情绪，合理的休息和充足的睡眠，这样才能保证身体健康和胎宝宝的正常发育。

了解胎盘、脐带和羊水

1.胎盘

胎盘是介于准妈妈和胎宝宝之间的特殊器官。正常胎盘是附着在子宫腔的前壁或后壁上的，足月胎盘的形状呈扁圆形，中间厚，边缘薄，直径为16~20厘米，重约500克左右，分母体面和胎儿面。母体面呈暗红色，胎儿面呈灰白色并光滑，有脐带附着。胎盘的主要功能有：

（1）胎宝宝生长发育所需的营养物质由准妈妈通过胎盘供给，即胎盘将母血中的氧气、水分、葡萄糖、氨基酸、维生素等各种营养物质吸收过来，再输给胎宝宝，同时将胎宝宝的代谢产物又通过胎盘送入母体而排泄。

（2）防御细菌和阻挡准妈妈血液中有害物质进入胎宝宝体内。即胎盘能阻止某些细菌或病原体进入胎体，同时还能把母血中所含的抗体，通过胎盘进入胎体，使胎儿得到抗病的能力；还能产生内分泌素，以保证怀孕的继续。

（3）产生激素和酶，保证胎宝宝的正常发育。

（4）代替胎宝宝的肺部进行气体交换。

（5）胎宝宝的血液中的代谢废物都要经过胎盘进入准妈妈的体内然后排出。

2.脐带

脐带是一条带状物，内含有三条血管与胎宝宝血液和胎盘血液相通，血管周围充满着胶状物质，它的一端连接胎宝宝的脐部，另一端附着在胎盘上。到了怀孕后期，脐带长约50厘米，直径约2厘米，有两条动脉和一条静脉。脐带是胎宝宝生死攸关的"生命线"，一旦脐带受阻，胎宝宝就会面临死亡的威胁。脐带的主要功能有：

（1）动脉中流着胎宝宝的静脉血，将胎宝宝的代谢产物和二氧化碳等送往胎盘。

（2）静脉中流着胎宝宝的动脉血，从准妈妈那里摄取营养和氧气。

3.羊水

羊水是羊膜腔内的液体，它是流动的，每3小时更换一次。怀孕早期呈澄清的液体，足月妊娠显浑浊。羊水的量和成分，是水和小分子物质在准妈妈体内、羊水和胎宝宝三者之间进行双向交换取得动态平衡的结果。羊水的成分随着胎宝宝的成长不断地变化。早期和中期时羊水清澈，足月时羊水是碱性的白色浑浊体，有肉眼可见的小片混悬物质，这些物质是脂皮、上皮细胞等。羊水的主要功能有：

（1）可以保护胎宝宝，缓冲外界压力，防止胎儿身体与羊膜粘连，维持子宫腔内恒温和恒压，减少外力伤害胎宝宝。

（2）保护母体。减少母体对胎宝宝的感觉。临产时可以缓和子宫收缩所产生的压力，并抵压胎盘于子宫壁上，防止胎盘早期剥离。

（3）胎膜破裂时羊水流出，可冲洗及润滑产道，减少母体伤害；还可用于产前诊断。

（4）通过腹壁穿刺采取羊水标本进行各种检查，可了解胎宝宝的性别、胎儿的成熟度，以及诊断某些遗传性疾病等。

4.胎盘前置

正常情况下，胎盘的附着是处在子宫体部的后壁、前壁或侧壁。如果胎盘附着于子宫下段或覆盖在子宫颈内口处，位置低于胎儿的先露部，称为前置胎盘。前置胎盘是妊娠晚期出血的主要原因之一，为妊娠期的严重并发症，多见于经产妇，尤其是多产妇，或是有子宫内膜炎的孕妇。

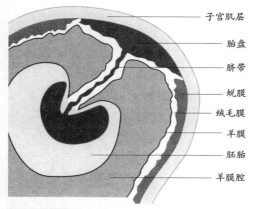

子宫肌层
胎盘
脐带
蜕膜
绒毛膜
羊膜
胚胎
羊膜腔

胚胎的附属器官

一部分滋养层向子宫壁内部深入，形成胎盘；另一部分在胚胎外围，叫作绒毛膜。胚胎"漂浮"在羊膜腔内。羊膜腔将逐渐占据子宫腔内的空间。

前置胎盘根据胎盘与宫颈口的关系可分为完全性前置胎盘、边缘性前置胎盘和部分性前置胎盘。造成前置胎盘的原因目前尚未明确，但可能与下列因素有关：

（1）子宫内膜不健全，产褥感染、多产、上环、多次刮宫、剖宫产等手术引起子宫内膜炎，子宫内膜缺损，血液供应不足，为了摄取足够营养，胎盘代偿性扩大面积，伸展到子宫下段。

（2）孕卵发育迟缓，在到达宫腔时滋养层尚未发育到能着床阶段，继续下移植入子宫下段。

（3）胎盘面积过大，如多数妊娠胎盘常伸展到子宫下段。前置胎盘的主要症状是在妊娠晚期或临产时，发生无痛性反复阴道出血，少见者会发生于妊娠20周左右。阴道出血发生时间的早晚、反复发作的次数、出血量的多少与前置胎盘的类型有很大关系，一般来说，完全性前置胎盘往往初次出血的时间早，约在妊娠28周左右，反复出血次数频，量较多，有时一次大量出血即可使病人陷入休克状态；边缘性前置胎盘初次出血发生较晚，多在妊娠37~40周或临产后，量也较少；部分性前置胎盘初次出血时间和出血量介于两者之间。临产后每次阵缩时，子宫下段向上牵引，出血往往随之增加。部分性和边缘性前置胎盘患者，破膜后胎先露如能迅速下降直接压迫胎盘，流血可以停止。破膜有利于胎先露对胎盘的压迫。由于反复多次或大量阴道出血，产妇可能出现贫血，其贫血程度与出血量成正比，出血严重者即陷入休克，胎儿发生缺氧、窒迫，以致死亡。

生活细节

 看电视应注意什么

准妈妈是可以看电视的，但需要注意以下几个问题：

（1）电视摆放位置要合理：准妈妈在观看电视时，最好能与电视保持2米以上的距离，如果距离过近的话，一方面会影响视力，另一方面也会遭到电视机辐射的侵害。

（2）电视色彩的调节：最好能将电视的色彩调得淡一些、亮度调得低一些，以免影响视力。

（3）室内光线的配合：准妈妈在看电视时要合理地调整室内的光线，尽量不要使室内光线太暗或是太亮，减轻准妈妈的疲惫感。

（4）看电视的时间不宜太久：建议准妈妈连续看电视时间不要超过两个小时，如果时间太长的话，会容易造成大脑疲劳，也会影响眼睛的健康。

（5）看电视时要常变换姿势：准妈妈在看电视时最好不要长时间持续一种姿势，应该隔一段时间就变换一下坐姿，还可以起身适当活动一下以消除疲惫。

（6）加强室内通风：由于高能电子对空气中的氧进行轰击时，电视屏幕与空气中的氧结合就会产生臭氧。臭氧有一种鱼腥味，会使人出现头痛、喉干、呼吸道不适、眼睛干痛等异常感觉。因此，为了减少臭氧对人体的影响，最好在看电视时加强室内通风，保持室内环境的清新。

 还能随便使用电脑吗

很多准妈妈自从怀孕之后，对电脑总是"又爱又怕"。一方面，电脑已经成为现代人每天不可或缺的办公、娱乐工具，另一方面，准妈妈不免担心电脑辐射会对胎宝宝产生一定危害。到底应不应该使用电脑、如何将电脑对胎宝宝的危害减到最低是每个准妈妈都会关心的问题。首先，必须承认的是，电脑辐射确实存在，而且这种辐射会对胎宝宝产生一定程度的影响；但是其次，这种辐射只有超过一定强度才会危害胎宝宝的健康，准妈妈们没必要"谈电脑色变"，正确地使用电脑还是无妨的。只要在使用电脑时，准妈妈能做到下述几项，就能够保证安全了：

（1）使用时间不要过长：准妈妈如果长时间使用电脑的话，持续的坐姿很容易引起疲惫，加重双脚的浮肿，并且长时间操作电脑会导致手指关节、手腕、手臂肌肉、双肩、颈部、背部等部位出现酸胀疼痛的现象。所以，即使准妈妈需要长时间使用电脑，也要每隔30~40分钟起身活动一下。建议每周使用电脑时间累积不要超过20个小时。

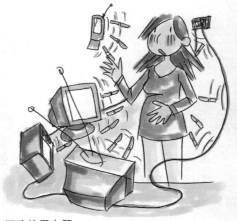

正确使用电器

（2）做好防护措施：怀孕早期胎宝宝的耐受能力很低，并且十分敏感，所以这个时期应作为辐射防护的重要阶段。准妈妈不妨减少使用电脑的时间，在使用电脑时最好与电脑屏幕距离30厘米以上；每隔1小时左右洗洗脸，以减少电脑辐射的累积效应，并调节体内热平衡，从而将热效应的危害降到最低。

（3）保持电脑房的通风：电脑附近的灰尘密度通常很高，这些灰尘对准妈妈的皮肤会产生刺激，并且它们还会通过准妈妈的呼吸系统进入体内，如果长时间累积的话就会对胎宝宝产生不利影响。为此，电脑房间的室内通风换气就显得尤为重要，此外还要做好电脑设备的清洁工作，尽量减少灰尘堆积。

（4）电脑房光线要适宜：电脑房间光线不可过亮或过暗，还要避免光线直接照射在荧光屏上而产生干扰光线。

（5）注意保持皮肤清洁：电脑显示器表面存在着大量静电，其集聚的灰尘可转射到脸部和手部皮肤裸露处，时间久了就容易发生斑疹、色素沉着，严重者甚至会引起皮肤病变等，所以准妈妈在使用电脑过后，一定要及时清洁手部、脸部等裸露在外部位的皮肤。

（6）增加多种维生素的摄入：对于长期使用电脑的准妈妈，应多吃些富含维生素A的食物，如豆制品、鱼、牛奶、核桃、青菜、大白菜、西红柿、空心菜及新鲜水果等。此外，维生素C可以有效地抑制细胞氧化，维生素B_1可以增强细胞的营养、缓解神经的紧张状态，维生素E则有降低胆固醇、清除身体内垃圾、预防白内障的功效，所以长期使用电脑的准妈妈不妨多吃些富含上述维生素的食物。

（7）保持正确的姿势：正确的姿势可以有效减轻准妈妈的疲劳感，还能预防很多"电脑病"的发生。一般来说，准妈妈在使用电脑时，应将显示器和键盘放在身体的正前方，显示器最上方要低于眼睛水平，并保持至少一个手臂的距离；应保持良好的坐姿，大腿尽量保持与前手臂平行的姿势，脚能够轻松平放在地板或脚垫上，手、手腕及手肘应保持在一条直线上避免弯曲，不要半坐半躺；椅座的高度应调到与手肘有近90°弯曲的距离，并且保证手指能够自然的架在键盘的正上方；如果椅子设计本身没有护背曲线的话，最好在椅子上放一个护背垫，保持从腰到背的曲线。

 ## 准妈妈可以开车吗

一般情况下，准妈妈自驾车除了上、下车时要格外注意保护腹中的胎宝宝以外，开车对胎宝宝不会有太大的影响。所以准妈妈在怀孕第二个月，如每天上下班开车还是可以的，但是需要注意以下几个问题：

（1）避免开车节奏过猛。开车反应过猛的话容易使腹中的胎宝宝受到惊吓，所以准妈妈在开车的时候应该避免紧急制动、紧急转向或起步过快，要平稳驾驶，速度不宜过快。

（2）开车时系好安全带。准妈妈驾车时，在任何时候都应该系好安全带，尽量选择同时固定肩膀和腰部的三点固定式安全带，避免压迫子宫。正确使用安全带，能减轻交通事故对准妈妈身体的影响，大大降低胎宝宝受伤害的风险。

（3）慎开新车。由于新购置的车中皮革、化学溶剂等气味很重，空气污染严重，所以新车买回家后应该先开车门车窗，放掉一部分化学气味，还可以在车里放些竹炭、菠萝或羊毛垫等可以吸收异味的东西，以便尽快排掉新车内的有害气体。

（4）绝对禁止他人在车内吸烟。为了胎宝宝的健康着想，准妈妈必须绝对禁止他人在车内吸烟。

（5）忌穿高跟鞋。女性开车最忌讳穿不合适的鞋子，比如拖鞋、高跟鞋、塑料底鞋等，最好是穿运动鞋，或者是布鞋。准妈妈更要注意这个问题，由于怀孕时可能会出现水肿的现象，如果再穿上高跟鞋等不合适的鞋子，一是不舒服，二是在遇到紧急情况的时候很容易因为鞋跟高等原因不能把离合、刹车踩到底等，造成危险。

（6）车内空调温度不宜过低。准妈妈的车内温度不宜低于26℃，在不是太热的情况下，准妈妈开车时尽量关掉空调，多吹自然风。

（7）将长发束起来。特别是在开窗开车时，更应把头发束起来。因为车窗外的风很容易把头发吹乱，导致头发挡住视线，甚至可能长发被车外物体刮住，造成严重后果。每一个开车的女性都应该注意这一点，尤其是怀孕的准妈妈们。

（8）不要在车内放空气清新剂、香水等芳香物品。由于这一类芳香物品所散发的气味有些对准妈妈是有害的，所以准妈妈的车里尽量不要放这些物品。

（9）定期除臭杀菌。如果准妈妈每天都要开车的话，一定要定期到正规的汽车保养处做除臭杀菌处理，以保证准妈妈有一个干净、整洁、清新的车内环境。

（10）新手慎行。如果你是一位驾龄很浅的准妈妈，为了减少危险系数，建议你还是不要开车比较好。

一般来说，准妈妈如果每天开车时间超过8小时，胎宝宝就可能会由于长期处于一种颠簸状态而发生流产、早产。所以，所有准妈妈的开车时间都不宜过长，如果是职业司机的准妈妈，就应在怀孕期间向公司申请调换其他工作，暂时离开现在的工作环境。

 ## 工作时的注意事项

这个月的准妈妈身体外观变化不大，行动还依然方便，所以在日常的工作中还不至于有太多的不便之处，但是有些方面还是需要注意的。

（1）工作要劳逸结合。准妈妈可以工作1小时左右站起来放松10~15分钟，松弛一下紧张的大脑和紧绷的神经，还可以轻微活动下腰部、手关节和颈椎处，或是做做眼保健操、按摩几下太阳穴，都有助于缓解疲劳感。

（2）与电脑的关系。电脑是大多数人每天必须用到的办公用具，如果准妈妈的工作性质不一定要对着电脑，那么在这个时期就尽量远离电脑；如果是离开电脑就无法工作的准妈妈，那么在工作时一定要穿好防辐射服，最好是给电脑屏幕配上防辐射罩，尽可能降低辐射对胎宝宝造成的危害。适当喝一些绿茶也是有效缓解辐射的办法，但饮茶量不宜过大，也不要饮用太浓的茶。再有，要留心别人的电脑从侧背面散放的辐射，如果准妈妈的工作位置是在几台电脑的围挡中，最好是申请将座位调换到靠窗的角落里，避免其他电脑的辐射。

（3）与空调的关系。办公室有空调的准妈妈，一定要远离空调的出风口，特别在炎热的夏天，准妈妈一定不能为了贪凉就使劲猛吹空调。而且在空调环境下，室内空气流通慢，空气质量也比较差，所以最好是吹一段时间空调就关上一小会儿，开窗通通风。如果办公室是中央空调的话，也要定时把窗子打开，让空气流通一会儿，以保证室内空气的清新舒畅。

（4）孕吐。这一时期的准妈妈常常会被突然而来的孕吐侵袭，有时候一些气味都会引起恶心干呕的症状，所以准妈妈最好是能坐得离通风位置近一些，并准备好呕吐袋；同时也要避免心情过于紧张，工作时尽量不要想其他的事情，也会很好地分散注意力，缓解孕吐的症状。

（5）远离危险区域。如办公室里的打印机、复印机等可能会产生辐射的地区，或是留有大面积水的地面都要尽量绕行，也不要登高取物或是过度弯腰劳作。

学会看检查单

产前检查包括血常规、尿常规、肝/肾功能、血型检查和梅毒、艾滋病、淋病检查等。

1.血常规

血常规检查项目包括血红蛋白、血小板和白细胞。血红蛋白是判断准妈妈是否患有贫血的指标。轻度贫血对准妈妈的影响不大，重度贫血就可能会引起早产、低体重儿等不良后果；血小板在止血过程中起着重要作用，如果血小板低于正常值，则会影响准妈妈的凝血功能；白细胞在机体内起着消灭病原体的作用，超过正常值说明有感染的可能，但孕期可以轻度升高。

2.尿常规

尿常规的检查项目包括尿液中蛋白、糖及酮体，镜检红细胞和白细胞等，正常情况下，上述指标均应为阴性。如果蛋白检查呈阳性，提示有妊娠高血压、肾脏疾病的可能；如果糖或酮体阳性，就说明有糖尿病的可能，需进一步检查；如果发现有红细胞和白细胞，则提示有尿路感染的可能，需引起重视，如伴有尿频、尿急等症状的话，需要及时入院治疗。

3.肝/肾功能

肝/肾功能的检查项目包括谷丙转氨酶（GPT）、谷草转氨酶（GOT）、尿素氮（BUN）和肌酐（Cr），主要用于检查准妈妈有无肝炎、肾炎等疾病。由于怀孕会使肝脏、肾脏的负担加重，如果上述指标的检验结果不在标准范围内，就表示肝/肾功能不正常，需要马上治疗。

4.血型检查

检查准妈妈的血型，以备生产时备好相应型号的血液，一旦分娩时发生意外，就能够及时输血。亚洲人的血型主要为A、B、AB和O型，Rh阴性血在亚洲人中很少存在，如果准妈妈为Rh阴性血，则生产前医院就要提前备好Rh阴性血液，以便及时输血。此外，如果准爸爸为A型、B型或AB型血，准妈妈为O型血，那么宝宝就有ABO溶血的可能；如果夫妻双方Rh血型不合，宝宝也有发生溶血的可能。

5.梅毒血清学试验

检查项目为螺旋体抗体血凝试验（TPHA）和快速血浆反应素试验（RPR），正常情况下二者均应呈阴性反应，当机体受到梅毒螺旋体感染后，会产生两种抗体，表现为RPR阳性和TPHA阳性。梅毒是由梅毒螺旋体引起的一种性传播性疾病，准妈妈若患有梅毒，则病菌会通过胎盘直接传给胎宝宝，有导致新生儿先天梅毒的可能。需要注意的是，RPR阳性的特异性不高，会受到其他疾病的影响而出现假阳性，一般可将TPHA阳性作为梅毒的确诊试验。

6.艾滋病检测

通过对艾滋病（HIV）抗体检测来判断准妈妈是否患有艾滋病，正常结果为HIV阴性反应。艾滋病是获得性免疫缺陷综合征的直译名称，是一种严重的免疫缺陷疾患，其病原体是HIV病毒，如果感染上HIV病毒则检验结果为阳性。HIV病毒会通过胎盘传播给胎宝宝，会造成新生儿HIV病毒感染。

7.淋病检查

通过取准妈妈宫颈管分泌物做淋球菌培养，检测是否患有淋病，正常结果为阴性。淋病是由淋病双球菌引起的性传播疾病，通过不洁性交直接传播，也可通过被淋病污染的衣物、便盆、器械等传播。如果准妈妈患有淋病，则胎宝宝还有可能在娩出经过产道时受到感染。

 ## 不宜进行性生活

怀孕开始的前三个月称为孕早期，是胎宝宝主要器官结构完成分化和器官发育的关键时期，胎盘也未完全形成，此期也叫胚胎期。由于此时胚胎和胎盘在子宫内都处于不稳定状态，胚胎在母亲子宫里还未牢固地生存下来，随时有掉落的危险。在性交时，阴道与子宫颈会受到机械刺激，腹部会受到挤压，尤其是在性生活过于激烈的情况下，会诱发子宫强烈收缩，最容易引起流产，加之准妈妈从这个月开始，就会出现不同程度的早孕反应和其他不适等，也会造成性欲和性反应减弱。因此，这个时期是不宜过性生活的。

因此，为了胎宝宝的健康生长和准妈妈的安全，从这个月开始，准爸爸和准妈妈一定要停止性爱，不能存有一丝侥幸心理，更不能大胆任性地不顾忌任何后果放纵行事。

 ## X射线对胎宝宝的影响

尚在腹中的胎宝宝对外界的刺激是非常脆弱敏感的，辐射、药物、酒精、注射等都可能会对胎宝宝的发育造成影响，特别是在孕早期，胚胎细胞在快速地分裂和成长着，如果辐射或其他因素导致细胞发生变化，胎宝宝就有可能会因为发育紊乱而造成畸形或是一些后天才会被发现的疾病，如白血病。

很多准妈妈都知道X射线对胎宝宝有一定的危害，但其实，并不是只要接受了X射线照射，就一定会对胎宝宝产生不利影响。X射线是否会对胎宝宝造成伤害，以及会造成多大的伤害，是由准妈妈接受辐射的剂量、部位、时间等因素共同决定的。一般来说，对手臂、腿部、头部、牙齿和胸腔的照射，如果剂量和时间控制得当的话是不会对胎宝宝造成伤害的，但是对腹部、胃部、骨盆、下背和肾脏部位的照射，就会使胎宝宝直接暴露在X射线的光束下，使其受到一定程度的影响。至于机场出港的步行通道上的检查仪器以及地铁、车站等公共场所的安检设备，由于经过时停留的时间很短暂，所以准妈妈大可放心，这些是不会危及胎宝宝的安全的。

除了照射位置、照射时间和照射剂量的不同之外，同样剂量、同样时间的X射线对不同时期的胎宝宝也会有不同的影响程度。一般来说，在胚胎着床时，由于受精卵对外界的刺激极度敏感，因此这个时候任何剂量的X射线都有可能引发受精卵死亡，最终流产；在胚胎自着床到器官高度发育的这一时期，即通常所说的孕早期，任何剂量的X射线都会对胎宝宝造成不同程度的影响，如发育迟缓、大脑神经系统发育异常、身体其他部位器官畸形或是引发其他先天性疾病等；在孕中期和孕晚期，一般X射线致使胎宝宝畸形或死亡的可能性很小，但是会造成胎宝宝的一些疾病或是发育迟缓等症状。如果准妈妈有需要必须进行X射线检查的话，一般建议是在孕中期胎宝宝较稳定的时候进行，在进行照射时要用铅围裙或其他防辐射设备保护好腹部，尽量避免胎宝宝受到干扰。

准妈妈如何选购服装

如今服装市场上也出现了越来越多款式各异的孕妇装，许多商家和服装设计师都把目光转移到爱美的准妈妈身上来，推出了很多精心设计的时尚漂亮的孕妇装，所以准妈妈大可不必担心怀孕之后会与时尚脱节。但是选择孕妇服时，首先要考虑的是健康和舒适度，而不能单单看款式和颜色。由于怀孕期间容易出汗，所以最好选购透气性较好的纯棉质服装。下面我们就来为准妈妈如何购买和搭配服装提出一些建议，把你打扮成一个时尚又健康的漂亮准妈妈。

1. 孕妇服的颜色选择和搭配技巧

在购买孕妇裤或孕妇裙时，最好选择黑色或卡其色之类的中性色彩，这样的颜

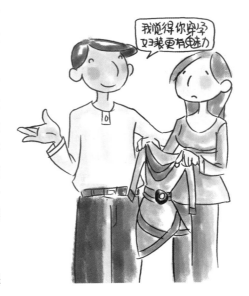

准妈妈如何选购服装

色能够修饰身材而且显得人有精神。服装的腹部和腰部处必须具有很好的弹性，以能够托持和保护胎儿，面料最好选用斜纹或府绸。

背带裤是孕妇衣橱柜中必备的服装之一，因为其手感柔软、腹部较为宽松，穿着方便，舒适性好，深受准妈妈的喜爱。准妈妈还可以购买一件领角有纽扣的男式衬衫。这种衬衫一般是由高支棉或牛津布制作而成，比较宽松而舒适。而且衬衫是可以用来百搭的宝贝，下装穿一条裙子，外加一件夹克就能作为上班的职业装，搭配一款宽松背带裤便可成为周末的便装。准妈妈还可以选购一些柔软舒适的弹性针织服装，如束腰外套、针织裤和针织连衣裙，用来与其他款式的服装搭配或者单穿。

选择裤装时，裤腿以合身的松紧度为好，大腿和腰部应该比较宽松，以突起的腰围为准。穿上这样的裤子，上面再套一件宽大的外衣，在外衣的遮掩下会让身材显得适中。这种裤子也可以选用丈夫的宽大裤子改造，把小腿部分缝得窄小一些即可。如果下身配裙装，最好选用类似西服长裙的贴体式长裙，腰部可加背带，裙形像一个倒放的梯子，如果外面再套上宽松的外衣，几乎不露什么痕迹。假如你有一条露背的长裙，可以把裙子的两边拆开，再选择和裙子搭配的两块布缝在两侧，这样看上去就像设计出的时装裙，而裙子的宽幅可以增加。产后只需在腰间系上一条精致的腰带，就可以穿上外出了。

一件看上去显得雍容华贵的连衣裙，或是一件做工精致考究的棉衬衫加配一条修长的黑色裤子，准妈妈的衣橱里至少有一件适合社交场合穿着的服装。你不必担心一些时尚款式穿上后显得走样，敞口低领的连衣裙款式会修饰臀部和腹部让准妈妈更显得有女性韵味。怀孕期间准妈妈的胸部尺寸会渐渐变大，因此需要购买几件足以支撑胸部的文胸。

2. 准妈妈选鞋技巧

怀孕后准妈妈的双脚会有许多生理性的变化。一天当中的脚部围度变化（肿胀）量在10~25毫米之间，远远超过一般人可忍受的范围。而孕妇脚型的变化仅止于围度的变化，脚长的变化量则是随着坐姿、站姿及走姿的改变而改变。怀孕3个月左右，准妈妈的脚趾或脚掌会出现不同程度水肿，在临近分娩时，脚和腿的水肿可能相当突出。为了保证身体重心平衡和缓解疲劳，准妈妈在怀孕期间，尤其是怀孕末期的三个月选择一双舒适的鞋子就显得非常重要了。以下是准妈妈选择鞋子的九大要点：

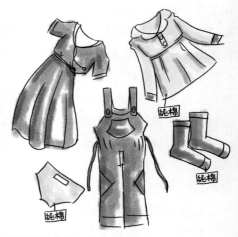

纯棉

纯棉

纯棉

尽量挑选宽松、休闲的衣服

（1）注意鞋跟高度，避免穿平底鞋。理想的鞋跟高度为15~30毫米，平跟的鞋子虽然可以接受，但是随着准妈妈体重增加和重心后移，往往会带来脚跟部位的不适，因此鞋后跟高度最好比前掌高大约3厘米。

（2）购买专业的、具备充分接触型的鞋垫，可有助减少足部的压力。

（3）选择圆头且肥度较宽，鞋身应用弹性质料，鞋面材质较软的鞋子。

（4）鞋型选择上开式，魔术粘贴带式较佳，其次可以选择有松紧带或可调整宽度的鞋类款式。

（5）鞋后跟的宽度要比后跟带宽些，以减少扭伤的风险。

（6）鞋类尺码依脚长而定，必须注意坐姿、站姿及走姿之延伸量，约比脚长多出10毫米。

（7）鞋底要防滑及用吸震卸力型的材料。

（8）容易穿着及可作调节的鞋子为佳，要避免系带鞋、懒汉鞋。

（9）怀孕10个月间，可分前期（0~6个月）及后期（6~10个月）换穿不同的鞋子，即孕妇前段鞋与孕妇后段鞋，而孕妇后段鞋宜选择具有足跟杯垫的保证装置。

 ## 防辐射服的选择和洗护

防辐射服穿着时，致密的金属网在周身形成一个安全防护罩，能够有效阻挡微量X射线、紫外线、低频辐射和微波辐射，从而避免准妈妈及胎宝宝受到伤害。防辐射服舒适干爽、透气性好、无刺激、无副作用，还具有抑菌、抗静电、耐洗、效能持久等特点，准妈妈从怀孕一开始最好就穿上它。

目前市场上的孕妇防辐射服主要使用两种材料，一种是在不锈钢细丝外包裹棉纱的孕妇防辐射服，这种防辐射服的透气性好，耐洗涤，可屏蔽吸收电磁波；另一种是在布的表面镀有导电吸波的金属离子的孕妇防辐射服，这种材料防辐射性能可达60dB，但透气性耐洗性差一些。

选择一件好的防辐射服至关重要。目前市场上的防辐射服有很多种，在选购时要根据自己的实际情况选择防辐射服的类型，一般建议在机房工作或者工作环境中有超过50台电脑的准妈妈最好选择超强防护型；防辐射服有内衣和马甲两种款式，一般来说，防辐射内衣是准备给一般的白领上班族做防护的，准妈妈也可以先穿着内衣款式，但是一旦怀孕3个月以后，就必须穿前后防护的马甲，在防辐射的同时还能有效保护脊椎神经系统；颜色方面可以根据自己的喜好自由选择，尺寸方面最好买得稍大一些，以便整个孕期都能自由穿脱。

防辐射服在洗的时候，要轻柔手洗，水温不要超过90℃，尽量不要用洗衣机；可以直接用自来水洗，用普通的中性洗衣粉洗衣液均可，洗涤方法近似于普通衣物的清洗过程；洗涤时不可漂白或使用含漂白成分的洗涤用品，也不可与其他化学药品放在一起；洗后从水中拎起晾干即可，不要拧绞；熨烫的温度不要超过150℃；也不要洗得过勤，防止防辐射服内的金属纤维丝过快磨损。

 ## 准妈妈护肤方针

怀孕会导致女性体内雌孕激素、黄体素等激素水平的变化，影响到皮肤的蓄水能力和皮脂膜的完整性，从而令孕期的皮肤变得较为敏感，容易水油不平衡。一些准妈妈会发现皮肤比以前更油，而有些干性皮肤的准妈妈皮肤比以前更干燥了。在这个特殊的生理时期，对护肤问题不要马虎大意，准妈妈应根据自己的情况制订一套切实可行的护肤方案。

1. 正确的洗脸方法

将倒入手中的洁面乳轻轻搓出泡沫，抹在油脂分泌最旺盛的T字区。对着镜子，在额头上搓出泡沫，然后用画圈的方式一直向下洗。洗到下巴和鼻子下方的时候要左右移动手指，眼睛也需要用画圈的方式进行清洗。

3~5分钟后，用温热的清水洗净，注意发际和下巴内侧的清洗，防止残留下泡沫。然后用干净柔软的化妆棉按压脸颊吸干水分。如果使用毛巾擦脸的话，要注意经常消毒和清洗。

2. 正确使用乳液

准妈妈在使用保湿乳液时，最好使用小面积画圈的方式比平常多按摩几次面部。先用手指蘸取大约一元硬币大小的乳液，将其放在手心温热后用指尖慢慢推开，这样可以提高乳液的渗透度，有效地锁住水分。眼角、脸颊等容易干燥的部位可多涂一些，而额头和鼻子附近的T区部位油脂分泌比较旺盛，要少涂抹一些，可多拍一点爽肤水。

在秋冬干燥季节，颈部的皮肤也容易变得粗糙，这个时候用双手上下交替在颈部涂抹些乳液可以帮助颈部保湿。

3. 护肤品越简单越好

孕期的护肤品选择要尽量安全精简，以补水保湿为主。护肤产品中是否含香精香料、刺激性防腐剂都是需要注意的要点。可以保留保湿系列的卸妆、洁面、爽肤、面霜这几个必需的步骤。

怀孕期间避免使用如异维A酸胶囊等治疗痤疮的药物，并慎用有祛痘功效的护肤产品。而美白祛斑产品中大多也含对胎宝宝极为不利的铅、汞等重金属，最好不要使用。

卸妆清洁产品选择上注意不要选择添加过多表面活性剂的产品，容易刺激皮肤，令皮肤干燥。质地温和、低泡或无泡的洁面乳是首选。

4.选择物理性防晒

女性在妊娠期间因为激素的水平的关系，容易在两颊生成大量的黄褐斑，是怀孕期间最常见的皮肤问题。产生的原因是黑色素受不平衡的荷尔蒙影响，变得对外界刺激过于敏感、过于活跃所致。对于妊娠斑首要的预防办法是严密的防晒，尽可能避免黑色素细胞因受到紫外线刺激而被激活，加速黑色素的制造而生成斑点。这时需要注意的是不要使用美白祛斑的产品，而是从怀孕初期就开始使用安全性能高的、无香精香料成分添加的物理性防晒，以减少紫外线和自由基对皮肤黑色素细胞的刺激作用，通过抑制外因达到减少黑素生成的作用。

孕2月如何运动

孕2月是胎儿主要身体器官开始发育的关键时刻，准妈妈如果身体健康，没有妊娠合并症，应当每天坚持运动半个小时甚至更长时间。适当运动，不但能增强准妈妈身体消化系统的功能，还可以刺激胎儿的身体发育，有助于胎教。

运动要缓慢

孕早期，胚胎处于发育的初级阶段，胎盘和子宫壁的连接还不是很牢固，一旦子宫受到剧烈震动，会造成胎盘脱落，导致流产。孕2月，准妈妈要避免剧烈运动，尽量选择一些动作舒缓的运动，例如，散步、孕妇体操等。

孕2月，胎儿还很小，这就为准妈妈运动提供了很多方便。准妈妈运动，要选择合适的环境和天气，运动时应慢慢开始，动作缓慢，运动量要适可而止。同时，还要注意多喝水。一旦身体疲劳或不适，要立即停下休息。

适合孕2月的运动

（1）孕妇体操

孕妇体操不但可以增强母婴体质，还是一种胎教方法。适时开始练习孕妇体操是很有必要的，孕2月的孕妇体操包括简单的脚部运动和坐姿练习，适应后再慢慢增加体操种类和难度。

脚部运动：随着胎儿的生长发育，准妈妈的体重也慢慢增加，脚部的负担也日益加重。因此，准妈妈最好每天活动活动踝关节和足关节，既可减轻怀孕带来的负重感，也可增强脚部的承载能力。

坐姿练习：正确的坐姿，不但可以减轻上半身对盆腔的压力，还可预防腰部疼痛。孕期准妈妈尽量选择有靠背的椅子就座。坐之前，双脚并拢，左脚后挪一点，使身体重心保持在椅垫中央，然后再慢慢后移臀部，将后背靠在椅背上，深呼吸，伸展、放松脊背。

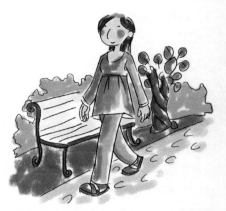

（2）散步

散步是最适合孕妇的安全运动。孕妇散步的地点最好选择在空气清新、绿树成荫的绿地或花草茂盛的公园。避开拥挤的人群，多呼吸新

散步中的准妈妈

鲜空气，不但可以缓解孕妇紧张的神经系统，还可改善孕妇的心肺功能，促进新陈代谢，增强肌肉活动能力，促进全身血液循环。这些，对孕妇和胎儿来说，都是极其有益的。

（3）孕妇瑜伽

孕妇瑜伽不注重身体条件的改善和心灵的提升，只是让准妈妈做一些伸展锻炼，因此，孕妇瑜伽比普通瑜伽节奏和动作都更舒缓。

孕妇练习瑜伽可以增强体力和身体平衡感，增强肌肉的张力、柔韧性和灵活度。练习孕妇瑜伽，还可以刺激体内激素分泌，促进血液循环。那些睡眠质量不好的准妈妈练习孕妇瑜伽，还有助于提高睡眠质量，缓解失眠和神经衰弱的症状。

孕妇可以练习不同的瑜伽姿势，但必须以安全和舒适为准。需要指出的是，瑜伽并不是怀孕期间唯一的运动方式，它的效果也是因人而异的。练习时，如果有专业指导效果会更好。一旦感觉不适，准妈妈随时可以改用适合自己的运动方式。

 ## 孕2月不宜做的运动

准妈妈在怀孕早期不要做背部锻炼。因为背部的屈伸锻炼会让给胎儿供血的血管承受过大的压力，影响给胎儿供血。此外，背部锻炼一旦不当，很容易造成背部肌肉拉伤和疼痛。准妈妈只要保持正确、舒适的坐姿、站姿和走路姿势，背部状况就会得到相应的改善。所以，准妈妈不宜做背部锻炼。另外，准妈妈还要避免那些可能撞击到背部及腹部的运动，如跆拳道、足球、篮球和曲棍球等。

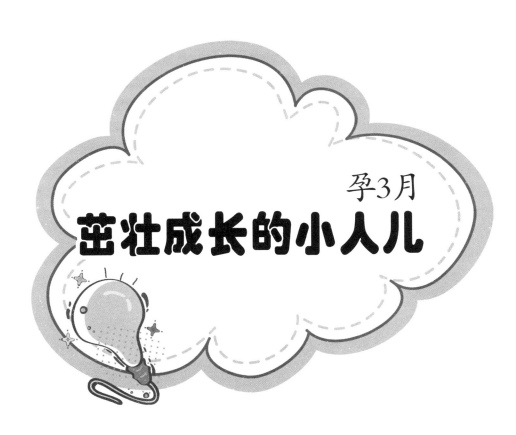

孕3月

茁壮成长的小人儿

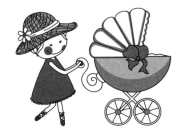

准妈妈的变化

 ## 子宫和乳房的变化更加明显

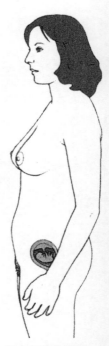

孕3月，生理上的变化还在继续，但是，已经与以前有了很大不同，生理变化带来的影响已经无处不在。一般来说，怀孕第3个月末，用多普勒胎心仪可以听到宝宝的心跳声。你还能感觉到，胎儿的心跳速度比你的快得多。相信初次听到宝宝心跳的准爸妈，内心都会产生难以抑制的喜悦。

随着胎儿的发育，子宫开始慢慢扩大，子宫附近的支持韧带随着子宫的扩大而拉长。准妈妈睡觉或运动的时候变换姿势，有时就会带来腰际刺痛和腹部胀痛。这个时候，就需要准妈妈在变换姿势时放慢速度、减轻力量。有时候，准妈妈还可以通过简单的锻炼来舒缓疼痛。例如，站立的时候，为了保持身体平衡，腰部多向前挺起。

子宫在妊娠中有供受精卵着床、容纳发育中的胎儿以及妊娠期满娩出婴儿的功能。孕3月，准妈妈更能感受到子宫的变化，用手抚摸肚子，可以感觉到球状的子宫似乎已经上升到耻骨的上缘。平躺在床上，放松腹部肌肉，可以感受到子宫大约在盆腔中央的位置。这些感觉不同孕妇会有些微差别，但是大多数情况下都可以感受到。对子宫里的宝宝感受加深，使很多准妈妈不知不觉养成了抚摸肚子的习惯。

孕3月的准妈妈

一直对怀孕反应比较敏感的乳房在这段时间里变化更加明显。乳头隆起、变大、变色，乳晕范围扩大、颜色变深。有的准妈妈还能感觉到胀痛，偶尔还会摸到肿块，这是乳腺发达以及体内激素分泌增加的缘故，准妈妈不必太紧张。乳房的这些变化，为日后分泌乳汁、哺育宝宝做好了充分的准备。当然，准妈妈看起来也更有女人味，这个时候，准妈妈还要注意选用合适的胸罩。

 ## 过去的衣服已经不合身了

对于那些因为怀孕而放弃漂亮衣服的准妈妈来说，这时在衣服的挑选、搭配上更加为难。过去的衣服，现在已经穿不上了，或者就算穿上了，也勒得肚子难受。但是腹部隆起还不明显，精心挑选的孕妇装，此时还撑不起来，显得松松垮垮的。这时，准妈妈要调整好心态，不要为无法穿着显示身材的服装而苦恼，要积极寻找适合自己的宽松的衣服。

调整心态容易，毕竟已经怀孕2个月了，很多准妈妈已经完全融入孕妇这个角色里去了。要选择适合自己的衣服更容易，只要方便穿脱，便于运动，保暖吸汗的衣服，准妈妈都可以穿着。不过建议准妈妈最好挑选一些柔软舒适的休闲服饰，不但可以掩盖隆起的腹部和变粗的腰身，还可以使准妈妈看起来更有活力。

 ## 心态平和起来

虽然同怀孕的前2个月一样，准妈妈的心情依然是忐忑不安，但是对于准妈妈来说，最值得高兴的事就是孕妇体内激素的分泌会在这个月达到顶峰，也就是说，怀孕引起的种种不适，在这个月或者这个月之后就会稳定下降，可以说，准妈妈即将迎来怀孕期间最安稳的一段日子。

怀孕的前2个月，胎儿特别脆弱，特别容易受到外界影响，是流产的高峰期。进入孕3月，准妈妈对流产的恐惧已经随着时间的推移逐渐减弱。经过前2个月的准备与适应，很多准妈妈都已经习惯了怀孕带来的种种不便，并已琢磨出种种方法来应对怀孕带来的麻烦。因此，对怀孕的自信也开始建立。树立自信心有利于准妈妈更加明确做母亲的责任，并可使她们以一种平和的心态来面对未来妊娠期中的更多变化。

独处是思考的内在需求，准妈妈在第3个月会有强烈的渴望独处的念头，在公共场合或有其他人在场时，无论高兴、哭泣、焦躁还是无助都会使准妈妈感到窘迫，独处可以让准妈妈放慢脚步，放松神经，重新思考怀孕带给自己的一切，也有利于准妈妈正视和适应怀孕带来的改变。通常，独处可以让准妈妈对自己的力量和感受有一个正确的认识，帮助准妈妈忘掉烦恼和忧郁，真正享受怀孕带来的难忘时光。

 ## 有了更多的担忧

虽然说体重增加对准妈妈来说是很正常的，但是，与前2个月相比，这个月体重增加会特别明显。特别是在前2个月由于害喜严重、体重增长缓慢甚至有所下降的准妈妈，这个月害喜症状会有所减轻，体重可能还会增长得更快一点。如果你真的觉得自己的体重增长异常，可以通过饮食和运动进行调控。

准妈妈不必为自己增加的体重感到尴尬和难过，如果有人对你隆起的肚子和蹒跚的步伐投以好奇的目光，你要勇敢地用目光告诉他"我是一个孕妇，这些对我来说，都很正常"。

体重增加，腰身变粗的同时，很多准妈妈开始为自己没有明显隆起的腹部而担忧，体重增加了为什么腹部隆起不明显，是宝宝发育太慢了吗？有的准妈妈还为感觉不到宝宝胎动而着急。其实，腹部隆起不明显，感觉不到胎动，这些都是孕3月的正常现象。准妈妈只需耐心等待，一切都会如期来到。

这个月，准妈妈还会担忧害喜会不会持续不退。害喜带来的痛苦，到第3个月可能会有所减轻。但是，如果没有减轻，准妈妈也不要过于心急。不管多么严重的害喜也一般持续4个月左右，你已经顺利度过了2个月，坚持到了现在，再忍一忍，就可以痛快地摆脱害喜的状况了。很多准妈妈也正是通过害喜，才真正认识到一个小生命在自己体内的存在，对怀孕也有了更深刻的认识。

胎宝宝的变化

 第9周

第9周，胎儿的主要身体器官肝、肾、肠胃等已经完全成形并开始工作，心脏已经开始为内部器官供血，这些器官今后仍然会继续发育。头部的发育也拉开了序幕，脑已经形成，但是耳朵还没有完全发育，覆盖着的眼皮可以为正在发育的虹膜提供更多的保护，使它免受光线的伤害。这周，胎儿从头部到臀部长45~65毫米，重约8克。虽然现在仍然处于怀孕早期，但胎儿已经度过了发育的关键时期，自身发育也日渐完善。从此以后，胎儿自身也开始具备一些抗击感染的能力。

 第10周

第10周，胎儿看起来更像一个真正的人形了。这时，宝宝从头到脚全面发育：脑部发育仍在进行，手指与脚趾之间的蹼状薄膜开始分离，骨骼开始钙化，脑垂体开始产生激素，生殖器官也呈现出了性别特征，消化系统开始吸收糖分，胎盘在为胎儿提供营养的同时也开始清除其在成长过程中排出的废物。这一阶段，通过仪器可以看出，宝宝已经相当淘气了，他不但会舞动手脚，还会像个大人一样地微笑，皱眉。

第9周	第10周	第11周	第12周
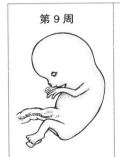	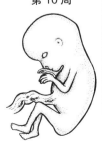	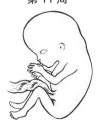	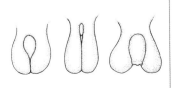
胎儿手指和脚趾的蹼开始退化，胳膊和腿开始变长。	胎儿头部两侧已经可以看见外耳的形状。	此时，虽然胎儿的头仍然比较大，与身体不成比例，但是脸和身体轮廓已经完全具备人的特点。	在怀孕第12周之前，男女胎儿看上去很相似（左图）。自12周之后，胎儿就很容易辨别男女——女胎长出细长的、起保护作用的阴唇和小阴蒂（中图），男胎长出圆圆的阴囊和阴茎（右图）。

第11周

第11周，宝宝从头部到臀部长72毫米左右，重约16克。由于他的内部器官，特别是肺还没有发育成熟，这时的宝宝尽管看起来已经完全成形，但是还不能在子宫外生存。宝宝的生殖器官继续生长，肝脏开始分泌胆汁，胰腺也开始产生胰岛素。胎儿头部依然占身体的大部分，脖子已经可以支撑头部运动了，眼睛和耳朵都开始向正常位置移动。尽管在怀孕第24周左右听觉器官才能发育完全，但是，这时通过皮肤震动，宝宝已经可以感受到声音了。

 第12周

第12周，宝宝的生长速度随着内部器官的成熟而加快。胎盘开始分泌激素，眼睛、手脚等继续发育，牙龈下会长出20个牙苞，指（趾）甲和体表毛发也清晰可见。子宫内充满了羊水，宝宝通过脐带和胎盘获得氧气。虽然宝宝不必呼吸，但是，为了将来的生活，他已经开始练习吸气和呼气。

饮食与营养

 ## 孕3月的饮食原则

本月的饮食要以食物种类多样化为原则，重点在于摄入营养物质的质量。这个时期，胎宝宝开始进入了快速发育期，准妈妈摄取营养的质量与胎宝宝的生长发育质量密切相关。准妈妈要多吃些含蛋白质的食物，如奶类、口蘑、松蘑、猴头菇、牛蹄筋、海参、贝类、瘦肉和鱼类，但不要食用过多的不完全蛋白类，如豆类食品；除了蛋白质以外，准妈妈还需要摄取足够的碳水化合物和微量元素，可以吃一些枸杞

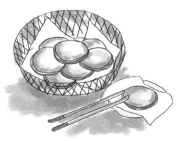

孕3月的饮食原则

子、杏仁等食品。这个月内，只要是对胎宝宝无害的食物，准妈妈在自己的食量范围内多多益善，种类越多越好。

 ## 孕3月的营养食谱

海米糙米粥

【原料】海米5克，小排骨200克，糙米100克，盐、胡椒粉适量。

【做法】

1.将糙米洗净后用清水浸泡2小时，小排骨洗净氽烫后捞出备用，海米用冷水浸软后取出杂质。

2.将糙米、小排骨和海米放入锅中，加入适量水，边煮边搅拌均匀至米粒软烂、排骨熟烂后，加入适量盐和胡椒粉搅匀后即可食用。

【功效】促进肠胃蠕动，改善皮肤状况，增强抵抗力。

鲜蘑菇炖豆腐

【原料】嫩豆腐500克，熟笋片25克，鲜蘑菇100克，酱油10克，精盐2.5克，味精2.5克，绍酒5克，麻油5克，素汤（大豆熬制）400克。

【做法】

1.将嫩豆腐放入盆中，加绍酒，上笼用旺火蒸15分钟取出，去掉边皮，切成1.5厘米见方的小块，经沸水焯后，用漏勺捞出。

2.将鲜蘑菇入沸水锅煮1分钟，捞出，用清水漂凉，切成片。

3.将豆腐、笋片和精盐放入砂锅中，加素汤至浸没豆腐，置中火上烧沸，改小火炖约10分钟，放入蘑菇片，加酱油、味精，淋上芝麻油即成。

【功效】提供胎宝宝生长发育所需的蛋白质、钙、铁、锌、铜等多种营养物质。

陈皮卤牛肉

【原料】瘦牛肉、酱油、陈皮、葱、姜、糖、酱油、水。

【做法】

1.把陈皮用水稍微泡软，葱洗净切断。

2.牛肉洗净切成薄片，加酱油拌匀，腌10分钟。

3.将腌好的牛肉一片一片放到热油里，油炸到稍干一些，把陈皮、葱、姜先爆香，然后加入酱油、糖、水和牛肉稍炒一下。

4.把牛肉取出，放入拌好的卤料，即陈皮、葱、姜、酱油、糖，炖至卤汁变干，即可食用。

【功效】缓解孕吐，降低疲劳感。

烤全麦三明治

【原料】全麦面包1个，起司粉、葡萄干、杏仁片、核桃、樱桃、葡萄酱等适量。

【做法】

1.把全麦面包放在烤箱里稍烤一下，取出切成4小块。

2.先在表面上抹上一层葡萄酱，然后把葡萄干、核桃、杏仁片和樱桃放在上面，再撒上起司粉即成。

【功效】有效减轻孕吐。

鸡脯扒小白菜

【原料】小白菜1000克，熟鸡脯半个，花生油50克，盐4克，味精2克，料酒10克，牛奶50克，水淀粉15克，葱花5克，鸡汤适量。

【做法】

1.将小白菜去根，洗净，每棵劈成4瓣，切成10厘米长的段

（注意让菜心相连，不能散乱），用开水焯透，捞出用凉水过凉，理齐放入盘内，

沥去水分。注意用开水焯小白菜时不要焯得太烂，应该在开水中转两圈立即捞出。

2.炒锅上火，放入花生油烧热，下葱花炝锅，烹料酒，加入鸡汤和盐，放入鸡脯和小白菜（顺着放），用旺火烧开，加入味精、牛奶，用水淀粉勾芡，盛入盘内即成。

【功效】提供蛋白质、钙、磷、铁、胡萝卜素、烟酸和维生素C等营养元素。

糯米粥

【原料】糯米100克，水800克。

【做法】

1.糯米拣去杂物，淘洗干净。

2.锅置火上，放水烧开，放入糯米，搅开，再烧开后，滚煮5分钟左右，用小火熬约40~50分钟，至糯米软烂，汤汁变稠即可食用。

【功效】滋补养胃，生津润燥。

鲜奶玉米笋

【原料】玉米笋400克，鲜牛奶80克，熟猪油60克，白糖7克，盐3克，味精3克，面粉、水淀粉、奶油各适量。

【做法】

1.把每个玉米笋切成透龙花刀，放入开水锅内略烫捞出，控干水分。

2.锅置火上，烧热加熟猪油，油热后放入面粉炒开，添少许汤，加入鲜牛奶、白糖、盐、味精及烫好的玉米笋，用小火扒制入味后，汤快尽时，用水淀粉勾芡，芡熟淋入奶油，出锅装盘即成。

3.炒面粉要用文火翻炒，面粉炒开即可，不能炒到变色。

【功效】健脑通便，促进胎宝宝生长发育。

香芹拌香干

【原料】芹菜、绿豆芽、香干各150克，香油15克，醋20克，精盐3克，蒜泥5克。

【做法】

1.芹菜择洗干净，大的破开，切成3厘米长的段，放入开水锅内焯一下，用凉开水泡凉，沥水备用。

2.绿豆芽掐去两头洗净，放入开水锅内焯一下捞出，用凉开水泡凉，和芹菜放在一起。

3.香干洗净，切成细丝，放入芹菜、豆芽中，加入香油、醋、盐、蒜泥拌匀即成。

4.焯芹菜、豆芽时不能焯烂，以免影响菜的营养和口味。

【功效】预防贫血，增进肠蠕动。

糖醋黄鱼

【原料】黄鱼1条、冬菇丝20克、红椒丝15克、葱丝20克、小葱1根、姜3片、盐5克、白糖20克、醋25克、番茄酱10克、料酒5克、淀粉5克、香油少许。

【做法】

1.黄鱼洗净，鱼身两面划刀纹，放入盘中，用盐、料酒、姜、小葱抹擦全身，腌制20分钟后用淀粉粘裹鱼身，放入烧热的油中，炸至酥脆，捞出。

2.另在锅内烧热油，炒冬菇丝、葱丝、红椒丝，将白糖、醋、番茄酱、淀粉、香油、盐用水调匀，倒入炒锅中，大火炒煮至滚，浇到鱼上即可。

【功效】益气健脾，健胃润肠。

准妈妈本月应该多吃的食物

（1）玉米：玉米中含有丰富的不饱和脂肪酸、粗蛋白、淀粉、胡萝卜素及镁等矿物质，以普通的黄玉米营养最为丰富。多吃玉米可以舒张血管、增强肠壁蠕动和胆汁分泌、促进人体内废物的排泄，有利于身体的新陈代谢。此外，黄玉米中含有谷氨酸等多种人体所需的氨基酸，能够有效促进大脑细胞的新陈代谢，有利于排除脑组织的氨。再有，黄玉米中的维生素B$_2$还能够预防因缺乏核黄素而引发的口角炎、口腔溃疡等口腔疾病，对妊娠巨幼红细胞性贫血症也有一定的预防作用。

（2）红枣：红枣的营养价值极为丰富，含有丰富的维生素C、维生素P、维生素A、B族维生素和黄酮类物质，是"天然维生素"，对于准妈妈补充营养及胎宝宝的生长发育都有很大的帮助，既可以增强准妈妈的机体免疫力，帮助准妈妈改善胃肠机能增进食欲，还能有效促进胎宝宝的大脑发育。

（3）糙米：糙米能提供人体内所需的矿物质，如锌、铁、镁、磷等，还有蛋白质、叶酸和多种维生素，此外糙米中还含有大量的膳食纤维，可促进肠胃蠕动，缩短食物通过消化道的时间，减少有毒物质被人体吸收和对肠胃的刺激，有效避免肠胃炎的发生。并且糙米中的叶酸可以防止胎宝宝的神经系统畸形，有利于宝宝的智力发育。再有，糙米对保持合理体重还有一定的积极作用。

（4）骨头汤：这一时期胎宝宝的骨骼高度发

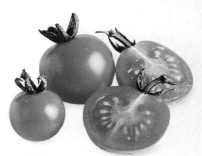

番茄

育决定了准妈妈对钙质的大量需求，骨头汤里含有丰富的钙质，此外还含有丰富的维生素和蛋白质，而且味道香浓，口感浓郁，非常适合这个月的准妈妈食用。不过，熬骨头汤的时间不宜过长，并且最好是用高压锅和砂锅熬制。

（5）蜂蜜：蜂蜜能提供大脑神经元所需要的能量，并有促进睡眠并预防便秘的作用。有失眠、便秘现象的准妈妈可以在每晚临睡前喝一杯蜂蜜水，可有效缓解多梦易醒、睡眠不香等不适，提高睡眠质量。此外，准妈妈还可以在每天上午或下午喝一杯蜂蜜水，起到缓解便秘症状的作用。但需要注意的是，蜂蜜水不可多喝，一天一杯为最好，并且最好用温开水冲服，过冷或过热的水都会影响人体对蜂蜜的吸收。

（6）黄豆芽：黄豆芽中富含胎宝宝所必需的蛋白质，还可以在准妈妈体内进行储备，以备供应分娩消耗和产后哺乳，同时还可以有效预防产后出血、便秘，提高母乳质量。

 ## 准妈妈本月应该少吃的食物

（1）生冷食物。由于生食中所含的微生物和有害菌无法被消除，特别是肉类食品中更可能含有弓形虫病菌，这些病菌只有通过高温烹煮才能被清除。有些蔬菜还是可以生吃的，但由于怀孕后胃肠系统比较脆弱，所以还是要尽量少吃，吃之前一定要确保清洗干净。所以准妈妈在怀孕期间特别是孕早期，尽量避免吃生冷性的食物，防止有害细菌的侵入，同时也防止胃肠功能受损。

（2）易过敏的食物。如果在怀孕期间吃到过敏食物的话，不仅会使准妈妈的身体受损，更严重的还会影响胎宝宝的正常健康发育。如果准妈妈有某种食物的过敏史，在孕期就要绝对禁止这种食物了；某些可能引起过敏的食物如虾类、辛辣类食物也要尽量少吃；对于从未吃过的、较为罕见的食物，准妈妈不可盲目乱吃，避免引起过敏或其他的不适症状。

（3）方便食品。方便类食品平日里最常吃的就是方便面，此外还有罐头类的方便食品。由于多数方便食品内都含有防腐剂、添加剂、甜味素等人工合成的化学物质，这些物质会对胚胎产生一定的影响，而且还不利于消化吸收，营养价值也很低，所以准妈妈还是尽量少吃或不吃为好。

（4）可能引起呕吐的食物搭档。如羊肉和酸菜、花生和红薯、菠菜和豆腐、红薯和鸡蛋等，这些食物虽然有的营养价值很高，正常人搭配一起吃的话也不会有什么胃肠反应，但这个时期的准妈妈如果搭配着吃的话，就有可能会引起反胃呕吐等不适症状，所以要尽量避免。

（5）油腻的食物。这个月的准妈妈还存在妊娠反应，因此尽量避免油腻的食物，更不要在过冷的地方吃油腻的食物，否则会使胃部和腹部在遭受冷气的同时又遭遇油腻的侵袭，轻者可能出现反胃呕吐的症状，重者还可能引发急性肠胃炎等胃肠疾病。

 ## 准妈妈蔬菜水果的吃法

蔬菜水果中大多富含钙、钾、钠、镁等微量元素及多种维生素，营养价值极为丰富，可以有效增进食欲，帮助消化，对维持肠道正常功能及丰富膳食的多样化等方面具有重要意义。处于孕早期的准妈妈，妊娠反应常会导致其食欲不佳、容易便秘，这时多吃些蔬菜水果是保证矿物质和维生素C供给的重要途径，有利于准妈妈的健康及胎宝宝的成长。

但是，在蔬菜水果的选择上，准妈妈还是要了解一定的常识。一般来说，新鲜采摘的水果和蔬菜比长期存放的营养丰富，并且应季成熟的蔬果安全性更高一些，因为一些反季节的水果蔬菜在生长时有可能被喷洒过激素类化肥农药，不利于健康。

此外，水果蔬菜在食用前要用专用的清洗剂洗干净，以免残留农药对人体造成危害。蔬菜在加工时要先洗后切，以免营养成分丢失，炒过的菜不宜存放时间过长，以免产生有害物质——亚硝酸盐；不要用铜锅炒菜，炒菜时应急火快炒，菜汤不要丢掉，以减少营养素的丢失。

准妈妈每天食用的蔬菜不应少于4种，最好是2种绿色蔬菜+1种萝卜类蔬菜+1种瓜类蔬菜+1种其他蔬菜（如蘑菇、西红柿、豆角、藕等）；每天食用的水果应不少于两种，尽量选择当季的、生长地在所属地域的水果，其次还要考虑水果的品种和色泽。此外，尽量不要选择包装好的水果篮，也不要买昂贵的、进口的、从未吃过的和不认识的水果，切开的和处理的水果也不要买。

 ## 吃海鲜要有选择性

很多海产品中都含有可促进胎宝宝大脑发育的营养元素，但却是不宜多吃的。研究表明，准妈妈如果每周吃海鲜4次、每次在100克以上，就会影响胎宝宝的神经系统发育。建议准妈妈吃海鲜每周最多1~2次，每次100克以下，而且不要吃金枪鱼、剑鱼等含汞量高的海鱼。

虽然很多地方都流行生吃海鲜，如生吃牡蛎等贝类、生吃三文鱼等，但准妈妈吃海鲜的话必须要确保煮熟才能吃。这是因为，大多数海鲜都含有致病性很强的病菌，由于人体内对某些病菌能够主动抵抗，所以正常人偶尔生吃海鲜并不会觉得不适，但这些病菌对胎宝宝的危害可以说是无法避免的；此外，准妈妈在怀孕期间胃肠系统比较脆弱，吃这些生冷的海鲜很可能会造成肠胃炎等胃肠疾病。所以，为了胎宝宝的健康生长和自身的健康着想，准妈妈一定不要生吃海鲜。

再有，准妈妈要记住，海鲜不宜与富含鞣酸的水果，如柿子、葡萄等一起吃，因为鞣酸会破坏海鲜中的优质蛋白，大大降低海鲜的营养价值；此外，海鲜绝对不能和维生素C一起吃，否则会在体内生产剧毒，严重时会有生命危险；再有，螃蟹是准妈妈绝对禁忌的食物，因为螃蟹性寒凉，有活血祛瘀之效，可能会引起胎宝宝的早期流产。

营养元素和食盐量的摄入

准妈妈在孕期要补充多种营养元素，但很多营养元素的摄入量都有一定的标准，过多或过少都会对其及腹中的胎宝宝造成不良影响，如锌质摄入不足可能导致早期流产和胎宝宝畸形、叶酸缺乏会导致巨幼细胞性贫血和胎宝宝神经管发育畸形、铁质补充过剩会导致早产等。

一般建议，怀孕期间各营养元素的摄入标准如下：

（1）热能。正常女性每天应为2200千卡，孕早期每天应增加150千卡，孕中期和孕晚期每天增加220~240千卡。

（2）蛋白质。世界卫生组织建议孕1月每日需储存0.6克蛋白质，孕中期以后每天要增加9克优质蛋白；我国营养学会建议孕妇每日蛋白质供给量为80~90克，准妈妈应从孕中期开始每天增加15克蛋白质，孕晚期每天增加到25克。

（3）钙。我国营养学会建议，孕妇每天钙供给量为1500毫克，孕早期每天钙的摄入量应保持在800毫克以上。

（4）铁。我国营养学会建议，孕妇铁供给量最好为每天18毫克，整个孕期铁的总需求量为1000~3600毫克，其中胎宝宝需要400~500毫克，胎盘需要60~110毫克，子宫需要40~50毫克，增加母体血红蛋白含量需要400~500毫克，分娩时失血需100~200毫克，所以整个孕期至少要补铁1200毫克。

（5）碘。我国营养卫生权威部门推荐，孕妇碘的供给量为175微克/天。

（6）镁。一般建议孕妇每日镁供给应在450毫克左右。

（7）锌。孕妇每日锌的供给量应为20毫克，最

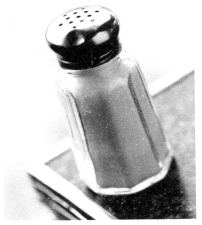

盐

多不能多于35毫克。

（8）维生素。一般建议维生素A每天应补充3000国际单位或胡萝卜素6毫克，维生素D每天摄入10微克，维生素B_1和维生素B_2每天摄入1.8毫克，维生素B_6每天摄入1.5毫克，维生素C摄入不能多于1000毫克，保持在130毫克左右，叶酸每天摄入0.4~0.8毫克。

此外，孕期由于肾脏发生病变，功能减退，排钠量相对减少，从而失去水电解质的平衡，引起血钾升高，导致心脏功能受损。建议正常情况下准妈妈每日摄盐量以7~10克为宜，并且在控制盐吸收量同时要注意补充各种维生素，以确保铁元素的吸收。

 孕3月美食推荐

糖醋白菜

【原料】大白菜250克，胡萝卜2根，花生油、糖、盐、醋、香油适量。

【做法】

1.大白菜洗净切条，加盐腌20分钟，挤掉腌出的白菜汁。

2.胡萝卜洗净切丝，放入开水中焯一下，捞出沥干水分；将白菜条和胡萝卜丝拌匀。

3.炒锅烧热，加入少许花生油，油热后，加醋，再加糖熬成稍微黏稠的糖浆，冷却后，浇在白菜条和萝卜丝上，加盐调味，使用前淋入少许香油。

【功效】白菜中含有丰富的维生素、纤维素、矿物质、碳水化合物，可以帮助孕妇增加食欲、补充营养。另外，此菜做法灵活，可以选择自己喜欢的食材，采用此种工艺，做成各种菜肴。例如糖醋胡萝卜等。

虾米炝腐竹

【原料】腐竹150克，黄瓜、冬笋各50克，海米、葱、姜、盐、香油适量。

【做法】

1.黄瓜、冬笋洗净切片。腐竹泡发切段，在开水中烫熟，沥干水分，晾凉。海米泡发洗净；葱姜洗净切丝。

2.将腐竹、黄瓜、冬笋、海米、葱姜丝放入碗中，加盐调味，食用前淋入少许香油。

【功效】豆制品含有大量易被人体吸收的植物蛋白，适宜孕妇食用。

咖喱牛肉土豆丝

【原料】牛肉500克，土豆250克，咖喱粉、花生油、料酒、酱油、盐、葱、姜适量。

【做法】

1.牛肉洗净逆着纹理切成丝，用酱油、料酒腌制；土豆洗净去皮切丝；葱姜洗净切丝。

2.炒锅烧热，加入少许花生油，油热后，放入葱姜丝炒香，再放入牛肉丝翻炒。半熟后，放入土豆丝继续翻炒。加酱油、盐、咖喱粉调味，翻炒均匀，出锅装盘即可。

【功效】牛肉富含铁、维生素B_2、烟酸等营养元素，是孕期补铁的食疗佳品。

猪腰核桃汤

【原料】猪腰两个，核桃仁100克，红枣10枚，盐适量。

【做法】

1.猪腰洗净，去膜去筋，切片，用花椒水浸泡可以帮助去除腥味；红枣洗净去核，剖成两半；核桃仁洗净备用。

2.锅内加入适量清水，将猪腰、核桃仁、红枣放入锅内，大火烧开，转小火炖2个小时，加盐调味，即可食用。

【功效】祛虚补肾、健脾养胃。孕妇常吃核桃有助于胎儿脑细胞发育，猪腰滋阴养肾，可以增强肾脏机能。

鸡蛋阿胶粥

【原料】鸡蛋4枚，糯米150克，阿胶1两，盐、猪油适量。

【做法】

1.糯米淘洗干净，用清水浸泡1个小时。鸡蛋打入碗内，搅成蛋液，备用。

2.锅内加入适量清水，水开后，加入糯米，大火煮开，转小火熬至黏稠，放入阿胶，淋入蛋液，加入猪油、盐调味。再次煮沸后即可食用。

【功效】安胎补血，适用于妊娠期胎动不安、腹部不适的孕妇。

银鱼煎蛋

【原料】银鱼200克，鸡蛋4枚，葱、姜、盐、料酒、熟猪油适量。

【做法】

1.银鱼洗净沥干水分；鸡蛋打成蛋液；葱姜洗净切末。

2.蛋液中加入银鱼、葱姜末、料酒、盐，搅拌均匀。

3.炒锅烧热，加入熟猪油，油热后下入蛋液。微微转动炒锅，摊开蛋液。

4.蛋液凝固后，将蛋饼翻面，稍煎片刻，即可出锅装盘。

【功效】可以用来调理孕期营养不良、脾胃虚弱的症状。

榨菜肉丝汤

【原料】猪里脊肉1两，榨菜1两，木耳、菜心、干笋、盐、料酒、花生油、香油适量。

【做法】

1.猪里脊肉洗净切丝；榨菜洗净去除老皮粗丝，切丝；干笋水发后切片；木耳水发后撕成小片，菜心洗净。

2.炒锅烧热，加少许花生油，油热后，放入肉丝，加料酒翻炒。肉丝变色后加入适量清水，大火烧开。放入笋片、木耳、菜心、榨菜，大火烧开后，加盐调味。出锅前淋入少许香油即可。

【功效】可以帮助孕妇增加食欲。

糯米银耳莲子粥

【原料】糯米150克，莲子、银耳、红枣、冰糖适量。

【做法】

1.莲子去心、糯米洗净，浸泡2个小时；银耳泡发撕成小片；红枣洗净去核。

2.锅中添入适量清水，放入莲子、糯米、银耳、红枣，大火煮开后，转小火熬至黏稠。

3.放入冰糖，待冰糖溶化后，即可食用。

【功效】莲子中含有丰富的营养元素，常食莲子可预防癌症、平稳血压、强心安神。

酸菜鸡杂

【原料】酸菜150克，鸡杂250克，花生油、芹菜、姜、糖、盐、料酒适量。

【做法】

1.酸菜洗净切条，沥干水分；鸡杂洗净，鸡肾、鸡肝切片，鸡心剖成两半，鸡肠挑开切段；姜切末，芹菜切段。

2.将鸡杂在开水中焯一下，去除血水。捞出后，沥干水分，加料酒、盐、姜末腌制。

3.炒锅烧热，加入少许花生油，油热后，放入芹菜翻炒一下，再放入腌制好的鸡杂及酸菜，炒至断生，加糖、盐调味，出锅装盘即可。

【功效】鸡杂中含有丰富的维生素和钙、铁等营养元素，孕妇常食可补铁、补钙。酸菜中的酸性物质可以帮助钙质吸收，孕妇常吃酸菜鸡杂，有助于胎儿骨骼发育。

鸡翅烧板栗

【原料】板栗20个、鸡翅中10只，花生油、蒜、干辣椒、姜、酱油、八角、桂皮、盐各适量。

【做法】

1.鸡翅洗净，在开水中焯一下，去除血水，沥干水分，表面划上两道便于入味。板栗取出栗肉，洗净；姜洗净切片，蒜剥皮备用。

2.炒锅烧热后，加入少许花生油，放入姜蒜炒香，放入鸡翅，加入酱油、八角、桂皮、干辣椒翻炒至熟。

3.加入栗肉，并加适量开水，大火烧开，转小火炖半小时，加盐调味，即可食用。

【功效】 板栗和鸡肉中均含有丰富的营养价值，很适合孕期食用。

豆腐皮粥

【原料】豆腐皮2张，大米100克，冰糖适量。

【做法】

1.豆腐皮洗净切丝，大米淘洗干净。

2.锅内加入适量清水，水开后放入大米，大火烧开后，转小火，煮至粥黏稠，加入豆腐皮、冰糖，再次煮开即可。

【功效】口味清淡，易于消化。孕妇经常食用可起到益气通便、保胎顺产的作用。

孕3月如何胎教

 胎宝宝大脑发育过程

养育一个聪明健康的宝宝是每个准妈妈的心愿，想要挖掘宝宝的潜能，就要了解宝宝大脑发育的过程。在适当的阶段给予适当的刺激，才有利于挖掘宝宝的大脑潜力。

胎儿大脑原基因在受孕后第20天左右开始形成。

大脑沟回轮廓在孕2月时逐渐清晰。

孕3月，胎宝宝开始进入大脑发育的第一个黄金阶段，胎儿脑细胞数量以平均每分钟25万个的速度急剧增加。

胎儿的脑细胞在孕4~5月仍处在发育的黄金阶段，最初的记忆痕迹此时也开始出现。

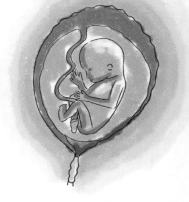

胎宝宝大脑发育过程

孕6月，胎宝宝大脑表面出现清晰的沟回，大脑皮层结构也基本定型。此时，胎儿大脑中已经具有140亿个脑细胞，也就是说胎儿的大脑基本具备了一生中所有的脑细胞数量。至此，胎儿大脑发育的第一个黄金阶段结束。

孕7月是胎宝宝脑细胞数量最后一次增加的时期，不仅表现在数量上，还表现在体积上，脑细胞的质量在这个阶段也已确定，对孩子的智商影响最大。

胎宝宝的大脑皮层在孕8月更为发达，此时，脑部表层的沟回已经完全形成。此后，大脑发育成熟的宝宝对刺激的反应能力也逐渐加强。

了解了胎宝宝大脑发育过程，有助于准爸妈制订科学的胎教方案，适时给予恰当的刺激，引导宝宝智力发育。

 孕3月胎教方案

孕3月是宝宝脑细胞增长发育的关键时期，宝宝将来的智力水平与这个时段准妈妈的营养供给有很大的关系。因此，营养胎教是这个时段胎教的重点，准妈妈日常生活中要保证摄入足够的蛋白质、糖类、钙、磷等各种营养元素。

孕3月，胎儿的活动频繁，准妈妈要在身体舒适的前提下，通过运动、抚摸等方式给胎儿以良性刺激。雌激素的大量分泌，胎儿的成长会给准妈妈带来身体上的各种变化，腹部隆起、体态臃肿、色素沉着、妊娠斑出现等，用心打扮自己，不仅可以使准妈妈拥有漂亮的仪表，同样还有助于胎教。

 ## 适当的物理刺激

宝宝的神经系统在胚胎发育的第4周已经开始建立，准妈妈适时给予宝宝适当的物理刺激，可提高胎儿对外界刺激的反应灵敏度，有助于宝宝的大脑发育。

怀孕8~11周时，胎儿对触觉已有反应。准妈妈轻轻拍打、抚摸腹部，这种触摸刺激可通过腹壁、子宫壁刺激胎儿的感知觉器官发育。虽然听力尚未发育完全，但是也能感受到妈妈温柔的说话声和歌声，可以说孕期是准妈妈进行胎教的关键时期。

 ## 音乐胎教：《渔樵问答》

《渔樵问答》是一首古琴曲，现存谱初见于明代，为中国古代十大名曲之一。此曲在历代传谱中，有30多种版本，有的还附有歌词。乐曲通过渔樵在青山绿水间自得其乐的情趣，表达出对追逐名利者的鄙弃。

乐曲开始曲调悠然自得，表现出一种飘逸洒脱的格调，上下句的呼应造成渔樵对答的情趣。主题音调的变化发展，并不断加入新的音调，加之滚拂技法的使用，至第7段形成高潮。刻画出隐士豪放不羁、潇洒自得的情状。其中运用泼刺和三弹的技法造成的强烈音响，应和着切分的节奏，使人感到高山巍巍，樵夫咚咚的斧伐声。第一段末呈现的主题音调经过移位，变化重复贯穿于全曲，给人留下深刻的印象……此曲有一定的隐逸色彩，能引起人们对渔樵生活的向往，《渔樵问答》一曲是几千年文化的沉淀。"青山依旧在，几度夕阳红"，尘世间万般滞重，在《渔樵问答》飘逸潇洒的旋律中烟消云散，这种境界令人叹服。

准妈妈可以在这首经典古曲的琴音当中，缓缓地飘到那青山绿水之间，带着胎宝宝一起体味乐曲当中所表现出来的怡然自得，飘逸洒脱。

这里再介绍一些其他适合做胎教的民族乐器曲目：

（1）古琴。古琴是中华民族最早的弹弦乐器，是中华民族传统文化之瑰宝，具有意境深远、婉转悠扬的艺术特点。

推荐曲目：《渔樵问答》《渔舟唱晚》。

（2）二胡。二胡又名胡琴，唐代已出现，已成为我国最具魅力的拉弦乐器，二胡的显现形式多端，既适宜表现深沉、悲凄的内容，也能描写气势壮观的意境。

推荐曲目：《良宵》《江河水》。

（3）笛子。笛子是典型的中国民族乐器，笛子的表现力十分丰富，可演奏出连音、断音、颤音和滑音等色彩性音符，还可以表达不同的情绪，无论演奏舒缓、平和的旋律，还是演奏急促、跳跃的旋律，其独到之处；此外，笛子还擅长模仿大自然中的各种声音，把听众带入鸟语花香或高山流水的意境之中。

推荐曲目：《喜相逢》。

（4）唢呐。唢呐又名喇叭，小唢呐又称海笛，是我国历史悠久、流行广泛、技巧丰富、表现力较强的民间吹管乐器，它具有发音开朗豪放，高亢嘹亮，刚中有柔，柔中有刚的特点，深受广大人民喜爱和欢迎的民族乐器之一。

推荐曲目：《百鸟朝凤》。

 动起来：孕期瑜伽狮吼式、睡雷式、猫伸展式

1. 狮吼式

具体步骤如下：

（1）采用跪坐的方式，立起脚跟，脚趾着地，臀部坐在脚跟上。

（2）上身稍向前倾，两只手掌自然放于膝部上方；然后张开十指，让指尖触地；最大限度地睁开双眼及嘴，伸出舌头。

（3）从喉部发出如狮子吼声一样的响亮的"啊啊"的叫声，保持1 10秒钟后，收回舌头，还原双眼，闭上嘴唇，放松面部肌肉。

（4）反复做6次。

这是一个有效的美容姿势，可以预防准妈妈面部水肿，祛除颈部、面部的皱纹及双下巴，让你做一个容光焕发、神采奕奕的漂亮孕妇。

2. 睡雷式

具体步骤如下：

（1）跪坐在垫子上，保持两只膝盖并拢，双脚分开，以便让臀部坐在两脚之间的地面上。呼气，上身躯干慢慢向后方仰，让两只手肘分别落在地面上。

（2）慢慢挺起背部，把头顶也放在地面上。还可以用双手肘支撑地面然后把背部和后脑勺放在地面上，接着背部着地。

（3）举起双手往头后伸展。不要让肩胛骨离开地面。尽量保持这个姿势，深呼吸。最后将两臂收回身体两侧。呼气，用双肘向下推以支撑自己坐起来。

（4）重复这个动作3~5次。

这个姿势可以有效地舒缓因怀孕而引起的腿疼，也能帮助准妈妈伸展和强壮腹部器官和骨盆区域。

3. 猫伸展式

具体步骤如下：

（1）跪坐，做几次缓慢的深呼吸。

（2）跪正，两手撑在膝盖前方的地面上，吸气，腰部凹陷，头微微抬高，面部朝向天花板。

（3）呼气，腰部提高，头向内缩。

（4）深呼吸，腰部上下摆动数次。

（5）还原跪坐，将呼吸调整均匀。

练习时摆动腰部要缓慢，呼吸要平稳。

 运动胎教：练习孕早期手脚操

1. 莲花手印

具体步骤如下：

（1）采取瑜伽的简易坐姿——右脚跟向后抵住会阴，左脚放在前面脚背伸直。

（2）双手成莲花手印（食指轻抵大拇指第一节关节处，其余手指自然伸直），配合吸气向上举过头顶。

（3）保持10个呼吸后，配合呼气手慢慢向下放松。

2. 鹰式

具体步骤如下：

（1）坐在椅子上，屈两膝，左脚从前方绕过右腿，左脚尖勾在右小腿后方。

（2）两臂弯曲，左肘在上右肘在下，两手臂绕过来掌心相对。

（3）保持5个呼吸的时间后左右交换做。

3. 后合掌式

具体步骤如下：

（1）坐姿，双手在身后合掌，翻转到指尖向上。

（2）吸气抬头，手指尖尽量靠近后脑，保持5个呼吸时间后呼气放松。

4. 脚底放松式

具体步骤如下：

（1）简易坐姿，把左脚放在右大腿上，左手放在左膝盖上。

（2）用右肘去压左脚心，依次按揉脚掌、脚心、脚跟。

（3）10个呼吸时间后换另一侧。

5. 脚趾放松式

具体步骤如下：

（1）坐姿，用两手把双脚脚趾依次交错。

（2）保持10个呼吸时间后慢慢放松。

以上动作可以改善心跳过速、过慢等问题，缓解胸闷不适的感觉；能使练习者的呼吸更通畅有力，保持精力旺盛。莲花手印式能够刺激上肢和下肢的反射区，引导身体达到紧张后的放松状态；后合掌式还适合在伏案工作后消除肩颈背部的紧张和僵硬，帮助肩颈部放松，进而放松身体，平缓情绪。这两个与脚有关的体位法能有效改善孕期常见的疲劳感，调节焦虑暴躁的情绪，帮助准妈妈放松神经，能够帮助疲劳焦躁的身心尽快恢复。

 运动胎教：练习孕期仿生操

具体步骤如下：

（1）背对墙直立，然后双腿分开（1拳宽），依个人能力慢慢弯曲至蹲不下去，让大腿肌肉呈紧张状并保持不动；吸气，5~10秒钟后慢慢起身恢复站立并吐气。重复做5次。

（2）与墙面对，双手分开撑住墙面，吸气，腿呈弓箭步状弯曲，重力放在双臂上，5~10秒钟后吐气，换另一腿做，双腿各做5次。

需要注意的是，弯曲下蹲时不要过度用力，以个人能力慢慢弯曲即可。这套动作可以使肌肉、韧带、关节得到锻炼，有助于生产，适合孕早期练习。

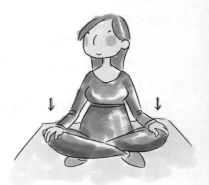

瑜伽的简易坐姿

常见的不适与应对

 防止病毒的感染

孕期的前三个月是胚胎发育成胎宝宝的过程，即形成头颅、面部、四肢、内脏的过程，这个时候胚胎对外界环境最为敏感，假如在这个时期受到外来影响，包括环境、药物及病毒感染，胎体任何一个部位都有可能不发育或向异常方向发育，造成其正常生长发育受阻、畸形或死亡，因此这一时期准妈妈要特别小心病毒的危害。

这一时期病毒主要通过3种方式危害胎宝宝：第一是直接感染精子和卵子，可导致早期流产；第二是通过胎盘或脐带血侵入胎宝宝体内；第三是分娩时通过产道受到感染。在已知与人类有关的300多种病毒中，至少有10余种病毒能通过胎盘危害胎宝宝。可导致胎宝宝畸形的病毒有风疹、流感、水痘、麻疹、天花、脊髓灰质炎、腮腺炎、单纯疱疹、病毒性肝炎、巨细胞病毒等等，其中风疹病毒、巨细胞病毒和单纯疱疹病毒对胎宝宝的致畸作用已经临床证实。

风疹病毒：该病毒是传染性最强的致畸因子，亦是致畸作用最明显的一种病毒，感染越早胎宝宝发生畸形率越高、越严重。可诱发先天性白内障、心脏畸形、耳聋、青光眼、小眼、小头、智能发育不全和牙釉质缺损等，还可引起胎宝宝生长迟缓和心肌损害。

巨细胞病毒：此病毒普遍存在于人体中，从怀孕早期到后期，孕妇都可能被此病毒感染。一般来说，早期感染易引起流产、死胎，后期感染主要引起小头畸形、黄疸、血小板减少，也有可能引起先天性心脏病、脐疝、足畸形、肝脾肿大、视网膜脉络膜炎和视神经萎缩等，存活者都有听力、视力、言语、智力障碍，亦可有其他精神发育障碍。

单纯疱疹病毒：此病毒常存活于正常人体中，当人体抵抗力减弱时，就有可能发病，可经胎盘传递而引起婴儿初生期疱疹感染，病毒可全身播散，可累及多个器官、肝、脾、肺、肠、肾上腺等均可出现灶性坏死。妊娠早期可引起死胎、流产、小头畸形、小眼畸形、脑内钙化等神经系统畸形，其症状与巨细胞病毒相似。

为了预防病毒感染，准妈妈应在孕前就做好计划免疫，增强体质加强体育锻炼，提高自身免疫力。怀孕期间尽量不到公共场所，避免同病毒携带者接触；要注意饮食、增加营养，尽量不到公共就餐场所用餐。除此之外，还应尽量避开病毒感染多发的冬春季节受孕，可以有效减少感染机会，减轻感染对胎宝宝的影响。

患上重症感冒的治疗

一般的伤风感冒准妈妈最好是通过食疗和物理疗法来缓解症状，但若患上重症感冒，就必须加以重视了。重症感冒的患者除了有一般感冒症状外，还有周身酸痛、头痛、发热等症状，有的还伴有咽喉痛、咳嗽、恶心、呕吐症状，病程长达1~2周，不能通过自疗治愈，必须到医院看医生，多需要静脉输液，不能通过口服药物治愈，甚至需要住院治疗。

准妈妈患上重症感冒的话，要注意疾病本身和药物对胎宝宝的伤害，特别是在胎宝宝高度成长发育的孕早期。重症感冒多伴有发热，因此准妈妈要注意体温的控制，因为脆弱的胎宝宝此时还不能耐受准妈妈超高热，如果重感冒伴有高热现象，多数预示着病情较重，应及时就医，不要乱用退热药；如果重感冒同时伴有恶心、呕吐等胃肠道症状，就有引起子宫异常收缩的可能，要注意保胎；如果感冒合并细菌感染，就要去医院进行抗生素治疗。此外，妊娠时心脏负担会加重，重症感冒还有发生合并心肌炎的可能，因此要注意保护心肌和心功能。建议准妈妈如果患了感冒，最好住院治疗，这样出现问题可及时得到处理，发生急症能及时得到救助，切不要在家私自治疗，以免耽误病情。

头晕眼花怎么办

由于妊娠使准妈妈全身出现不同程度的生理变化，机体如不能适应就会出现多种多样的症状，头晕眼花就是其中之一。出现这种症状，主要有以下几种原因：

（1）体内自主神经系统失调，调节血管的运动神经不稳定，当体位突然发生改变时，因一过性脑缺血而出现头晕现象。

（2）为适应胎宝宝的生长发育，准妈妈的血容量会有一定的增加，血循环量可增加20%~30%，其中血浆增加40%、红细胞增加20%左右，血液相应地稀释，形成生理性贫血，使准妈妈常感到头晕或站立时眼花等。

（3）由于妊娠反应使进食量相对减

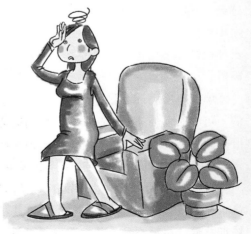

头晕眼花的准妈妈

少，伴有低血糖发作，因而孕期容易引起头晕和眼花。特别是在突然站起、长时间站立、澡堂洗澡或在拥挤的人流中时更易发生。

头晕眼花轻则使准妈妈出现一时间的不适感，重则可能会造成一定的危险，所以这个时期的准妈妈应小心提防此种现象。为了预防发生头晕眼花的情况，准妈妈应注意在站立时速度不要过快过猛，并避免长时间站立，如果发生上述症状时应立即蹲下，或躺下休息一会儿，等情况有所好转后再起身行动。如果准妈妈经常出现这种现象，就应该警惕有贫血、低血压或高血压、营养不良或心脏病的可能，应及时就医检查。如果发生在妊娠晚期，特别是伴有水肿、高血压等症时，更要引起重视，因为这常是某些严重的妊娠并发症如子痫的先兆，应尽快就诊，否则后果极为严重。

 ## 提早预防妊娠斑

由于准妈妈体内内分泌的改变，皮肤中的黑色素细胞功能增强、色素沉着增加，准妈妈从这个月开始，脸上和身上开始出现一些黄褐色的斑纹，也就是经常说的妊娠斑。脸上的斑纹多是茶褐色斑，分布于鼻梁、双颊和前额部，身上的斑纹多出现在乳头、乳晕、腹正中线及阴部，身上原有的黑痣颜色也会加深。

虽然妊娠斑总是让准妈妈感觉有些猝不及防，但实际上，只要皮肤的油脂分泌充足，酸碱度平衡，新陈代谢顺利，怀孕时就不容易长斑。也就是说，妊娠斑其实是可以预防的：

（1）孕前要做好准备：妊娠斑的轻重与孕前皮肤的弹性基础有直接的关系，因此准妈妈在孕前就要注意锻炼身体，尤其是增加腹部的锻炼，或是通过冷热水交叉的洗浴方式来增强皮肤的弹性。增加蛋白质和维生素的摄入，以补充足够的胶原蛋白，增强皮肤的弹性。

（2）避免过度日晒：适当地晒晒太阳对准妈妈和胎宝宝都有益处，但日晒时间过长或是暴晒的话就有可能使皮肤接收过多的紫外线，这些紫外线一旦在皮肤上附着沉积，就会形成难看的黄褐斑。因此，准妈妈在晒太阳的时候，也要注意时间和日照强度。

（3）不要大吃大喝：准妈妈如果体重增长过快的话，妊娠斑和妊娠纹也会长得更快。因此准妈妈在饮食上还是要适当控制，少吃刺激性过强、甜腻和油炸食物，多吃新鲜的蔬菜和水果，每天保持充足的饮水量。

（4）选择无刺激的护肤品：为了预防妊娠斑，准妈妈可以使用一些有滋润美白功效的护肤品，如胶原蛋白、维生素C、维生素E乳霜，每天晚上清洁身体后涂抹在可能产生妊娠斑纹的地方并做适当的按摩。但所选的护肤品，必须是无刺激性的，现在市场上也有很多专门为准妈妈设计的护肤产品，不妨考虑使用。

（5）自制防妊娠斑面膜：准妈妈可以将冬瓜捣烂，加蛋黄一只，蜂蜜半匙，搅匀敷脸20分钟后洗掉；或是将黄瓜磨成泥状，加入一小匙奶粉和面粉，调匀敷面，15~20分钟后洗掉，都能有不错的预防效果。

 ## 什么是葡萄胎

有些女性在闭经数周以后，子宫腔内不见胎宝宝，仅是有些大小不等的成串水泡，像葡萄一样，即为葡萄胎。葡萄胎是由胎盘绒毛膜滋养层细胞过度增生所致，属于一种良性肿瘤，也被称为水泡状胎块。葡萄胎患者最常见的表现是停经后8~12周出现阵发性下腹疼痛和阴道流血。当子宫达四五个月妊娠大小时，如果孕妇感觉不到胎动，触不到胎块，也听不到胎心，通过B超检查不到胎宝宝，宫腔内充满小囊状回声，绒毛膜促性腺激素（HCG）明显升高，仔细检查阴道流血中如发现有水泡状胎块，则可确诊为葡萄胎。

葡萄胎有完全性葡萄胎和部分性葡萄胎两种，完全性葡萄胎是一种有滋养细胞增生的发生异常的胎，胎盘绒毛全部受累，无胎宝宝及其附属物，宫腔内充满水泡；部分性葡萄胎由大绒毛和小绒毛组成，这些绒毛具有扇贝形的特点，并伴有胎盘绒毛发生水泡状变性，宫腔内尚有存活或已死的胚胎。

葡萄胎的真正发病原因不明，一般认为，完全性葡萄胎可能与地域、种族、营养、社会经济因素及妊娠年龄等因素有关，而部分性葡萄胎可能与使用口服避孕药及月经失调有关。根据研究，如果女性在20岁以下或40岁以上怀孕，患上葡萄胎的概率是健康育龄准妈妈的5~9倍，而40岁以上孕妇比20岁以下孕妇的危险性更高；有过连续两次自然流产史的准妈妈要比正常的准妈妈患上葡萄胎的概率高出32倍，也就是说，有过连续两次以上自然流产史的女性更易出现葡萄胎。

葡萄胎一经确诊，就应立即予以清除。目前主要采用的清除方式为吸宫术，由于葡萄胎患者子宫大、宫壁薄而软、宫内容物多，所以首次吸宫不讲求完全，不强调吸净，以免过度挠刮造成穿孔、大出血等。在第一次吸宫后一周左右，一般会进行第二次刮宫，原则上要尽量刮净宫腔。经过二次刮宫后，如果阴道仍然出血不止、子宫复旧不良，同时HCG检测值不下降或下降不明显的话，就应疑为尚有残留，需要

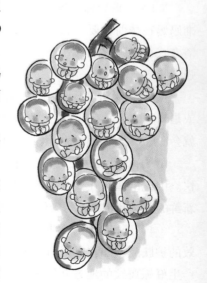

葡萄胎

进行第三次刮宫治疗。

葡萄胎术后要防止恶变发生，葡萄胎恶变的结果有两种：侵蚀性葡萄胎（恶性葡萄胎）与绒毛膜癌，其中绒毛膜癌的恶性程度更高、更容易发生远处转移。正常情况下，葡萄胎患者在刮宫术后半个月内阴道出血多可停止，若刮宫术后数月又出现不规则阴道出血、量多少不定，或刮宫术后半个多月阴道仍有出血持续不止的话，在排除葡萄胎残留后就应怀疑恶变的可能。

葡萄胎恶变后容易转移，最常见的转移器官为肺，其次为阴道和脑转移。肺转移者主要症状为咳嗽、血痰、咯血及胸痛等，可在胸部X光片上发现小结节状阴影；阴道转移在阴道壁上可发现紫蓝色隆起的结节，转移结节一旦破溃可发生大出血；脑转移多继发于肺转移后，一旦转移就可能会出现头痛、呕吐、偏瘫及昏迷等症状，若未能及时控制病情，颅内压持续升高，可引起脑疝，有致命的危险。

 ## 孕吐严重说明宝宝不健康吗

总有些准妈妈担心孕吐会造成胎宝宝营养缺乏，甚至会担心胎宝宝出现一定的危险，比如胎停育、流产等。但事实上，目前临床上还没有出现过由于孕吐导致胎宝宝死亡、流产的案例。所以孕吐严重，与宝宝的健康与否是没有必然联系的，吐与不吐并不能作为验证胎宝宝是否健康的标准之一。

孕吐的程度一方面受准妈妈自身体质的影响，一方面也与遗传有一定的关系。如果准妈妈在未怀孕前体质较弱，胃肠机能和体内代谢循环系统较弱的话，则在孕早期孕吐可能会比正常女性要严重一些；如果自己的妈妈、姐妹在怀孕时孕吐较厉害的话，那可能你的孕吐就会严重一些。再有，平时易晕车、晕船的女性，以及怀有双胞胎或多胞胎的女性，怀孕时的孕吐现象也会较为严重。

无论孕吐现象有多严重，当怀孕满三个月之后，情况都会有所改善缓解，大部分准妈妈孕吐的现象都会消失，只有一小部分准妈妈可能会一直持续到生产。对于妊娠期间一直孕吐的准妈妈，就应格外注意营养物质的补充，必要时可以进行药物补充和就医治疗。

生活细节

准妈妈内衣裤的选择

准妈妈皮肤对刺激极其敏感，因此内衣不单要质地柔软，还要透气吸湿。最好不要穿化纤内衣，因为化纤织物透气性差，影响排汗，容易引起皮肤瘙痒。而且细小化纤纤维易堵塞乳腺导管，可能会导致产后乳汁不足。

选择棉质透气的内衣裤，耐穿耐洗，也更适合准妈妈敏感的皮肤。棉质内衣质地轻薄，便于洗涤，也有利于生理卫生。内裤颜色最好选用浅色，因为准妈妈内分泌旺盛，一旦下体分泌物出现异常，穿浅颜色的内裤更容易发现。内裤要选择有弹性的，裤边不可过紧，更不可勒在大腿根部，这样会导致下半身血流不畅，加重下身浮肿状况。孕妇最好选择宽松的平角内裤，既不会勒大腿根，也不会束缚大腿，保持血液畅通。

乳房的迅速变化，准妈妈不得不频繁更换胸罩。一般来说，在怀孕第4个月，很多准妈妈就不得不选用孕妇专用胸罩了。下面是挑选合适胸罩的几个注意事项：

（1）舒适。选择罩杯可调整及肩带弹性好的胸罩，乳房与胸罩可以紧密贴合，并且不会产生压迫感。准妈妈在试穿胸罩的时候，要以扣上最紧的钩扣合适为宜。这样，以后胸部增大时，还有向外调整的余地。

（2）材料。有的胸罩看起来样式俏丽，但是穿着时可能会引发皮肤过敏，普通的天然纤维胸罩是最安全的选择；胸罩内其承托作用的金属圈有很多种，钢圈虽然支撑力强，但是材质较硬，可能会影响乳房血液循环，压迫乳房敏感组织。因此，准妈妈最好不要选用这种胸罩或者选择尺寸大一点的，穿戴时一旦有疼痛感，要及时更换胸罩。

（3）看好细节。胸罩一般由系扣、肩带、调节扣环、胸罩下部的金属圈、填塞物等组成，准妈妈选择胸罩的时候，要注意这些细节。系扣越多，可调节的余地也就越大，对准妈妈来说也就越合适；乳房增大时，过细的肩带会勒入肩膀，准妈妈应选用较宽的肩带。

（4）选择合适自己的类型。现在市场胸罩种类繁多，束胸、夜间型胸罩、按摩胸罩、哺乳型胸罩、无肩带胸罩、前扣胸罩等，准妈妈要选择最适合自己的。孕妇不宜束胸，因为束胸会压迫乳房，影响呼吸，影响乳腺发育，引起产后乳汁分泌不足。很多准妈妈都选用孕妇适用的夜间型胸罩和哺乳型胸罩，这两类胸罩对孕妇来说都可以缓解身体不适。此外，担心产后乳房下垂的准妈妈，还可以选用调整型胸罩，这样就可以重塑你的胸部曲线。

职场女性的孕期准则

对于职场准妈妈来说，宝宝与事业并不冲突，如果害喜不严重，工作环境对胎儿无害，准妈妈完全可以一直工作到妊娠晚期。但是怀孕也不可能对工作没有半点影响，这就需要准妈妈要好好把握工作与生活的平衡，不但不能委屈了肚子里的宝宝，还要集中精力，好好工作，把怀孕给工作带来的不良影响降到最低。

1.何时公布怀孕消息

如果你计划宝宝出生后，自己就退到幕后，做一个全职妈妈，那就要提前告诉你的老板，以便让他有充分的时间寻找合适的人选接替你的工作，避免因为个人原因耽误公司的工作。这是职场人士应该具备的基本素质。如果你打算在分娩后，稍作调养，就回到工作岗位上继续工作，你怀孕的消息何时告知部门领导就变成一个很具策略的问题了。

如果你的老板对孕妇的工作能力持怀疑态度，你怀孕的消息不但不能告诉他，连你的同事也不要告诉。不然，说不定哪一天你就会被"开除出局"。隐瞒怀孕消息的同时，你要尽量将工作做得更好。随着孕期推移，怀孕的事实确实无法隐瞒，你就要考虑告诉你的老板了，你可以通过坦诚沟通让他明白你的现状及你的工作热情和工作能力，他说不定能在某些方面帮助你，或者为你安排较为轻松的岗位。

很多时候，隐瞒怀孕的事实并不是一件坏事，尤其是你在公司存在竞争对手或有一个不知道体恤下属的上司的时候。但是，确实隐瞒不住的时候怎么办呢？首先做好你的工作，只有好的工作表现才是反击怀疑和歧视的最好武器。也许你的竞争对手会以你身体不适为由向上司建议将你的职务交给他人，或者你的老板以你怀孕为由找别人来取代你。但是，只要你能力突出，无人可以取代，相信他们做决定时也会有颇多顾虑。其次，如果怀孕的事已经不是个秘密了，不论是要你离开还是让你休产假，都要学会为自己争取利益。产假时间、假期薪水、补助及产后工作机会，都是利益的关键。如果一切事情都很糟糕，也不要过于勉强，工作失去了还可以再得到，但是宝宝只有一个，他才是最珍贵的财富。

2.兼顾工作效率和胎儿安全

很多孕妇在怀孕后还继续工作，有的是想为宝宝的到来做好经济储备；有的是借工作消磨时间，顺便锻炼身体，防止在家

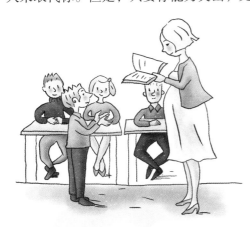

在工作的准妈妈

里过于懒散，不利于优生；有的是因为热爱工作，工作能使她们感到充实、自信。但是，准妈妈工作中不但要考虑怀孕后能否胜任工作，保证工作效率，还要考虑工作环境是否安全等要素。那么，准妈妈在工作中怎样才能做到工作效率和胎儿安全两者兼顾呢？

胎儿发育需要准妈妈供给大量的营养和血液，这在很大程度上也夺走了准妈妈的部分能量。高强度、高难度的工作，例如，长时间站立的流水线工作，需要熬夜加班的工作，都不再适合准妈妈了。如果继续从事这些工作，不但工作效率得不到保证，胎儿安全也无法保证。

如果你觉得自己目前的工作环境对胎儿健康不利，就要尽快与上司沟通，看能否调至安全性较高的工作岗位。如果实在无法调离，为了宝宝，可能就要考虑辞职了。

良好的工作环境会缓解工作给准妈妈带来的压力。工作中准妈妈要注意劳逸结合，实现工作效率和胎儿安全的"双赢"。

3.制订合适的产假计划

产假是指在职妇女妊娠期前后的法定休假待遇，一般从分娩前半个月至产后两个半月，在职女性享受的产假不少于3个月，少数情况例外者产假规定也有所不同。准妈妈要做好自己的产假规划。

你要明白自己想要的是什么。你是待在家里感觉舒服还是工作让你更舒服？如果不工作，以后的生活会不会变得困难？一边工作一边待产对你合适吗？与上司谈判时哪些利益是不可退让的？公司关于产假还有哪些规定？也许，只有准妈妈自己才知道多长时间的产假对自己来说最合适，考虑一下自己的能力、资本以及公司的状况，准妈妈才能确定自己想要的是什么。

你可以将你的想法、做法与请求采用书面方式一一列出。这样，不但可以避免与领导面对面交流时的手忙脚乱，他们对你的要求也一目了然，这样就省去了很多时间和精力。

休产假前主动寻找新人代替自己，参与选拔和培养新人，可以让公司看到你的诚意和为公司着想的态度。产假期间要随时与你的代替人保持联络，给予工作上帮助和指导，这体现了你敬业与负责的态度，有助于你产后顺利回归岗位。

不论你是想产后返回还是想长期离开，你都要将你对工作的热情保持到最后一刻，这体现了你良好的职业素养，你的同事和上司一定会对你刮目相看。

很多准妈妈产后会因为要带孩子而无法按时返回工作岗位，这样她们就不得不请求延长假期。有的准妈妈因为妊娠期并发症突发，需要临时休养，不得不提前休产假。这些突发事件会给没有准备的准妈妈带来很多困扰。所以，职场准妈妈最好提前为自己制订一套完善的应急计划，以备不时之用。

荒诞不经的胎梦

孕期激素分泌旺盛不但使准妈妈白天呕吐不止、昏昏欲睡，就是夜里也会使准妈妈不得安生。很多准妈妈夜里做梦频繁，而且梦境与平时大不相同。

怀孕阶段做的梦，很多都与你在怀孕阶段的心理有关，所谓"日有所思，夜有所梦"。怀孕早期，一个小生命母体子宫内安家，慢慢生长发育，这就是很多准妈妈在孕早期梦到种子、水、果实等有生命象征意义的东西的原因。有的准妈妈由于过于担心流产，常常会梦到自己没有怀孕或者宝宝走失。怀孕晚期，很多担心宝宝健康的准妈妈会经常做与宝宝和身边的亲人有关的噩梦。这些准妈妈心里无法消除的顾虑往往会在梦中得以体现，这也是孕期做梦与平时做梦内容相差太大的原因。

梦境鲜活逼真则与睡眠质量有关。怀孕后，害喜严重与排尿频繁使准妈妈难以进入深度睡眠，睡眠时间也得不到保障。很多时候她们无法安然入睡，睡着的时候由于激素的影响，神经也处于高度紧张的状态，这就导致她们不但做梦频繁，梦境也更荒诞。夜里常醒因而对梦境记忆深刻，造成逼真的假象。白天的任何风吹草动都可能在梦里出现，还可能会无限夸张、放大。

对此我们可以一笑置之，梦境毕竟不是现实，准妈妈千万不要让不愉快的梦境影响自己的情绪、饮食和休息。要知道，孕期做梦是潜意识情绪的一种反应，根本不必放在心上。同时，准妈妈还可以通过运动、饮食和心理咨询等来调节自己的精神状态，调高睡眠质量。

此外，准爸爸也要对准妈妈多加鼓励和支持，不但要照顾好准妈妈，当她出现心理困惑时要及时给予开导。

 ## 多多睡午觉，保持好心情

这个月的准妈妈嗜睡的症状会相对减轻一些，但如果有条件的话，尽量还是要养成睡午觉的习惯，以补充身体的能量，减轻疲惫的感觉，还能帮助准妈妈们保持良好的心情，有助于胎宝宝的健康成长。

如果能在家睡个午觉的话，最好是使房间内能有充足的阳光，拉上一层纱帘，让阳光能照到房内是最好的。如果准妈妈怕亮的话，不妨戴个眼罩以助睡眠。

对于工作的准妈妈，可能中午没有条件躺下睡个午觉，但是也可以在座位上小憩片刻。如果办公桌是靠近窗口或是空调的话，最好能把窗子闭上或空调关上一小会儿，防止受风着凉；如果办公室是中央空调的话，最好能披上一件稍厚的外衣，以免睡起来后出现受凉、头痛的现象。如果办公室条件允许的话，准妈妈的午睡最好是睡在沙发上，这样能使身体充分伸展开，放松进入睡眠；如果达不到平躺的条件，睡觉时就应该在头后垫一些柔软的物品当作枕头靠在椅背上睡，不要把头耷拉在椅背上，更不要以臂为枕趴着睡。

准妈妈们的午睡时间也不宜过长，1个小时左右最好，以免耽误晚上的睡眠。

多晒太阳好处多

这个月正是胎宝宝全身器官和骨骼的发育时期，因而对钙的需求特别强烈。吸收钙质除了通过日常饮食和少量的药物补充外，晒太阳也是一个很好的方式。准妈妈多晒太阳，不仅能够有效吸收维生素D，以利于体内钙质的合成吸收，而且阳光中的红外线还可透过皮肤到皮下组织，起到加温的作用，从而使血管扩张，促进血液循环和全身的新陈代谢。准妈妈多晒太阳，自身更有活力，宝宝也能够更健康。

除了有利体内所需营养元素吸收之外，晒太阳还能够有效防止准妈妈产生情绪波动，帮助准妈妈保持稳定良好的心情。怀孕时由于体内激素失调，

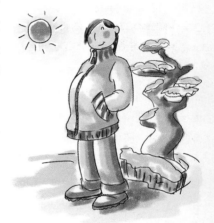

多晒太阳好处多

加上这一时期仍然"流连忘返"的妊娠反应，会给准妈妈的身体和心情都造成诸多不适，准妈妈很容易出现情绪波动和情感障碍，而若长期处于这种波动的情绪状态下，一不利于胎宝宝的健康发育，二也使准妈妈有患上妊娠抑郁症或妊娠期其他心理问题的可能。而多晒太阳由于能够改善准妈妈的新陈代谢，使准妈妈有效减少身体上的不适，进而能够帮助准妈妈主动调节自己的情绪，保持良好的身心状态。可以说，常晒太阳是防治准妈妈妊娠抑郁症等心理疾病的一个有效办法。

但是从这个月起，准妈妈的身体上开始会慢慢长出难看的妊娠斑了，于是随之就会担心多晒太阳会使体内黑色素沉积，从而生出更多的妊娠斑，影响形象。虽然阳光中的紫外线的确有可能使皮肤上的黑色素沉着，但只要控制好晒太阳的时间、做好防晒措施，这种影响还是很微弱的。准妈妈可以挑选阳光最好的午后，一次晒太阳的时间不超过15分钟，也可以擦一些适合孕妇用的防晒霜、隔离霜，减少紫外线对皮肤的伤害。

做好乳房清洁

　　从本月开始，准妈妈会发现乳房开始渐渐地增大，乳晕的色泽也变得更深了，并且还长了很多的小疙瘩，乳房下方的皮肤上还能看到很清晰的静脉血管，这些都是怀孕时的正常反应。妊娠期的乳头护理对母乳喂养意义重大，未经过吸吮的乳头皮肤较为脆弱，容易在分娩后喂养时被宝宝吮破，乳头皮肤一旦破损，宝宝吸吮时会非常疼痛，有时不得不中断哺乳。如果未及时恰当处理的话，还容易引发乳腺炎等炎症，使母乳喂养无法继续。为了给即将到来的宝宝准备一个结实的"粮袋"，准妈妈从这个时候开始，就要注意乳房的清洁卫生了。

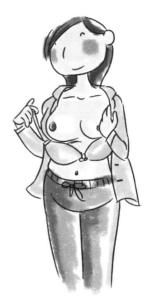

　　在清洁乳房时，准妈妈应用干净柔软的小毛巾轻轻擦拭乳头的皮肤，清除附在上面的乳痂，如果乳头上的结痂生硬难除，不要用力揭掉，可以先用点橄榄油涂抹乳头，结痂软化后再用清水清洗；也可以在入睡前，用涂有油脂的纱布覆盖乳头，也能起到软化结痂的作用。这样擦拭清洁的过程也

乳房清洁中的准妈妈

是一个对乳房的刺激过程，可以增加乳头表皮的坚韧性，避免日后被宝宝吸破，同时也有利于保持乳房卫生，防止病菌的侵扰。

　　需要注意的是，清洁乳房不要使用香皂类的清洁用品，这是因为，准妈妈怀孕时，皮脂腺的分泌增加，乳晕上的汗腺也随之肥大，乳头变得柔软，而汗腺与皮脂腺分泌物的增加也会使皮肤表面酸化，导致角质层被软化。此时如果总是用香皂类的清洁物品清洗乳房的话，会将这些分泌物全部洗去，不利于乳房的保健。此外，常使用香皂类的清洁物品还会通过机械与化学作用洗去皮肤表面的角化层细胞，促使细胞分裂增生。如果经常不断去除这些角化层细胞，就会损坏皮肤表面的保护层，使表皮层肿胀，出现一些不适症状。与此同时，香皂还会将保护乳房局部皮肤润滑的油脂洗去，对乳房皮肤有一定的破坏性。因此，要想充分保持乳房的清洁卫生，最好是用温开水清洗，并且在清洗时动作一定要轻柔舒缓。

 ## 不宜进行蒸汽浴

　　蒸汽浴对一般人可能的好处是，高温会使静脉扩张，然后身体会将杂质以流汗的形式透过皮肤排出，达到排毒的功效。怀孕后的准妈妈由于全身血液的体积增加，血管

的张力相对于未孕时较低，所以蒸汽浴可能会使准妈妈出现脱水、血压过低的现象，表现为心慌、气短、头晕，甚至发生某些意外，伤及自身及腹中的胎宝宝。

而且，蒸汽浴对胎宝宝的发育也较为不利。由于过高的温度会使分裂中的细胞死亡，造成胎宝宝发育畸形或发育不良，而蒸汽浴会使人的体表处于一个高热的环境下，这种高热会通过体表皮肤传到体内，进而使胎宝宝所处的内环境温度也相应升高，所以准妈妈是不宜进行蒸汽浴的。

实验证明，在40℃的热水中只需10分钟就会对胎宝宝发育产生影响。在怀孕前三个月内，高温会使某些基因活动改变，进而影响胚胎器官发育，这一时期正值胎宝宝主要器官的形成期，若准妈妈的体温高于正常值，则最容易造成胎宝宝的神经管缺损、中枢神经系统发育异常，影响后天智力发展，严重的话还可能会使胎宝宝的关节受到永久的损伤，或导致肌肉组织的日益萎缩；孕晚期的高温环境可能会影响黄体素等激素分泌异常，甚至会致使催产素释出，最终减缓胎盘成长，导致胎宝宝生长迟滞。

 ## 防辐射的妙招

（1）家里电器莫扎堆。不要把家用电器摆放得过于集中或经常一起使用，特别是电视、电脑、电冰箱等，不宜集中，更不要放在准妈妈的卧室里，以免使身体长时间暴露在超剂量辐射的危险中。

（2）勿在电脑身后逗留。电脑的摆放位置很重要，准妈妈家里的电脑尽量不要让屏幕的背面朝着有人的地方，这是因为电脑辐射最强的是背面，其次为左右两侧，屏幕的正面反而辐射最弱；准妈妈在办公室的位置如果正对着其他同事显示器的背面，最好申请将座位调到周围没有他人电脑的角落里。

（3）减少电器待机时间。当电器暂停使用时，最好不让它们长时间处于待机状态，因为此时可产生较微弱的电磁场，长时间也会产生辐射积累。

（4）保持安全距离很重要。准妈妈与各种电器都应保持一定的安全距离，如与电视机的距离为2米以上，与微波炉的距离为1米以上，与灯管的距离为2~3米。

（5）用水吸电磁波。准妈妈可以在电脑或其他有辐射的电器周围放几瓶水，这是因为水可以有效吸收电磁波，还可以保持合适的环境湿度。但是，水一定要用塑料瓶或玻璃瓶盛放，绝对不能用金属杯。

（6）缩短使用电器时间，穿好防辐射服。准妈妈尽量要缩短使用电器的时间，在使用时尽量穿着专门的孕妇防辐射服。

（7）接手机别性急。手机在刚刚接通的一瞬间辐射是最强的，因此准妈妈在接听电话时最好等手机铃音响过三下之后再接听，不要手机一响起就立马接听。此外，信号不好或是充电的时候是不宜接打电话的。

（8）及时洗脸洗手。准妈妈要养成常洗脸洗手的习惯，尤其是长时间对着电脑的准妈妈。及时清洁裸露在外的皮肤，也可以将附在皮肤表面的粉尘等其他有害物质清除掉，避免进入体内造成危害。

（9）适当补充营养。准妈妈可以多吃些胡萝卜、白菜、豆芽、豆腐、红枣、橘子以及牛奶、鸡蛋、动物肝脏、瘦肉等食物，以补充人体内维生素A和蛋白质；还可以适量喝些绿茶，因为茶叶中的茶多酚等活性物质有利于吸收与抵抗放射性物质。

 ## 警惕噪声的干扰

1.对准妈妈的伤害

噪声能刺激母体丘脑下部、垂体前叶、卵巢轴系统，使母体内激素发生逆向改变，影响受精卵的正常发育。临床观察证明，妊娠期女性每天接触50~80分贝的噪声2~4小时，便会出现精神烦闷紧张、呼吸和心率增快、心肺负担加重、神经系统的功能紊乱等症状，失眠和头痛也会随之而来；噪声还能使准妈妈内分泌腺体的功能紊乱，从而使脑垂体分泌的催产激素过剩，引起子宫强烈收缩，导致流产、早产等。再有，在接触强烈噪声的准妈妈中，妊娠剧吐的发生率和妊娠高血压综合征的发生率都比未受到噪声干扰的准妈妈发生率要高。

2.对胎宝宝的伤害

研究表明，严重的噪声会通过外界传到子宫，进而对胎宝宝听觉器官的发育造成一定的影响，一些研究表明，由于噪声对胎宝宝正在发育的听觉系统有直接的抑制作用，所以准妈妈若在怀孕期间接触强烈噪声（100分贝以上），胎宝宝听力下降的可能性极大。当胎宝宝的内耳受到噪声的刺激后，会使脑的部分区域受损，并严重影响智力的发育；而且噪声会使准妈妈的消化功能受损，从而难以获得足够的营养，免疫机能下降，更容易遭受病毒或细菌的感染，从而直接或间接导致胎宝宝发育不良、新生儿体重不足、智力低下或躯体器官畸形。

再有，噪声的刺激可引起母体神经细胞改变，继而影响胎宝宝神经系统的正常发育，严重的话甚至可能会直接作用到胎宝宝的遗传基因，引起突变致畸。而且长期处在噪声的环境下，宝宝将来的性格会比较烦躁。

妊娠期理想的声强环境是在10~35分贝之间，但是现代

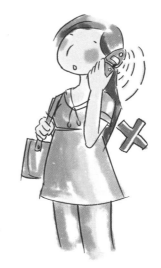

远离手机辐射

生活中已经很难找到这种环境了，准妈妈们在日常生活中要想尽一切办法，尽可能创造条件，把接触噪声的机会降到最小限度，尽量在一个远离噪声、相对安静的环境中度过孕期。

 ## 出生缺陷筛查

每个妈妈都希望拥有一个聪明健康的宝宝，但是，缺陷宝宝一直以一定的比例存在也是不争的事实。为了了解自己的宝宝是否患有某种缺陷，准爸妈可以在宝宝出生前用高科技产检技术，预先得知宝宝是否健康。如果宝宝不幸有缺陷，还可得知导致缺陷的原因及缺陷程度，以便准爸妈在取舍上做出选择。虽然很多产检技术不会给孕妇和胎儿带来伤害，但是很多项目需要重复检查，有的项目还存在误差，这些都会给孕妇及其家庭带来很大的精神负担。所以，如果准妈妈一定要选择适合自己的缺陷筛查。下面介绍几种最常见的缺陷筛查。

1.甲型胎儿蛋白检查

甲型胎儿蛋白检查又称AFP检查，AFP是胎儿肝脏分泌的一种蛋白质，通过血液循环它会流入孕妇血液中。如果孕妇血液中AFP含量过高，那么胎儿就可能有神经管缺陷，具体包括脊柱裂和无脑畸形等病变。如果孕妇血液中AFP含量过低，胎儿则可能患有唐氏综合征或其他染色体缺陷。

AFP检查测出唐氏综合征的准确度为60%~65%，测出神经管缺陷的准确度在85%左右。但是，对于怀双胞胎和多胞胎的准妈妈来说，这项检测结果就没有任何意义了。此外，检查结果还有可能出现误差，多次复查后可能会排除胎儿缺陷的可能，这对于孕妇及其家庭来说，无疑是一场精神上的折磨。但是，对于那些有家族遗传病史或者生育过缺陷宝宝的准妈妈来说，这项检查还是很有必要的。

AFP检查一般在怀孕第16~18周进行，检查时只需从孕妇手臂上抽取少量的血液，不会给母体和胎儿造成任何危害。检查结果会在一周之后出来，这对担心宝宝健康的准爸妈来说，一周的等待无疑是一种煎熬，这就是很多准妈妈不敢做检查的原因。有的人认为，AFP检查存在相当大的误差，做这种检查实在是一种折磨，而且似乎没有必要。但是，如果宝宝真的存在缺陷，出生之后一切都无法逆转，现在的痛苦跟以后的不幸相比，哪个更让人难以接受呢？

2.羊膜穿刺术

羊膜穿刺术通过羊膜穿刺取样，获得大量有关胎儿基因、染色体状况及胎儿是否异常的信息。但是，羊膜穿刺术被很多人归类为高风险检查的一种。因为，这项检查必须采集一定量的羊水，医生先将腹部皮肤消毒，麻醉，再用超声波寻找、确定羊水囊的位置，避开胎儿和胎盘，将采样针经腹部刺入子宫抽取羊水，进行检查分析。整个手术虽然只需要5~10分钟，孕妇也很少会感到疼痛。但是，手术可能有5‰的概率导致流产。此外，虽然误刺的风险在很大程度上已经降低，但是，伤及胎儿器官、胎盘与脐带的现象仍然存在，而此项手术的风险系数很大程度上也与医生的临床经验有关。所以，在决定进行羊膜穿刺术之前，要事先打听医生的技术、口碑，仔细权衡利弊，再做决定。

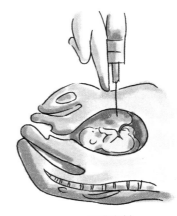

羊膜穿刺

也并不是所有的孕妇都需要做羊膜穿刺术，通常，具有以下情况的孕妇，医生才会建议进行这项手术：

（1）高龄孕妇，即35岁以后怀孕、生育的。

（2）有过染色体异常和先天缺陷胎儿生育史的孕妇。比如，生育过唐氏儿或脊柱缺陷儿的孕妇。

（3）有过新陈代谢疾病胎儿生育史的孕妇。

（4）夫妻双方任一方有家族先天疾患生育史的孕妇。

（5）夫妻双方任一方有遗传疾病或先天缺陷的孕妇。

（6）经过检查发现胎儿可能患有唐氏综合征或者严重的足以致命的基因缺陷的孕妇。

（7）体内AFP含量无端持续偏高的孕妇。

（8）有引产打算的孕妇。医生通常要利用羊膜穿刺术检测胎儿的发育成熟度，以权衡提前引产和自然分娩的风险系数。

羊膜穿刺术一般在妊娠第16~18周进行，因为这时羊膜已经发育完整，还有足够的羊水可供取样。一般来说，有关染色体和胎儿性别方面的结果，手术后1~2周会出来，而新陈代谢疾病方面的结果仅需24小时就可以得知。

3.绒毛膜采样

羊膜穿刺术必须在妊娠第16周后才能实施，检查结果也要等1~2周后才可以出来，万一胎儿异常需要终止妊娠，孕妇必须住院接受引产手术。但是，此时胎儿已经5个月了，引产手术会给孕妇身心都造成极大的伤害。如果想早日获得胎儿的基因信息，就需要做胎儿绒毛膜采样检查。

胎儿绒毛膜采样检查，通过采集一定的胎盘绒毛组织，进行分析检查，获取胎儿遗传信息。绒毛是构成胎盘的基本单位，由受精卵细胞分化形成的滋养层细胞发育而成，因此，通过分析绒毛基因组成及染色体构造情况，就可以预知胎儿的各种遗传基因。

目前，绒毛膜采样检查大致包括腹部穿刺法和子宫颈穿刺法两种。腹部穿刺法与羊膜穿刺术类似，是在超声波引导下，将采样针从腹部刺入子宫，从绒毛膜中采集少量环绕在胎儿四周的组织，进行分析。子宫颈穿刺法是在超声波引导下，将导管经阴道、子宫颈口插入子宫胎盘形成处，采集部分组织进行分析。初步分析结果48小时就可得知，但是大概需要一周才会有确定结果。

绒毛膜采样可以在怀孕第8~12周做，还可以获得更准确的胎儿基因信息。但是，绒毛膜采样导致流产的可能性约为3%，采样时有时还会造成孕妇阴道出血和痉挛。很多孕妇采样后需要花费一天甚至更长的时间身体才能恢复正常。较高的流产率加上采样结果不可避免的误差，越来越多的医生不再建议孕妇进行这项检查，而倾向于再多等几个星期做羊膜穿刺术。

但是夫妻双方任一方患有血友病、肌肉萎缩症、贫血等疾病时，胎儿遗传的概率也较高，这种情况下，孕妇做绒毛采样检查显然是一个不错的选择。

 ## 检查并非越多越好

为了保护准妈妈和胎宝宝的健康，便于医生全面了解准妈妈的情况和及早发现潜在的不利于妊娠和分娩的各种因素，受孕后最迟不要超过3个月就应该到医院做第一次产前检查，并在整个孕期做定期产检，以便对孕期准妈妈的健康状况和妊娠全过程及时了解把控，尽早发现并治疗妊娠并发症；随时了解胎宝宝的生长发育情况，发现异常及时治疗处理。此外，在检查过程中医生还会对准妈妈进行孕期营养、胎教等知识的指导，提高自我保健能力，从而能够健康而顺利地度过妊娠期及分娩期。

但是，孕期检查并非越多越好，应遵照医嘱根据胎宝宝的不同发育阶段进行必要的检查即可。一般在怀孕的前7个月，每个月查一次；7个月以后，2~3个星期查一次；孕36周到临近预产期时，每周查一次。

 ## 孕3月的运动

1.孕3月运动注意事项

怀孕第3个月，准妈妈已经过了妊娠反应最强烈的时期，身体各方面机能也都逐渐恢复正常。准妈妈此时可在专家指导下进行一些安全、舒缓的运动，例如太极拳、散步等，如果感觉身体不太好，准妈妈也不要勉强运动，运动的时候还要注意以下有关事项。

准妈妈室外运动时要选择合适的天气和理想的运动地点，天气太热、太冷都不适宜运动，运动时尽可能去草木茂盛、安静、空气清新的绿地和公园。进行室内运动，要保持空气流通。运动时衣着宽松舒适，鞋子以合脚的平底鞋为宜。早上人群拥挤，下午4~7点是大气污染相对严重的阶段，准妈妈要避免在这段时间内外出锻炼。

准妈妈在运动时要采用正确的运动方法和姿势，运动过程中一旦有不适感，应立即停止锻炼。很多准妈妈运动时都会有气短、疲劳、心悸等症状，这些症状一般稍事休息，就可以缓解。但是，一旦准妈妈出现破水、出血、眩晕、后背疼痛等症状，应立即就医。

准妈妈运动时要注意循序渐进，不要过度运动和长时间运动，以免感觉疲劳，不利于胎儿发育，严重的还可能导致流产。准妈妈每天运动30~60分钟为宜。

运动后沐浴既可缓解疲劳，又有利于保持良好的生理卫生。但是，沐浴时应注意保暖，避免着凉，但是水温亦不可太高，采用淋浴的方式最好。

2.门厅体操

如果住宅位于环境优美、风景秀丽的近郊，家中又有开阔的门厅，宽大的落地窗，可以看到窗外的美景，准妈妈可以把门窗全部打开，让自己的视野变得更开阔，呼吸来自大自然的新鲜空气，伴随着轻松的音乐，做些动作柔和的体操，这种体操被称为"门厅体操"。它不仅可以帮助消耗体内多余的脂肪，强化准妈妈的心肺功能，还可以增强分娩耐力，预防妊娠期高血压等多种并发症。下面是几套简单的体操动作。

（1）增强骨盆和腰肌弹性运动：首先，孕妇采取仰卧姿势平躺在床上，双手自然伸直，放在身体两侧，右腿屈膝，脚掌向下平放在床上，膝盖慢慢右倾至最低点，保持脚掌平放在床上，然后慢慢将膝盖收回。左腿屈膝左倾，其他要领如同右腿。然后，双腿屈膝并拢，缓慢地有节奏地用膝盖画半圆，带动大小腿左右摆动，保持双肩紧靠在床上。每天早晚可各做1次，每次3分钟。

（2）强健腹背肌运动：首先，盘膝而坐，背部自然挺直，双手轻搭在膝盖上，平静心情，调整呼吸节奏，每呼吸一次，双手按压膝盖一次，如此反复。按压时，要手腕用力，适应后，一点点加力，让膝盖尽量贴近床面。每天早晚可各做1次，每次3分钟。

（3）增加会阴弹性运动：全身放松，身体靠在某个支撑物上，调整呼吸，长吸一口气，并以中断排尿的方式用力收缩肛

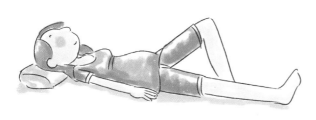

运动中的准妈妈

门，将会阴部位上提，憋气保持片刻后，呼气放松。重复做10~15次。

（4）强健踝关节运动：身体靠在某个支撑物上，保持背部挺直，双手比较自由，可以自然下垂放在身体两侧，也可扶着支撑物，腿与地面垂直，脚掌着地。然后，绷直脚背，脚尖向下压，使膝盖、脚踝和脚背成一条直线，双腿交替做这个动作，重复10~15次。

3.不宜运动的准妈妈

患有严重心脏病、高血压或泌尿系统疾病的准妈妈不宜运动。因为血压不稳、心跳异常者运动时极易出现危险。

有过流产史，或有流产、早产先兆的准妈妈也不适合做运动。

有过死胎史、双胎史或者怀有双胞胎、多胞胎的准妈妈不宜随意运动。

生殖器官或胎儿出现异常的准妈妈，例如阴道流血、韧带松弛、胎盘前置、羊水过多、子宫颈口张开等，也不适于运动。这种情况不但要及时就医，还要精心休养。等身体恢复正常，也要经过医生许可方可做少量运动。

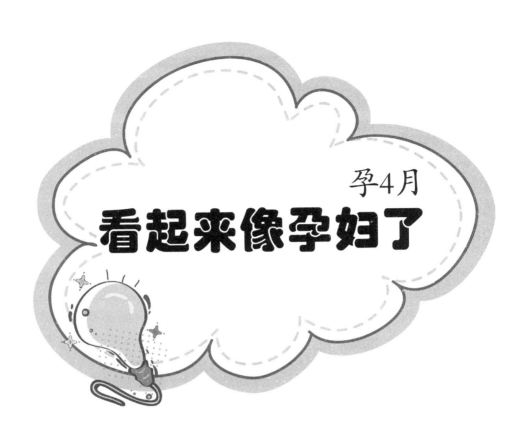

孕4月

看起来像孕妇了

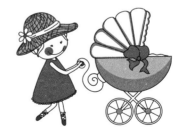

准妈妈的变化

 ## 已经习惯了

孕4月时，孕妇差不多已经适应了怀孕这个生理过程，早孕反应这时已经基本消失，孕妇也已经适应了胎儿的存在。此时孕妇的身体机能也基本恢复正常，大多数的孕妇感觉自己好像重新活过来了一样，浑身充满了力量。食欲恢复了，饭量可能比以前还要大，消化很好，经常会有饥饿感。身体就像一辆脱了轨的列车，又重新驶上了正确的轨道。

 ## 腹部会日益突出

孕4月时，胎儿身体器官从发生阶段进入生长阶段。胎儿生长迅速，月末时身长可达16厘米，体重约120克。此时胎盘已经形成，母体也开始出现非常明显的变化。

随着胎儿的茁壮成长，孕妇的腹部会日益突出，这肯定会引起周围人的关注，有经验的人还会根据孕妇腹部的形状来猜测是男孩还是女孩。孕妇不用害羞，也无法隐瞒，明眼人都能看得出来的，这时应该大方地向大家公布怀孕这个喜讯。

由于体形变化，此时孕妇进入了穿衣尴尬期。平常的衣服穿在身上会比较紧，更加暴露出隆起的腹部，但买孕妇装又显得有些早，松松垮垮的不合身。这是每个孕妇的必经阶段，你不用为此烦恼，更不必感到尴尬。

 ## 体能增强，精神状况转好

孕4月，早孕反应逐渐消失，食欲和胃口都恢复了，大部分孕妇会觉得自己的生理和心理状态正逐渐恢复正常，体能渐渐恢复并有所增强，充满了活力。甚至还有不少的孕妇觉得自己的体能好像比没有怀孕时还要好。其实，这可能是因为前3个月，孕妇被强烈的早孕反应折磨，吃了不少苦，体能消耗也相当大。此时略有好转，孕妇很容易就会在心理上产生体能大增、精神百倍的错觉。

对大多数孕妇来说，体能和精神状况恢复到怀孕前的水平，并不是一朝一夕的事情。所以孕妇不要认为自己还和以前一样甚至比以前还要强壮，就不顾事实，做起能力之外的事情来。这一时期，孕妇做事一定要量力而行，凡事尽力就好，不可争强好胜，毕竟腹中还有一个3个多月大的宝宝呢。

此外，有关的医学研究表明，孕妇所吸收的营养，在本能上遵从胎儿优先的原则。即便你的身体充满了能量，也要首先为胎儿消耗做好充足准备，再考虑消耗剩余的体力做些力所能及的活。

 ## 尿频缓解，白带增多

孕4月，孕妇的子宫已经开始渐渐上移，不再直接压迫膀胱了。因此，之前尿频的现象也会有所缓解。但是，妊娠期最后2个月，由于子宫逐渐增大，再加上胎儿的体重日益增加，地心引力造成子宫位置下移，子宫会再次压迫膀胱。因此，尿频会再次困扰准妈妈的生活。

怀孕期间孕激素和阴道血流量增加，阴道分泌的白带也会随之增多，这也是让阴道为分娩提前做好准备。

怀孕期间的白带增多，与月经来临前有点类似，只是孕期白带量更多，持续时间更久一些。很多孕妇每天要更换好几次内裤或卫生护垫，才能更好地保持阴部干爽和舒适。一般情况下，孕期白带增多是正常现象，但是也有部分是阴道感染引起的。假如你发现白带黏稠或是成奶酪状，颜色异常，有异味，或者阴部瘙痒有烧灼感，就应该及时到医院接受专业检查，确认阴道是否被细菌感染。

霉菌中的念珠菌是常见的引发阴道感染的病毒，它一般是由不良的饮食习惯、压力、激素分泌改变、体内残留抗生素等情况引起的。怀孕时，雌激素分泌持续增加，阴道黏膜细胞含糖浓度较高，阴道对病毒的抵抗力降低，比平常更容易被念珠菌感染。一旦感染，阴道就会出现红肿、瘙痒、分泌物异常等现象。一般情况下，医生开的口服药或阴道用药就可治愈，但也不是所有的药物对孕妇都是安全的。假如你怀疑被感染了，就要及时就诊，向医生咨询恰当的治疗方法。念珠菌感染在治愈后还有可能复发，基本不会影响胎儿发育，但是分娩时可能会感染胎儿。

实际上，孕妇可以采取一些预防措施，降低阴道被念珠菌感染的概率和程度。例如，在饮食中不要摄入过多精制糖，要多食用富含活性乳酸菌的食物，像酸奶、乳酸菌片等。在洗澡时尽量采用淋浴的方法，用流水将阴道口的分泌物冲洗干净。同时，要尽量避免使用对阴道组织有刺激性的护理液。一旦发现被感染，要穿宽松的棉质内裤，不要穿紧身的牛仔裤、美体裤等。

另外一种比较常见的阴道感染是阴道滴虫病，大多通过性交传播。如果孕妇感染了阴道滴虫病，白带会呈黄绿色，且有腥臭味儿。但是也不必过于担心，这种疾病不会传染给胎儿，而且口服药或阴道用药就可以治愈。但是丈夫也要同时口服药，避免再次互相传染。

引发阴道感染的细菌还有很多种，不可掉以轻心，孕妇一旦发现白带异常，就要及时就诊，否则不但影响自己健康，还有可能传染给胎儿，影响胎儿发育。

 ## 常常感到身体发热

怀孕中期，许多孕妇常常会感到身体发热，像有一团火在燃烧；以前不爱出汗的自己在怀孕之后经常流汗，而且流汗量还很多；在冬天里比别人穿得少，也不会觉得冷；晚上睡觉时也常常会觉得燥热，想把被子踢掉。这些都是孕妇正常的生理现象。

女性怀孕以后，基础体温会升高。一般来说，孕妇基础体温比平时升高0.5℃左右，身体不会有其他异常反应。这是因为孕妇体内一直不停地分泌着孕激素，就像一架机器超负荷快速运转一样，身体因为激素分泌时间过长，而开始发热。因此，与平常相比，孕妇的体温会高出1℃左右，而身体需要通过排汗的方式来加速冷却。

体温升高，让人感觉燥热，可以适当减少衣物散热。但是孕妇不要穿得太薄引起感冒，或者吃很多凉性食品如冰淇淋等降温，造成肠胃不适。医生建议最好多喝水，帮助排汗降温。另外，孕妇最好选择棉质衣服，透气性好，吸汗效果也不错，易于散热。选择易穿易脱的开衫，比较方便。为了避免因出汗带来的异味和不适，孕妇要经常洗澡，经常更换内衣裤。

但是，孕妇也要注意孕期体温变化，如果体温忽高忽低，可能是孕激素不足的体现。特别是怀孕早期，体温急剧变化应该及时去医院检查。有些孕妇进入孕中期，体温恢复到正常水平并且保持稳定，也是正常现象。

 ## 牙龈变得敏感

怀孕期间，孕激素分泌增加，还对口腔黏膜产生了影响。孕妇口水增加，牙龈也变得比较敏感，还会出现肿胀、变软的情况，刷牙时经常出血，你可能是患了孕期牙龈炎。这时，孕妇最好及时做一次全面、专业的牙科检查，牙医可能会建议你使用抗过敏或是防治牙周病的牙膏，减少牙龈出血的次数。医生也可能会建议孕妇洗牙、做牙齿X光检查，不要担心，这些都不会危害胎儿健康。但是在用药时，一定要告诉医生自己怀孕了，以免服用了对孕妇有副作用的药物。

孕妇还可以采取以下措施减少牙龈出血次数：

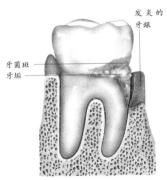

（1）多摄入维生素C含量丰富的蔬菜和水果，或者吃些维生素含片。此外，含有丰富钙质的食物对牙齿的健康也很有帮助。要少吃粘牙的甜品或糖果。

（2）饭后立即刷牙。要选用短软毛的牙刷，顺牙缝轻轻刷牙，清除食物残渣，尽量不碰伤牙龈。

（3）可以经常使用具有杀菌功效的漱口水，保持口腔和牙齿的清洁。

牙菌斑和牙垢中的细菌刺激和感染了牙龈，形成牙龈炎，造成牙龈与牙齿的分离，暴露出牙根。

如果孕妇得了牙龈炎，可以使用以下方法消炎：用棉签或软毛刷蘸取浓度为3%的双氧水，轻涂牙根处，有气泡形成时，用淡盐水漱口。然后用浓度为2%的碘伏，涂抹牙根。每日3次，直至炎症消失为止。

如果牙龈继续出血，应及早到正规口腔医院诊治。治疗首先要去除一切局部刺激因素，如牙石、菌斑等，尽量避免使用抗生素等消炎药，影响胎儿。如果牙龈边缘长了一些体积较大，妨碍进食的妊娠性龈瘤，则可手术切除。手术时间应尽量选择在妊娠第4~6个月，切除深度应达骨面，包括骨膜，以免复发。若能在妊娠初期及时治疗原有的牙龈炎，并控制牙菌斑再生，就可有效预防妊娠期牙龈炎。

出现眩晕感

怀孕中期，或是临近中期时，孕妇有时候可能会觉得头晕目眩，感到虚弱，这也是正常的怀孕反应。一般来说，只要眩晕发生的次数不多、程度也不深，就不会影响孕妇及胎儿的健康。怀孕时出现的眩晕感，主要是由胎儿和孕妇脑部争抢血液供应造成的。假如孕妇原本坐着或者躺着，猛地站起来，地心引力的作用会将孕妇头部血液快速输送到下体，导致循环系统短时间内无法给脑部补充足够的血液，造成脑部暂时缺血，孕妇自然就会感到头晕目眩。

但是，如果孕妇出现一些严重的、需要立即治疗的头晕目眩症状，也很有可能是由血糖过低、贫血，或红细胞少，携氧量不足，脑部缺氧引起的。如果眩晕频率很高，情况很严重，就要及时检查，尽早找出原因，针对病症及时治疗，确保孕妇和胎儿健康。

孕妇饮食要有规律，少食多餐。早餐可以多吃些牛奶、鸡蛋、肉粥、蛋糕等高蛋白和高碳水化合物的食物，此外，还可随身携带些饼干、糖块和水果等小零食，一旦出现低血糖症状，立即食用，缓解血糖过低引发的头晕症状。

按时做产检，以便医生清楚掌握孕妇的健康状况。定期测量血压和血液中的铁含量，防止出现缺铁性贫血。

变换姿势时，动作要轻缓，不可太猛烈，以免造成脑部供血不足。

一旦感到头晕，应马上停止一切活动，或坐或躺，最好能平躺并抬高脚部，加速血液回流至大脑，减轻头晕症状。

 ## 性欲开始觉醒

孕4月时，胎盘已经完全形成，胎儿的器官也已基本成形，羊水也比较丰富，胎儿在充足的羊水中可以自由自在地活动。这时已经进入妊娠稳定期，流产的概率比初期小了很多。当强烈的早孕反应逐渐消失，体力得到恢复，工作效率重新得到提高，一切都恢复正常时，孕妇压抑许久的性欲或许已经开始觉醒了，这时的性生活肯定会有久旱逢甘霖般的快乐。如果是准妈妈采取主动，准爸爸会觉得充满新鲜感，再加上此时完全不用顾虑意外怀孕，享受到的兴奋和快感比怀孕之前要强烈得多。尽情享受性生活带来的幸福和快乐也可以使孕妇心情愉悦，也有助于胎儿健康发育。但是，怀孕中期性生活需要注意以下几个方面：

1.采用合适的性交体位

孕中期，孕妇腹部日益隆起，如果采用传统的男上女下的性交方式会有所不便，可以选用面对背式的侧卧位，以免压到孕妇的肚子，对胎儿造成不良影响。另外，也可以采用前侧位、前坐位、上坐位和后背位等性交体位。要特别注意的是，动作不要过分激烈。

2.避免流产

由于性高潮容易引起孕妇子宫收缩，有可能会导致流产，因此准爸妈在性生活时一定要注意自我节制。不要刺激乳房等敏感部位，避免引起宫缩。性生活前，丈夫要清洗外生殖器，去除包皮垢，以免引发孕妇阴道炎症，更要避免子宫内感染，造成难以挽回的后果。

怀孕期间适当的性生活不仅可以增进夫妻感情，也有利于孕妇放松心情。但是这也要依孕妇身体和心理状态的调整状况而定。准爸妈还可以请教医生，听取专业的建议，不可盲目解放性生活，以免造成

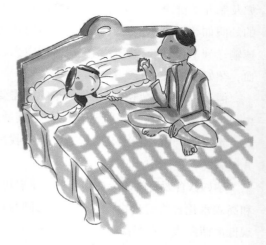

合理进行性生活

不良后果。性生活不仅只包括性交，还包括拥抱、亲吻等方式。怀孕期间，应鼓励非插入式性生活，不仅可以保护孕妇，同时也有利于胎儿在子宫内生长和发育。

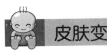 **皮肤变化**

1.皮肤细腻红润有光泽

到了怀孕中期，熬过了严重的孕吐和情绪起伏之后，好多孕妇发现自己的皮肤变得细腻光泽有弹性，脸色也更红润了。甚至有好多孕妇表示在少女时代皮肤也没这么好，整个人看起来容光焕发。也有不少准爸爸发现妻子虽然不施粉黛，却别有一番自然美，皮肤白里透红，就像害羞的少女一样。这主要是因为怀孕时血流量增加，再加上皮肤表层的腺体也会分泌较多的油脂，所以好多孕妇的脸都是红润润的，就像心跳加速造成的脸红一样。

但是因为每个孕妇的激素分泌不同，也有一些孕妇皮肤会变得粗糙，肤色暗淡。或者受刺激性食物或干燥天气影响，皮肤也会变差，这两种情况都是怀孕期间正常的生理反应。

不管怀孕让你容光焕发，还是肤质变差，总之你的皮肤和以前大不相同了，适时调整面部护理很有必要。洁净红润的皮肤，不仅是身体健康的表现，还可以增加妊娠美感，给孕妇带来好心情，有利于胎儿的健康成长。

首先是面部清洁，孕妇洗脸一定要选用不含皂基的洁面乳，因为含有皂基的洁面乳中含有大量碱性物质，不仅会伤害面部娇嫩的皮肤，也不容易去除面部油脂和污垢。油性肤质应选用温和的收敛剂，这样不仅能清洁油性皮肤表面的多余油脂，还能彻底清除毛孔中的污物，时刻保持洁净；干性皮肤要选用黄瓜或牛奶类的洗面奶，不伤皮肤还可保湿，洗脸后要使用具有保湿功效的润肤霜，如果皮肤过于干燥，还要先使用保湿喷雾或爽肤水。

另外，为了保护孕妇敏感的肌肤，洗脸水也有讲究。洗脸水的温度最好在34℃左右，水温过低会引起血管收缩，使皮肤看起来苍白干燥、暗淡无光；水温过高会引起血管和毛孔舒张，使皮肤松弛无力，毛孔粗大，还容易滋生细小皱纹。34℃左右的温开水与人体细胞液水质非常接近，很容易透过细胞膜，溶解皮脂，打开毛孔排出污物，而且有利于皮肤细胞吸收水分。孕妇洁面时最好先用温开水打开毛孔，彻底清洁后，再用冷水轻拍面部，使毛孔收缩。这样既可以起到清洁作用，又可以使皮肤柔软细腻有弹性。

清洁之后还可以经常进行面部按摩，既可加快皮肤的血液循环，促进新陈代谢，又能预防皮肤病，使皮肤的机能在产后早日恢复。按摩的具体方法是：洁面后，在脸上均匀地涂上一层具有保湿效果的按摩膏，然后用中指和无名指从脸中间向外画圈儿；按摩后，拧一条热毛巾（略高于体温）擦拭，还可以闭上眼睛，热敷几分钟。长期坚持面部按摩，可以有效改善肤质。

此外，孕妇还应该保持心情开朗，养成均衡饮食的好习惯，避免油炸、辛辣等刺激性的食物，多吃蔬菜水果，多喝水。

2.迎来"第二青春期"

青春痘并不只是青少年的"专利"，孕妇由于体内激素水平发生了变化，再加上孕期精神紧张、饮食、睡眠习惯被改变等，导致一些孕妇可能会迎来"第二次青春期"。长了青春痘，但是考虑到腹中胎儿的安全，又不能随意使用药物，很多孕妇都感到很苦恼。如何消除孕期青春痘带来的困扰呢？

首先，要保持脸部清洁。参照上节内容正确洗脸，洗脸时，轻轻按摩患处，加快血液流通，以利毛孔畅通，减轻肿痛。不要挤捏青春痘，以免手上的细菌造成二次感染，留下永久的痘疤。

其次，孕妇不要为了掩饰脸上的青春痘，擦厚厚的粉底或遮瑕膏。这么做，只会让毛孔堵塞更严重，让青春痘更加恶化。

再次，要保持心情愉快、睡眠充足。越紧张，越烦恼，青春痘就长得越多。

最后，饮食要多加注意，多吃蔬菜、水果，少吃油炸、高热量及辛辣食物。其中需要特别注意的是：多吃含锌、含钙量高的食物。因为锌可以增强身体抵抗力，加速蛋白质合成，促进细胞再生，有助于伤口愈合。钙能起到安抚神经、缓解刺痛感的作用。含锌丰富的食品有玉米、豆类、蘑菇、坚果类、动物肝脏等。补钙的首选非牛奶莫属。

多吃维生素含量高的食品，维生素A可以促进肌肤再生，维生素C可以修复受损肌肤组织，维生素B$_2$、维生素B$_6$有助于平复疤痕，维生素C可以美白细腻肌肤，维生素E可以延缓肌肤衰老，增加肌肤弹性。补充维生素要多吃新鲜水果和蔬菜，还有豆制品、海鱼之类。

多吃富含粗纤维的食物。可促进肠胃蠕动，加快体内代谢废物排出，先"排毒"才能"养颜"。谷类食品和薯类等都含有大量粗纤维，是排毒的佳品。

长了青春痘的孕妇不要过分担心，这时的痘痘不会像青春期时那么严重。并且，只要多加注意，不会对面部带来太大影响。分娩后，这种青春痘就会不治自愈。

3.斑纹颜色加深

（1）妊娠斑。怀孕时，内分泌发生变化，黑色素大量沉淀，绝大多数孕妇在怀孕4个月后，脸上会出现茶褐色斑块，分布于鼻梁两侧、双颊及前额，呈蝴蝶状，这就是妊娠斑，又叫蝴蝶斑。妊娠斑是孕期正常生理现象，分娩后不需治疗就会自然淡化消失，孕妇不必过于紧张。但是，下面这些办法可以有效淡化妊娠斑或帮助加快产后妊娠斑消除：

多吃富含维生素C的食物，如柑橘、草莓、蔬菜等，还应多吃富含维生素B₆的牛奶及其制品。

对皮肤进行适当的按摩，增加皮肤的弹性，因为良好的皮肤弹性有利于承受孕期的变化。

强烈的日光照射会使加重色素沉着，使妊娠斑颜色加重，孕妇要注意防晒，日照强烈的时候外出应戴遮阳帽，涂防晒霜，避免阳光直射皮肤表面。

（2）妊娠纹。怀孕期间，子宫膨胀造成的腹部隆起，使皮肤受到外力牵拉，弹性形变到达一定限度，弹力纤维与胶原纤维会有不同程度的损伤或断裂，腹壁皮肤变薄。再加上孕激素的大量分泌，导致黑色素沉积，就会出现一些不规则的粉红色或暗红色波浪状条纹，这就是妊娠纹。和妊娠斑一样，分娩后妊娠纹也会逐渐淡化，但是会留下白色或银白色疤痕。70%的孕妇都会出现妊娠纹，它不仅影响美观，也使孕妇腹部皮肤弹性变差，不利于产后子宫复位，还会引起腹痛、小便失禁等症状。而且妊娠纹疤痕一旦形成很难消除，给爱美的女性平添了许多烦恼。下面这些方法可以预防或减少妊娠纹出现：

孕前加强体育锻炼，增强皮肤弹性，加大皮肤形变限度，减少拉伸带来的皮肤纤维的损伤。

怀孕期间，孕妇要合理控制体重，避免体重在短时间内增加太多。

沐浴后，要在乳房、腹部、臀部、大腿处涂上润肤霜，让皮肤吸取足够的营养，保持弹性。经常按摩皮肤，促进新陈代谢和血液循环。

均衡饮食，多喝开水、多吃水果蔬菜，避免摄取太油、太甜、太咸的食物。

使用托腹带承担腹部重量，缓解皮肤过度的延展拉扯。

可以适当服用一些促进皮肤细胞再生，增加皮肤弹性，预防妊娠纹的保健品，但是一定要在医生指导下进行，避免出现意外。

（3）黑线。女性小腹自肚脐至耻骨有一条淡淡的黑线，不太明显。怀孕后，尤其是到怀孕中期，这条细线随着胎儿的发育，腹部隆起，腹部肌肉拉伸并稍稍分离来容纳胎儿，宽度能达到1厘米左右，有时还会超过肚脐，向上延伸。加上孕激素分泌导致的色素沉着，这条原本不太明显的黑线会变得又黑又宽。不过，这条黑线会在分娩后几星期慢慢褪色，恢复成孕前不易分辨的淡黑色线。

（4）黑的部位更黑。怀孕后由于雌激素和孕激素的影响，黑色素细胞大量增加，致使黑色素沉淀，原来黑的部位可能看起来更黑，比如痣、胎记、雀斑等。黑色素细胞并不是只受到激素影响，紫外线等外界的刺激也会使黑色素细胞数量增加，怀孕期间的色素沉着因人而异。一般来说，分娩后沉着的色素都会逐渐淡化并消失，但是也有部分色素沉着即便淡化也不会完全消失。

为了降低黑色素细胞活性，减少色素沉着，孕妇应尽量避免紫外线照射。外出时，注意采取防晒措施，防止阳光直射。适当补充维生素，对保护肌肤也非常重要。

 ## 手心、脚心发红发干

通常情况下，女性怀孕后，新陈代谢加快，基础体温升高，孕妇不仅会面色红润，手心、脚心也会变得红润起来。但是，也有一些孕妇手心、脚心发红发干，而且感觉发烫，有时候还会发痒。如果出现这样的情况，孕妇应该及时咨询。因为部分孕妇怀孕后饮食无节制、吃饭无规律，或是过度吃零食、滥用补品和高热量食物，这些不科学的饮食方式会造成脾胃功能损伤，引起消化功能紊乱，导致血液淤积在手心、脚心，导致干红发痒。也有部分孕妇是因为怀孕带来的不适导致食量大减，以至于不能满足孕妇及胎儿的营养需求，气血亏虚，而出现手心、脚心发热、出虚汗的现象。此外，如果孕妇患有甲亢，也会出现这些症状。

如果孕妇手心、脚心红润，并无其他不适，都是正常的生理现象，分娩后这种状况会逐渐消失。但是如果引发身体不适，就要及时就医，查明原因，对症下药。

 ## 血管粗大突起

怀孕期间，由于孕激素和血液量的增加，孕妇身上的血管变得粗大突起，一些平常无法辨识的微细血管也变得清晰可见。孕妇在分娩时，全身肌肉紧张，会导致身上多处微血管破裂，在皮肤上就表现为蜘蛛脉。

一般情况下，蜘蛛脉出现在大腿处，但是有时也会出现在面部和身体其他部位，也被称为毛细血管扩张症。蜘蛛脉比较短，最初是出现一个出血点，然后放射性扩散开来，呈蜘蛛网状，因此被称作蜘蛛脉。刚发生时往往会被忽视，等到扩大到一定程度的时候，才会引起重视。如果继续放任不管，蜘蛛脉会越来越大，越来越明显，影响美观。脚踝处的蜘蛛脉，长期发展下去，有导致脚踝静脉曲张的危险。

蜘蛛脉产后很长时间才会慢慢消失，而且也不一定会完全消失。症状轻微的淡妆就可以遮掩。血管壁扩张或破裂可能会导致跳动疼痛、瘙痒或烧灼感，如果症状严重，应该及时就诊，医生一般会采用注射的方式将其消除。

皮肤干燥、敏感

怀孕期间，许多女性会觉得皮肤瘙痒（不光是肚皮，还有大腿、小腿、脚等部位），忍不住去抓。即便是经常洗澡，个人卫生良好的孕妇也深受困扰。其实这可能是孕妇身体的某个部位的皮肤比较干燥、敏感，所以会感到瘙痒。当然也有可能是长了妊娠皮疹，不过只有大约2%的概率是由皮肤病导致的皮肤瘙痒。怀孕期间的瘙痒是正常的生理现象，对胎儿并没有影响，不用太担心。

预防或缓解皮肤瘙痒的方法如下：

（1）避免流汗，流汗后尽快擦干。

（2）多补充水分，防治皮肤干燥。

（3）衣着宽松舒适，尽量穿棉质吸汗的衣服。

（4）尽量避免用过热的水清洗患处，这种做法可能会加重病情。

（5）尽量少用消毒药水或肥皂等刺激皮肤或使皮肤干燥的化学清洗剂。

（6）不要大力挠痒，以免指甲刮伤皮肤，引发感染。

 孕期皮肤保养

怀孕期间，大多数孕妇都会遇到各种各样的皮肤问题，孕期应该如何正确保养皮肤呢？下面是一些小窍门：

（1）尽量避免在一天中紫外线最强的11~15时在户外活动。户外活动时，尽量待在阴凉处，戴上能够将脸遮住的宽沿帽子，穿长袖衫，携带遮阳伞。可选涂一些防晒指数不超过15的防晒保湿乳液。虽然说SPF值越高，防晒效果越好，但SPF值越高，对皮肤的刺激性越强，容易导致肌肤干燥。所以建议准妈妈选择SPF值低一点、刺激性小一些的防晒产品。另外，防晒产品用新不用旧，减少过期产品对肌肤刺激。

（2）尽量避免使用含有香精或酒精成分的保养品，因为这些化学物质不仅会刺激肌肤，还会降低皮肤对紫外线的防御能力。

（3）为抑制黑色素细胞活性，孕妇每天应摄取充足的维生素。

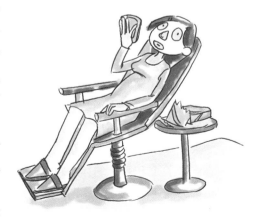

孕期皮肤保养

（4）改善、保养肤质的第一步就是保湿。孕妇可以喝大量的水或是通过增加空气湿度的方式，来缓解怀孕时的皮肤干燥。

（5）尽量避免使用磨砂膏等清洁产品，减少对皮肤的刺激。容易皮肤瘙痒的孕妇，可以在洗澡水里加一杯玉米淀粉和半杯小苏打泡澡，可以有效缓解皮肤瘙痒。

毛发变化

怀孕期间，孕妇不仅皮肤会发生变化，头发也会因为机体代谢和血液循环增强而快速生长。这个时期，大部分孕妇的头发不仅浓密有光泽，还很少出现脱发的现象。但也有个别孕妇头发油腻，或干燥无光，这些情况都是正常的孕期反应，分娩过后这种暂时性情况很快就会恢复正常。

很多女性在怀孕后，会发现自己的头发变多了，这可能是怀孕期间为数不多的令人欣喜的生理变化之一。不过，这不是因为孕妇长出了更多新头发，而只是因为孕妇脱发的速度减慢、数量减少了。

通常情况下，有85%~95%的头发处于生长期，另外5%~15%的头发处于休眠期。休眠期一过，这些头发就会被新长出的头发代替，在梳头或洗头时脱落。平均而言，女性每天掉50~100根头发是很正常的。怀孕期间，孕妇体内激素分泌增加，延长了头发的生长期，处于休眠期的头发就少了，每天脱发量也变少了。于是，孕妇的头发就变得更浓密、更有光泽。但分娩后，体内的激素恢复正常，更多的头发将进入休眠期并脱落下来。尤其产后哺乳期，加上大量分泌乳汁，缺乏营养，脱发现象还会明显加重。

孕妇的头发在分娩前后的变化并非都很显著，一般来说，头发较长的准妈妈感觉到的变化会比较明显。

怀孕期间，孕妇头发变多的同时，可能还会伴随着发质的改变。一些孕妇的干性发质变的更加干燥，另外一些孕妇的油性发质变得更加油腻。受遗传基因影响的直发与卷发，在怀孕期间可能会受到激素的影响，有的孕妇原本是直发，现在却长出卷发来，而原来是卷发的孕妇很可能会长出直发。还有那些头发原本又粗又硬的孕妇，头发变得更加粗硬；发质细软的可能变得更加细软。此外，怀孕还可能引起头发颜色的变化，比如头发乌亮的头发怀孕后可能变得枯黄，而黄头发也有可能变黑。

如果说头发变多让一些孕妇感到欣喜，体毛增多则可能让孕妇觉得很苦恼。怀孕期间，孕妇脸上和身上的体毛可能会长得更快，颜色也会更深。除了脸上会长出绒毛外，孕妇可能还会发现乳房、隆起的腹部和背上、腿上也会长出一些粗黑的毛发。

这些不必要的毛发，会在分娩后3~6个月内自行消失。如果一定要人工除掉这些令人尴尬的体毛，可以用小镊子、脱毛蜡或剃毛器，这些都是安全的。但是一定要对脱毛后的皮肤进行消毒，做好收缩毛孔的工作，以防细菌入侵，引发感染。

 孕期头发保养和护理

怀孕期间，准妈妈在保养皮肤的同时，不要忘记头发的护理。

1.洗发

如果孕妇头发过于油腻，那是因为孕激素刺激毛囊下的皮脂腺分泌出过多的油脂，这些油脂沿毛发鳞片移动，使整根头发都像浸透了油一样。这时要选用去脂能力强的洗发水，还要注意洗头要勤，梳头要少，因为这样可以减少油脂，或减慢油脂在毛发上的移动速度，保持头发的清洁。如果孕妇的头发比较干枯，容易产生静电，到处乱飞，那是因为头发缺乏蛋白质和油脂，如果使用能给头发补充蛋白质营养的成分温和的洗发水和护发素，情况会得以改善。孕妇也可以试用热油疗法来护理，建议每周使用一次头发营养剂，让头发变得柔软有弹性。适当减少洗发次数，避免洗去太多起滋润作用的油脂。还可使用发乳或者发蜡定型，以免静电导致头发"爆炸"。

由于此时孕妇的皮肤十分敏感，为了防止洗发水刺激头皮，影响胎儿健康，孕妇要选择适合自己发质且比较温和的洗发水。怀孕前用什么牌子的洗发水，如果怀孕后发质发生太大变化，最好继续使用，以免突然换用其他品牌的洗发水，引起皮肤不适应，导致过敏。

洗头时用指尖轻轻按摩头皮，促进头皮血液循环，不要用尖利的指甲抓头皮，防止头皮破损感染。

2.护发

头发洗净后，一定要使用养护产品，这是每次洗发后必不可少的护发步骤。因为刚洗完的头发，毛鳞片是张开的，这时，不管是干性发质还是油性发质，发丝中的油脂与营养成分都会趁机流失。此时使用润发产品，使毛鳞片紧密贴合，并在毛发表面形成保护膜，将养分、油脂及水分锁在发丝内部，从而达到护发目的。不过润发产品所提供的保护是针对发丝，而不是毛囊，而且多半润发产品都是弱酸性的，因而能中和洗发水中的碱性物质，起到护发效果。润发产品弱酸性，会在一定程度上损伤头皮，因此护发品只需涂抹在发丝上，不要接触头皮，护发完成后，要以大量清水冲洗干净，避免残留。

3.干发

好多孕妇会问："洗完头发后，孕妇可以使用吹风机吗？"特别在冬天，头发长时间不干，容易引起感冒。但是，我们知道，吹风机的热风会使头发上的水分迅速蒸发，以达到快速干发的目的，但是经常使用热风烘干头发，你的头发就会严重干枯、分叉，脆弱易断，毛躁不服帖。而且电吹风是高辐射的小家电，尤其是开关时辐射最大，而且功率越大的吹风机，辐射也越大。这些都会对孕妇及胎儿造成不好的影响。但是，孕妇并非不可以用吹风机，需要注意的是，开启和关闭吹风机时尽量离头部远一点；吹头发时吹风机不要正对着头部直吹，应该将头发拉起，让风吹在头发上；不要连续长时间使用电吹风，最好间断使用。还要提醒准妈妈的是，虽然孕妇可以用吹风机，但是为了胎儿的健康着想，应该在怀孕在3个月以后再使用。最好的干发方法是自然晾干。如果觉得太慢，可以用吸水性强的柔软毛巾包裹头发，待大部分水分被吸走，发丝不再滴水时，自然晾干。

 ## 指（趾）甲变化

孕期妇女的指（趾）甲，也会在孕激素的影响下或多或少地产生一些变化。孕妇会发现怀孕时指（趾）甲长得比平常快些，剪指（趾）甲的频率增加了。可是新长出来的指（趾）甲比较软，也比较脆弱，因而很容易断裂。一旦断裂。就可能会造成甲床发炎。一般来讲，指（趾）甲的这些变化在分娩后会恢复正常。

但是，孕妇一旦发现指（趾）甲出现如竖纹、横纹、斑点或凹凸不平的现象，或是指（趾）甲的颜色发生明显变化，应该及时就诊，以免发生病变，影响自己和胎儿的健康。

女性怀孕时指甲会变得很脆弱，容易断裂，导致发炎。因此，孕妇应该和注意给指甲（同样适用于趾甲）的保养。

勤剪指甲，指甲能护住甲床即可，这样既不容易造成断裂，也不易滋生细菌。

避免双手直接接触清洁剂。孕妇接触洗涤剂之前要戴上手套，以防刺激性强的清洁剂对手造成伤害。

不要擦指甲油。因为指甲油中含有大量丙酮，有很强的刺激性，极易对指甲造成伤害。指甲油涂层还容易堵塞指甲表面的呼吸孔道，使指甲缺氧。更重要的是，指甲油还可以挥发出危害胎儿健康的有毒气体。

随身携带护手霜，洗完手后及时擦干，及时涂抹，滋润手部皮肤和指甲。

平常多吃些含有胶质的食物，为指甲补充营养，增加指甲韧性，防止断裂。

 ## 担心丈夫嫌弃自己

爱美是女人的天性，怀孕中的女人也不例外。然而，许多女人在怀孕时，一方面内心充满了高兴和自豪，而另一方面又担心自己会因为怀孕而魅力大减。确实，身体日益笨重，许多漂亮的衣服已经穿不上了，只能套着宽大简单的孕妇装。为了胎儿的健康，不能随意使用化妆品修饰容颜了，也不能烫染时髦的发型了。这时，孕妇往往会觉得自己对丈夫没有吸引力了，担心丈夫厌弃自己，甚至会产生一些悲观情绪，影响心情和夫妻感情，给本来和睦的家庭生活带来许多不必要的麻烦。

有的孕妇认为丈夫不喜欢自己庞大的身躯，面对她们粗笨的腰身，丝毫提不起性欲，这使她们没有信心轻松自如地投入正常的性生活。长久下去，她们便会压抑自己的性欲，对性生活持疏远或淡漠态度。事实上，一些准爸爸不仅不认为怀孕的妻子魅力大减，他们还觉得这时的妻子是最性感，最有魅力的。调查表明，丈夫往往觉得妻子孕期的形体很美，至少不会觉得难看，更不会反感，也不会因此而影响他们的"性"趣。那些看法消极的女性，要么是心理因素作祟，要么是受了不正确观点的误导。大多数孕妇是没有这些心理负担的，她们在怀孕中期，性欲增强，也能享受到满意的性生活。

此外，怀孕中期，孕妇皮肤水分充盈，红润有光泽，面部皱纹也减少了，不仅没有变丑，还会更加漂亮。所以孕妇根本不用担心自己的魅力打折，应该对自己的美丽充满自信。

 ## 责任感和骄傲

孕4月，胎儿的基本发育已经完成，准爸妈可以通过超声波仪器看到小宝宝。当看到这个真实的小生命在自己体内孕育时，孕妇会觉得无比欣喜。听到宝宝有力的心跳声，更是感到震撼。一想到自己每天都与宝宝亲密接触，可以真切地感受到他的存在，这时一种前所未有的责任感就会油然而生。

通常，大多数孕妇在怀孕前3个月经常呕吐，虽然这并不会影响孕妇正常的新陈代谢，但如果严重的话，会让孕妇寝食难安，体重下降，身体虚弱。尽管怀孕充满了痛苦和折磨，但大部分的孕妇都觉得这是自己的责任，她们还觉得很有成就感。这是因为，呕吐使孕妇的胃里几乎留不住任何食物，体能下降，身体代谢所消耗的物质也会随之减少，而胎儿通过胎盘消耗吸收的母体营养不减反增。这些都让孕妇感到欣慰，觉得为了宝宝的成长，再苦再累都是值得的。

同时孕妇也会觉得怀孕是一件高尚的事情，想到自己正在孕育一个新生命时，会从心底产生一种自豪感。她会不由自主地想到腹中的宝宝，时刻都想保护他。想到怀孕的不易，也会让责任感日益增强。

尽管女性在怀孕期间会产生担心、猜测、焦虑心理，也会因为日益笨重的身体或行动不便感到苦恼。但是，大多数孕妇都会感到骄傲，觉得怀孕是一件光荣而伟大的事情，是女人一生中最重要的时期，是女人进入人生成熟阶段的一个重要标志。

怀孕生子进一步表现了女性特有的价值，体现出女性的特殊贡献。怀孕之后，孕妇以整个身心，真切地体验着神秘的生命孕育过程，几乎将全部情感和精力，都投入到腹中那个正在渐渐成长的小生命身上。孕妇整个孕期都亲身参与和体验着这种特殊的神秘感，因而会觉得无比骄傲。

孕4月，已经进入了最美好的妊娠中期，度过了艰难的初期，感到骄傲是理所当然的，家人和朋友也可以为孕妇好好地庆祝一番，使孕妇保持心情舒畅，以保证胎儿健康成长。

 ## 学会放松心情

孕妇在怀孕期间都会有或多或少的精神压力，严重的甚至影响了正常生活。面对压力，孕妇应该学会放松，不要过度紧张，不仅伤害了身体，还会影响宝宝的成长。

怀孕期间的孕妇精神时常处于亢奋的状态，一些与她毫不相关的事情都能使她情绪波动。这时准妈妈们要清楚怀孕时身体发生的变化，自然会给行动带来不便，不要为此感到心烦。一旦感到情绪低落，就要选择合适的方式及时释放压力，不要让自己感到郁闷。还可以在舒适温暖的环境里静坐思考，多想些积极向上的、美好的事，憧憬未来的美好生活，想象一下宝宝的模样，还可以给宝宝想几个名字，让自己始终陶醉在幸福和快乐里。

随着时间的推移，孕妇的身体和情绪会发生很大变化，来自各方面的压力可能会导致呼吸不畅、莫名其妙的头痛、胃痛、肌肉紧张等状况。这时候孕妇要学会自我调节，深呼吸是最好的解压方式。孕妇感到紧张时，可将双臂在身体两侧缓慢摆动，切记幅度不要过大，一定要保持放松的状态。调整呼吸，深深吸入，缓缓吐出，这样可以快速地消除紧张的情绪，将身心调整到最佳状态。

胎宝宝的变化

 第13周

　　第13周，胎宝宝的面部更加清晰，五官明显，双眼已向脸部中央靠近，额部更加突出。嘴唇能够张合，脖子已经发育得足以支撑头部了，这时的胎宝宝看上去更像成人了。身体比上周有明显的增长，体重也有所增加。胎宝宝微型的、独特的指纹也已经显现出来。胎儿宝宝肝脏开始制造胆汁，肾脏开始向膀胱分泌尿液，并把尿液排到羊水中。

　　此时，胎宝宝的神经元迅速地增多，条件反射能力加强，神经突触形成。手指与手掌开始能够握紧，脚趾与脚掌也可以弯曲，眼睑仍然紧紧地闭合。这时，如果按压腹部，胎宝宝就会蠕动起来，当碰到他的手掌时，他的手指会弯曲；碰他的脚底，脚趾也会向下弯曲。如果轻轻碰触他的眼睑，他的眼部肌肉会出现收缩的现象。但是这时准妈妈还感觉不到胎儿的动作。

 第14周

　　第14周，是孕期的一个重要里程碑，标志着胎宝宝的关键发育时期的结束。这时胎宝宝身体的所有基本构造——包括内部的和外部的——都已经形成了，尽管他仍然非

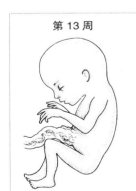

第 13 周

胎儿的肠最早是在脐带中开始发育的，并会形成一个突起。到了第13周左右，随着胎儿的肠收回到腹腔内，早期在脐带中的突起部分开始退化。

第 14 周

胎儿的手指末端开始长出柔软的指甲。

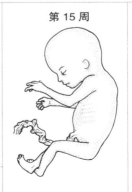

第 15 周

胎儿开始长出睫毛和眉毛。

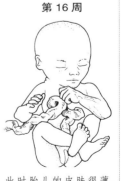

第 16 周

此时胎儿的皮肤很薄，甚至可以看见表皮下的血管。

常微小，但是已经开始像一架精密的机器开始运行了。胎宝宝身长有10厘米左右，像一个大橙子，重约40克。这一周，孕妇虽然还是不能感觉到宝宝的运动，但是他的手和脚更加灵活。这时轻轻碰触腹部，如果胎儿感觉到了就会做出用鼻子寻找东西的动作，就像婴儿在寻找乳头要吃奶似的。因为大脑的刺激，此时胎儿的面部肌肉也开始得到锻炼，能够斜眼、皱眉和做鬼脸了。手指可以抓握，甚至已经会吸吮自己的手指头了。这一时期，胎儿体表毛发也开始迅速生长。

 第15周

第15周，胎宝宝身长大概12厘米，重约70克。他吸入和呼出羊水，帮助肺部气囊发育。四肢非常灵活，胎儿的汗腺也正在形成。虽然眼睑还是闭合着的，但是已经可以感觉到光了。如果用光源对着肚子，他很可能会本能地躲开光源呢。本周胎儿的味蕾开始形成，研究指出怀孕女性进食的味道会影响羊水的味道，胎宝宝这一时期可能会对味道有所感知。此时，母亲的饮食习惯及偏好可能会影响宝宝未来对食品的偏好。

第16周

第16周，胎宝宝身长不到15厘米，体重几乎达到150克。四肢发育更加成熟，五官也在面部各就各位。胎宝宝开始在子宫中打嗝，这是胎儿开始呼吸的前兆，遗憾的是准妈妈听不到这个声音。胎宝宝的生殖器官已经形成，可以通过B超来分辨性别了。而且这一时期，孕妇现在可以感到明显的胎动，更加真切地感受到腹中宝宝的存在。

饮食与营养

 准妈妈的营养补充

如果说前三个月准妈妈的营养补充重点在于改善营养质量，那么从这个月开始，在保证营养质量的同时，还应提高各种营养素的摄入量，以保证胎宝宝生长发育的所需供给。这一时期，胎宝宝组织中的钙、磷、锌、钾、镁和蛋白质都在不断储存，所以这些营养元素准妈妈必须要保证有充足的摄取。

在这个月，准妈妈需要特别重视增加锌的摄入量，以防止胎宝宝发育不良。准妈妈如果缺锌的话，就会影响胎宝宝在宫内的生长，会使胎宝宝的脑、心脏等重要器官发育不良。此

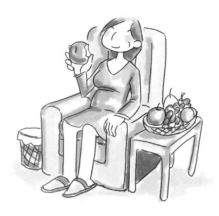

多吃水果好处多

外，缺锌还会造成准妈妈味觉、嗅觉异常，食欲减退，消化和吸收功能不良，免疫力降低，进而导致胎宝宝宫内发育迟缓。准妈妈平时要多吃些富含锌的食物，如生蚝、牡蛎、肝脏、口蘑、芝麻、赤贝等，尤其在生蚝中含量尤其丰富。但需要注意的是，补锌也要适量，每天膳食中锌的补充量不宜超过45毫克。

除了补锌之外，这时候准妈妈开始有妊娠贫血症的危险了，所以对铁质的吸收也尤其重要。准妈妈要多吃一些含铁丰富的蔬菜，如有需要可以吃一些铁剂营养素给予补充。

 孕4月的饮食原则

从这月开始，胎宝宝开始迅速生长发育，每天需要大量营养素，以尽量满足胎宝宝及母体营养储存的需要，避免营养不良或缺乏的影响。在这个月，为了使胎宝宝发育良好，准妈妈必须要摄取充分的营养，而且还要注意蛋白质、钙、铁、维生素等营养素的摄入均衡。

这个月准妈妈身体状况大有改善，早孕的不适反应基本消失，但对营养的摄入要

求更高了，可以适当增加米饭、馒头等主食及鱼、肉、蛋、奶、豆制品、花生、核桃等副食。建议这个月的准妈妈多增加主食和动物性食物的摄入，主食上不要吃得太精细，最好是用标准米、面等搭配摄食些杂粮，如小米、玉米、燕麦片，保证每日主粮摄入在400~500克之间；动物性食物所提供的优质蛋白质是胎宝宝生长和准妈妈组织增长的物质基础，所以准妈妈这时候应多吃些动物性食物，尤其是动物肝脏。

准妈妈需要注意的是，要把好食物质量和烹调关，切忌食用未煮熟的鱼、肉，每一餐要做到荤素搭配、营养合理，尽量避免过分刺激的食物，如辣椒、大蒜等；每天早晨最好喝一杯温开水；避免过多脂肪和过分精细的饮食，不要偏食，防止矿物质和微量元素的缺乏。

 孕四月的营养食谱

糖醋莲藕

【原料】莲藕500克，花生油30克，香油、料酒各5克，白糖35克，米醋10克，精盐1克，花椒10粒，葱花少许。

【做法】

1.将莲藕去节、削皮，粗节一剖两半，切成薄片，用清水漂洗干净。

2.烧锅放油，烧至七成热，投入花椒，炸香后捞出，再下葱花略煸，倒入藕片翻炒，加入料酒、精盐、白糖、米醋，待藕片成熟，淋入香油即成。

【功效】止血止泻，防止流产。

木耳青菜豆腐虾丸汤

【原料】虾仁200克，豆腐150克，猪肉100克，干木耳30克，空心菜180克，鸡蛋清30克，黄豆粉15克，盐4克，香油10克，白酒5克。

【做法】

1.把虾剥壳去肠，洗净沥干，豆腐搅碎，肥猪肉煮熟切碎。

2.虾仁和肥猪肉放在碗内，加少许盐、麻油、蛋白和豆粉，一起搅匀。然后用手把虾仁猪肉碎挤捏成丸子，放水中煮熟。

3.青梗菜洗净，去除去叶，切成4份，用开水焯一焯，木耳浸软，洗净去蒂。

4.起锅把水煮开，放入丸子、青梗菜（空心菜）和木耳，再滚片刻，然后用酒和盐调味即可。

【功效】清肠祛瘀、益气耐饥、生津除烦。

猪肝粥

【原料】猪肝200克，大米300克，植物油、淀粉、盐、姜粉、葱花、青菜适量。

【做法】

1.将猪肝洗净切片，用植物油、盐、淀粉和姜粉腌好备用。

2.将大米加水煮成粥，将熟时放入猪肝和青菜，煮至猪肝熟即可，出锅前放入一些葱花。

【功效】补充铁质，易于消化。

碎锦鳜鱼

【原料】鳜鱼500克，虾仁50克，鸡肉25克，火腿肠25克，烤鸭25克，香菇（鲜）25克，竹笋25克，黄瓜25克，番茄25克，青椒25克，樱桃10克，猪油（炼制）25克，味精3克，盐3克，黄酒10克，胡椒粉2克，香油2克。

【做法】

1.将鳜鱼宰净，鱼肉切丁。

2.将虾仁、鸡丁用淀粉裹拌，其他配料均匀切丁。

3.鳜鱼头、尾蒸熟，摆在盘子两头；炒锅加油烧热，加入调味料，放入鱼肉及配料，炒好装盘，放在鱼头、尾中间；再把虾胶酿在青椒内煎熟，与樱桃一起围在盘边。

【功效】补充蛋白质。

酱爆三丁

【原料】胡萝卜1只，青椒1只，里脊肉150克，料酒2勺，生抽酱油1勺，淀粉1勺，盐半茶匙，糖半勺，甜面酱3勺。

【做法】

1.胡萝卜去皮切丁；里脊肉切丁，用淀粉、生抽酱油、料酒和少许水抓匀腌20分钟；青椒切丁。

2.锅中倒入适量油、先放入胡萝卜丁以小火炒软。

3.把胡萝卜丁扒拉在锅的一侧，将腌好的肉丁拌入少许油，然后倒入锅中翻炒。

4.将肉丁翻炒变色后倒入少许料酒和盐。

5.下青椒丁，倒入甜面酱翻炒。

6.根据口味适量加入一些糖后出锅即可。

【功效】补充蛋白质，增进食欲。

燕麦蜜枣核桃饼

【原料】6大匙黄油，1/2杯红糖或者白糖，（或者1/3杯，根据想要的甜度调整）

2/3杯普通面粉，3/4小匙苏打，1/2杯燕麦片，一个鸡蛋，1小匙香草精，大半杯切碎的核桃，半杯切碎的蜜枣。

【做法】

1.预热烤箱至175℃。

2.找一个干燥无水的大碗，把面粉、苏打、燕麦片混在一起，搅匀。

3.往碗里磕入鸡蛋，加入香草精。

4.开低火，用小煮锅煮溶黄油，关火，加入糖，搅匀。

5.上述所有材料混合在一起，搅匀后，用大匙把混合物盛在抹了油或者铺了烘焙纸的烤盘上，放在烤箱的上层烤架上，烤10~13分钟（每个烤箱或有不同，建议在烤至10分钟的时候，注意观察一下，以免烤糊）。

【功效】促进胎宝宝大脑发育。

芙蓉鸡丝

【原料】鸡脯肉200克，鸡蛋清4个，胡萝卜丝、火腿丝、精盐、绍酒、味精、鲜汤、湿淀粉、植物油各适量。

【做法】

1.鸡脯肉切成丝，加精盐、湿淀粉上浆；鸡蛋清加精盐、味精、绍酒、鲜汤、湿淀粉打匀，倒入鸡脯肉丝、胡萝卜丝，搅拌均匀。

2.锅上火放油烧热，倒入蛋清鸡脯肉丝，用手勺轻轻推动蛋白至凝固成形，鸡脯肉丝成熟，倒入漏勺沥油。

3.锅复上火，鲜汤烧沸，加精盐、绍酒、味精，湿淀粉勾芡，倒入芙蓉鸡丝，颠翻均匀，撒上火腿丝即可装盘。

【功效】补充优质蛋白、钙、磷、铁、锌、胡萝卜素、维生素C等多种营养。

桃仁炖乌鸡

【原料】乌鸡半只，核桃仁75克，枸杞、葱姜、花椒、绍酒适量。

【做法】

1.乌鸡洗净切块，余水，去浮沫。

2.加入桃仁、枸杞、花椒、绍酒、盐、葱姜同煮。

3.煮开后转小火炖，至肉烂即可。

【功效】补充锌元素。

酿墨鱼

【原料】墨鱼80克，鲑鱼30克，西芹10克，番茄20克，洋葱10克，蒜末1/2克，糖

1/4茶匙，酱油1茶匙，料酒1/2茶匙，盐1/4茶匙，胡椒1/4茶匙。

【做法】

1.墨鱼去外膜及内脏、洗净，以糖、酱油、料酒腌约10分钟，取出备用。

2.西芹、番茄洗净、剁碎，鲑鱼去鱼骨，与西芹末、番茄末混合。

3.起油锅，爆香蒜末及洋葱，加入盐、胡椒炒拌匀，塞入墨鱼肚中。

4.入烤箱中约5分钟，取出切段即可。

【功效】补充锌元素，增强免疫力。

 ## 准妈妈本月应该多吃的食物

（1）苹果。苹果中含有丰富的锌，正符合本月准妈妈重点补充的营养需求。锌与人的记忆力有着密切的关系，而苹果除了含有丰富的糖，维生素A、B族维生素、维生素C等外，还含有比牡蛎含量还多的锌，是补锌的最理想的食品。建议准妈妈每天都吃1~2个苹果，连皮一起吃，另外在吃苹果时最好是慢慢咀嚼，以达到清除口腔细菌的作用。

（2）芹菜。芹菜中富含芫荽苷、胡萝卜素、维生素C、叶酸及甘露醇等营养素，具有清热凉血、醒脑利尿、镇静降压的作用，多吃芹菜可以有效预防妊娠高血压的发生。在吃芹菜时，应当连叶子一起吃，因为芹菜叶当中所含的某些营养素要比茎部丰富得多。

（3）猪肝。猪肝中含有丰富的血红素铁，吸收率较高，是孕期铁营养的重要保障，具有预防铁缺乏及缺铁性贫血的功效。但是由于营养元素摄入量越大，吸收率越低的胃肠道消化规律，所以建议准妈妈在吃猪肝时，要坚持少量多次的原则，每周吃2~4次，每次吃50~100克，不要一次性吃太多猪肝。

（4）樱桃。樱桃中含铁量极其丰富，每百克果肉中铁的含量是同等重量草莓的6倍、枣的10倍、山楂的13倍、苹果的20倍，居各种水果之首。准妈妈多吃樱桃，可以补充身体所需的铁质，以预防缺铁性贫血的发生。

（5）牛奶。牛奶中含有多种营养元素，特别是能够为准妈妈提供所需的维生素B_{12}。维生素B_{12}又称为钴胺素，是人体三大造血原料之一，是唯一含有金属元素钴的维生素。维生素B_{12}与另一种造血原料——四氢叶酸是相互作用的，如果准妈妈体内缺乏维生素B_{12}，就会降低四氢叶酸的利用率，从而导致妊娠巨幼红细胞性贫血症，这种病可以引起胎宝宝最严重的缺陷。而每500毫升牛奶中所

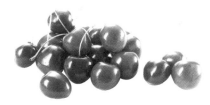

樱桃

含的维生素B$_{12}$就可以满足人体每日的需求量，因此即使准妈妈从前不喝牛奶，在怀孕期间也应该试着喝一些牛奶。

（6）蛋黄。蛋黄中含有丰富的卵磷脂，卵磷脂是促进胎宝宝大脑功能发育的重要元素。人体脑细胞约有150亿个，其中70%早在母体中就已经形成。正常情况下，准妈妈体内的羊水中含有大量的卵磷脂，但是为了确保胎宝宝脑细胞能够健康发育，准妈妈还需要补充足够的卵磷脂。

 ## 准妈妈本月应该少吃的食物

（1）马齿苋。准妈妈在孕期应当吃绿色蔬菜，但是马齿苋是绝对不能吃的。马齿苋又名马齿菜、瓜仁菜，其药性寒凉而滑利。实验证明，马齿苋汁对于子宫有明显的兴奋作用，能使子宫收缩次数增多、强度增大，易造成流产。

（2）薏苡仁。薏苡仁又称薏米，对子宫平滑肌有兴奋作用，可促使子宫收缩，因而有诱发流产的可能。

（3）精米精面。精米精面属于精制类食物，它是经过多道加工而成的，如市场上卖的免淘洗米。这类食物加工过程越精细，过程中流失的营养物质（无机盐及B族维生素）就越多，因此当中所含的营养成分也就越少。长期食用精制米面，很容易导致维生素B$_1$的缺乏。准妈妈若缺乏维生素B$_1$，就可能引起胎宝宝出生后嗜睡、吸吮无力、心脏扩大、心衰、强制性痉挛等严重病症，因此准妈妈应当少吃这些精制主食，适当摄取一些粗粮。

（4）油条。油条制作时都加入一定量的明矾，而明矾是一种含铝的化合物，炸油条时，一般每500克面粉要用15克明矾，如果准妈妈每天吃两根油条，就差不多吃了3克明矾，蓄积起来其摄入的量就相当惊人。铝可通过胎盘进入胎宝宝的大脑，使大脑发育迟缓，从而增加痴呆儿的发生率。

 ## 预防便秘的几种食物

哈密瓜蒸蛋

【材料】哈密瓜1个，蛋2个，胡萝卜60克，西芹60克。

【做法】

1.将哈密瓜洗净，横切为两半，挖出瓜子部分备用。

2.鸡蛋打散，加少许水搅匀。

3.胡萝卜去除外皮，切成小丁；西芹洗净，切小丁备用。

4.将胡萝卜和西芹放入蛋液中，再倒入哈密瓜里。

5.将哈密瓜放入蒸锅中，用大火蒸至蛋液凝固即可。

桂花糖饼

【材料】桂花糖10克，荸荠500克，枣泥馅150克。

【做法】

1.将三种原料打碎，混合在一起。

2.加面粉、淀粉、白糖各适量，制成饼状。

3.加入花生油中，炸成金黄色食用。

粳米肉丝粥

【材料】猪里脊肉60克，粳米100克。

【做法】

1.将猪里脊肉洗净切丝，加香油炒熟。

2.把粳米放入锅中，加水适量煮粥。

3.将肉丝放入半熟的粳米粥中一起煮，待熟后加入调味品食用。

核桃粥

【材料】核桃10个，粳米100克。

【做法】

1.将核桃肉捣碎、粳米洗净。

2.粳米、核桃肉放入锅内，加清水适量，用武火烧沸后，转用文火煮至米烂成粥即可。

3.每日一次，做早、晚餐食用。

彩椒炒玉米

【材料】

玉米粒300克，红、绿柿子椒50克。花生油10克，盐2克，白糖3克，鸡精、水淀粉适量。

【做法】

1.玉米粒沥去多余水分，待用；红、绿柿子椒去蒂去籽洗净，切成小丁，备用。

2.炒锅置于火上，放入花生油，烧至七成热时，下玉米粒，翻炒片刻。

3.再放入柿子椒丁翻炒后加白糖、鸡精、盐调味后，加少许水淀粉勾芡，盛入盘内即可。

芹菜的妙用

芹菜具有清热除烦、平肝调经、利水解毒、凉血消肿、止血之功效，其含有酸性降压成分，可降低血压；含利尿有效成分，消除体内水、钠潴留，利尿消肿。芹菜是高纤维食品，它经肠内消化作用产生一种木质素或肠内脂的物质，这类物质是一种抗氧化剂，高浓度时可抑制肠内细菌产生的致癌物质。它还可以加快粪便在肠内的运转时间，减少致癌物质与结肠黏膜的接触，达到预防结肠癌的目的。芹菜含铁量较高，能养血补虚，对于准妈妈来讲是一种非常好的食品。

芹菜

芹菜粥

【材料】芹菜连根120克，粳米250克。

【做法】

将芹菜洗净，与粳米同入锅加水，用大火烧开，再用小火熬煮成稀粥。

【功效】健脾消痰。

凉拌芹菜海带

【材料】芹菜200克，水发海带100克，水发黑木耳50克，酱油、芝麻油、精盐、白糖、味精各适量。

【做法】

1.将海带、黑木耳切丝，用沸水泡熟。

2.芹菜切成3厘米长的段，用沸水煮3分钟捞起。

3.待海带丝、黑木耳丝、芹菜段冷却后放入盘。

4.再加酱油、麻油精盐、白糖、味精拌匀，即可食用。

【功效】滋养润燥、预防妊娠性高血压。

鸡丝拌芹菜

【材料】鸡脯肉100克，芹菜200克，精盐、味精、麻油适量。

【做法】

1.鸡脯肉洗净，煮熟，撕成细丝。

2.芹菜去根、叶，洗净，切段，入沸水中焯一下。

3.加入鸡丝、精盐、味精、麻油，拌匀即可。

【功效】滋阴，平肝，降压。

芹菜炒猪心

【材料】芹菜50克，猪心250克，酱油、香醋、姜丝、香油各适量。

【做法】

1.将猪心洗净煮熟，切成薄片，把芹菜洗净去叶，切成2厘米长的段。

2.将锅放火上，加入香油，待油热后加入酱油、姜丝炝锅，放入芹菜煸炒。

3.待芹菜将熟时放入猪心片，注意翻转炒匀。炒好后盛盘中，加入少许香醋即可。

【功效】清心火，养心神。

 ## 鸡蛋的妙处

鸡蛋所含的营养成分全面而均衡，七大营养素几乎完全能被身体所应用。尤其是蛋黄中的胆碱被称为"记忆素"，对于胎宝宝的大脑发育非常有益，还能使准妈妈保持良好的记忆力。除此之外，鸡蛋中的优质蛋白可以储存于准妈妈体内，有助于产后提高母乳质量。

鸡蛋吃法多种多样，就营养的吸收和消化率来讲，煮蛋为100%，炒蛋为97%，嫩炸为98%，老炸为81.1%，开水、牛奶冲蛋为92.5%，生吃为30%~50%。由此来说，煮鸡蛋是最佳的吃法，但要注意细嚼慢咽，否则会影响吸收和消化。鸡蛋是高蛋白食品，如果食用过多，可导致代谢产物增多，同时也增加肾脏的负担，一般来说，准妈妈一天吃一两个就可以了。正确的吃法应该是吃整个鸡蛋，蛋白中的蛋白质含量较多，而其他营养成分则是蛋黄中含得更多。而在怀孕期间，最好不要吃茶叶蛋。因为茶叶中含酸化物质，与鸡蛋中的铁元素结合，会对胃起刺激作用，影响胃肠的消化功能。

腊肠炒蛋

【材料】腊肠、鸡蛋、蒜苗、盐、胡椒粉各适量，可根据个人需要确定用量。

【做法】

1.腊肠切片，鸡蛋打散。

2.锅里少下些油，先把腊肠用小火炒一炒让它出油。

3.然后把腊肠放到一边，倒入蛋液，炒散。

4.下点盐和胡椒粉，撒点蒜苗。

鸡蛋炒豆腐

【材料】鸡蛋、豆腐、盐、胡椒粉、葱花各适量,可根据个人需要确定用量。

【做法】

1.锅烧热,放油,油热后下蛋液。

2.蛋液还没凝固的时候下入豆腐,然后用勺子把豆腐都搅碎了,让蛋里有豆腐,让豆腐中有蛋。

3.豆腐炒后会出水,然后改成小火像炖菜似的,放点葱花,然后放盐,胡椒粉,偶尔翻几下,稍微多炖一会儿就可以了。

银鱼鸡蛋

【材料】银鱼、鸡蛋、姜蒜、料酒、盐、糖、鸡精、胡椒粉各适量,可根据个人需要确定用量。

【做法】

1.银鱼洗净,用盐和料酒腌10分钟,鸡蛋打散,加盐、糖、鸡精、胡椒粉。

2.锅中烧油,先将银鱼下锅炒,加点料酒,炒熟后捞出备用。

3.把炒熟的银鱼倒在鸡蛋内,姜蒜也搅在鸡蛋中。

4.锅中烧油,把鸡蛋倒入锅中。炒至鸡蛋凝固就可以出锅了。

 孕4月美食推荐

奶汁带鱼

【原料】带鱼500克,纯牛奶1袋(500克),花生油、料酒、糖、盐、番茄酱、胡椒粉、淀粉适量。

【做法】

1.带鱼去头尾,洗净切段,放入盆内,加料酒、盐、胡椒粉腌制。

2.炒锅放入适量花生油,油热后,将腌制好的带鱼均匀地裹上一层淀粉,放入油中炸至金黄色,捞出沥油,装盘备用。

3.炒锅内加适量清水,水开后,放入牛奶、番茄酱、糖、盐调味,大火烧开,放入调好的水淀粉收汁勾芡。

4.将芡汁浇在炸好的带鱼段上,即可食用。

【功效】带鱼中含有大量人体必需氨基酸,长期食用有助于胎儿大脑发育。

红烧兔肉

【原料】兔肉1000克，葱、姜、青蒜、桂皮、八角、酱油、糖、盐、红干辣椒、花生油适量。

【做法】

1.兔肉洗净切块，在开水中焯一下，去除血水。葱、青蒜切段、姜切片。

2.炒锅烧热，放入少许花生油，油热后，放入葱段、姜片炒香，倒入兔肉翻炒，加少许酱油，兔肉变成酱色。

3.兔肉中加适量清水，以刚没过兔肉为宜，放入桂皮、八角、红干辣椒、盐、糖调味，大火烧开后，转小火炖至兔肉酥烂，汤汁浓稠变少。撒入青蒜段，焖5分钟，出锅装盘。

【功效】兔肉中含有大量的维生素和钙质、烟酸，有助于孕妇和胎儿补充营养。

冬瓜炖鸭

【原料】冬瓜1000克，鸭肉500克，火腿、香菇、葱、姜、料酒、盐适量。

【做法】

1.冬瓜去皮瓤，洗净切块；火腿切片；葱姜洗净，葱切段，姜切片；香菇水发，洗净切片。

2.鸭肉洗净剁块，在开水中焯一下，去除血水。

3.锅中加适量清水，放入焯过的鸭肉，加料酒、葱段、姜片、香菇、火腿等，大火烧开后，改小火炖至鸭肉离骨，放入冬瓜炖熟，精盐调味，即可食用。

【功效】鸭肉和冬瓜都是凉性食材，有利尿作用，对孕妇体温过高和妊娠水肿有疗效，还可以为孕妇补充蛋白质和铁等营养元素。

三鲜锅巴

【原料】锅巴250克，猪瘦肉100克，火腿50克，香菇、芹菜、胡萝卜、花生油、盐、料酒、葱姜末、淀粉适量。

【做法】

1.猪瘦肉洗净切片，用淀粉拌匀；火腿切片，香菇水发切片，芹菜洗净斜切成段，胡萝卜洗净切片。

2.炒锅烧热，放少许花生油，油热后，倒入肉片炒散，加入葱姜末、料酒翻炒，加少许水，放入火腿、香菇、芹菜、胡萝卜，大火烧开后，加盐调味，倒入水淀粉勾芡。

3.炒锅中加入适量花生油，油热后放入锅巴，炸至金黄色，捞出沥油，装盘，趁热浇上做好的芡汁。

【功效】锅巴中含有丰富的蛋白质、维生素和膳食纤维，适宜孕妇食用。

孕4月如何胎教

 ## 孕4月是胎教的最佳时期

孕4月，妊娠反应消失，孕妇情绪逐渐好转，胎盘已形成，流产的可能性减少，母体、胎儿都已进入安全期。此时胎儿逐渐长大，头发也已经长出，脊柱形成，肝、肾及其他的消化腺已开始发挥作用。胎儿活动的幅度与力量越来越大，此时孕妇已经可以感觉到明显的胎动，这说明此时胎儿的中枢神经系统分化已经完成，而且这一时期的胎儿的听觉、视觉器官发育很快，胎儿已有感觉和知觉，对外界的刺激也会做出相应的反应，因而这时是进行胎教的最佳时期。

此时，胎儿对来自外界的声音、光线、触碰等刺激反应比较敏感。准爸妈可以对胎儿的感觉器官进行适时、适量的良性刺激，促使胎儿更好地发育，为出生后的早期教育打下坚实的基础。

1.音乐胎教

音乐的神奇之处就是能引发各种生理、心理效应，每个人听到自己喜欢的音乐时都能激起幻想，使心灵获得慰藉和愉悦，胎儿也一样。音乐胎教，不仅使孕妇感到心旷神怡，还可以通过音波刺激神经系统，产生神经介质，并随血液循环进入胎盘，传送至胎儿大脑的相应部位，促进胎儿大脑良性发育。

孕妇可以选择音乐内容丰富的胎教教材给胎儿听，当然要选择具有镇静和舒心作用的优美舒缓的音乐，不要听那些节奏快、动感强的现代音乐，这类音乐会导致胎儿不安，易引起神经系统和消化系统的不良反应。准妈妈最好听一些节奏缓慢的巴洛克风格的音乐，因为这类音乐的节奏最接近胎儿从子宫内感知到的母体平静状态下心跳的节奏，优美动听的中国古典音乐也适合做胎教音乐，例如《二泉映月》《平沙落雁》《春江花月夜》等。准妈妈还要注意，音乐胎教不要躺着进行，那样容易睡着，音乐一旦成了准妈妈的催眠曲，就失去了音乐胎教的意义了。听音乐时，孕妇可以轻抚腹部，并把音乐描述的场景讲给胎宝宝听。

2.触觉胎教

由于胎儿神经系统发育迅速，对触摸与力量都很敏感，此时准爸妈应该开始对胎儿进行一些触觉训练，如轻轻拍打和按压孕妇腹部，刺激胎儿对此做出反射性的回应动作，每天定时触摸或按摩孕妇腹部，还可以在子宫外建立与胎儿的联系，促进胎儿大脑功能的协调发育，有助于加强胎儿将来的动作灵活性与协调性。

3.语言胎教

如果准爸妈经常轻声给宝宝唱些儿歌或者温柔地与宝宝对话，或是在翻看漂亮的婴儿画报时讲些故事给宝宝，可以激发宝宝支配语言能力大脑分区，促进胎儿语言能力发展。

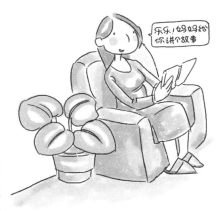

乐乐，妈妈给你讲个故事

4.运动胎教

孕4月，孕妇可适当增加运动量，如游泳、孕期体操、孕期瑜伽、散步都是不错的选择。大量研究表明，怀孕时，进行有规律的运动的孕妇，胎儿出生后，运动神经发育明显比一般孩子好，身体素质好，抵抗力强，协调能力好，四肢更灵活。

阅读胎教

5.情绪胎教

情绪良好的孕妇可以使胎宝宝获得足够的安全感，分娩比较顺利，生下的宝宝也比较健康，而情感冷漠、情绪反常的孕妇产下的胎儿总是焦躁不安。由此可见，孕妇妊娠期的情绪对胎儿的心理健康有很大影响，准妈妈一定要学会控制情绪，保持良好的心情。

准爸爸是胎教的主力军

很多人都有这样的错误认识，胎儿在母体中，胎教自然是做母亲的进行。因此，很多时候，只有准妈妈一个人和宝宝说话，给宝宝念书，陪宝宝听音乐。这种观念是错误的，千万不要认为胎教只是孕妇一个人的事，准爸爸积极参与胎教，不仅能让准妈妈感受到被重视与被疼爱的感觉，让胎儿感受到妈妈的好心情，还可以密切准爸爸与胎儿之间的感情，有助于胎儿智力发育和情绪稳定，这样更容易使得胎儿日后成为一个健康快乐的宝宝。因此，准爸爸在胎教中扮演着非常重要的角色。

此外，有研究发现，胎儿对高亢、尖细的女声并不特别喜欢，而男性特有的低沉、宽厚、有磁性的嗓音更适应胎儿的听觉系统。因此，胎儿对准爸爸的声音总是积极响应，这一点是准妈妈无法取代的。胎儿还特别喜欢和享受爸爸的歌声与抚摸，婴儿出生后哭闹时，妈妈的安慰往往不能快速奏效，但是爸爸却可以通过唱歌和抚摸使他尽快安静下来。所以一些育儿专家提出一项极为有益的建议，准爸爸积极参与胎教，为与胎儿建立深厚的感情奠定基础。

在日常生活中，准爸爸最容易参与的胎教就是经常呼唤胎儿，每天抽空跟胎儿说说话，讲一些童话故事。胎儿是有记忆的，经常呼唤他的名字或昵称，出生之后，胎儿仍然可以辨识这种声音。刚开始和宝宝说话，语调要平稳，随着对话内容的展开再逐渐提高声音，一开始就发出高音，会让宝宝受到惊吓。

既然准爸爸如此重要，那么在胎教中，准爸爸不仅不能缺席，还要担当起主力军。每天抽些时间，和准妈妈一起参与胎教，让宝宝在感受母亲温柔慈爱的同时，也体会到父爱的深沉与伟大。

音乐胎教：《In The Rowans》

《In The Rowans》是来自美国得克萨斯州奥斯汀市的Post-Rock团体Balmorhea同名专辑里的一首歌。在这首《In The Rowans》里，准妈妈一边聆听，一边纵情想象，去感受，电影胶片放映机，打字机，摩擦，打击，卷带，转动，以及贯穿整个音效的静电噪，所有这一切没有一个不是音乐的一部分。16秒啼音初破，先是试探性的转移跳跃，在此之内包含着轻重缓急，流畅连贯的曲调，停顿之后，是另一个台阶上的同源的转移跳跃，秉承氛围音乐（Ambient）的宗旨，有变化而不易觉察；之后，欢快活泼，激流勇进，不是激愤情绪，只是很流畅，流畅之中有静默或震撼，并且层层推进，先是高音主导，低音伴奏，接下来换作低音快速行进，高音部分强有力地敲击，掌握着节奏；瞬间，再次跌落，这是水到渠成的感情的收尾；在朦胧纷繁如流水般淙淙逝去的音符中，戛然而止。不需要什么另一个境界，什么升华。准妈妈只需要坐在安静的房间里，感受这玄妙的情境。

Balmorhea的钢琴细致而和悦，声音永远落在最温柔的地点。记忆的河流似那涸泽，心灵是迂回。它诉说着的故事永远是年华中的美好与失落，缅怀默语。淡淡的忧伤，从伊始便踏入了这条生命之河，与爱意交织成串，亦成泪光。相知，相爱，相离，尔后的一个转身，顾盼的是过往的时光。相爱的人河畔拾沙，相恋的人魂牵梦萦。岁月不短也不长，恰好在诗词企及的地方。

熟悉的声音忽远忽近，寻找应答之时，却忘记了彼此之间那条隔着的忧伤之河。听Balmorhea描述故事，琴弦在心里，旁边还有支在梳理着光影的蜡烛，灵魂就这样地唱起歌来。

也许我们已经很久没有全神贯注地去做一件事情，哪怕是呼吸，也很少能够花费漫长的历程把心窗打开，把美好的事物放进去。但在Balmorhea清澈的音乐声中任何不安躁动的想法都会被本能抑制。心中掠过的是不明亮的阳光、暗色发青的天空和残云、大光圈所能摄入的模糊远景以及露水划过草尖的快速重放。在这样的音乐声中，你也许只想躺在这般天空的阴影之下，什么都不去思考不去烦躁，认真地当一棵植物。关心根茎，关心阳光和水，关心所有在你身旁静态的所在。即将成为母亲的你，心也就开阔和平和了，母性本能的光辉与爱逐渐从你的身体中散发出来。

音乐胎教：舒曼《快乐的农夫》

《快乐的农夫》是德国著名作曲家舒曼于1848年为大女儿玛丽过10岁生日写作的，当时他写了这首钢琴练习曲作为生日礼物送给她。这首曲子虽然在技巧上比较简单，而且非常的短小，但是经典程度丝毫不亚于他的其他气势恢宏的作品。情绪欢快、轻盈跳跃，曲子在听觉上给人一种充满活力、饱含激情与希望的热烈之情，深受孩子们的喜爱。准妈妈带着胎宝宝在欣赏这首作品的同时，心也会随之简单和轻盈起来。

在听这首曲子时，准妈妈可能会瞬间萌动出想舞蹈的愿望、想歌唱的心思，快乐就在我们的笑意里。这首音乐里弥漫着花香，有小草在歌唱，小鸟在东张西望跳来跳去，田里有麦穗在欢快地舞蹈，还有风在原野撒欢，小孩在苹果树下追逐嬉戏。当然还有农夫一边欣赏着这一切，一边愉快地去耕作。他提着锄头，满手满脚都沾满着泥土，却毫不在意，悠悠闲闲漫步在田间的小道上，被满眼的绿色所吸引，晒得红彤彤如爱尔兰人一般的脸庞洋溢着欢快。直到夕阳西下，他才想起该回家了，想起在厨房忙碌的妻子，想起在院子里疯闹着的儿女。这个时候他就欢快地哼唱着这首《快乐的农夫》，大步踏上了回家的路程。

准妈妈可以在清晨的阳光里，戴上耳机，在小花园里边走边听；也可以在自己喜欢的时刻，站在窗前，打开音响静静欣赏。听音乐时，你可以环顾四周，将绿色收纳眼底，这将与胎教音乐中的基调不谋而合。在听音乐的同时，准妈妈还可以轻声地给胎宝宝讲你看到了什么心里想着什么，和他一起分享乐曲与风景中的美好。

 音乐胎教：亨德尔《水上音乐》

《水上音乐》，因在水上听的音乐而得名，是亨德尔1717年为英国皇家在泰晤士河上游船活动而创作的。18世纪初的达官贵人，喜欢夜游泰晤士河休闲消暑。豪华的游船张灯结彩，女人们牵着鲸骨撑裙问安，绅士们个个彬彬有礼。五十人的乐队，包括小号、圆号、双簧管、大管、德国长笛、法国长笛和弦乐器，演奏优美的《水上音乐》，恰似春风柔抵人心。旋律映着满天星斗，贴着湖水低飞，大家跳着华美的宫廷舞蹈，荡漾无限的温柔和人间喜悦。管弦齐作，碧波万顷，那时繁华，仿佛眼前。

现在我们演奏和听到的《水上音乐》已经不是亨德尔的原作，而是后来英国曼彻斯特的哈莱乐队指挥哈蒂爵士为近代乐队所改编的乐曲，共有六个乐章：快板、布莱舞曲、小步舞曲、号角舞曲（一种古代的三拍子舞曲）、行板、坚决的快板。由于旋律优美动听，节奏轻巧而流传后世。六个乐章当中，第一乐章为庄严的序曲，乐曲气氛活泼热烈，开始由圆号与弦乐器共同奏出轻盈的同音反复和华美的颤音，相互对答。第二乐章为舞曲般的旋律，气氛轻松舒展。这里选录的第二主题为小调，抒情性很强。第六乐章为坚决的快板，威武雄壮。这一部分是全曲最为精彩的篇章。

准妈妈可以选择在傍晚来欣赏这首乐曲，那真是奇特美妙的享受。晚风轻拂，残阳一点点收了妆容，轻盈欢快的管弦乐，在屋子里流光溢彩。用手轻轻地抚摸着胎宝宝，脚步跟着音乐很随意地划出舞步，这样的时刻，准妈妈会感到满心欢悦，心情惬意宁和；还有其中典藏的"咏叹调"，小提琴奏出清丽舒展的旋律，总能让人想起春天里生长缓慢的植物，它质地纤嫩，却能牵出一地明媚。

关于亨德尔，海顿曾经说过："他是我们一切人的老师"；贝多芬则宣布：他是真理之所在。与巴赫相比，亨德尔算是一位彻头彻尾的国际性作曲家，他的音乐兼有德国的严肃、意大利的悦耳和法国的壮丽，而这些特点是在英国成熟的。回顾亨德尔的一生，他确实是乐坛上的常青树和多面手：他一生近60年的音乐生涯中，在德、英、意三国乃至全欧洲都获得了巨大的声誉；他的作品熔德国严谨的对位法、意大利的独唱艺术和英国的合唱传统于一炉，成为世界音乐史上的瑰宝。他同巴赫、维瓦尔第一起，为辉煌的巴洛克时代画上了一个圆满的句号。

 ## 运动胎教：颈部和坐姿运动

1. 颈部运动

具体步骤如下：

（1）准妈妈和准爸爸相对而坐，准爸爸十指交叉抱住准妈妈的头颈后部。

（2）准妈妈的头颈尽量向后仰，准爸爸要轻轻施力向前拉，每次持续10秒钟左右。

为了安全起见，准妈妈在自己一个人的时候最好不要做这个动作，一定要在准爸爸的帮助之下进行。这套动作能够有效舒张颈部肌肉，减轻颈部压力。

2. 坐姿运动

具体步骤如下：

（1）准爸爸和准妈妈相对而坐，互相抓住对方的手腕，双腿打开，两脚相对，如果准爸爸和准妈妈的腿够长，可以交叉放在一起。

（2）两个人保持同步呼吸。呼气时两个人同时向前压。

（3）两个人同时吸气，并向后仰，然后再呼吸回复到步骤1。

如果担心运动中有意外的话可以在准妈妈周围放一些靠垫和其他软的东西，预防准妈妈发生磕碰。这套动作可以增加氧气的吸收量，为胎宝宝提供充足的氧气。

运动胎教：瑜伽骨盆倾斜式、蹲式

1. 骨盆倾斜式

具体步骤如下：

（1）平躺在垫子上，弯曲双膝脚跟靠拢臀部。

（2）两脚平行分开，呼气，轻压背窝部位并贴地。

（3）将尾椎部位稍微向上抬，离开地面，呼气，轻轻摇动尾椎，使肚脐部位向上抬升，这时背窝与地面之间会形成狭小的空间。

（4）配合呼吸节奏缓慢运动。重复10次。

这套动作可以缓解腰部紧张，有利于消除背部疼痛。

2. 蹲式

具体步骤如下：

（1）两腿打开，脚尖向外，两手十指相交放于体前，靠墙站立。

（2）吸气，伸展脊椎向上。呼气，缓缓下蹲。

（3）吸气，伸展手臂向上贴墙。可以把瑜伽砖放在臀部下方。

（4）呼气，落下手臂。

这套动作可以帮助打开髋部，锻炼骨盆底肌肉的弹性和力量。

运动胎教：孕期臀部及腿部体操

1. 臀部体操

具体步骤如下：

（1）准妈妈双腿站直，双手扶着椅子，把重心放在右脚上。

（2）收紧臀部，抬起左腿，膝盖绷直不能弯曲，画圈。

（3）做10次后换脚，重复同样的动作。

做这套体操时，准妈妈要选择高度适宜的椅子，过低会导致准妈妈重心前倾。长期坚持做臀部体操，有利于加强臀部及腰部肌肉，改善腰部酸痛，预防臀部下垂。

2. 腿部体操

具体步骤如下：

（1）准妈妈坐在椅子上，全身自然放松，腰脊挺直，小腿与地面保持垂直；避免坐得太深而影响下肢的摆动。

（2）左脚抬起，脚踝上下摆动30秒。也可以将抬起的脚踝按顺时针或逆时针方向转动，再换脚做相同的动作。

这套体操能够活动踝关节，让准妈妈走路更平稳。但要注意做这套体操时，应避免使用到腹部肌肉的力量。

常见不适与应对

 ## 妊娠丘疹

大约有2%的孕妇，腹部、臀部、四肢等部位会长出红色斑块或皮疹，有的孕妇还会觉得奇痒无比，甚至将其抓破，给生活带来了困扰。这种丘疹是由胚胎细胞所引起的，在怀孕中后期，尤其是妊娠晚期，胎儿细胞可以侵入母体皮肤，引发孕妇皮肤疾病，医学上称此为妊娠瘙痒性荨麻疹样丘疹和斑块，像妊娠斑和黑线一样，丘疹也会在分娩后慢慢自动消失。

防治妊娠期多样性皮疹，首先要保持孕妇皮肤的洁净，经常洗浴。一旦发现皮疹，不可用手抓挠，以免抓破，导致皮肤感染。目前，治疗这种妊娠期多样性皮疹，主要服用抗组织胺类和维生素类，如扑尔敏、盐酸苯海拉明、安定及复合维生素B等止痒。

 ## 准妈妈要注意口腔卫生

口腔疾病如长口疮、疱疹，牙龈红肿、充血，口臭等，会对准妈妈的饮食、睡眠造成影响，继而不可避免地会对胎宝宝的生长发育也造成一定影响。要预防口腔疾病，准妈妈除了在孕前要做好口腔检查外，整个孕期也要随时保持口腔卫生。

（1）养成早晚刷牙的好习惯。准妈妈要坚持早晚刷牙，刷牙时要用温水和软毛的牙刷，必要时还可以用牙线辅助清洁牙缝，以彻底清洁口腔内的有害细菌。为了减少牙菌斑的聚积，准妈妈还可根据医生的指示使用漱口水作为清洁工具。

（2）饭后漱口。准妈妈应养成饭后漱口的好习惯，饭后用清水漱口6~8次，及时清除口腔内的食物残渣，既能保持口腔清洁、防止细菌在口腔内繁殖，还有利于口腔各部位组织的血液循环。需要注意的是，有些准妈妈习惯每餐后刷牙清洁口腔，但其实过多

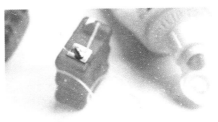
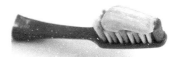

口腔卫生很重要

的刷牙也是不好的。只要能够在饭后及时地漱口，就能达到清洁的功效。此外在漱口时，要避免用过冷的水，以免对牙周和牙床造成刺激，可以适量用一些淡盐水。

（3）做好口腔按摩保健运动。准妈妈应在每日三餐之间各做一次口腔按摩保健运动，如在口外按揉牙龈以促进血液循环，或是上下咬合牙齿50次以增强牙齿的抵抗力。

（4）多吃一些鸡蛋、肉类、豆制品和富含维生素的水果和蔬菜，这样不仅可以防止牙病的发生，而且对胎宝宝牙齿和骨骼的发育也有好处。

（5）当牙龈出血时，可局部外涂1%碘甘油，或用2%食盐水、1∶5000呋喃西林溶液漱口，还可以口服维生素C，以提高组织的再生能力。

（6）一旦患上口腔疾病，准妈妈应及时就医治疗，以免营养物质得不到吸收，从而对准妈妈的身体和胎宝宝的发育造成不良影响。

 ## 肚子小有什么问题吗

经常看到有些准妈妈由于肚子较小而有诸多担心和不安。其实，准妈妈肚子小并不意味着胎宝宝发育迟缓，还有其他的原因，如准妈妈在孕前体重偏轻或是个子较高，也可能是实际孕龄比估计的要短一些。如果准妈妈还是担心胎宝宝的话，可以去医院做一些诸如B超之类的辅助检查，以彻底检测胎宝宝的发育指标。

每位准妈妈在同一孕龄时肚子都会有一定的区别，有的准妈妈肚子较大，但实际通过B超检查发现胎宝宝并不大，只是因为腹壁脂肪较厚，或是羊水偏多；同样，有的准妈妈肚子较小，但胎宝宝的个头儿也可能并不小。

此外，每位准妈妈肚子的增长速度也并不相同。有些早孕反应强烈的准妈妈，由于之前两个月食欲不佳导致营养吸收情况稍差，就有可能在这个月肚子变化仍不明显，但在未来的几个月中就会出现明显的增长；也有的准妈妈的肚子增长一直是处于比较稳定的趋势，呈正常状态发展。因此，准妈妈不能凭先前经验和感觉来证明肚子大小是否正常，要有一定的客观衡量标准和标准指标。标准指标就是指子宫底高度，即产前检查中必须测量的宫高和腹围。

若准妈妈经过测定后，结果显示胎宝宝发育迟缓的话，准妈妈首先要在精神上保持绝对的放松，保证充分的休息，睡眠多向左侧位以增加子宫胎盘的血液循环，从而改善胎宝宝缺氧状态。再有，更要多调节日常膳食，适量补充微量元素锌、铁及维生素等，多吃些营养价值高的食物；有些情况较严重的准妈妈还可以针对病因进行入院治疗，通过给予静脉滴注营养液来补给营养。若以上措施都得不到满意效果的话，准妈妈则应考虑终止妊娠，以保证优生。

宫底高度与预测的孕龄不符

宫高每周都有变化，一般来说一个月测量一次就可以了，在产检的时候医生会帮助测量的，准妈妈自己在家也可以用皮尺测量宫高。通过测量宫底高度可以监测胎宝宝的发育状况，如发现宫底高度与预测的妊娠周数不符的话就要想办法寻找原因了，如可以做B超等特殊检查查看有无双胎、畸形、死胎、羊水过多或过少等问题。

1.宫高偏高

宫高偏高可能有以下几种原因：

（1）预产期不太准确。由于女性经期的不稳定，或是排卵期计算有误，有时候经常会出现受孕成功日期计算失误的情况，因此也就使预产期的计算有了一定偏差。如果在孕中期可以借助超声波帮助检查，以推断正确的预产期，如果是在孕晚期的话，则无法以此方法来推测预产期。一般来说，超声波检查以孕20周以内为宜，且越早越好。

（2）有过孕史。如果准妈妈曾经怀过孕、有过生产经历，那么腹部肌肉就可能会比大多数女性更松弛，从而使宫高值偏高。

（3）有子宫平滑肌瘤。

（4）双胞胎或多胞胎。

（5）羊水过多。

如果在孕后期还是存在宫高偏高的问题的话，胎宝宝就不易入盆，给正常分娩造成困难。大多数情况下会实行剖宫产。但是如果胎宝宝过大的话，剖宫产也会造成胎宝宝娩出困难，甚至出现产伤、窒息等情况。

2.宫高偏低

宫高偏低有可能是实际孕龄没有所知的大，一般来说如果宫高不是太低的话就不用很担心，从某种意义上说，宫高偏低反而利于胎宝宝的出生。但如果宫高过低的话，就有可能是胎宝宝的发育缓慢，准妈妈可以在医生的指导下吃一些营养的药物或平时多吃些有营养的食物，以促进胎宝宝的生长发育。

胎动与妊娠期腹痛的区别

大多数准妈妈在这个月对胎动的感受还不明显，也常会发生错觉。对于初次怀孕的准妈妈，还有可能会将妊娠期腹痛当作是胎动而忽视。妊娠期腹痛是孕期的一种常见症状，极易与胎动混淆，特别是对于初次怀孕的准妈妈。只要了解妊娠期腹痛的特点，就能及时对二者做出区别判断：

妊娠期腹痛包括生理性妊娠期腹痛和病理性妊娠期腹痛。生理性妊娠期腹痛是由于妊娠后子宫体增大，对子宫圆韧带造成过度牵拉而导致的，多发生在孕3~5个月时，疼痛多为牵涉痛、钝痛或隐痛，疼痛位置在下腹部子宫体的一侧或两侧。疼痛常发生在准妈妈远距离行走或体位改变后，通常经卧床休息一段时间后便可缓解。

而病理性妊娠期腹痛的原因则较为复杂，常见的原因有以下几种：

（1）葡萄胎。常发生在孕4个月之内的准妈妈身上，发生葡萄胎的女性也有停经史，但其子宫体内并未孕育着真正的胎宝宝，而是一种水泡状的胎块。葡萄胎患者在停经后也会像早期怀孕一样出现妊娠反应，子宫体增长得非常迅速，并且会在停经后2~4个月时发生腹部胀痛或钝痛，并伴有阴道流血的现象。

（2）流产先兆。将发生流产的准妈妈常会出现阵发性或持续性的腹痛，并伴有下腹部坠胀、有阴道流血或有烂肉样的组织自阴道排出。

（3）宫外孕破裂。宫外孕破裂时，下腹部一侧撕裂样的疼痛及肛门坠胀，随着病情的进一步发展和宫外破裂处出血量的增多，患者还会出现头晕、乏力、心慌、恶心、呕吐、面色苍白、四肢冰冷等休克症状。

（4）妊娠合并急性阑尾炎。准妈妈的阑尾会随着子宫体的增大而从原来的位置向其外上方移位。因此，当准妈妈患急性阑尾炎后，腹痛部位不会像正常人那样典型，很容易被忽视。但随着病情的发展，患者也可出现肌紧张、发热等症状，此时应去医院就诊。特别是有慢性阑尾炎的准妈妈，更应警惕妊娠期阑尾炎的急性发作。

 ## 皮肤过敏怎么办

从中医的观点来看，孕妇之所以容易出现皮肤过敏的现象，是因为孕期身体容易燥热，免疫系统发生变化，进而导致对外界的刺激更加敏感所造成的。

出现皮肤过敏的话，准妈妈首先要做的是查清过敏源。可能引起过敏的因素有食物、环境和护肤品等，如果准妈妈在出现过敏的近一段时期内更换过护肤品，首先应怀疑是不是护肤品过敏。可以先暂停使用这些正在使用的护肤品，观察一下过敏情况是否有所好转。需要注意的是，即使准妈妈已经有意识避免彩妆，只用基础类无添加成分的护肤品，但日常的隔离、防晒等用品还是有可能会造成皮肤过敏的。

还有些准妈妈是由于进食不当造成过敏的，对于有食物过敏史的准妈妈，应仔细回想近期内是否食用过可能会引起过敏的食物；对于没有食物过敏史的准妈妈，应想一想最近是否吃过一些以前从未吃过的食物，很可能是这些食物引致过敏症状。再有，由于孕妇体质的变化，许多在未孕之前吃过没不良反应的食物，如杧果、荔枝等水果，也可能会是引起孕期皮肤过敏的"元凶"。此外，过多地进食补品也可能是造成过敏的根源。

过度地接受日晒也可能会引起皮肤过敏。尽管晒太阳对准妈妈好处多多，但若过度地接受日晒，阳光中的紫外线作用到皮肤上也可能造成诸多不适，为此当准妈妈出现皮肤过敏症状时，应尽量少晒或暂停晒太阳，待情况好转后再适度接受日晒。

一般来说，准妈妈皮肤过敏对胎宝宝并不会造成影响，但是治疗起来比较麻烦。因为有些药物可以通过准妈妈的皮肤进入胎盘，进而

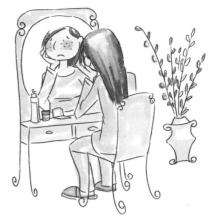

皮肤过敏不要怕

妨碍胎宝宝的生长发育，或直接损害某些器官，从而导致胎宝宝畸形或罹患疾病。因此，当准妈妈出现过敏现象时，应及时去医院就诊，而不要擅自在家涂抹或服用治疗过敏的药物。

 ## 其他危险的身体信号

准妈妈若出现了以下情况，则有可能预示着某些异常情况存在，应引起高度警惕，立即去医院做产科检查，争取早期诊断、早期处理，预防意外情况发生。

（1）阴道出血，小腹阵痛：阴道出血有可能是宫颈糜烂等宫颈炎症，若伴有小腹阵痛则可能是先兆流产的征兆，或是宫外孕的征兆。

（2）小便发红，面色苍黄：可能预示着有尿路感染或其他泌尿系统疾病，应彻底到医院检查清楚，以免影响腹中宝宝的孕育。

（3）胎动过剧或过少：通常情况下从这个月末下个月初时，准妈妈就能感受到胎动了，并且随着孕周增加胎动也在增加。在孕30周后一般正常胎宝宝每小时的胎动不少于3次，12小时内的胎动数为30~40次。临近足月的胎宝宝胎动减少是正常的，而当胎盘功能发生障碍、脐带绕颈、准妈妈用药不当或是遇外界不良刺激时，则可能引起不正常的胎动。若在1小时以内胎动少于3次，或12小时胎动少于10次，则说明胎宝宝有宫内缺氧危险，应去医院检查。

（4）头晕眼花，视物不清：可能有严重贫血、妊娠高血压、妊娠子痫等情况发生，应及时入院检查治疗。

生活细节

准妈妈的仪态

1.站姿

怀孕时不仅体重会增加，身体比例也会发生改变。隆起的腹部导致身体重心偏移，背部负担加重。在这种情况下，孕妇如果稍不注意就会向前哈腰，不知不觉就开始驼背了，所以孕妇时刻都要保持正确的站姿。

首先，尽量保持头部端正，手臂自然下垂，双臂摆动幅度不应太大，避免拉伤下背部肌肉。然后，慢慢将上身向下弯曲至腹部，这时背部不要摆动，也不要翘臀。保持这个姿势，可以使移位的骨盆回到正确的位置，还可以使身体重心重新回到臀部。

孕妇背部贴墙，双脚打开与肩同宽，离墙约15厘米，膝盖微微弯曲，调整重心，让身体的大部分重量落到脚掌上。保持这一姿势半小时左右，也有利于纠正偏移的重心。经常注意保持这种站姿，一旦习惯以后，平常站立时也采取这种姿势，可以缓解疲劳。但是如果是长时间站立，就算采取这种方法也会导致双脚肿胀不适。这时，孕妇可以采取"稍息"的姿势，一腿在前，一腿在后，重心放在后腿上，前腿休息；过一段时间，前后腿交换一下。另外，长时间站立后，还可以用热水泡脚，并做些按摩，缓解脚部疼痛。

2.坐姿

随着体形日渐庞大，再加上孕激素的影响，尽管这个月体力恢复了不少，好多孕妇还是会觉得行动不便，有些孕妇就会因此长时间坐着不动。其实这样不但不利于孕妇健康，也会对胎儿带来不良影响。孕妇怀孕后，下半身血液循环比平常会差很多，长时间坐着不动，造成踝关节肿胀和小腿静脉曲张，还会增加血栓性静脉炎的发生概率。因此，孕妇首先要保持正确的坐姿。

孕妇常坐的椅子不宜过高或过矮，要根据孕妇身高选择合适的椅子，一般不应高于孕妇膝关节，一般情况下40厘米左右，坐下时脚掌应该自然着地。椅面不宜过软，要有挺直的椅背（孕妇不宜选择无靠背的坐具，不安全），可以在椅背上放个靠垫支撑腰部及背部。

坐下时，身体要端正，向后移动臀部，使后背紧贴椅背。大腿放松，保持水平状态，和小腿呈直角。坐在椅子边缘上容易滑脱，如果椅子放不稳还有跌倒的危险。坐椅子一定要先检查椅子稳不稳。最好将双脚放在脚凳或具有相同作用的支撑物上，减轻下背部承受的压力。

孕妇不要长时间坐着不动，应尽量频繁地变换坐姿，或做一些简单的脚部运动，如转动脚趾或踝关节，双腿交互举起、放下等，促进下半身血液循环。或者每隔一段时间就站起来走走。

3.睡姿

随着胎儿的成长，子宫会越来越重，孕妇的睡姿也显得越来越重要。不良睡姿不仅会压迫子宫，造成子宫移位，还会增加子宫对周围组织及器官的破坏，孕妇的最佳睡姿是左侧卧。

左侧睡可以避免日益增大的子宫压迫孕妇主动脉及髂动脉，保证胎盘的血液供给，给胎儿提供生长发育所需的营养物质；可以减轻子宫对下肢静脉的压迫，加快血液回流。避免脑部供血不足，有利于避免妊娠高血压综合征的发生；可以减轻子宫血管张力，增加胎盘血流量，避免胎儿因供血不足而缺氧，有利于胎儿生长发育。

当然，人在睡眠中都是不停变换睡姿的，如果孕妇觉得左侧睡特别不舒服，有时还会加重胃酸逆流，那么也可以怎么舒服怎么睡，毕竟不可能整晚一直保持某一姿势。尽管如此，习惯仰睡和右侧睡的孕妇，还是尽可能改变一下睡眠习惯，因为这两种睡姿会使子宫压迫脊椎右侧的大血管，影响胎盘血液循环。

4.转变姿势要轻缓

孕4月，孕妇往往会出现头痛、头晕目眩等现象，怀孕时身体各个部位的关节、韧带会变得很松弛，特别容易受伤，因此，孕妇要更加谨慎，无论变换怎样的姿势，动作一定要轻缓。

如果从站姿变为坐姿，要先用双臂向后支撑坐具，再慢慢屈膝，将身体重心转移到大腿上，然后再慢慢坐下来。由坐姿变为站姿，也要先将重心移向腿部，调整好身体平衡后，再慢慢起身。平常走路时，最好穿舒适的平底鞋，这样可以保持身体平衡。

另外，孕妇在提重物的时候也要格外小心。先将双膝弯下，用腿部力量使物体靠近身体，背部尽可能与地面保持垂直，避免腰部和背部肌肉用力，造成扭伤或加重背痛。

 ## 运动，别让胎儿感到摇晃

1.向医生寻求运动方面的建议

怀孕前3个月，孕妇要特别控制运动量和运动强度。到了第4个月，胎盘已经形成，与母体的联系日益密切，流产概率降低，如果孕妇身体没有不适，适当做些运动也是有益的。即使到了妊娠晚期，孕妇依然可以保持适度的运动，这样不仅可以缓解心理压力，还可以保持最佳体能，为顺利分娩奠定基础。因此，怀孕期间适量的运动对孕妇来说是安全的，不仅有利于孕妇健康，还有利于胎儿的苗壮成长。

很多女性，知道自己怀孕之后，马上进入"一级戒备"状态，推掉工作、娱乐和一切体力活动，在家卧床静养，等待宝宝出生。其实，大部分的女性都没有良好的运动习惯，怀孕正是进行运动的最好时机。一方面可以消耗孕妇体内多余的脂肪，增强孕妇的体能，为日后的分娩积蓄力量，另一方面适当运动可以使大脑释放出如多巴胺、内啡肽的化学物质，帮助孕妇减少情绪波动和怀孕带来的精神压力，让孕妇保持乐观向上的良好心态。但是，在运动之前应该先向医生咨询，确定符合自身状况的锻炼项目、时间和强度。

向医生咨询前，孕妇首先要了解自己的运动状况，怀孕前是否经常运动，怀孕后是否持续运动，假如一直在运动，目前的运动量是否能承受。孕妇可以先将这些具体信息告诉医生，便于医生制订或调整运动计划。

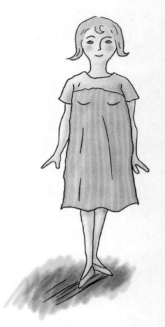

保持平衡

如果你有下面列举到的情况，那么运动前的咨询就更加重要了，例如高血压、糖尿病、心血管疾病、贫血、哮喘或慢性肺病、癫痫、肌肉或关节损伤，有自然流产、早产或生下多胞胎的经历，胎盘异常。医生可能会在运动量及运动强度上给你中肯的建议。

除了这些，医生还会建议你注意运动时的衣着。孕4月，腹部的隆起更加明显，平时的着装就要以宽松舒适为主。运动时更要选择宽松有弹性的服装，一方面，宽松的衣服容易穿脱，良好的弹性还可以随着孕妇动作而伸长，不会束缚身体。另一方面，弹性大的衣服更容易排汗，可以很快降低体表温度，孕妇也会因此感觉更舒适。内衣更要选择宽松一些的，不仅舒服，还会降低内衬对乳头皮肤的刺激。宽松的平底鞋也是孕妇运动的必要装备，穿起来不会压迫肿胀的脚面，感觉很舒服，平稳的鞋底，也让你更加脚踏实地，不用担心会跌倒。

2.动作舒缓的运动最合适

由于胎儿有母体羊水的保护，一般来说，母亲的运动不会对其造成太大的影响。但是，如果孕妇的肢体动作幅度过大、动作过于剧烈、姿势急剧变化、动作突然停止、突然改变方向，还是会使胎儿感到摇晃、不舒服。所以要尽量避免这些情况的发生，不要在坚硬的地面上做运动，坚硬的地面缺乏缓冲，运动产生的力量，直接作用于脚掌，并通过腿部骨骼，传送至腹部，引起子宫震荡。孕妇要减少跑步之类的垂直运动，减少运动伤害和对胎儿心跳的影响。

对于孕4月女性来说，打太极、孕妇瑜伽等动作舒缓的运动依然非常适合。人的双脚上有无数的神经末梢与大脑紧密相连，并与体内各个器官相连接。此外，踝关节以下有60多个穴位，经常散步就会刺激这些穴位，增强血脉，调理五脏六腑，疏通全身经络，从而改善身体各个器官的功能。散步不仅有助于孕妇健身，还可以促进睡眠、改善消化系统，促进新陈代谢。游泳也是相对比较安全的运动，对孕妇有很多好处。水的浮力可增大肺活量，有助于分娩时用力，还可避免孕妇患心脑血管方面的疾病。同时，游泳还可调节情绪、振奋精神、缓解腰痛和痔疮等不适，还有助于调整胎位。

这一时期，孕妇还可以做些锻炼肌肉的运动。比如盆底肌肉锻炼：怀孕期间孕妇的盆底肌肉力量很可能被削弱，用力收缩肛门，尽可能久地保持这一动作，然后放松，重复30次，可以加强盆底肌肉力量，有助于孕妇分娩。大腿肌肉锻炼：盘膝坐在地板上，背部挺直，双脚脚心相对，向身体靠近，双手握着脚踝，用双肘向下压大腿，让大腿尽量贴近地面，重复15次。

这一时期，孕妇要避免强烈的腹部运动，如仰卧起坐，这很有可能会压到腹部，伤害胎儿；也要避免做爆发性强或有身体碰撞危险的运动，如羽毛球、篮球、网球等球类运动，更要避免跳跃和震荡性的运动，这类运动容易使孕妇重心不稳，若是滑倒或碰撞到物体，都容易撞击胎儿产生宫缩或破水，导致流产或早产。

随着时间的推移，许多孕妇会发现自己越来越动不了。这是因为胎儿需要更多的血液供应，孕妇的血液补充就有点跟不上了，即使休息时，孕妇的心率也会比平常快些，运动自然有些力不从心。另外，此时孕妇不仅体重持续增加，关节韧带松弛，还会出现双脚肿胀的现象。所以，如果孕妇做运动时感到有些吃力，无论哪种项目，都应该开始降低运动的强度，以免受到伤害。

3.确定运动量和运动强度

孕妇要根据自己的体能状况确定运动量和运动强度。如果运动量超过了身体的承受能力，会导致心跳加速，呼吸急促，不但孕妇感到难受，腹中的胎儿也会觉得不舒服。因此，孕妇运动一定要适度，否则，不但起不到强身健体的作用，还会造成不必要的身体负担。通常来说，可以通过以下三种方法判断运动量与运动强度是否合适。

（1）脉搏。运动后，将手指轻轻按在手腕或颈部动脉处，数出1分钟脉搏的跳动次数，这就是心率。研究指出，母亲运动时心率达到每分钟150次以上，胎儿的心率才会有明显上升，对胎儿产生不利影响。因此，专家建议孕妇在运动时最好将心率控制在每分钟150次以下。

当然，不同年龄、不同体能的孕妇运动时的心率都会有所不同。但是有一点不容置疑，如果心率升高到每分钟140次以上，不仅会影响胎儿的正常生长，也会对孕妇的健康带来伤害。所以孕妇在运动时，可以通过自测脉搏，来检测自己运动是否适度，及时调整运动强度，以免适得其反。

（2）说话速度。孕妇还可以通过说话的速度了解自己的体能极限，判断运动量是否合适。如果孕妇运动时，没有气喘吁吁，还可以保持正常的说话速度，这表明心率正常，运动适度。如果孕妇运动时一说话就上气不接下气，就说明孕妇运动过量，应该减少运动量，降低运动强度，直到恢复正常语速，再重新开始运动。

（3）身体反应。如果孕妇运动时，出现头痛、心慌气短、呼吸困难、头晕目眩，或者子宫收缩、阴道出血、破水，再或者是身体的某个部位剧烈疼痛的现象，应该立刻停止运动，不要勉强自己。这是身体的自我保护功能在发挥作用，如果你继续运动，可能会造成身体某些部位的损伤，甚至祸及腹中胎儿。

孕妇运动时不要贪多求量，不要拿别人的运动量来比较，就像吃饭一样，饭量小的人的身体不一定比饭量大的人的健康状况差，做些适合自己的体能的运动就可以。有关专家指出，刚开始锻炼的前几周每次运动应控制在15分钟以内。如果心率正常，每次运动延长2分钟，绝大部分孕妇的锻炼时间可以达到每天30分钟。

4.运动要有规律

孕妇适当作些运动不仅有利于健康，也有利于分娩。但是，孕妇的运动一定要有规律。通常来讲，短时、规律、持续性的运动对身体的好处，要远远大于偶尔做一次长时间的运动。所以，孕妇如果要运动，就一定要循序渐进地有规律地进行。

此外，孕妇通过适当的运动，可以改善与增强体质，从而增强耐力。怀孕期间，有规律地进行一些锻炼，有助于孕妇轻松应对怀孕及分娩时生理上的痛苦及压力。

因此，如果孕妇在怀孕前就养成了良好的运动习惯，怀孕后就要尽量使运动更加有规律。而怀孕前没有养成良好运动习惯的孕妇，可以从每周3天，每天两次10~15分钟的运动开始，以后再根据自己的体能状况调整运动时间和运动强度。但是孕妇要养成良好的运动习惯，要有规律地运动，不能三天打鱼，两天晒网；也不能今天不运动，明天加倍运动。假如今天没运动，也不要想着再补，只要明天好好做就行了。

5.留意身体重心的改变

随着妊娠期推移，孕妇乳房增大，腹部日渐隆起，身体重心也开始改变。因此，这时候孕妇千万不要尝试对平衡有精确要求的运动，因为一旦失去平衡，或是一不小心，特别容易摔倒。

孕妇身体重心前移，常常需要改变姿势才能维持平衡。运动时孕妇一定要考虑鞋子的安全性，千万不要穿高跟鞋。因为高跟鞋会使重心再度前移，更加难以保持平衡，你必须努力将上身后仰，才能避免向前栽倒。这就增加腰和后背肌肉的负担，导致背痛和疲倦。孕妇运动时或平时穿着的鞋子最好具备以下几点：脚面与鞋帮紧密贴合；鞋底宽厚，接触地面面积大，缓冲性能好；鞋底带有防滑纹。

无论自己是否感觉身体笨重，都不要尝试攀爬运动。站立时，一定要双脚着地，掌握好平衡。由于重心改变，孕妇很容易被脚下的障碍物绊倒，即使是很小的物体也要避开。因此，光线不好的时间或昏暗的场所，都不适宜运动。

孕妇可以通过练习孕妇体操或瑜伽，找回身体的平衡感，提高整个肌肉组织的柔韧性和灵活度。

6.运动时注意控制体温

怀孕期间，孕妇新陈代谢旺盛。在正常的情况下，孕妇的体温要比普通人偏高一些，37~38℃就是正常的。如果觉得难受就应该多休息，多喝水，注意饮食清淡。

研究表明，妊娠期前12周，如果孕妇的体温经常超过39℃，可能会影响胎儿发育。孕妇适当作些运动保持身体健康是不错的，但是运动时一定要注意控制体温。

孕妇进行室内运动时，温度最好控制在22~28℃，保持室内通风，空气新鲜。

孕妇运动时要选择透气性好的衣服，方便排汗，避免体温过高。通常，孕妇做20分钟的运动，不会使体温升高，持续运动1小时，体温才会升高1℃。

运动后洗澡的水温应控制在38℃以下，时间应控制在20分钟以内，避免热水刺激孕妇体温升高，危害胎儿健康。

有些孕妇在运动后，不小心着凉发烧了，导致体温过高，也是非常危险的。所以运动后，要注意保暖，不要因为出汗急于脱衣。

造成孕妇发烧的病原本身对母体及胎儿的伤害，要比发烧更严重。所以，孕妇发烧时，重要的是找出发烧的病因，对症下药。体温持续过高会增加孕妇的新陈代谢速率，且同时会伴随许多不适症状，如：头痛、食欲不振、全身倦怠、心慌、脱水等，更增加孕妇心肺功能的负担。

通常来说，如果孕妇体温未超过38.5℃，且无明显的不适症状，可以考虑物理降温，比如冰敷额头、散热贴片、温水擦拭等。如果体温持续高于38.5℃，且伴有其他不适，可在医生指导下，适当用药，不必谈药色变，自己硬撑，这样会有更好的退烧效果。

一般来说，孕妇体温比普通人高一些，运动后更是如此，但也有一些孕妇出汗后体温会降低或是经常性低温，如果体温低于36℃，就说明新陈代谢过于缓慢，多数是由缺碘引起的，建议孕妇多吃点含碘食物，如海带、紫菜、海产品等。

7.利于顺产的运动

适当的运动不仅能让孕妇情绪稳定、保持充足的体力,更重要的是，通过运动可以增强与分娩相关的肌肉与关节的力量，帮助孕妇在分娩时对胎儿产生较大的推力，使生产更顺利。因此，怀孕期间，尤其妊娠期最后几个月，很多孕妇都开始有意识地进行一些专为孕妇设计的有氧运动，为日后顺利分娩提前做准备。下面是4种有助于分娩的运动：

（2）增强肩臂肌肉力量的运动。孕妇以舒适度姿势坐在地板上，目视前方。手臂自身体两侧上举，小臂向下弯曲，手指并拢，分别按住各侧肩膀。两肘前移，手指弓起，手腕用力，按压肩部。10秒钟后，深呼吸，放松。保持坐姿，身体下伏，左臂弯曲，小臂着地，右臂举起，身体尽量左倾，右臂向右拉伸，保持这个姿势10秒钟，深呼吸，放松。保持坐姿，身体下伏，右臂弯曲，小臂着地，左臂举起，身体尽量右倾，左臂向左拉伸，保持这个姿势10秒钟，深呼吸，放松。三组动作分别重复10次。

（3）增强臀腿肌肉力量的运动。孕妇以舒适的姿势坐在地板上，手臂自然下垂，放在身体两侧，手掌支撑地面，目视前方，两腿向前平伸。稍稍屈膝，脚跟着地，脚趾用力向上翘起，小腿、脚踝、脚趾用力。保持这个姿势10秒钟，深呼吸，放松。两腿向前平伸，脚跟着地，绷紧脚尖，脚面向上，可以使整个腿部、脚部受力，保持这个姿势10秒钟，深呼吸，放松。两组动作分别重复10次。

（4）增强腰背肌肉力量的运动。孕妇左侧卧，右臂放松，自然地放在身上，左臂弯曲，小臂枕于头下，左腿伸直，右腿屈膝，两腿间夹一只枕头。全身放松，保持这个姿势10秒钟，深呼吸，放松。参照这一姿势，完成右侧卧动作。孕妇采用跪姿，上身下伏，两臂举过头顶，掌心着地，使身体重心移向两手和两膝，保持这一姿势10秒钟，深呼吸，放松。保持跪姿，背部弓起，头部尽量下垂，颈部用力挺直，使背部受力里，保持这一姿势10秒钟，深呼吸，放松。三组动作分别重复10次。

（5）增强骨盆肌肉力量的运动。孕妇右侧卧，右小臂弯曲，肘部着地撑起上身，左手臂自然放在胸前，尽量抬高左腿并伸直，加大大腿牵引力，使骨盆放松变得更灵活，保持这一姿势10秒钟，深呼吸，放松。参照这一姿势，完成左侧卧动作。这组动作重复10次。

此外，散步和一些助产体操，可以帮助胎儿下降入盆，增加骨盆底肌肉的韧性和弹性，方便日后生产。

8.孕妇游泳好处多

医疗保健人员和健身专家一致认为，游泳是妊娠期最好、最安全的有氧锻炼项目。游泳不仅可以锻炼臂部和腿部肌肉，增加血液循环，增加肺活量，改善肺功能，而且水的浮力可以减轻笨重的身体带来的压力。游泳还可以调节神经系统功能，使孕妇更加适应分娩，减少由于紧张而引起的许多不适情绪，缓和某些妊娠期综合征，如腰背疼痛、下肢浮肿等。妊娠中期，子宫及胎儿的情况都比较稳定，流产的概率大大降低，游泳也是比较安全的。

由于水的浮力，即使孕妇垂直站在及胸深的水中，下背部、臀部、膝盖、踝关节等部位承受的压力也比在陆地上少得多，这就大大降低了受伤的概率。同时，孕妇游泳时需要克服水的阻力，也可以达到运动的目的，又不会使关节受伤。饱受下背部疼痛困扰的孕妇，可以选择游泳锻炼下背部肌肉，从而达到舒缓、消除背部疼痛的目的。

游泳不仅可以使孕妇感到舒服，对胎儿也很安全，胎儿在母体中也是在"游泳"呢，另一方面，水有很好的降温散热作用，在游泳过程中，孕妇的体温不会过高。

9.孕妇安全游泳须知

游泳前要选择水质清洁、过滤消毒设备完善、管理正规的游泳场馆，保证游泳时的卫生和安全。在公共游泳池游泳就如同在公共浴池洗盆浴一样，要谨防感染阴道炎及皮肤病。尽量选择露天泳池，阳光可以让净化池水的氯气尽快散去，不会刺激到孕妇及胎儿。

水温要适宜，不能太低，太凉的水可能会使肌肉抽筋，引起子宫收缩或出现蛋白尿。水温最好保持在30℃左右，防止肌肉痉挛，减少疲劳，还可以防止孕妇体温升高。另外，孕妇在下水前要先用和泳池内水温接近的水淋浴，冲掉身上的汗渍，这样可以使自己很快适应水温。下水前，还要适当进行一些热身运动，都是为了防止水温不适带来的肌肉痉挛。

游泳时，孕妇应选择舒适、合身的泳衣，不要借用或租用，也不要穿着湿泳衣到处乱坐，防止感染细菌；最好穿上防滑拖鞋，避免入水前或出水后滑倒。

游泳前后，孕妇都要记得补充水分和能量，避免出现脱水和低血糖的现象；游泳时最好有他人陪同，以防发生意外。

孕期游泳不宜时间过久，动作也要尽量舒缓。凡有妊娠并发症，如妊娠高血压，或有早产、流产征兆，或前置胎盘等异常者均不宜游泳。

10.锻炼关节和肌肉

怀孕过程中，孕激素分泌过多，会导致韧带松弛，这时孕妇身体各个部位的关节连接都变得不像以前那样牢固，而且也特别容易受伤，尤其是骨盆关节、腰关节、膝关节和踝关节。孕妇在这个时期，一定要尽量减少身体大幅度伸展与弯曲的动作。但是可以做一些伸展运动，不仅可以延缓肌肉衰老，保持关节的灵活性，促进血液循环，防止腰背部的疼痛与不适；还可以帮助孕妇加强腿部、下腹部、腰部、骨盆肌及相关的韧带的弹性，有助于分娩时更好地把握生产要领。

（1）蹲姿练习。蹲姿比较方便腹部用力，有利于分娩，但是孕妇隆起的腹部要保持蹲姿有些困难。这一练习可以循序渐进地进行，开始时每天蹲10次，每次一分钟，以后视情况慢慢增加练习的次数和时间。孕妇可以有意识地在叠衣服、洗碗、择菜的时候采用蹲姿，不经意间即达到了锻炼的目的。这不仅可以放松腿部关节，对强化腿部肌肉和其他与分娩相关的肌肉也有很大的帮助。

（2）骨盆运动。保持直立，双臂自然垂放在身体两侧。刚开始练习时可以靠墙站立，这有助于获得正确的姿势，更好地取得平衡。然后两腿弯曲，略向下蹲，让骨盆倾斜，调整呼吸。当下背部呈曲线状时，臀部就会下降。保持肩部不动，前后移动骨盆。重复10~15次，放松身体。

（3）腿部运动。保持直立姿势，手轻扶椅背，双腿交替做360°旋转。这种运动可以增强骨盆肌肉的力量和会阴部肌肉的弹性，利于分娩。每日早晚各做5~6次，可从怀孕初期坚持到末期。

（4）腰部运动。双手扶椅背，在慢慢吸气的同时使身体的重心集中在双手上，脚尖立起，腰部挺直，使下腹部靠住椅背，然后慢慢呼气，手臂放松，脚掌落地。

（5）盘腿坐伸展练习。背靠墙壁，盘膝而坐。两臂自然放在腿上，用力向下压膝盖，尽量使自己的腿贴近地板。这项练习一定要循序渐进，千万不可勉强自己，否则会很危险。

（6）骨盆翘起运动。坐着、站着、躺着，或是四肢着地，或是像青蛙一样蹲坐着，孕妇无论选择哪种姿势，只要让下背部平贴在固定物上，用双臂支撑身体，就可以做这种运动。

四肢着地时，尽量不要摆动背部，吸气时抬起臀部，大约维持3秒钟。吐气时放松。这种运动每天至少可以练习4次，每次重复50遍。当然，经常感到背痛的孕妇可以多练习几次。孕妇还可以以这种姿势转动臀部，不仅可以有效缓解背部疼痛，还可以增加有关部位的肌肉弹性。

孕妇如果采用蹲坐式，身体重心会落在腿上，这时要将膝盖打开一些，增强稳定性。如果采用站姿，要让背部尽可能贴着墙壁，骨盆前倾时，要挺胸，将下背部尽量贴紧墙壁。保持5秒钟，每个动作重复3~5次。

（7）膝胸伸展运动。孕妇采用跪姿，面向地板，双手撑地，然后慢慢低头，将头部尽量靠近贴在地板上的两条小臂之间。同时，臀部微微抬起，用腹部的肌肉支撑下半身重量。

（8）肩臂运动。孕妇直立，手臂尽量放松，以肩为圆心，大臂带动小臂做圆周运动，这一运动可以帮助孕妇放松肩膀和颈部附近僵硬的肌肉。孕妇还可以直立或盘膝坐下，双手在胸前十指紧扣，吸气的同时向前伸去。可以放松肩背肌肉，有利于日后分娩。

这些放松关节、伸展肌肉的运动，应该在得知自己怀孕后便开始进行，并一直坚持到分娩前。尤其是高龄孕妇，关节已经很僵硬，更需要预先做一些运动，减轻分娩痛苦。所有的运动都要遵循循序渐进的原则，不可盲目求量，重在坚持。

11.会阴收缩运动

会阴收缩运动本来是想通过加强盆腔底部肌肉，强化尿道和肛门括约肌的功能，治疗女性产后大小便失禁，但是这项运动对于妊娠期女性同样适用，孕妇还可通过这项运动减轻分娩带来的痛苦。

通常来说，孕妇快要分娩时，骨盆底部的肌肉会变得比较松弛，如果子宫增大到一定程度，就会压迫到附近的肌肉与膀胱，造成尿失禁。骨盆底部的肌肉在分娩时，会被过度拉伸，在短时间内很难立即恢复。尿失禁现象就会一直延伸到产后很长时间，成为孕妇的困扰。

同时，孕妇也可以通过凯格尔运动增强盆底肌肉及阴道肌肉的弹性，避免胎儿在分娩时被过于紧张的阴道肌肉卡住而动弹不得，使分娩更加顺利。凯格尔运动有几种不同形式，但都是通过收缩和放松两个动作，增强盆底肌肉的弹性。凯格尔运动有以下几个阶段：

（1）第一阶段

一个人在任何时间任何地点都可以做。像憋尿一样用力收紧肛门，夹紧臀部，保持5秒钟，然后放松。重复这个动作20次以上。运动过程中保持正常呼吸频率，身体其他的部位要放松。你可以用手感觉一下腹部肌肉，如果腹部变硬，肌肉紧缩，那么就是运动方式错误。步行、乘车时，都可以做这种练习。

（2）第二阶段

在适应了第一阶段的练习后，每天抽一些时间提高效率，强化锻炼。平躺屈膝，收缩盆底肌肉100下；两腿伸直或放松，收缩盆底肌肉100下；然后站姿，借助支撑物，收缩盆底肌肉的同时踮起脚尖100次。

（3）第三阶段

在前两个阶段的基础上，这一阶段可以慢慢延长练习时间，收缩盆底肌肉时，保持收缩状态至少10秒钟，在适应后再适当延长时间。这样有助于巩固前两个阶段的练习结果，使盆底肌肉弹性更好，有利于适应分娩时的大幅度拉伸。

 必要的产前检查

到了怀孕中期，孕妇应该在医生的建议下，定期进行产前检查，并且要建立产前检查档案，定期复查，以便医生清楚地掌握孕妇身体及胎儿发育情况，引导整个妊娠过程正常进行。

1.体格检查

一般情况下，孕妇初次产前检查时，医生会对其做一次全面而系统的检查，了解孕妇的身体状况，检查是否存在对胎儿不利的危险因素。此外，还应测量孕妇骨盆是否在正常范围之内，为孕妇选择合适的分娩方式。

2.胎儿异常检查

孕4月，是能够发现较为罕见的葡萄胎的时期。如果孕妇发现内裤上沾有深褐色的碎血块，有时还有鲜血流出，应立刻去医院检查，这很可能是葡萄胎自然流产的现象，当然也有可能是一般的流产。葡萄胎发现时，多数情况下胎儿已在子宫内死亡，组成胎盘的绒毛组织发育异常。因此，孕妇要按时进行产前检查，及早发现胎儿异常现象。

3.B超检查

孕4月，孕妇最好进行一次B超检查，看胎儿发育是否正常，有无脑积水、脊柱裂、先天性心脏病等畸形症状，如发现异常，可以及早终止妊娠，以免畸形儿降生给孕妇造成更大心灵创伤。

4.检查宫高、腹围、胎位与胎心

妊娠中期，医生会定期为孕妇测量宫高、腹围、监测胎位、听胎心音，通过这些检查，确定胎儿是否发育正常。医生可以通过超声波仪器听到胎儿心跳，每分钟120~160次；是成年人2倍左右。一般在孕妇肚脐下方或附近部位听得比较清楚。

5.测量血压和体重

在产前检查中，医生还会定期为孕妇测量血压和体重，密切关注血压和体重的变化情况，判断是否出现水肿、贫血、高血压、阴道流血等异常状况，以便及时发现妊娠并发症和一些潜在性疾病，早发现，早治疗，避免意外的发生。

 ## 经常洗澡很必要

怀孕期间，孕妇新陈代谢速度加快，血液量增加，时常会感觉到身体发热，比平常更容易出汗。这时经常洗澡就显得很有必要，不仅可以保持个人卫生，还可以消除疲劳。但洗澡次数也不应过于频繁，只要能保持皮肤清洁，身体干爽舒适就可以了。

孕妇洗澡时水温要适宜。过热的水会使人体的毛孔打开，排出大量汗液，容易造成脱水，医学研究表明，水温过高会损害胎儿的中枢神经系统。一般来说，水温越高，对胎儿脑细胞损害越严重，对胎儿智力发育影响就更大。但也不是水温越低越好，孕妇洗澡时水温应控制在38℃以下，接近体温为宜。

孕妇要选择淋浴，不宜盆浴或是到公共浴池洗浴。女性怀孕后内分泌变化，使阴道具有灭菌作用的酸性环境发生改变，容易受到细菌感染。此时，如果选择盆浴或公共浴池，细菌和病毒极易随污水进入阴道，很可能会导致阴道炎、输卵

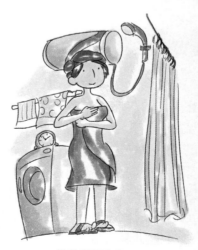

勤洗澡好处多

管炎等妇科炎症，影响孕妇和胎儿健康。选择淋浴，不仅适合不易弯腰的孕妇，而且还很卫生，不容易感染细菌。

有些家庭冬天在卫生间支起浴罩避寒保温，但对孕妇来说极不安全。由于浴罩内密闭性好，才可以隔绝外界寒气。但是浴盆内水较热，罩内充满水蒸气，经过一段时间的呼吸，罩中氧气便会逐渐减少，二氧化碳浓度上升，会使温度有所上升，缺氧会更加严重，而此时孕妇却负担着自己和胎儿两个人的氧气供应，需氧量比较大，一旦缺氧，就会感到头晕目眩、四肢乏力。此外，热水的刺激，会使全身毛细血管扩张，孕妇脑部供血不足，特别容易晕倒。胎儿也会因为缺氧而心跳加快，严重时可能会影响胎儿神经系统的正常发育。

孕妇如果是油性皮肤，可选用含少量碱性成分的沐浴露来清除体表多余的油脂；如果是干性皮肤，就要选择具有滋润作用的沐浴露来清洗身体，避免碱性成分使皮肤更加干燥。当然，沐浴后要涂抹保湿乳液，使皮肤更加滋润。

孕妇沐浴时一定要注意安全，最好有专人在身边陪护。

 ## 学会数胎动

胎动是子宫内生命存在的象征，数胎动是准妈妈自我监护胎宝宝情况的一种简易的手段，是掌握胎宝宝健康状况的最佳方法。孕妇18~20周开始自感有胎动，夜间尤为明显，孕29~38周为胎动最频繁时期，接近足月略为减少，一般每小时3~5次。如胎动异常应警惕胎宝宝发生宫内窘迫。缺氧早期，胎宝宝会表现得躁动不安，胎动明显增加，当缺氧严重时，胎动减少减弱甚至消失，胎动消失后，胎心一般在24~48小时内消失。

即使这个月的胎动还不明显，数胎动的意义还不大，准妈妈也应提早了解如何在家数胎动。数胎动最好的方法是，采取卧位或坐位，每天选择4个时段，建议为三餐饭后和睡前，不做任何事，静静地坐着休息感受胎动即可。若是12点用餐，那么1~2点之间就应该聚精会神地感觉胎动，尽量不要做其他事，以免错过胎动，只要一小时内有超过4次的胎动就可安心，20周后能明显感觉到胎动时就能用这个方式计算胎动。一般来说，若12小时胎动达30次以上，反映胎宝宝情况良好，少于20次，说明胎宝宝异常，如果胎动少于10次，则提示胎宝宝宫内缺氧。如果准妈妈抽不出时间好好感觉胎动，只要一天连续12小时都没有胎动，也必须立即就医。

此外，还有一种方法，就是在晚餐后计算10次胎动需要多少时间，若超过3小时，胎动仍不到10次，就需找医生做进一步检查。或是在白天时，无论在做什么，只要感觉到胎宝宝一次胎动就做个记录，如果白天能够测得10次胎动，即可安心。

在数胎动时，准妈妈应保持思想集中，可以用一些小巧物品做标记或记录在纸上，以免遗漏。若连续胎动或在同一时刻感到多处胎动的话，只能算作一次，要等胎动完全停止后，再接着计数。若胎宝宝长时间持续胎动，准妈妈也应该提高警惕。胎动的强弱和次数个体间的差异很大，准妈妈自数一段时间后会得出一个常数，以后便可以此为标准，进行自我监测胎宝宝的安危。

 ## 学会测量宫高和腹围

准妈妈的宫高、腹围与胎宝宝的大小关系非常密切，通过测量宫高与腹围，可以对胎宝宝的体重有一个估测，还可以根据每一时期二者的变化来估计胎宝宝宫内发育情况。从孕16周开始，准妈妈应学会自测腹围和宫高。

1.腹围

腹围的测量方法是，采取站立姿势，以肚脐为准水平绕腹一周，测得数值即为腹围。腹围平均每周增长0.8厘米，孕20~24周时增长最快，孕34周后腹围增长速度减慢。如果以妊娠16周测量的腹围为基数，到足月平均增长值应为21厘米，若腹围增长过快时则应警惕羊水过多、双胎或多胎等。

有些准妈妈的腹围没有按照正常数值增长，因此准妈妈会为此感到担忧，担心肚子里的宝宝出现了问题。实际上，每一位准妈妈腹围的增长情况并不是完全相同的，准妈妈腹围的增长情况除了与胎宝宝的发育有关，与准妈妈自身情况也是有关系的。例如，未孕前较胖的准妈妈和偏瘦的准妈妈，同一孕期的腹围很可能差距较大；再有，有的准妈妈在孕早期妊娠反应强烈，进食情况较差，因而早期腹围增加不明显，等到妊娠反应消失食欲增加后，准妈妈的腹围才开始随着体重的增长而明显增大；还有的准妈妈，从怀孕后体重迅速增加，腹部皮下脂肪也较快增厚，不但腰围增粗，腹围也较其他人增长快；如果准妈妈水钠潴留明显的话，同样会使腹围增加明显。

所以，准妈妈腹围的增长不仅仅是由胎宝宝和子宫的增大所决定的，因此测量腹围只是监测胎宝宝发育状况的多种手段之一，若单以腹围的增长来衡量子宫和胎宝宝的增长情况是有局限性的，也是片面的，还应该结合其他检查综合加以分析评估。

2.宫高

妊娠子宫的增大有一定规律性，表现为宫底升高，腹围增加。因此，从宫高的增长情况也可以推断妊娠期限和胎宝宝的发育情况。宫高的测量方法是，准妈妈排空小便后，采平卧位，测量耻骨联合上缘中点到子宫底部最高点的距离。它反映的是子宫纵径长度，以厘米为单位。需要注意的是，如果连续2周宫高没有变化，准妈妈需立即去医院做详细检查。

警惕铅污染

铅是一种有毒的重金属，长期工作或生活在铅污染环境下的人，血液系统、免疫系统、消化系统和神经系统等都会受到严重的影响。铅中毒对儿童健康，特别是对儿童大脑发育的影响是不可逆转的，还能危及孕妇腹中的胎宝宝。研究表明，如果准妈妈体内含有大量的铅，则这些铅会通过血液流入胎盘，从而危害到胎宝宝的大脑发育和牙胚发育，引发一系列疾病。

空气中的铅主要以粉尘和烟雾的形式通过呼吸道和消化道进入人体，因此准妈妈应尽量远离可能存在铅污染的环境，尽量避免在汽车密集区和密集时段出入，以免吸入过多的汽车尾气；如果住在临街的话，要时刻注意门窗密封；注意采用室内空气净化措施，可以选用有效果的空气净化器，降低室内的悬浮颗粒物并进行室内环境湿度调节，以降低室内环境中的铅尘。

室内铅污染还有一个主要来源——室内家装材料。要严格控制家庭的室内装饰装修材料质量，避免使用含铅材料，如含铅油漆等。特别是一些有颜色的涂料、油漆和壁纸，一定要按照国家标准购买，超过国家标准的材料坚决不能使用，也应避免使用大量的颜色漆。

自来水管道的铅尘污染也需加以注意。早晨经水龙头放出的自来水含铅较多，应该等放出3~5分钟后再食用。如果以前装修使用的是PVC水管，有条件的可以更换成PPR管，或在管道上安装除铅的过滤器。

除了上述几点之外，准妈妈还应警惕生活中随时可能存在的铅污染并及时避免，如不要用印刷品直接包裹食物，尤其是报纸；不要使用任何含铅的化妆品；不要使用带有彩色油漆的筷子和彩色的餐具；如果家人有以开车为职业或者每天长时间接触汽车的情况，应每天更换和清洗工作服。

再有，在怀孕期间适量补充钙剂、多吃含钙的食品可以有效预防铅污染。由于人体的铅95%蓄积在骨骼中，通过适量补钙一方面可减少肠道对铅的吸收，另一方面可抑制骨铅的释放，从而有效降低铅对母体及胎宝宝的神经毒性，还可逆转内源性铅对母婴的危害。

可不可以外出旅游呢

这个月的准妈妈身体情况较为稳定，是可以外出旅行的，但是在旅行时还需要注意以下几点：

（1）旅行目的地的选择。适合准妈妈的旅行目的地最好是离所在地较近的旅游景点，比如城市近郊，太远的地方还是不适合的。如准妈妈生活在北京，把旅行地设在云南或是海南就有些不切实际了。

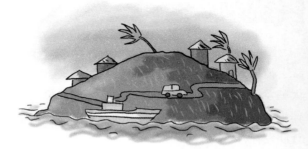

户外旅行，安全第一

（2）交通工具的选择。外出旅行常选择的交通工具有飞机、火车和自驾。一般来说，飞机上座位空间较为狭窄，如果准妈妈乘坐飞机的话，最好能在1小时左右就活动一下颈部或伸伸懒腰，或起身做一下简单的四肢操以缓解疲劳；火车目前的稳定情况差别较大，有些较稳有些则较颠簸，所以准妈妈如果乘坐火车旅行，尽量选择较稳当的车型，同时应避免在人流密集时乘火车旅行；自驾旅行的话准妈妈最好不要亲自开车，也不要坐在副驾驶位置，最好是坐在后排靠左的位置，同时要系好安全带，安全带的位置宜在胸部，避开对腹部的挤迫。

（3）带齐必需的药品和物品。如口服的肠胃药、止泻药、外用的酒精棉片、止吐药、优碘、外伤药膏、创可贴、清凉油等以及孕妇用的维生素和小罐奶粉，这样可以在没有鲜奶喝的时候备用。还可以带一小包黑芝麻和其他高能量的小点心，如苏打饼、干果类。此外，还要带好弹性袜、托腹带、护垫，以及可以清洁公用马桶盖的消毒喷剂等卫生用品。

（4）不宜去的地方。传染病流行地区、公共卫生条件差的地方；交通不方便、医疗条件差的地方；高海拔地区氧气不充分的地方；人多拥挤、空气不好的室内；过度刺激的旅游景点以及温泉、爬山、潜水等活动都是不适合准妈妈去的。

（5）临行前需和医生沟通。准妈妈最好在旅行前跟产前检查医生做一个比较全面的沟通，包括有没有心脏病、血管闭塞或贫血等疾病；之前是否有小产、早产、流血的情况；这次怀孕是否出现过异常情况，例如妊娠糖尿病、妊娠高血压、阴道出血等。在充分听取医生的建议后再做出最后的决定，如果医生建议不宜旅行的话，就最好不要任性为之，以免造成危险。

 ## 准妈妈这个月不宜做的事

（1）熬夜。即使这个月由于早孕反应开始消失，精力变得充足一些了，准妈妈也必须要保证8~9小时睡眠时间和至少30分钟的午睡时间，以确保体力充沛和愉悦的良好

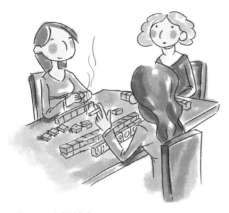

这个月不宜做的事

心情。

（2）不注意睡眠姿势。前三个月由于身体变化不大，所以准妈妈还可以采取对腹部无压迫的多种睡眠姿势，但是从这个月开始，由于肚子开始慢慢变大，准妈妈就要开始注意睡眠姿势了。睡眠时以左侧卧位为最佳，可改善子宫的血液供应，同时减轻子宫对动、静脉的压迫，有利于减轻下肢水肿。睡觉时用枕头把脚垫高，帮助血液循环，减轻肿胀不舒服的情形。

（3）穿紧身衣裤。由于肚子开始慢慢变大，身体的其他部位也随之发生变化，准妈妈应该要告别紧束的胸罩和衣裤了。

（4）穿高跟鞋。鞋的大小要适足，底部要有防滑纹，不要再穿硬底的高跟鞋和皮鞋。

（5）睡觉贪凉。即使天气再热，准妈妈在睡觉时也要注意盖好腹部以防受凉，用电风扇吹风时要用近似自然风的一档，并适可而止，不要吹起来没完。

（6）长时间站立。由于增大的子宫压迫静脉回流，会造成下肢静脉曲张和痔疮，所以准妈妈不能再长时间站立了。

（7）染发、烫发。染发和烫发对准妈妈和胎宝宝都有一定的危害，因此准妈妈应尽量避免。除了染发和烫发，相信聪明的准妈妈们自然还能有一套更适合自己的扮靓方式。

（8）过分弯腰。准妈妈如果要拿低处的东西，最好是先蹲下来，再侧身拿，不要将腰弯得过低，以免产生不适感。

（9）登高晾晒。准妈妈可以用洗衣机洗衣服，但尽量不要往高处够着晾晒，也不要做往高处挂东西或从高处拿东西这类过于伸展的家务活。

（10）拖地。由于拖过的地板比较滑，很可能会使准妈妈不慎滑倒或是磕碰到肚子，所以准妈妈是不宜拖地的。

 ## 职场准妈妈的注意事项

1.加大工作餐的营养价值

对于在外就餐的职场准妈妈，往往容易摄入大量的脂肪，却很难补充充足的蛋白质和蔬菜，这样不仅容易造成营养素摄取不均衡，影响胎宝宝的生长发育，而且由于脂肪的大量摄入还有可能让准妈妈胖起来，因此从这个月开始，准妈妈要加大工作餐的营养力度和营养均衡了。

有的公司会选择外送的盒饭，这种情况下在菜式的选择上，准妈妈就应该选择配菜种类较多的套餐，如一份套餐里米饭、鱼、肉、蔬菜都有，这样的套餐营养配比较均衡；如果公司没有统一安排午餐，准妈妈要到外面餐厅吃饭的话，在选择餐馆的时候就要注意卫生状况，最好自带餐具，以免感染细菌。为了弥补新鲜蔬菜补充的不足，准妈妈最好在午饭后30分钟吃个水果，以补充体内维生素的缺乏。如果办公室清洗不方便的话，可以在早上出门前把水果清洗干净，然后用保鲜膜包裹带到公司；还可以每天带一包牛奶到公司，以确保钙质的补充。

需要注意的是，在外用餐的准妈妈要远离油炸食物。因为外面的油炸类食物在制作过程中所用的食用油难免不是已经用过若干次的回锅油，而这种反复沸腾过的油中含有很多有害物质，所以准妈妈应该远离。再有，准妈妈不要吃太咸的食物，以防止体内水钠潴留，引起血压上升或双足浮肿，对于其他辛辣、调味重的食物也应该明智地拒绝，以免给身体造成诸多不适。对于饮料的挑选，应当选择矿泉水和纯果汁，不要选择色素含量高的饮料和碳酸饮料，更不要选择含咖啡因或酒精的饮料。

2.让自己的工作环境更舒适

由于准妈妈从这个月开始身体有了明显的变化，因此更要注意创造一个舒适温馨的办公环境。准妈妈可以在办公桌底下放个鞋盒作搁脚凳，并放双拖鞋，尽量把脚放舒服，不要悬空放置；采取防护措施的话，在电脑前工作不会损害胎宝宝的发育，但准妈妈却更容易受腕管综合征的影响，因此应采取措施把桌椅调整得尽可能地舒适；要注意适当的休息，工作一段时间后要适当地做做伸展运动，抬腿并适当按摩小腿部以放松压力；要多喝水，可以在办公桌上准备一个大水杯并随时填满它；一有尿意就要立即去厕所，即使手头工作再忙也不能憋尿。

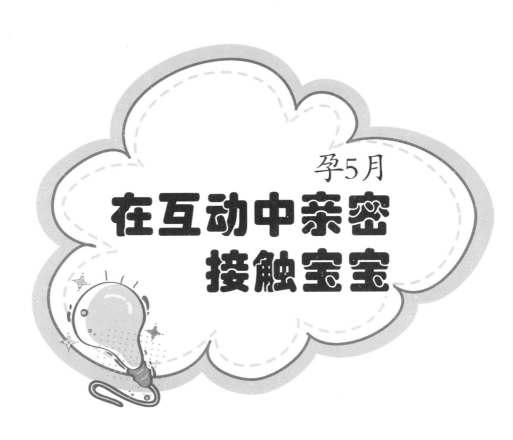

孕5月

在互动中亲密
接触宝宝

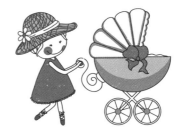

准妈妈的变化

肚子大得更明显了

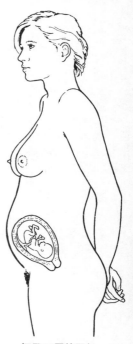

从孕4月起，孕妇的新陈代谢开始加快，食欲增加，对营养的需求量也比平时多，所以体重会明显上升，皮下脂肪的堆积会使孕妇看起来胖了很多，尤其是大肚子也更加明显了。

专家指出，孕妇什么时候腹部隆起比较明显以及腹部隆起多高，也是因人而异的，如孕妇的体形、怀孕后增加的体重、怀胎的个数、胎儿大小以及子宫的位置等都是重要的决定性因素。高挑偏瘦的孕妇腹部隆起比较晚，胎儿的位置也较高；身材矮胖的孕妇腹部隆起较早，胎儿位置也比较低。腰长或胯宽的孕妇，由于可以为子宫提供较大的变形空间，因而腹部隆起的时间也比较晚。但无论何种体形的孕妇，过了孕5月，肚子都会比较明显地大起来，这时孕妇再也不用为别人的猜疑而感到尴尬了，因为这时绝对不会有人再误认为你最近发福了。

腹部明显隆起已经是事实，可有些孕妇却仍然不想穿着孕妇装，仍想把自己塞进怀孕前穿的衣服里，但是这种做法是徒劳的也是愚蠢的。你不仅难以穿上以前的衣服，即便穿上了，也会束手束脚，非常难受。所以，还是像大多数准妈妈们一样，赶紧换上宽松舒适的孕妇装吧，以免影响胎儿的生长和发育。

怀孕20周的孕妇

感受到了宝宝的"第一脚"

第一次胎动是准妈妈朝思暮想的事情，甚至在确定自己怀孕后就开始默默关注自己的肚子。至于什么时候才能享受宝宝的"第一脚"，胎动到底是一种什么样的感觉，每个准妈妈的情况是不同的。

1.胎动开始

孕5月，大概是怀孕第18周，小宝宝就开始在子宫里做"伸展体操"了，这个时候，许多孕妇才初次感受到胎儿的存在，这就是所谓的"胎动初觉"。有些孕妇还可能会早在第18周之前就提前感受到胎动，但也有的孕妇会推迟到第20周之后才可以感受到。一般来说，经产妇由于更有经验，通常会提早感受到胎动。身材较瘦的孕妇也会比较胖的孕妇更早感受胎动，而且胎动也会更明显一些。根据第一次胎动的时间，医生会重新评估准妈妈的预产期。

2.妈妈的感觉

有些孕妇由于过于期待宝宝的第一次胎动，往往会把肠胃蠕动误认为胎动，而到真正胎动发生的时候，反而察觉不到。事实上，宝宝的"第一脚"并不像准爸妈们想象的那样"剧烈"，毕竟此时胎儿只有200多克重，身长也只有15~17厘米，还没有足够的力气让准妈妈有较强的感觉。因此，有些孕妇感受到的"第一次胎动"，很有可能只是心理作用而已。但是，第一次胎动后不久，准妈妈就会频繁体验宝宝的"拳脚功夫"了，这是种前所未有、奇妙无比的感觉，是无法用言语来表达的。

3.胎动频率

胎动的频率及强弱，表示胎儿的健康状况。由于个体差异，胎动频率也不是一定的。一般情况下，明显胎动1小时不少于3次，24小时明显胎动次数平均在200次，都是正常的。另外，有时多些，有时少些，但是只要胎动有规律，有节奏，变化不大，胎儿发育也是正常的。当孕妇发现胎动过少，比如12小时少于20次，或每小时少于3次，则有可能预示着胎儿缺氧，生命安全受到威胁，这时应及时咨询医生，尽早扭转局面。

4.胎动位置

孕5~6月，胎儿体形比较小，子宫内仍有足够的空间让宝宝自由"玩耍"，因此，准妈妈下腹部任何一处都有可能感觉到宝宝的动作。孕6月时，准妈妈甚至可以看到宝宝在子宫内移动时，手肘或某个身体部位将肚皮顶起的弧线。到了妊娠晚期，大部分胎儿的头是向下的，胎动就会发生在中腹部或是肋骨右侧。因为，大多数宝宝在子宫中的姿势都是面向母亲的右边的（这也是为什么提倡孕妇采取左侧卧睡姿），就会在靠右边的肋骨处感到胎儿的运动。

 ## 皮肤瘙痒在继续

孕5月，胎儿开始迅速成长，其体重将增加为原来的2倍。自然而然，孕妇的肚子也会像吹气球一样迅速大起来。这时很多准妈妈会感到肚皮瘙痒，肚皮上甚至起很多小红疙瘩，像过敏引发的皮炎一样，有时候还会觉得奇痒无比，感到很难受。这是因为皮肤受到拉伸，而使真皮层中的胶原蛋白和弹力蛋白发生断裂，细胞自我修复过程中会对皮肤末梢神经产生刺激，因而会感到瘙痒。这种瘙痒还会发生在乳房和大腿等处。

孕妇出现这种情况尽量不要用药，这些都是妊娠期的正常生理现象，分娩后会自行消失。但是如果瘙痒难耐，可以用一些妊娠期专用的护肤品，最安全的方法是涂抹橄榄油来滋润皮肤，缓解瘙痒。如果肚皮上出现了密密麻麻的小红疙瘩，甚至起白疱，可以在医生的建议下用些外用药膏（如红霉素药膏），这样不会对准妈妈或者是肚子里的宝宝产生影响。需要注意的是，准妈妈不能自行服用任何脱敏药物，否则可能会对宝宝产生不良影响。

但是在孕中期，更为普遍的是在孕晚期，严重瘙痒可能是妊娠期肝内胆汁淤积的征兆。这种妊娠期并发症发病概率非常小，是当胆汁在肝脏内不能正常流动时，胆盐在皮肤中堆积，影响细胞液浓度，孕妇就会感到浑身发痒。这种瘙痒剧烈而难以忍受，虽然本身并不会引起出疹，但孕妇可能会因抓挠而导致发炎。如果孕妇发现瘙痒从腹部遍及全身，要立刻就医，医生会给孕妇验血，检查肝功能是否正常。同时，还会通过B超检查和胎心监护确定胎儿情况。

 ## 乳房胀得更加厉害

孕5月时，乳房也会发生一些明显的变化。在孕激素的影响下，分泌乳汁的腺体继续发育，血液的供给也持续增加，再加上雌激素水平上升，乳房会胀得更加厉害，也会比以前更加敏感，轻微触碰就会产生不适感。分泌乳汁的腺体在分娩之前是不会进入工作状态的，但是这时孕妇可能会发现乳头周围出现了一些金黄色的分泌物，准妈妈千万不必担心，这可是宝宝很重要的第一餐——初乳，也是将来宝宝的最佳天然营养品。

此外，孕妇还会发现乳晕的颜色继续加深，乳晕上粒状的腺体更加突出，乳房继续增大，可能会出现妊娠纹。

从怀孕初期开始，准妈妈要坚持每天用温水和干净的毛巾擦洗乳头，清除乳头上积聚的分泌物，然后为整个乳房，尤其是乳头及乳晕擦些具有滋养作用的油脂，这样不仅可以增加乳房皮肤的弹性，也有利于减少外界刺激带来的不适。

正常的乳头凸出在乳房表面，如果乳头内陷，有可能会给产后哺乳造成影响。不过，大多数的乳头凹陷的准妈妈可以通过适当的方法加以纠正。具体方法：把拇指和食指放在凹陷的乳头附近，适当用力下压，让凹陷的乳头突出来，然后从乳晕向乳头轻轻推动。每天早晚

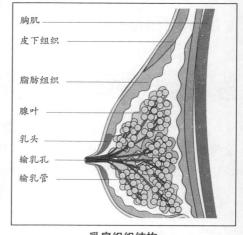

乳房组织结构

各做1次，每次15~20分钟。一段时间后，乳头稍稍突起，这时可以用拇指和食指轻轻捏住乳头根部向外牵引。纠正乳头前，应将双手洗净，指甲修剪整齐，以免划伤肌肤。

怀孕期间，准妈妈胸部尺码大约会增加一个或一个以上罩杯，要及时更换合适的内衣，以免内衣过紧压迫乳头，导致乳头下陷。

 ## 肚脐向外凸起

怀孕20周左右，好多孕妇会发现肚脐会慢慢地向外凸出来，不再是原来的肚脐"眼儿"了。活动的时候，还可能会感觉到突起的肚脐不断地与衣服摩擦，很不舒服。别担心，这是慢慢长大的子宫向外压迫孕妇腹部的必然结果，凸起的肚脐会在分娩后恢复原来的状态的。

但是，也有些孕妇的肚脐周围会出现不定期且严重的疼痛现象，疼痛发生时，肚脐周围感觉发硬，这种现象属于假宫缩，如果上述症状仅是偶尔出现，并且持续时间也不长，也不伴阴道出血的情况，就不必紧张。如果上述情况频繁出现，并且伴有明显腹疼、阴道出血等情况，就要及时就诊，以免发生意外。

由于孕激素以及腹部突起的影响，孕妇肚脐周围可能会长出一些丘疹、痱子之类的，会觉得很痒，如果觉得特别不舒服，可以擦些药膏之类止痒，千万不可抓挠，以免抓破感染。

通常，在怀孕中、晚期，孕妇的肚脐周围都会或痛或痒不舒服，这些都是正常现象，无须特别治疗，分娩过后就会逐渐消失的。但是如果症状严重，就需要到医院检查了。

 ## 下腹部痉挛

孕5月，有些孕妇会觉得下腹部有时会像例假来时那样抽动着疼，只是比例假时的程度轻一些，这种感觉怀孕两次以上的孕妇会更明显一些。

其实，孕期激素会使韧带松弛，不断隆起的腹部也给孕妇的肌肉和韧带带来了更大的负担。因此，一般的腹部疼痛也是正常的生理现象。这种疼痛，多发生在下腹部子宫一侧或两侧，呈牵引痛、阵痛或隐痛。这种韧带拉伸引起的腹痛，将会持续怀孕的整个过程，并可能会随着临近分娩而加重。

此外，妊娠中期，随着胎儿逐渐长大，孕妇腹腔内的压力也随之升高。如果准妈妈的食管裂孔增宽，可能会出现"食管裂孔疝"，这也会导致腹痛。这种腹痛多伴有胸闷、气短、胸痛、打嗝、胃酸逆流等症状。因此建议孕妇：少食多餐，少吃过甜、过辣、过黏的食物；饭后不要立刻平躺；尽量少弯腰以减轻胃酸逆流。

 ## 韧带有疼痛感

很多孕妇在这个月，即便是进行正常锻炼时，也会感到一阵疼痛突然袭来，甚至会迫使运动停止。这是因为子宫两侧各附着一条与骨盆相连的圆韧带，当子宫增长时，圆韧带会被拉伸。由于这时逐渐变大的子宫还没有大到可以让骨盆承受它的重量的地步，因此整个重量都落在了圆韧带上，导致圆韧带拉伸变形。如果缓慢拉伸并不会给身体带来不适，但突然改变姿势时，就会出现类似的疼痛感。比如早晨，从床上坐起的动作，可能会使韧带拉紧，从而使髋骨两端，甚至背部感到阵痛。有些准妈妈在运动，甚至走路时，也会感到这种韧带痛。虽然这种疼痛对胎儿并没有什么伤害，但会令孕妇十分苦恼，严重时甚至不能忍受。

孕妇整个妊娠期都有可能会感到韧带疼痛，除了子宫日益变大的原因外，胎儿的位置与姿势也是引起准妈妈韧带疼痛的一个原因。比如怀孕最后一个月，胎儿头部向下压迫韧带时，这种疼痛会变得相当明显。

下面有一些简单的方法，可以帮孕妇减轻或避免这种疼痛：

早上起床前或晚上临睡前，平躺在床上，慢慢将双腿抬高，可以帮助拉伸韧带，增加韧带弹性。变换姿势要缓慢，特别是由坐姿变成站姿和由躺姿变成坐姿。经常用热水袋热敷韧带和关节处，加以轻轻地按摩，可以缓解疼痛，增加韧带柔韧性。多吃含有胶原蛋白的食物，增强肌肉弹性，比如多喝骨头汤。

随着妊娠月份的推进，韧带逐渐适应增大的子宫后，这种韧带疼痛感也会相对减缓。

 ## 惊讶于第一次胎动

孕4月，准妈妈就可以通过超声波听到胎儿的心跳声，还可以通过影像看到他的模样。随着胎儿的成长，孕5月时，孕妇就可以真切感觉到宝宝的活动了。宝宝的第一次胎动，恐怕每个母亲都难以忘记。这种感觉会让准妈妈感到无比震惊和欣喜，觉得之前经历的痛苦和长时间的煎熬，都是值得的。现在终

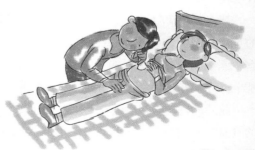

第一次胎动

于可以确定这个小家伙真真切切地和自己在一起，并且每天都在成长，这是多么神奇的事情。

 ## 开始下意识地关注小宝宝了

此时的孕妇可能会变得处处以自我为中心，特别关注腹中的宝宝，不会再轻易忘记定期产前检查，进一步确定胎儿的成长状况，还会留心各种会对自己和宝宝造成不良影响的因素，担心自己的一日三餐是否能满足宝宝的营养需求。同时也较关心自己的作息规律，会不会影响宝宝的健康和成长。这正是因为，当真切感知自己的身体正在孕育新生命后，孕妇心中也开始下意识地关注这个小家伙了。

大多数孕妇可能会想要独处，以便将全部精力放在胎儿身上。或许有很长一段时间，孕妇什么事都不想做，只想静静感受宝宝在肚中轻轻踢自己的感觉。这时，孕妇的思想很容易"开小差"，正在办公室开会，或是和他人交谈，宝宝轻微的活动就会转移她的注意力。有些孕妇会为此感到苦恼和不可思议，不知道自己到底是怎么了，做什么事都不能专心。其实，这种分心是正常且必需的，可以使孕妇更加关注胎儿活动，以便及早适应宝宝到来后，必定让你"分心"的事实。

 ## 莫名地恐惧

妊娠过程中，特别是到了怀孕中期，好多孕妇经常会为了一些说不上来的原因而感到恐惧，会突然感到胸闷气短、呼吸急促、心跳加快。有时还会觉得仿佛被什么东西勒住了脖子，喘不过气来。通常，半夜还会被这种恐惧感惊醒。如果准妈妈经常被恐惧折磨，应该怎么办呢？

首先要让自己放松，告诉自己"没什么好怕的"。是压力太大了，才会产生这种恐惧心理。这就要求从心理上战胜自己，鼓励自己。

要克服对分娩疼痛的恐惧心理。孕育后代是女性与生俱来的能力，生产也是正常的生理现象，绝大多数女性都能顺利完成，即使出现一些胎位不正、骨盆狭窄的问题，现代医疗技术也能通过合理手段，最大限度地降低孕妇的痛苦，确保母婴安全。孕妇应学习怀孕、分娩的相关知识，或和一些有经验的妈妈们交流一下，不要胡乱猜疑，毫无根据地放大疼痛感，自己吓自己。

孕妇还可以做一些有利健康的活动，如编织、绘画、唱歌、散步等，尽量转移注意力。不要闭门在家，整日躺在床上，这样更容易胡思乱想。

宝宝的变化

 第17周

第17周，胎宝宝身长大约有15厘米，重约200克。在接下来的3周里，他将经历一个飞速成长的过程，体重和身长都将增加两倍以上。胎儿体内神经被一些脂肪类物质包围着，使神经绝缘，从而更加快速和通畅地传递使动作更加灵敏和协调的信息。新生儿尤其是早产儿，动作不协调的主要原因就是缺乏那种被称为髓鞘的脂肪类物质。

这时，连接胎宝宝与胎盘的脐带，发育得更完善，也能更好地为胎儿传送营养。胎宝宝似乎特别喜欢活动手指拉或抓住脐带，好像在做游戏呢。有时他还抓得特别紧，紧到只能有少量的氧气输送进子宫。准妈妈可不用担忧，他可聪明着呢，完全不会让自己不舒服的！另外，胎儿的骨骼也逐渐开始钙化，循环系统和排泄系统也完全进入正常的工作状态。肺也开始工作，他已经能够不断地吸入和呼出羊水了。

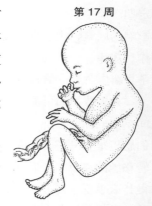

第 17 周

孕期还没过一半的时候，胎儿看上去已经很像发育健全的小宝宝，甚至会吮吸手指头了。

这时，准爸妈借助听诊器或是超声波仪器听到的胎儿的心跳，也更强更有力了。宝宝有力的心跳，预示着胎儿健康，发育正常，可以为总是担心胎儿健康的准妈妈吃一颗定心丸了。同时，还可以减少孕妇对分娩的恐惧，使孕妇信心倍增。

此时，孕妇的身体重心随着子宫的不断增大而发生变化，行动更加不方便，所以要注意穿着宽松、舒适的衣服，鞋子也要合脚舒服，不仅可以缓解脚部压力，也比较安全。

 第18周

第18周，胎宝宝的身长大约16厘米，体重约250克。胎宝宝的感觉器官已经进入发育的关键时期，大脑开始划分专门区域，分别掌管嗅觉、味觉、听觉、视觉以及触觉。而且胎宝宝薄而透明的皮肤下覆盖着清晰可见的血管，五官也已长到正常的位置。他的小胸脯不时起伏，这是胎宝宝在呼吸，但是这时胎儿口腔里充满了羊水而不是空气。此时宝宝的肺部虽然已经开始担任呼吸重任，但是肺泡还未发育成熟，还不

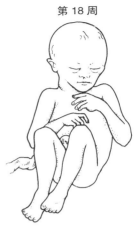

第18周

能像成人那样工作。如果你怀的是女孩，她的阴道、子宫、输卵管等生殖器官都已经发育完全，而且她卵巢里已经储存了一生所要排出的卵子，大约有600万个，到她出生时卵子的数目将逐渐减少到100万；如果是男孩，他的外生殖器已经清晰可见，当然有时也会因为胎位而将小小的生殖器遮住。

胎儿的眼睛已经成型，他的脸现在更像成人的脸了。

此时胎儿在子宫内非常活跃，经常伸展胳膊、踢腿和翻身，力度也更大，准妈妈已经能清楚地感觉到了。这时，准妈妈就应该坚持每天数胎动了。当孕妇对胎儿全神贯注时，可以感受到胎儿在宫内的各种姿态，这样会加强母婴之间的情感交流。由于这周胎动频繁，建议孕妇到医院接受一次全面检查，还可以通过B超看到胎儿的各种姿势，如踢腿、伸展、翻身、吮吸手指等。千万别错过了这样的机会，和准爸爸一起分享这快乐幸福的时刻吧！这时候也是准爸妈和胎儿交流、进行胎教的大好机会，因为此时胎儿的感觉器官已经发育良好，比我们想象的还要敏感。什么都可以感应得到。如果准爸妈和他说说话，或是做些简单的游戏，他马上就会做出相应的反应。而且从这周起，胎儿的视网膜已经开始形成，开始对光线有感应。这时准爸妈就可以用手电照射腹部和宝宝"捉迷藏"，你会欣喜地发现，宝宝会下意识地躲避强光呢。

由于腹部隆起已经非常明显，因此这时准爸爸就要每周帮助妻子测量宫高了。宫高是指从下腹耻骨上沿至子宫底的距离，可以帮助医生掌握胎儿的发育状况。从现在开始，每周宫高都会相应增加1厘米左右，如果测量结果持续2周没有变化，胎儿发育可能受到阻碍，就应该及时到医院做检查。孕晚期胎头入盆后，宫高增加的速度会逐渐减慢。

这一时期，孕妇应该适当增加运动量，增强孕妇心肺功能，以适应血液循环和呼吸系统不断增加的负荷。孕妇体操就是不错的选择，还可以帮助增强肌肉的弹性，改善腰背疼痛等症状，有助于减轻孕妇分娩时的痛苦。此外，充分的全身心放松的孕妇瑜伽，不仅能使孕妇心情平和，同时也可以吸引胎儿一起加入。

 第19周

第19周，胎宝宝的体重还在不断增加。身体表面出现了一层白色的、滑腻的物质，看上去滑溜溜的，这就是胎脂。它的主要任务是保护胎宝宝的皮肤，以免在羊水的长期浸泡下受到损害。好多宝宝在出生后身上还有胎脂残留，会在分娩后几小时由皮肤自行吸收，是胎儿娇嫩肌肤的最好护肤品。胎儿的消化系统更加健全，已经能够从吞咽的羊水中吸收自己所需的水分，孕5月末，胎儿在1天之内可以吞咽大约500毫升的羊水。此外，胎儿的感觉器官每天都在发育中，舌头上的味蕾也已经形成，大脑和神经终端发育良好，各种感觉都更加敏感。

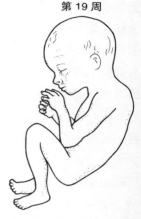

第 19 周

这时孕妇经常会觉得呼吸急促，尤其是上楼梯的时候，上不了几个台阶就心慌气短，气喘吁吁。这是因为日益增大的子宫压迫孕妇的肺部，而且随着子宫的增大，这种状况也会越来越明显。这时胎儿和母体的生长发育都需要更多的营养，尤其要注意增加铁质的摄入量，因为胎儿要靠铁来制造血液中的红细胞，因此这一阶段准妈妈可能会出现贫血现象。所以要多吃如瘦肉、鸡蛋、动物肝脏、鱼、含铁较多的蔬菜及强化铁质的谷类食品等。如果有必要，也可以在医生的指导下补充铁剂。

此时准爸爸也要注意，应该比平时更多地关心妻子，分担她的恐惧和忧虑，共同学习孕育宝宝的知识。此时也是准爸爸展示厨艺的大好机会，为了准妈妈和胎儿的健康，还要做更多的厨房工作，这时妻子的食欲很强，对营养的需求也更高了！

现在胎儿的肌肉已经足够结实，可以做一些幅度较大的动作。胎儿体型仍然很小，而且在子宫中被羊水（羊水能起到保护胎儿的作用）所包围，但是大多数孕妇在这个时候都可以第一次感觉到胎动。

第20周

第20周，胎宝宝的体重大约已有350克，身长也有19厘米了。胎儿汗腺也发育完成，虽然仍然可以看见皮肤下的血管，但皮肤已经不像之前那样薄而透明了。如果你怀的是男孩，他的睾丸在这一时期就会开始从盆骨向下降入阴囊，原始精子在睾丸里也已经形成。现在，胎宝宝的大脑开始迅速发育，特别是位于大脑中心产生脑细胞的生发基质，每天都分裂产生无数的脑细胞，是宝宝直立发育的关键时期。

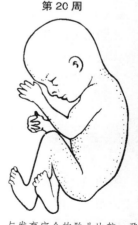

第 20 周

对大多数孕妇来说，这个阶段是整个妊娠期最轻松的时候。肚子还不是很大，早孕反应也已经逐渐消失，准妈妈可以充分享受一下这个时期的轻松，因为进入孕晚期后身体会越来越笨重，行动也会越来越不便。此时孕妇可以为自己安排一次短途旅行，也可以选择这个时间为自己和未来的宝宝采购一些必需品，比如婴儿床、婴儿车，或者给自己添置两件漂亮的孕妇装，因为随着妊娠月份的增

与发育完全的胎儿比较，孕期第20周时的胎儿仍然需要进一步生长发育。

加，平时穿的衣服很快就穿不上了。

这时胎宝宝的听觉和触觉已经相当发达了，如果准爸妈讲故事、唱歌、播放音乐或轻声说话，胎儿都能听得见。抚摸或轻拍腹部，也会引起胎儿的相应反应。这时是对胎儿进行胎教的最佳时机。试验发现，宝宝出生后，如果听到他在子宫中曾经常听到的音乐或故事，都会有所反映。假如婴儿正在哭闹，听到熟悉的声音会很快安静下来；如果他正在吃奶，可能会吸吮得更起劲。准爸妈何不现在就拿起一本书，给宝宝讲个故事呢？即使反复地讲同一个故事，也不用怕宝宝厌烦，他会喜欢听的。这样，也许等宝宝出生后，这个故事就是哄他入睡的最佳选择。还可以经常抚摸腹部，和宝宝窃窃私语，让宝宝充分感受准爸妈的爱。

饮食与营养

 准妈妈的营养补充

在这个月，准妈妈的饮食还应持续保持多样化，注意多种维生素和微量元素的摄入，多吃蔬菜水果，以防胎宝宝贫血。在这个月，建议准妈妈每天膳食中的营养物质最好要保证含钙1.5毫克，铁1.5毫克，维生素A 3000毫克，胡萝卜素6毫克，维生素C 6200毫克。如果平时饮食荤素搭配合理的话，准妈妈这时候的营养一般不会有什么问题。但是如果担心发胖或胎宝宝过大而限制饮食的话，则有可能造成营养不足，严重的甚至患贫血或影响胎宝宝的生长

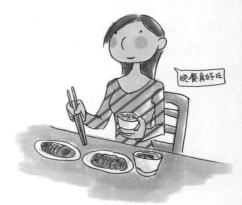

多吃蔬菜好处多

发育。因此，准妈妈应根据个人体质，合理安排饮食，保持各种营养成分平衡，并将食物热量限制在适当范围内。

本月以后，胎宝宝的骨骼和牙齿生长得特别快，是迅速钙化时期，对钙质的需求简直是剧增。因此从本月起，准妈妈应重点补充钙质和维生素D，以促进胎宝宝骨骼和牙齿的健康发育。牛奶、孕妇奶粉或酸奶是准妈妈每天必不可少的补钙饮品，此外，还应该多吃以下这些容易摄取到钙的食物，如干乳酪、豆腐、鸡蛋或鸭蛋、虾、鱼类、海带等。另外，准妈妈还可以每天服用钙剂，以确保足够的钙质供给。需要注意的是，钙的补充要贯穿于整个孕期始终。

当然，单纯补钙还是不够的，维生素D可以促进钙的有效吸收，孕妈妈要多吃鱼类、鸡蛋，另外晒太阳也能帮助在体内制造维生素D，因此准妈妈在做好防晒的前提下，可以选择合适的时间和地点去晒晒太阳。

 孕5月的饮食原则

这个月准妈妈的饮食要注重全面均衡，关键在于体重的合理控制，在保证营养摄入补充均衡充足的基础上还要防止体重增长过快。一般来讲，最好把每周体重的增加量

控制在350克左右。

从怀孕第5个月起，准妈妈每天主食摄入量应达到或高于8两，并且精细粮与粗杂粮搭配食用，热能增加的量可视准妈妈体重的增长情况、劳动强度进行调整。在增加热量的同时，准妈妈应比孕早期摄入更多的蛋白质，尤其是动物蛋白；还应该适当增加植物油的量，也可适当选食花生仁、核桃、芝麻等含必需脂肪酸较高的食物来增加脂肪含量；对于缺乏维生素D的准妈妈，应注意多吃海水鱼、动物肝脏及蛋黄等富含维生素D的食物；此外，从本月起准妈妈应注意补钙，还要加服鱼肝油，但有些人因补钙心切而大量服鱼肝油，这样做是不妥当的。因为过多服用鱼肝油，会使胎宝宝骨骼发育异常，造成许多不良后果。

由于食欲增加，准妈妈的进食会逐渐增多，有时会出现胃中胀满。此时，可服用一两片酵母片，以增强消化功能。另外，也可每天分4~5次吃饭，既可以补充相关营养，也能够改善因吃得太多而胃胀的感觉。

 ## 孕5月的营养食谱

山药粳米粥

【原料】山药、粳米各30克，莲子15克，红枣10枚，小米50克，白糖少许。

【做法】

1.山药洗净，去皮，切段；莲子去心；粳米、红枣、小米洗净。

2.锅中放入1000毫升水，将山药、莲子、粳米、红枣、小米放入锅中，用大火烧开改用小火煮熟即成。

【功效】健脾益胃，有助消化。

炒素蟹粉

【原料】水发冬菇15克（可用黑木耳代替），熟胡萝卜12.5克，熟鲜笋12.5克，熟土豆250克，生油150克，白糖、精盐、米醋、姜末、味精、时令绿叶菜少许。

【做法】

1.将熟土豆、红萝卜去皮成泥，鲜笋斩细，绿叶菜和水发冬菇切成丝。

2.炒锅放生油熬熟，投入土豆、胡萝卜泥煸炒，炒到起酥，再放绿叶菜和冬菇、笋同炒，并随加白糖、精盐、味精、姜末稍炒，最后淋少许米醋，随即起锅装盘。

【功效】补充多种维生素。

烧四宝

【原料】猪瘦肉100克，笋尖50克，水发香菇、豆角各50克，香葱1根，鸡蛋清1个，生姜、植物油、精盐、酱油、白糖、生粉各适量。

【做法】

1.将豆角去根、蒂洗净，掰成寸段；笋尖洗净，切成长条状；水发香菇洗净，切成长条；猪瘦肉洗净，切成小丁；香葱洗净，切段；生姜洗净，切末。

2.将猪瘦肉丁用精盐、鸡蛋清、生粉拌匀上浆；将笋条用开水焯一下捞出，用酱油浸泡备用。

3.坐锅点火，倒入适量植物油，待油热时，投入笋条、豆角、水发香菇条煸炒，略烧一会儿盛出。

4.锅内另倒入植物油，油温热即投入猪瘦肉丁，用铲轻轻推散，待肉颜色变白即倒入漏勺，沥去余油。

5.趁热锅内余油，下葱段、姜末煸炒，并加入精盐、白糖、酱油，再将肉丁和蔬菜条倒入锅中，翻炒均匀，出锅装盘即成。

【功效】补充维生素C和多种营养物质。

赤小豆煲鲤鱼

【原料】赤小豆90克，鲤鱼300~500克。

【做法】

1.鲤鱼洗净除鳞、鳃和内脏和控去水分。

2.将赤小豆洗净后放入砂锅中，加水750毫升，大火烧开后改用小火煮20分钟。

3.放入鲤鱼后继续炖煮，煮烂后即可食用。

【功效】预防水肿，安胎宁神。

鸡蛋羹

【原料】鸡蛋2个，海米5克，酱油、盐、葱花、香油各适量。

【做法】

1.先将海米用温水泡软，切成碎末。

2.鸡蛋打入碗内，放入少许盐、海米末打散搅匀。

3.加入1~1.5倍的温水再搅片刻。

4.放在大火上蒸10分钟，熟后，加入少许酱油、葱花、香油，即可食用。

【功效】补充磷脂，促进胎宝宝大脑发育。

乌鸡糯米葱白粥

【原料】乌鸡腿2只，圆糯米400克，葱、盐和味精各适量。

【做法】

1.将乌鸡腿洗净后切成小块，再次用水洗净后沥干备用。

2.将乌鸡腿放入锅中，加8碗水，熬制成汤，大火开后5分钟转小煮20分钟后，将糯米放入继续煮。

3.将葱白切成丝，待糯米煮熟后放入盐等调味品，最好将切好的葱丝放入，焖一下即可食用。

【功效】补气养血，安胎止痛。

黄鱼羹

【原料】净黄鱼肉100克，冬菇20克，精火腿15克，鸡蛋2个，葱、姜少许，精盐、料酒、白糖、胡椒粉、清汤、水淀粉、香油各适量。

【做法】

1.将黄鱼肉、精火腿、冬菇分别切成丁；葱、姜切末；鸡蛋打入碗内，搅匀待用。

2.坐锅点火，加入适量清汤，用大火烧沸后，将鱼肉丁、冬菇丁、火腿丁一起放入锅内，加料酒、精盐，待烧沸后，加水淀粉适量勾薄芡，然后将鸡蛋糊边倒入锅中边搅拌，使鸡蛋成鹅毛状，再淋上香油，撒上胡椒粉、葱姜末拌匀装盘即成。

【功效】促进胎宝宝智力发育。

烧干丝

【原料】豆腐丝200克，猪瘦肉末50克，海米20克，青蒜3根，生姜5克，植物油、精盐、香油、清汤各适量。

【做法】

1.将豆腐丝冲洗干净，切成5厘米左右的长段，在开水中焯一下，去掉豆腥味儿，捞起冲洗一下备用；海米用开水浸泡几分钟；生姜、青蒜去皮，切成细丝。

2.坐锅点火，倒入少许植物油，待油烧热后，倒入猪瘦肉末煸炒一下，加入适量清汤，投入姜丝、海米烧沸，再倒入豆腐丝，加适量精盐，小火煮10分钟，撒上青蒜，淋上香油即成。

【功效】增进味觉，改善食欲。

猪肉烧四季豆

【原料】嫩四季豆400克，猪瘦肉100克，植物油、精盐、白糖、清汤、淀粉、姜末、葱花、香油各适量。

【做法】

1.将四季豆掐去两头，撕去筋丝，瓣成寸段，洗净；猪瘦肉切丝，加入淀粉上浆备用。

2.坐锅开火，倒入植物油，待油热，先炒猪瘦肉丝，用勺子搅散，肉变白色捞出，倒入漏勺，沥去余油。

3.趁热锅余油，投入姜末、葱花、四季豆煸炒，倒入猪瘦肉丝翻炒拌匀，加精盐、白糖、清汤适量，略烧一会儿，用大火收干水分，淋上香油，拌匀后出锅装盘。

【功效】健脾开胃。

虾米豆腐羹

【原料】嫩豆腐300克，干虾米30克，青蒜2根，香油、酱油、精盐、料酒、水淀粉各适量。

【做法】

1.将嫩豆腐洗净，切成小方块；干虾米洗净，用温开水浸泡20分钟；青蒜去根，洗净，切成小段。

2.坐锅点火，加清水适量，放入豆腐块和虾米（连汤），用大火烧沸后改用小火炖煮3～5分钟，加入精盐、酱油、料酒适量，用水淀粉勾芡，撒上青蒜、淋上少许香油即可装盘。

【功效】滋补肠胃，增强食欲。

 ## 准妈妈本月应该多吃的食物

（1）茭白。茭白中富含蛋白质、碳水化合物、维生素B$_1$、维生素B$_2$、维生素C及钙、磷、锌、铁等多种营养元素，此外还含有丰富的粗纤维素，有清热利尿、活血通乳的功效。常吃茭白可以预防妊娠高血压和便秘症状，若以茭白煎水代茶，还可以有效防治妊娠水肿。

（2）萝卜。萝卜的营养及药用价值都很高，当中富含的木质素能够大大增强身体内巨噬细胞的活力，从而有效吞噬癌细胞。同时，萝卜中还含有妊娠期需要的钙、磷、铁、淀粉酶及多种维生素，还有利于肠道机能的改善。

（3）坚果。坚果类食物中富含α-亚麻酸，α-亚麻酸是人体健康必需却又普遍缺乏、急需补充的一种必需营养素，它是构成细胞膜和生物酶的基础物质，对人体健康起决定性作用。α-亚麻酸在大脑固体总质量占10%，在决定学习能力的海马细胞中占

25%，在脑神经及视网膜的磷脂中占50%，因此对人的智力发育和脑功能水平发育都有着极其重要的作用。准妈妈补充足够的α-亚麻酸，可以促进胎宝宝视网膜中视紫红质的生成，有助于胎宝宝视力发育，同时还可促进智力成长，降低胎宝宝神经管畸形和

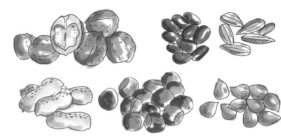

坚果

各种出生缺陷的发生率。如果准妈妈担心从食物中摄取的量不足的话，也可在医生指导下服用α-亚麻酸胶囊予以补充。

（4）牡蛎。牡蛎中含有丰富的牛磺酸，牛磺酸是人和动物早期发育阶段必需的氨基酸，是神经细胞正常发育的必要物质，对脑细胞的增殖和分化起促进作用，能增强记忆力和机体免疫功能，还能够促进视网膜的发育，增进角膜的自我修复能力。缺乏牛磺酸会引起神经细胞的损伤。因此，准妈妈在这个月可以适当吃些牡蛎、海带等富含牛磺酸的食品，但是需要注意的是，这些海产品一定要保证烹到全熟后再食用。

（5）菜花。菜花中富含维生素K、蛋白质、脂肪、糖类、维生素A、维生素B、维生素C及钙、磷、铁等营养素，准妈妈常吃些菜花，可以预防产后出血及增加母乳中维生素K的含量。菜花除了具有很高的营养价值外，还可以防治多种疾病，它能够增强肝脏的解毒能力及提高机体的免疫力，从而有效预防感冒、防治坏血病等疾患。此外，用菜花叶榨汁液煮沸后加入蜂蜜制成糖浆，有止血止咳、消炎祛痰、润嗓开音的功效，更是预防新生儿颅内出血、皮下出血、上呼吸道感染的药膳。

 ## 准妈妈本月应该少吃的食物

（1）热性香料。如八角茴香、小茴香、花椒、辣椒粉、桂皮、胡椒、五香粉等调味品，准妈妈在孕期应少用或不用。因为当怀孕时，肠道较为干燥，而热性香料性热，具有一定刺激性，易造成肠道枯燥、便秘或粪石梗阻。

（2）咸鱼。咸鱼中含有大量二甲基硝酸盐，进入人体内能被转化为致癌性很高的二甲基硝胺，并可通过胎盘作用于胎宝宝，是一种危害很大的食物，因此准妈妈尽量少吃或最好不吃。

（3）芦荟。芦荟对调节胃肠机能有着很显著的功效，同时还是美容瘦身的一道佳品，因此在人们日常饮食中变得普遍起来，如凉拌芦荟、芦荟酸奶等。但据研究发现，如果准妈妈饮用太多芦荟汁的话，会导致骨盆出血，甚至会造成流产。因此，准妈妈在怀孕时不可多吃含芦荟的食品。

（4）爆米花。爆米花中含有大量的铅，对准妈妈和胎宝宝的身体都有很大的危害。此外，爆米花中还含有一定量的糖精，这对人体同样也会有不利的影响。因此，即使爆米花再好吃，准妈妈还是不能把它当作一道日常的零食来吃。

（5）牛肉干。牛肉干中含有大量的盐，准妈妈如摄入盐过多的话是不利于预防水肿的，同时也有引发妊娠高血压的可能。

（6）白糖。白糖能够给人体提供足够的热量以保证人体需求，但若吃得过多则会减少人体对其他营养元素的摄取，从而导致身体的营养物质失衡。而且，白糖吃得过多还会引起中毒，或导致糖尿病、脑卒中、心脏病等疾患，对准妈妈和胎宝宝十分不利，很可能出现痴呆儿。

此外，为了消化摄入体内过多的白糖，需要消耗大量的维生素B_1，导致维生素B_1不足；而代谢糖则需要大量的钙，因而又可导致体内钙不足。维生素B_1和钙的缺乏，会导致胎宝宝眼球壁张力减弱、产生近视、骨骼发育不良；当宝宝出生后，可能会患脑水肿、佝偻病，或出现说话晚、出牙晚、走路晚以及各种神经及脑损伤的症状。

 ## 豆类美食多

大豆含有较高的蛋白质，大豆蛋白质是最好的植物性优质蛋白质，含有丰富的赖氨酸。大豆油脂中含不饱和脂肪酸高达85%，其中亚油酸高达50%以上，这些油脂是人体必需的脂肪酸，自身不能合成，必须从食物中摄取，另外油脂中还含有较多的卵磷脂、脑磷脂。除此以外，大豆中的钙含量也极高，维生素B_1、维生素B_2等的含量在植物性食物中也较高。除大豆外，其他的豆类含脂肪不多，却含有较多的淀粉、蛋白质。

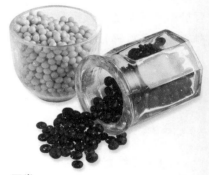

豆类

准妈妈多食用豆及豆制品，可以补充蛋白质、脂类、钙及B族维生素等，有助于胎宝宝的发育，尤其是胎宝宝脑及神经系统的发育。脑及神经系统的发育依赖于大量的多不饱和脂肪酸及磷脂，孕期多吃豆制品可保证胎宝宝健康成长，使宝宝更聪明。

豆类包括许多种，根据其营养成分及含量大致可分为两类：一类是大黄豆、黑豆及青豆，另一类包括豌豆、蚕豆、绿豆。

在食用豆制品时，注意要吃加热煮熟的食品，以免豆类中固有的抗营养物质对人体造成不良影响。在食用普通豆制品的同时，某些发酵的豆制品如豆腐乳，也可以食用。发酵的豆制品不但易于消化，有利于提高大豆中钙、铁、镁、锌等的生物利用率，促进吸收，而且能使不利物质降解。

煎肉片豆腐卷

【材料】豆腐、猪肉片或牛肉片、酱油、料酒、淀粉、白糖等按个人需要确定用量。

【做法】

1.把豆腐切成薄片，长度跟涮肉片的宽度一致，宽度则和一片口香糖宽度差不多。

2.最好是用猪肉片或牛肉片做这道菜。把肉片平铺在案板上，把豆腐片放在肉片的一端，然后，用肉片卷起豆腐。

3.把卷好的豆腐卷都摆到浅盘子上，在上面浇上生抽酱油、料酒、少许淀粉和少许白糖调好的汁，腌10~15分钟。腌制过程中要翻一次面。

4.煎锅里热少许油，把腌好的豆腐卷摆放进去，小火慢慢煎至豆腐卷的两面都成漂亮的金黄色，盛出摆盘即可。

芹香豆腐汤

【材料】香菇100克，豆腐200克，芹菜叶50克，精盐、味精、葱花、鲜汤、植物油各适量。

【做法】

1.先将香菇去杂质洗净，撕成小片。

2.豆腐切小块；芹菜叶洗净撕成小朵。

3.净锅置火上，加油烧热，放入香菇煸炒片刻，加入鲜汤、豆腐块、精盐，烧煮至入味。

4.撒上芹菜叶、葱花和味精，烧沸后佐餐食用。

 孕5月美食推荐

鱼香肝片

【原料】猪肝250克，花生油、泡椒、葱、蒜、姜、酱油、醋、糖、盐、料酒、淀粉适量。

【做法】

1.猪肝洗净切片，葱姜蒜洗净切末，泡椒切圈。

2.猪肝片加入料酒、盐、葱姜蒜末、泡椒圈腌制30分钟。

3.淀粉中加入适量糖、盐、醋、酱油，加入少许清水，调匀成水淀粉。

4.炒锅烧热，加入少许花生油，油热后，倒入腌制好的猪肝，快速翻炒，炒至猪肝伸展变硬后，倒入调好的芡汁，勾芡。翻炒均匀，出锅装盘，即可食用。

【功效】猪肝中含有丰富的维生素A和优质蛋白，适于作为孕妇补充营养的食材。

凉拌豆腐皮

【原料】豆腐皮250克，菠菜、香菜、青椒、大蒜、醋、盐、香油适量。

【做法】

1.豆腐皮洗净，在开水中焯一下，捞出，沥干水分，切成细丝，晾凉备用。

2.菠菜择洗干净，在开水中焯一下，捞出，沥干水分备用。

3.香菜洗净切小段；大蒜加适量盐，捣成蒜泥。青椒洗净切丝。

4.将豆腐皮丝、菠菜、青椒丝放入盆中，加入蒜泥、醋、香菜、香油，拌匀，装盘，即可食用。

【功效】豆制品中含有丰富的优质蛋白和钙、铁等矿物质元素，以及大量维生素，可以为孕妇和胎儿提供充分的营养。

胡萝卜牛骨汤

【原料】胡萝卜2根，牛骨500克，番茄2个，花椰菜、盐、料酒适量。

【做法】

1.牛骨洗净斩断，露出骨髓。胡萝卜洗净，去皮切块。番茄洗净切块。花椰菜洗净掰成小朵。

2.锅中添适量水，放入牛骨，大火煮开，转小火，炖至汤色奶白，骨中骨髓流出，加盐调味。

3.牛骨汤中放入胡萝卜块、花椰菜、番茄块，继续小火慢炖，至胡萝卜和花椰菜软烂，番茄溶化。即可食用。

【功效】胡萝卜中含有丰富的胡萝卜素和维生素A，牛骨中含有大量的骨胶原及钙，经常食用可以帮助孕妇补充维生素和钙质。

红枣羊骨粥

【原料】羊骨500克，糯米150克，红枣15枚，盐、葱、姜适量。

【做法】

1.糯米淘洗干净，清水浸泡3小时。红枣洗净去核；羊骨洗净斩断，露出骨髓；葱姜洗净切末。

2.锅中添适量水，放入羊骨，大火煮开，转小火，炖至汤色奶白，骨中骨髓流出。捞净汤中骨头，加盐调味。

3.羊骨汤煮开，加入糯米和红枣，煮至黏稠。放入葱姜末调味，即可食用。

【功效】糯米具有养胃功效，羊骨可以补钙，这种食材结合起来对预防和治疗骨质疏松，增加肌肉弹性有特别功效，适于孕妇食用。

香椿饼

【原料】新鲜香椿150克，鸡蛋5个，葱、盐、花生油适量。

【做法】

1.鸡蛋打成蛋液，加少许盐调味。香椿洗净切末，葱切末。

2.将葱末和香椿末放入蛋液中，搅拌均匀。

3.炒锅烧热，倒入少许花生油，转动炒锅，让锅底沾上油。

4.油热后，倒入加有葱末和香椿末的蛋液，转动炒锅，让蛋液均匀平铺在锅底上。

5.待蛋液略微凝固成饼状后，翻面，小火煎至另一面凝固。即可出锅食用。

【功效】香椿含有丰富的维生素C和胡萝卜素等营养物质，有助于增强孕妇免疫力，鸡蛋含有大量人体必需氨基酸，蛋黄中的卵磷脂是促进胎儿大脑发育的重要物质，适合孕妇食用。

孕5月如何胎教

 ## 胎教要适度

适时胎教不仅可以帮助宝宝开发智力，促进身体器官功能的发育，同时也可以增强准爸妈与胎儿之间的感情。"望子成龙"是每个父母最大的心愿，都不想让自己的宝宝输在起跑线上，都想把胎儿培育得更出色、更优秀，这种心情是可以理解的，但凡事都有个度，一旦过度，不仅达不到预期的目的，反而会导致不良后果。胎教一定要适度，不可累坏了宝宝。

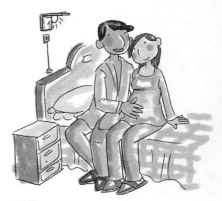

胎教

有些准爸妈在实施胎教时，过于急切，比如在进行语言胎教时，长时间将耳机放在腹部，造成胎儿心情烦躁。出生后，变得十分神经质、爱哭、爱发脾气，以致对语言学习产生了一种逆反心理。在音乐胎教时，也不能没完没了地听，如果连准妈妈本人都感到疲惫不堪，那胎儿的感觉也绝对好不到哪里去。同样，还有运动胎教，准爸妈的抚摸动作一定要轻柔，要有规律，尤其是准爸爸，要轻轻地"抱"宝宝，抚摸宝宝，切不可用力过猛，否则有可能会伤害宝宝，甚至导致胎儿肢体残疾。

各种胎教都使胎儿受益，但如果实施不当，恐怕胎儿不但不能获益，还会受害。因此，准爸妈必须认真学习胎教方法，正确实施胎教，不可贪心，不可太急切，让宝宝受累。

另外，胎教并非越早进行越好。只有在胎儿大脑、神经系统和感觉器官逐渐发育并趋于完备时，胎教才会真正发挥作用。

胎教也不是越多越好。胎教要适量，要有规律，准爸妈和胎儿要有情感"交融"。例如要选择在胎儿精神好时胎教，每次不要超过20分钟。

 ## 给宝宝讲述一天的生活

除了给胎儿听音乐，读诗歌、念散文、讲故事。准爸妈还可以给胎儿讲讲一天的生活。由于准妈妈和胎儿有脐带相连，关系更为紧密，随时随地都可以和宝宝说话，这也是准爸爸无法做到的。

早晨起床，准妈妈可以对肚里的宝宝说说今天的天气，用诗一般的语言描绘给宝宝听。蓝天白云，雾霭雷电，雨雪风霜，无论什么天气，如果你以欣喜的语气描述，宝宝也会感受到你对大自然的热爱。

洗漱时，准妈妈可以随便给宝宝讲点如何讲卫生的事情，比如怎样把脸洗得更干净，怎么使用牙刷，怎样梳头发之类。也可以告诉宝宝自己的一些行为是为了他的健康成长，比如为什么起床后要喝一杯温水，为什么要锻炼身体，让宝宝感受到妈妈的爱无处不在。

出门散步时，准妈妈可以给宝宝讲一下所见的高楼大厦、绿树红花、和你擦肩而过的陌生人、方便快捷的地铁站等。

准爸爸下班后，也可以参与到"对话"中来，可以告诉宝宝你今天上班的时候做了什么，和同事说了什么有意思的事，自己又是多么想念准妈妈和宝宝，这可以让宝宝感受你的生活，感受你对她们母婴的爱，同时还可以增进夫妻感情。

晚上夫妻二人一起出去散步时，准爸妈可以给宝宝描述一下美丽的星空，并告诉宝宝"我们一家三口在一起，很幸福"。

这些不仅是语言胎教的基本内容，同时又可以巩固亲子感情，培养孩子对准爸妈的信赖感。此外，还可以增强胎儿对外界事物的感知能力和思维能力。

所以，只要准爸妈细心观察周围事物，以积极快乐的心态享受生活，并把这些美好的事物和自己喜悦的心情告诉胎儿，必然会对宝宝的成长和发育产生积极的作用。

 抚摸胎教

正常情况下，从怀孕第8周，胎儿就开始在母体内活动了，但这时动作很小，力量也很弱，准妈妈还感觉不到。随着怀孕月份的增加，胎儿的活动幅度会越来越大，动作也越来越灵活，从吞咽羊水、眨眼、吮吸手指、抓握，直到伸展胳膊、翻身、踢腿等。这时可以进行抚摸胎教。

抚摸胎教是准爸妈与胎儿之间最早的接触和交流，通过抚摸孕妇的肚子，可以使腹中的宝宝有所感知，并做出相应的反应，达到"互动"的目的。

抚摸胎教可以锻炼宝宝的触觉，从而促进

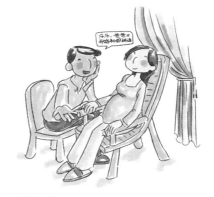

抚摸胎教

了胎儿大脑细胞的发育。此外，抚摸胎教还可以激发胎儿活动的积极性，促进运动神经的发育。科学试验表明，经常受到抚摸的胎儿，对外界刺激的反应比较灵敏，出生后翻身、抓握、爬行、坐立、行走等动作发育比一般的婴儿明显提前。

抚摸胎教不仅可以让胎儿感受到父母的关爱，还能使准妈妈身心放松、情绪稳定，也可以加深准爸妈和胎儿之间的感情。

由此可见，抚摸胎教对胎儿的成长和发育是十分有利的。但是，准爸妈在进行抚摸胎教时，动作一定要轻柔，动作过大或过猛不仅会让宝宝感到不适，甚至还会伤害到宝宝。

 音乐胎教：《四小天鹅舞曲》

《四小天鹅舞曲》是《天鹅湖》第二幕中的舞曲。《天鹅湖》是世界上最出名的芭蕾舞剧，也是所有古典芭蕾舞团的保留剧目。《天鹅湖》原为柴科夫斯基于1875~1876年间为莫斯科帝国歌剧院所作的芭蕾舞剧，于1877年2月20日在莫斯科大剧院首演，之后作曲家将原作改编成了在音乐会上演奏的《天鹅湖》组曲，组曲出版于1900年11月。

而《四小天鹅舞曲》是舞剧中最受人们欢迎的舞曲之一，这首舞曲音乐轻松活泼，节奏干净利落，形象地描绘出了小天鹅在湖畔嬉游的情景，质朴动人的旋律还富于田园般的诗意。四小天鹅舞曲的八分音符奏出活泼跳跃的伴奏音型，以二重奏的形式奏出轻快的乐句，形象地刻画了小天鹅天真活泼可爱的形象，显得十分有趣。乐曲欢快、活泼、跳跃，整首乐曲速度轻快，有管弦乐队来演奏，并且能较明显地听出管乐和弦乐分别演奏的乐句。

音乐是心灵的语言，它能使人张开幻想的翅膀，随着优美的旋律，翱翔在自由自在的天空。胎宝宝对声音的感受来自母体内大血管的搏动，其节律与心脏跳动相同，与有规律的肠蠕动相同。胎宝宝在子宫内能分辨出不同的声音，并能进行"学习"，形成"记忆"，可影响到出生后的发音和行为。因此准妈妈应该给予胎宝宝以良好的声音刺激，像是《四小天鹅舞曲》这样有节奏感和旋律欢快的音乐，就是促进宝宝听力发展的好音乐。

 音乐胎教：《彼得与狼》《B小调第一钢琴协奏曲》

1.《彼得与狼》

彼得与狼是苏联作曲家普罗柯菲耶夫为儿童写的一部交响童话，作曲家运用乐器刻画人物和动物的性格、动作和神情，音乐技巧成熟，形式新颖活泼，旋律通俗易懂。音乐中用长笛、双簧管、单簧管、大管、弦乐四重奏、定音鼓和大鼓所奏出的具有特性的短小旋律和音响，分别代表小鸟、鸭子、猫、爷爷、少先队员彼得和猎人的射击声等。由作者本人所构思的情节和撰写的朗诵词，具有生动活泼而又深刻的教育意义。

该故事讲述了少先队员彼得与他的小朋友鸟儿一起玩耍，家中的小鸭在池塘嬉游，与小鸟争吵。小猫趁机要捕捉小鸟，被彼得阻拦。爷爷后来吓唬他们说狼要来了，把彼得带回家。不久，狼真来了，吃掉了小鸭，还躲在树后要捉小鸟和小猫。彼得不顾个人安危，在小鸟的帮助下捉住狼尾巴，将它拴在树上，爷爷和猎人赶来把狼抓进了动物园。故事寓意深刻，表现了儿童彼得以勇敢和机智战胜了凶恶的狼。

准妈妈在欣赏这首曲子时，可以配合着给胎宝宝朗读一下这个小故事，让宝宝学一学少年彼得的正直和勇敢。

2.《B小调第一钢琴协奏曲》

《B小调第一钢琴协奏曲》在柴可夫斯基早期的大型作品中，是真正开朗的情绪和乐观主义的深刻体现，它称得上是19世纪俄罗斯钢琴音乐的一个顶峰。是柴可夫斯基在创作歌剧《叶甫盖尼·奥涅金》之前的重要作品之一。

该协奏曲一共分为三个乐章。第一小提琴和大提琴用它那温暖的声音庄严地奏出这段引子的基本主题，钢琴用大量洪亮的和弦伴随着它。这个主题气息宽广，宏伟有力，充满着一种炫目的光辉，具有俄罗斯民歌旋律的特征，它是一支庄严壮丽的生活颂歌，是继贝多芬之后的另一首新的《欢乐颂》。

第二乐章是介乎前后两个乐章之间的一首抒情间奏曲，它的音乐怡神悦耳，具有温雅朴质的田园风味。乐章的基本主题是一支具有民歌气质的优美动听的旋律，体现了人对大自然形象的静观和省察，反映了人同大自然永远相亲的感情。

最后乐章是一首欢乐的颂歌，是充满元气和生命力的表现，乐章中出现的一些形象，全都在一个明朗、乐观的氛围中活动。这一乐章用回旋奏鸣曲形式写成，乐曲的基本主题在乐队奏出的一段简短的引子之后由独奏钢琴奏出，这个主题选自乌克兰民间的一首春季歌曲，乐章的这两个主题，一个急速有力，充满无尽的表现力，另一个虽然比较平静，但逐渐也转换为胜利的步调，发展成为对生活的狂喜赞歌。这两个主题互相对比，互相补充，共同表达这终曲的明朗而乐观的基本思想。

 音乐胎教：《G弦上的咏叹调》

《G弦上的咏叹调》为巴赫《第三号管弦乐组曲》的第二乐章主题，充满诗意的旋律美，使此曲成为脍炙人口的世界名曲，原曲创作于1727~1736年。

《G弦上的咏叹调》乐曲为很慢的慢板，C大调，4/4拍子，二段体。乐曲悠缓委婉、充满了沉静甜美的气氛，宛如一首温馨深沉的夜曲。全曲演奏时间约4分钟。音乐开始速度极缓。逐渐长音渐强，抒发了沉思冥想的心绪，又像在轻声咏唱。第二段是在第一段的基础上加以发展成的，没有像一般二段曲式那样在速度与性格上与第一段形成鲜明对比，而保持了原来意境，感情起伏较大，不断向上推，使乐曲在曲调上委婉动听。最后音乐在激情而富于自信的情感之中圆满地结束。第一小提琴像是一位伤感的女高音，咏叹出一支缠绵悱恻的旋律。最初是隐忍的怨诉；中途，音乐愈益激动、跳跃，将主人公心内的热情与追求倾诉出来；最后又回归到富有感情的低吟之中。这段旋律在古钢琴和弦乐组的伴奏下由第一小提琴奏出。虽然第二小提琴和中提琴间或也加以呼应，但终究都是作为伴奏，为主旋律衬出美妙的背景。

巴赫的音乐是真正能够均衡心灵的。他的音乐能指明人生的方向，抚慰疲惫的心灵，给予安慰和信赖，不会失却信心、仁爱，不会失去人性中最本质的东西。如果说音乐是人类灵魂的最后一道防线，那么巴赫的音乐，就是这防线上的把守者。在遇到精神上的危机时，依靠巴赫的音乐能让人获得平静和均衡。听巴赫的音乐有一点好处，它永远不会让你变成理想主义者。冷静、冷静、再冷静。它告诉你生活就是这样，一部与另一部交织在一起，此消彼长，没有永恒。一堆奇怪的和声或者音程，放在一起却十分和谐。永远不疾不徐娓娓道来。

运动胎教：气功瑜伽

气功是一种通过调身、调息、调心三结合的，以内练为主的自我身心锻炼功法。通过气功锻炼，可以培育、增强元气，充实脏腑之气，活跃经络之气，并提高它们的调节功能，从而改善身体素质，发挥人体机能潜力，故气功有防病治病、保健康复、益智延年等功效。它是通过调身、调息和调心三种方法来达到锻炼的目的。调身，是指姿势或动作的锻炼。练功的姿势很多，各具形态，但对它们有一个总的要求，就是要利于身体内部的气血运行，五脏安和。调息，是指呼吸与内气的锻炼，是练功的主要环节，亦是气功瑜伽重要的一环。调心，是指意念锻炼。人的意念活动，即是心神作用，所以调心。

1. 第一种

具体步骤如下：

（1）先将身体用意念进行自我放松，重点使小腹丹田

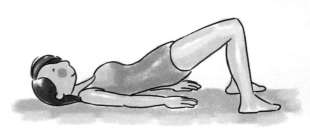

骨盆运动

（脐下）放松。

（2）舌尖微抵上腭，精神内守，除去杂念，意守膻中穴（两乳正中间，乳房无下垂时即两乳头连线的正中间）或丹田或涌泉穴（足底去趾前三分之一处，足趾屈时呈凹陷处即是），三穴可任选一穴，也可轮流意守，直至大脑入静。

2. 第二种

具体步骤如下：

（1）端正平坐（站、靠、卧也可以），上体自然伸直，不要前俯后仰。

（2）上体与大腿成90度角，大腿与小腿呈90~100度角，两膝分开与肩同宽，垂肩含胸，两手自然轻放膝上。

（3）目微闭以"垂帘"，口自然闭合，两嘴角自然上翘，舌尖轻抵上腭齿根。

3. 第三种

具体步骤如下：

（1）身体坐定以后，进行呼吸法，以鼻吸口呼自然呼吸为主。

（2）息以深、长、匀、细为原则，要顺其自然，不能强求。

（3）当气从鼻中吸入时，要意想气经呼吸道入丹田，然后想丹田似一个小气球，吸入的气在丹田里绕几圈后，因容纳不下，便又经呼吸道由口呼出。

（4）这样不断循环10次。

 ## 运动胎教：准妈妈体操骨盆、腹肌运动

1. 骨盆运动

具体步骤如下：

（1）准妈妈平卧在床上，全身放松，深呼吸5次。

（2）屈膝，抬起臀部，尽量将臀部抬高，然后慢慢下落。

（3）重复这个动作3~5次。

这个动作做起来要温和一些，每一位准妈妈的运动量、频率及动作幅度要根据自身的情况具体把握。它能够加强准妈妈骨盆关节和腰部肌肉的柔软性。

2. 腹肌运动

具体步骤如下：

（1）准妈妈半仰卧躺着，再平卧屈膝。

（2）从平仰到半坐不完全坐起。来回做数次。

做这个动作时，服装要宽大、舒适，可以播放一些轻松的音乐。运动强度视准妈妈的体力情况决定。它能增强腹肌的收缩力量，防止因腹壁松弛而造成的胎位不正和难产。

常见不适与应对

警惕各种妇科炎症

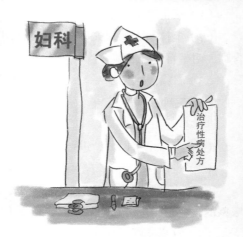

由于激素的作用，准妈妈在怀孕后阴道的分泌物增多、外阴潮湿，很容易滋生细菌。再加上本身的抵抗力下降，所以比常人更易外感细菌，于是会患上一些妇科炎症。一般而言，孕妇的霉菌性阴道炎最为多见，再有就是滴虫性阴道炎、细菌性阴道炎等，以及子宫颈炎和盆腔炎。

1.霉菌性阴道炎

霉菌性阴道炎又称念珠菌性阴道炎，是准妈妈最常见的妇科炎症。白色念珠菌是致病菌，平时寄生在人体的皮肤、黏膜、消化

警惕各种妇科炎症

道及其他脏器中，当机体抵抗力降低时，就会繁殖，达到一定量时，人体就会发病。由于妊娠期高雌激素水平导致阴道上皮细胞糖原分泌增多，在阴道杆菌作用下生成乳酸，使阴道的pH值降低，为霉菌的生长提供丰富的物质条件。此外，大量雌激素还能够直接刺激霉菌生长。

患上霉菌性阴道炎后，准妈妈常会感到外阴及阴道剧烈瘙痒，瘙痒可由轻度到不能耐受，常不自觉地抓挠导致外阴肿胀、潮红，甚至红肿，溃烂，有烧灼感。白带增多，为白色，其中有白色凝乳样或豆腐渣样物，严重时略带臭味，夹有血丝。

2.滴虫性阴道炎

滴虫性阴道炎是由于妇女感染阴道毛滴虫而引起的一种阴道炎，是妊娠期常见的妇科炎症之一。正常妇女中3%~15%的人阴道内有滴虫寄生，它们长期寄生于尿道、尿道旁腺、膀胱或肾盂，但并不都引发阴道炎。怀孕后，由于阴道酸碱度的改变，寄生于泌尿生殖系统内的滴虫也随着环境的改变进行发作。如果发生细菌混合感染，症状会更加严重。

滴虫性阴道炎患者会出现白带增多及外阴瘙痒。白带呈稀薄脓性、黄绿色或灰黄色泡沫状，可伴有臭味，严重者还会有血性白带及尿频、尿急、尿痛及尿血等尿道刺激症状。医生妇科检查可以看见阴道及宫颈黏膜红肿，有密密麻麻的散在出血点，呈草

莓样外观，阴道分泌物可查出滴虫。

3.细菌性阴道炎

细菌性阴道炎又称非特异性阴道炎、嗜血杆菌性阴道炎、棒状杆菌阴道炎、厌氧菌性阴道病炎、加特纳菌性阴道炎等，是由阴道加特纳菌和一些厌氧菌的混合感染所致。细菌性阴道炎除了会给母体的生殖健康造成麻烦外，还会危及胎儿的发育和健康，轻则引起胎动不安，重则导致早产、流产。此外，通过大量的临床观察发现，细菌性阴道炎与未足月胎膜早破及其宫内感染有直接关系。

细菌性阴道炎患者的病症表现是阴道分泌物增多，并有鱼腥味；用窥阴器进行检查时发现阴道内的分泌物增多，呈灰白色，很黏稠，但阴道壁的炎症不明显。

4.子宫颈炎

宫颈炎常被称为宫颈糜烂，通常是宫颈的慢性细菌感染，使原本光滑的宫颈变得毛糙，易出血。急性宫颈炎常与急性子宫内膜炎或急性阴道炎同时存在，慢性宫颈炎多见，表现为宫颈糜烂、宫颈肥大、宫颈息肉、宫颈腺体囊肿等，其中以宫颈糜烂最为多见。怀孕后由于孕妇体内雌激素与孕激素水平不断提高，使宫颈的柱状上皮向外移行、组织增生，这时就容易阴道出血。长期的阴道流血会影响机体正常的防御机制，使准妈妈容易发生生殖系统感染。从而导致胎膜感染胎膜早破，影响胎儿。

子宫颈炎的主要症状是白带增多，白带呈乳白色黏液状，有时为黄色或脓样，伴有糜烂及息肉形成时，可产生血性白带或性交后出血。当炎症扩散到盆腔时可有腰骶部疼痛、下腹坠胀和痛经。有时还伴有尿频、排尿困难等。

5.盆腔炎

人们常说附件炎、输卵管炎、输卵管积水、输卵管不通，都可以统称为盆腔炎。盆腔炎是由盆腔的慢性细菌感染造成的，女性的盆腔通过输卵管、子宫、宫颈、阴道和体外相通，所以盆腔容易被外界的细菌感染。

盆腔感染后的表现常常是小腹隐痛、腰痛、白带增多，有时急性发作，会发热、肚子剧烈疼痛。准妈妈若患上盆腔炎，最好不要自行服用消炎药和中成药等，应到医院由医生来帮助治疗。

 ## 口腔有异味怎么办

有些准妈妈从怀孕后嘴里会出现一些怪味甚至是口臭，那么该如何去掉这些难闻的口腔异味呢？

（1）清洁舌苔。当嘴巴出现怪味时，可以在刷牙后顺便清洁一下舌苔，并彻底清除残留在舌头上的食物，有助于消除口腔内的异味，并可恢复舌头味蕾对于味道的正确感觉，而不至于对食物口味越吃越重。

（2）时常漱口、喝水。准妈妈可以在饭后多漱口，将口中的坏气味去除，也可以准备一些降火的饮料，或茶水、果汁等，以除去口腔中的异味，并且同时注意饮食前后的口腔卫生。

（3）避免食用辛辣食物。过于辛辣的食物容易刺激胃肠，引发便秘。长期便秘的准妈妈，由于身体内大量毒素沉积，不仅对健康有一定的危害，还会引起口臭的出现。因此，准妈妈应避免食用辛辣刺激的食物，以预防便秘和口臭的现象。

（4）定期检查牙齿。一些牙齿和口腔疾病也会引起口腔异味，因此准妈妈在怀孕时最好能定期检查牙齿，及早防止可能出现的牙齿和口腔疾病。

（5）追踪特殊病史。很多疾病会引发味觉改变或口臭，如上呼吸道、喉咙、鼻孔、支气管、肺部发生感染的时候都会有此现象，而患糖尿病，肝或肾有问题者，也会有口味改变的问题。因此准妈妈若有特殊疾病史，或发生口气及味觉显著改变的情形，应由医生诊治以做鉴别诊断。

 ## 防止体重过重

由于孕中期后准妈妈的早孕反应消失，胃口大开，再加上这一时期胎宝宝的成长需要更加全面均衡的营养元素，因此准妈妈在这一时期的进食量自然加大，同时食物的种类也变得更加丰富。有的准妈妈平时没有锻炼的习惯，或是由于怀孕后身体的变化变得不爱运动，加之营养的补足和自身分泌调节系统的变化，使得准妈妈在这时期的体重开始显著上升，很多体重过重的现象也是在这个时期形成的。

随着胎宝宝的生长发育，准妈妈的体重自然会不断地增加，所增加的体重包括胎宝宝和准妈妈两个方面（如总血量、组织液、羊水、乳腺、脂肪等），而控制体重增加主要是控制准妈妈本身的增重部分。要避免体重增长过快，准妈妈要坚持适当的锻炼，晚饭不要吃到十分饱甚至吃撑，同时适当减少主食，增加蔬菜和水果的进食；动物性食物中可多选择含脂肪相对较低的鸡、鱼、虾、蛋、奶，少选择含脂肪量相对较高的猪、牛、羊肉，并可适当增加一些豆类，这样可以保证蛋白质的供给，又能控制脂肪量。还可以通过烹饪方法去掉食物中的油分、降低食物的热量，例如吃肉要剔除肥肉，蔬菜和鱼类最好煮或蒸，如果炒菜的话尽量使用炒勺，可以少放些油。

当准妈妈的体重增加过快时，更要控制饮食，如用多吃蔬菜、水果等低热能的食品代替部分主食，力争不要使每周体重增加量超过0.4千克。

生活细节

 了解孕中期的检查项目

妊娠中期应每4周进行一次产前检查（第16、20、24、28周）。每次体格检查测量血压、体重、宫高、腹围、胎心率，并注意有无下肢浮肿等现象。

1.孕16周

B超、白带常规、妇科检查、胚胎发育情况，全身检查包括血压、体重，了解心、肝、肾的功能，血、尿常规，血型，唐氏筛查，传染病系列（上述孕期检查项目如果在孕12周没做的话就需要做）。宫高、腹围、胎心、血压、体重。

2.孕20周

复查血、尿常规，产科检查（宫高、腹围、胎心、血压、体重）。

3.孕24周

复查血、尿常规、AFP、糖筛、四维彩超胎儿畸形筛查、产科检查（宫高、腹围、胎心、血压、体重）。如糖筛异常者，指导控制饮食，两周后复查空腹血糖和餐后一小时血糖，其中有一项异常继续控制饮食两周。

4.孕28周

复查血、尿常规，产科检查（宫高、腹围、胎心、胎位检查、血压、体重），骨盆测量，血糖异常者做OGTT。

其中，通过复查血常规能够及时发现妊娠合并贫血，复查尿常规能及时筛查妊娠高血压综合征。此外，孕15~20周建议做唐氏综合征和神经管缺陷的血清学筛查；孕20~24周建议做B超筛查胎儿体表畸形；孕24~28周建议做妊娠合并糖尿病筛查（50克葡萄糖筛查试验）。

 学会看懂B超单

通常在怀孕5~6个月时，就要开始做B超检查了。很多准妈妈都感觉很难看懂B超检查单上一系列的数字，到底这些数字都代表什么呢？又有哪些是重点需要了解的呢？想要看懂B超单，首先要对B超所涉及的专业名词有所了解。

（1）双顶径（BPD）：头从左到右最长部分，也叫胎头大横径，是计测胎宝宝的头从左到右最长的部分，以这个为基础来推定胎宝宝的体重和发育状态，判断是否有头盆不对称，是否能顺利分娩等。

（2）枕额径（OFD）：胎宝宝鼻根至枕骨隆突的距离，又称前后径，也是计算胎宝宝头从前到后最长的部分，以这个数据来判断胎宝宝发育情况和孕周。

（3）股骨长（FL）：指胎宝宝大腿的长度，也叫大腿骨长，这是身体中最长的一部分的数值。通常用于和BPD一起来推算胎宝宝的体重。

（4）肱骨长（HL）:指胎宝宝上臂骨的长度。

（5）头围（HC）：环头一周的长度，也叫胎头周长，是计测头一周的长度的数值。用于确认胎宝宝的发育状态。

（6）腹围（AC）：肚子一周的长度，也叫腹部周长，是计测胎宝宝肚子一周的长度。用于和APTD（躯干前后径）、TTD（躯干横径）一起来推测胎宝宝的发育。

（7）脐带血流比值（A/B）：是指脐带内的血液流动情况。脐带作为母体与胎宝宝气体交换、营养物质供应和代谢产物排出的唯一通道，其血流动力学改变可反映胎盘、胎宝宝甚至母体的某些病理变化，以及某些高危妊娠因素。

（8）脐动脉阻力指数（RI）：代表脐带动脉的血流动力学指标，常用于检测胎盘的血液循环和功能情况。

（9）收缩期最大血流速度与舒张末期最大血流速度比值（S/D）：也是代表脐带动脉的血流动力学指标。在正常妊娠情况下，随孕周增加，胎宝宝需要增加，S/D、RI值下降。

（10）胎位（LOA）：胎位是指胎宝宝先露的指定部位与母体骨盆前、后、左、右的关系,正常胎位多为枕前位，不正常的胎位有臀位、横位、枕后位、颜面位等，以臀位最为常见，易造成难产，应予以纠正。

（11）羊水指数：是指做B超检查时，以孕妇的脐部为中心，分上、下、左、右4个区域，将4个区域的羊水深度相加所得的数值。

（12）羊水暗区：正常情况下，在B超中观察到的羊水区是呈低密度的，故临床上用羊水暗区的最大深度来表示羊水最深量，正常值为3~8厘米。

一般情况下，准妈妈要关心的主要是胎宝宝的几个发育测量的指标，如双顶径、头围、腹围和股骨长度等；孕晚期则要注意羊水指数，胎盘位置，脐血流指数等指标，每项指标都有一定的正常值范围。有的时候，B超报告结果可能与标准指标有出入，这不一定就说明宝宝发育异常。由于胎宝宝在准妈妈肚子里的活动较大、体位不同、医生操作差异等，都会使数字出现误差，所以如无特殊不适症状，也无须过于紧张。

为什么要做超声波检查

超声波检查（B超或彩超）是一种无创、快速、可重复的非手术诊断方法，它是超声波技术运用于妇产科领域的一项革命性的突破，是孕妇常用的检查方法之一。为什么定期产检，医生常建议孕妇做超声波检查呢?

通过超声波不仅可以使准爸妈提前听到宝宝的心跳，看到宝宝在子宫内的模样，而且还可以帮助医生更清晰地观察孕妇及胎儿现存或潜在的问题，预先排除可能发生的病变。怀孕到第20周左右时，羊水相对较多，胎儿还不太大，在子宫内的活动空间也比较大。这时做超声波检查，对比度较高，可以清晰地显示胎儿的各个器官，医生借此可以对胎儿进行全身的检查。如果发现了较明显的畸形或异常，也可及早终止妊娠，相应减少给孕妇造成身心上的伤害，而且这时也有充足的时间进一步进行羊膜穿刺术等检查，这对于优生优育也有重要意义。

这个时期超声波检查可以发现的畸形有：神经管畸形，如无脑儿、脊柱裂等；消化系统畸形，如十二指肠闭锁、肛门闭锁等；面部畸形，如唇腭裂等；心血管系统畸形，如先天性房室间隔缺损、法鲁氏四联征、单心房单心室、左心发育不良等；泌尿系统畸形，如多囊肾、尿路梗阻；肌肉和骨骼畸形，如软骨发育不良等；呼吸系统畸形或异常，如肺囊性病变等。

此外，超声波检查还能发现一些特殊的胎儿畸形，如腹裂畸形、胎儿肿瘤和畸胎瘤。

如果你有习惯性流产史或早产史，超声波检查非常必要。超声测量宫颈管长度可以预测将来是否会发生早产。

如果预产期和子宫及胎儿发育不符，利用超声波可以获得更多、更详细的信息，帮助医生重新评估分娩时间。

如果孕妇有家族性的妊娠高血压，孕中期通过彩超检测双侧子宫动脉的血流情况，就可以预测将来是否会发生妊娠高血压综合征。

如果子宫增大速度过快，超声波还可以检查出孕妇是否怀了多胞胎。

如果孕妇羊水量异常，还可以通过超声波计算出现有羊水的精确量，采取必要方法，避免母婴陷入危险。

由此可见，超声波检查能够使医生获得更多的信息，排除危险病变，让孕妇满怀自信地度过妊娠期，使分娩更加顺利。

如何进行葡萄糖耐量试验

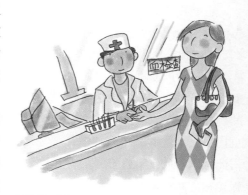

葡萄糖耐量试验

确定要做葡萄糖耐量试验后，好多孕妇又拿不定主意什么时候做。一般情况下，孕妇应该在怀孕的第24~28周，到正规医院做葡萄糖耐量试验。如果属于高危孕妇，在第32~34周，通常还需要接受第二次检查。

试验前3天，正常饮食，每天饮食中碳水化合物含量不应低于150克，并且维持正常活动，以免影响日常血糖含量，影响实验结果。停用会引起血糖升高或降低的药物。试验前10~14小时不能进食。

试验当天早晨空腹静脉取血后在5分钟之内饮下300毫升含75克葡萄糖的溶液，30分钟、1小时、2小时后分别静脉取血一次，并留取尿液做尿糖定性试验。整个试验过程中不可以进食，应安静地坐在椅子上。

如果查出患有妊娠期糖尿病，轻微者可由营养师指导，通过控制饮食就可调整到正常标准。此外，孕妇要特别注意糖分、能量的摄取适量，不可过多食用也不可完全禁食，最好多吃些纤维素含量丰富的食物。

让准爸爸参与怀孕过程

1.与丈夫分享怀孕的感觉

有时候，准妈妈想莫名其妙地发脾气，又怕大家觉得自己不可理喻；有时候，她很想有自己的空间，不喜欢一大家子在一起说笑；有时候，一想到胎儿的模样，她又会觉得无比幸福，并希望与他人分享。其实，孕妇不用将这些感觉"藏"在心里，可以将自己真实的感受和心情说出来，与准爸爸一起分享。

这时，准爸爸要耐下心来，适时地递去一杯热果汁，满含关怀地倾听准妈妈的抱怨和唠叨，最好是再加上几句贴心话，不仅可以帮妻子缓解压力，还可以增进夫妻感情，让她觉得自己没有白受苦，为了这幸福值得！

专家说，如果在怀孕期间夫妻培养出一种相互信赖、相互尊重的沟通方式，对未来的生活有很大的影响。尤其在妊娠后期，准爸妈和宝宝之间的联系非常密切，是三位一体的。宝宝在肚子里的活动和反应、孕妇自身的感受以及身体的变化都应该让准爸爸知晓，及时交流、沟通，为共同走进为人父母的重要阶段做好准备。

当然，一对彼此恩爱的父母对宝宝的发育和成长极为有利。因此，准妈妈应该努力让丈夫愿意并积极地"与你一起怀孕"，让他参与到你和宝宝的生活中来。这样，宝宝出生后，准爸爸就不会那么"惊慌"，而是会自然而然地承担起做父亲的责任。

2.经常向准爸爸描述怀孕感受

准妈妈要经常向准爸爸描述怀孕感受，以及身心出现哪些不适，参照自身，和准爸爸一起学习、了解和研究怀孕的相关知识。观察每一阶段的感受与变化是否与所了解的知识相应，如果不一样，是什么原因造成的，这种不同是否是异常表现。这些学习有助于使孕妇获得很大安全感，心情也更加平和，为生下一个健康的宝宝打下了良好的基础。

怀孕过程中，大多数准妈妈都希望自己处在一个舒适安静的环境下：光线柔和，温度适宜，环境清静，有亲人陪伴，有舒缓的音乐……这时，准爸爸就可以根据妻子的喜好，把家中氛围调节到最佳状况，经常陪她聊天，和宝宝说说话，让妻子时刻感受家的温馨。准爸爸还应该多了解一些正确、实用的生育知识，并和妻子一起研究讨论。平时可以向那些有顺利分娩经验的人请教，并把这些有用的信息传达给妻子。还可以常和她一起想象孩子有多可爱，有了孩子以后，家庭是多幸福。这样不仅可以使妻子更加放松，减轻怀孕带来的不适。准爸爸了解胎教知识，可以促进胎儿身心健康和智力发育。

共同了解怀孕知识，不仅可以协助准爸爸更好地了解准妈妈的感受，正确地分析孕妇产生各种感受和相应行为的原因，以便及时找出对策，帮孕妇舒缓压力，还可以对宝宝进行科学合理的胎教，使宝宝日后更加聪明健康。

3.让他体会宝宝的动作

虽然通过超声波可以让准爸爸听到宝宝的心跳声，看到他的模样和动作，但这并不能满足他对这个小生命的渴望与期待。在怀孕大约20周的时候，准爸爸也可以隔着肚皮感受到胎儿的动作了，这将会给准爸爸带来极大的震撼与喜悦。

每天临睡前，准爸爸可以将手掌搓热，轻轻放在准妈妈的肚子上，感受小宝宝的动作。但做这件事要求准爸爸要有相当的耐心，因为还在肚子里的宝宝可不会对你的抚摸立刻做出反应，每次"表演"也不会做预告。而且有些动作非常轻微，以至于准爸爸都不能确认自己到底感受到了些什么。所以准爸爸一定要有耐心，一定要坚持，有的时候宝宝就像个大腕儿一样，吊足了准爸妈的胃口才懒洋洋地伸伸腿有所"表示"。不过随着时间的推移，胎儿的活动会越来越频繁，越来越有力，准爸爸很容易就能感受到宝宝的运动。

有时候，准爸爸还可以轻轻地抚摸准妈妈的肚子，让胎儿感受深沉的父爱，就会做相应的动作回应。同时还可以和宝宝说些话，宝宝和准爸爸一样，都非常享受这样的"互动"。这有助于胎儿出生后，准爸爸和胎儿建立更亲密的亲子关系。

4.一块参加产前培训班

除了对重大事情一起商讨决定之外，准爸爸和准妈妈还应该共同参加产前培训班的学习，这样不仅可以增加准爸爸对怀孕过程的了解，加速完成将为人父的角色转换，同时也会让准爸爸对妻子所承受的一切心怀感激，充满敬意，发自内心地关心、照顾妻子。

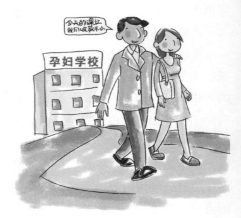

产科医生指出，让准爸爸一起参加产前培训非常重要，这能让他们了解生产的过程，以及生产过程中将会发生的一切，通过训练，使准爸爸们不再对妻子在怀孕过程中出现的一些问题感到惊慌失措。同时，当他

产前培训班

们了解妊娠过程后，他们就会有意识地思考自己怎么做才能最大限度地帮助妻子减轻疼痛，稳定情绪，放松心情。此外，准爸爸在产前训练中学会了听胎心、测量宫高、学会了制作营养餐及胎教的方法，便于在生活中更好地照顾孕妇和胎儿。准爸爸还可以与其他的准爸爸们一起交流、分享经验。

因此，准爸爸一起参与产前训练可以增进对共同责任的理解，更能体会妻子的辛苦。同时，伴随妻子走过怀孕和分娩的过程，可以让准爸爸更快进入父亲的角色，增进父子之间的感情。

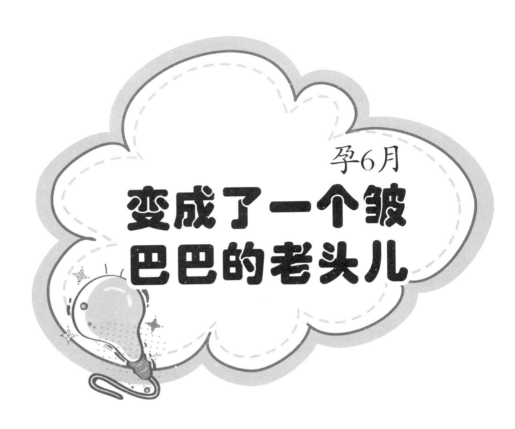

孕6月

变成了一个皱巴巴的老头儿

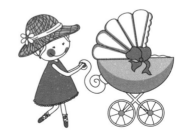

准妈妈的变化

胎儿的动作更大更频繁

通常，孕5月时，孕妇就可以感受到令人激动又难忘的第一次胎动了。而到这个月，胎儿的动作会越来越大，越来越频繁。而且基本上不需要屏气凝神去感觉了，也不仅仅是只有准妈妈才能感觉到胎动，其他人通过观察肚皮就可以看到宝宝在动，这种可以看得见的胎动更加直观。因为宝宝动，被胎儿身体部位顶起的肚皮也会动，有时还鼓起来老高。如果准妈妈感觉到胎儿的"顶撞"非常有力，而且同时会摸到很多不同的地方，那代表宝宝的肩膀、手臂、膝盖和手掌已

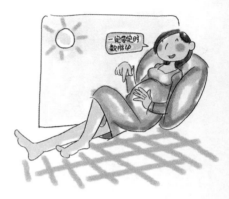

一定要定时数胎动

经发育完成了，并且子宫中还有足够的空间让他伸懒腰、打哈欠、尽情玩耍呢！

如果你还有大一点的孩子，他们还没感受过这个即将加入他们之中的小宝宝的活动，并因此充满了好奇，准妈妈可以把他的小手轻轻地贴在自己的腹部，让他感受那些胎动，也许他也会兴奋不已，期盼着小宝宝的下一次活动呢，这样的感受或许就会成为加深他们兄弟姐妹之间感情的纽带呢！

胎动，对好多准父母来说，不只是欣喜，也是一种享受。通常在早上起床前或晚上睡觉前，胎动会比较明显。如果此时准爸爸拥着妻子侧躺下来，就可以感觉到宝宝在轻轻撞击自己，那种奇妙的感觉，就像是一家三口相拥而眠，频繁胎动会让准爸爸产生和胎儿血脉相连的感觉。当胎儿活动时，很多准爸妈就会觉得宝宝也是有意识的，可以感觉到他们的存在、他们的动作，可以听到他们的声音，甚至感觉到他们爱他，心里顿时会涌起一种异样的幸福。

放慢生活节奏

我们生活在一个讲求速度的时代，我们周围的事物比任何时候变化和发展得都要快。大家竭尽全力使自己更有效率，但每天刺耳的手机铃声、响个不停的电话、紧张

的工作和繁重的家务都是一种无形的压力。许多研究显示，这种压力会导致人体产生应激反应，尤其对孕妇而言，更容易影响她们的健康，并可能因此损害胎儿的发育。

到了妊娠中期，孕妇更需要放慢生活节奏，即使自己被惯性驱使，停不下来，日益笨重的身体也会强迫你停下来休息。如果每天都是匆忙奔波，过于疲倦，身体就会自动发出讯号，提醒孕妇该休息了。忙碌了一天之后，晚上或是第二天，身体的疲劳就是在告诉孕妇："你太累了，该歇歇了。"这时，就表示孕妇在精神上和生理上已经没有足够的力量来继续维持每天忙碌的生活了。因为，身体内还有另外一个小生命呢。即使孕妇不得不在整个孕期都保持这种忙碌的生活，那也应该调整心态，试着用更多的休息来缓解身体的劳累，用静心休养来平复心理压力。慢慢学着真正地享受生活，享受怀孕的过程。享受生活是一种态度，意味着怀孕的你此时不需要再应付各种各样的社会职责，而是可以怀着轻松的心情欣赏早晨洒入窗内的阳光，认真品味与家人相处的甜蜜与温馨，当然包括丈夫对自己无微不至的照顾，还有宝宝和你们的"互动"。

 ## 小腿抽筋更加明显

小腿抽筋是孕妇的常见症状，可能从怀孕中期开始，孕妇就会频繁受到小腿抽筋的困扰。而且孕妇小腿抽筋大多发生在晚上，极大地影响了睡眠质量。随着妊娠期推进和腹部日益变大，这种状况可能还会加重。腿部抽筋可能是由于孕妇腹部增大，体重增加，腿部肌肉承受负荷太大而感到疲劳；也可能由于不断增大的子宫压迫了向下肢输送血液的血管，使下肢血液回流缓慢；也可能是子宫压迫下肢神经，导致下肢肌肉麻木痉挛；还有可能是由于到怀孕中晚期，胎儿骨骼发育需要大量钙质，导致孕妇体内钙质大量流失，使小腿抽筋更加明显。

即使你还没有受到小腿抽筋的困扰，最好也采取一些预防措施，改善腿部血液循环，减少小腿抽筋的发生次数。

避免长时间站立或坐着，坐着时不要"跷二郎腿"，以免压迫腿部神经，阻碍血液循环。

经常伸展小腿肌肉，活动脚踝、转动脚趾。

保持适度锻炼的习惯，避免肌肉僵硬，促进血液循环。

保证充足的睡眠，避免过度疲劳，不要熬夜。

睡眠时采取左侧卧姿势，减少子宫对下腔静脉的压迫；也可以把腿垫高，比如在腿下放一个枕头，改善腿部血液循环。

睡前用热毛巾敷小腿，缓解肌肉紧张。

因为小腿抽筋也可能是缺钙引起的，因此孕妇摄取充足的钙非常重要。但是，由于中国居民的饮食习惯导致膳食结构中钙的摄入量普遍不高。因此，医生通常会建议孕妇在怀孕期间，在合理饮食的基础上，适当补充钙质。最好是通过食用含钙量高的食物补钙，也可以通过服用钙制剂来补钙。

腿部抽筋会使孕妇感到极度不适，通常会使人痛苦地惊醒。当腿抽筋时，你可以试试下面的方法，缓解疼痛：

遇到抽筋情况，一定尽量伸展腿部肌肉，不要因为疼痛而缩成一团，那样只会加重腿部痉挛状况。

立即用力揉搓抽筋部位的肌肉，促进血液循环。

最有效的方法是，不要"坐以待毙"，要在别人的帮助下，或扶着支撑物，试着站起来走动走动。

将腿伸直，脚后跟使劲向后蹬，脚尖向大腿方向勾，慢慢拉伸缩紧的小腿肌肉。

 ## 手部麻木，且伴有刺痛感

怀孕还可能会导致手部麻木，且伴有刺痛感。在妊娠中、晚期，有少数孕妇会感到大拇指、食指、中指及无名指的前半截出现阵发性疼痛、麻木，有针刺或烧灼的感觉，有时还会从手腕到肩膀都很疼痛。这可能是由于孕妇全身水肿，腕部会积存大量的体液，导致腕管内压力增加，还有妊娠期腕部筋膜、肌腱及结缔组织发生了变化，使腕管的软组织变紧，这些都会压迫正中神经，导致手部麻木，即所谓的"孕期腕管综合征"。

腕管综合征是一种比较常见肌肉劳损病。是经常用手工作的人的职业病，如打字员、收银员、钢琴演奏员等，尤其是经常使用电脑键盘的女性，患这种病倾向更大。调查发现有25%的女性在怀孕后，尤其是妊娠中晚期会出现手部刺痛的现象。对孕妇来说，这样的情况特别令人恼火，严重的时候甚至会让手部丧失活动功能，无法做出抓握动作。

腕管综合征经常发生在晚上，此时手腕里储存了一天的体液，已经水肿了。如果睡觉时压到手，早晨醒来时，手麻会特别明显，有时候还会觉得疼痛难忍。

为了减轻腕管综合征带来的烦恼，孕妇可以试试下面的办法：

白天尽量让手休息，工作之余经常活动手腕，比如甩手、揉捏手腕等，尤其是手部经常做重复性动作的孕妇，一定要经常活动。

使用电脑打字时，键盘和座椅高度合适，可以使手腕自然平放稍微向下弯曲。可以在手腕下方放个垫子，垫高手腕，减少体液积存，使手腕更舒服。

晚上睡觉时，把手放在身体压迫不到的部位，最好能够垫高一点，缓解水肿症状。手腕要自然放平，不要扭曲，减轻疼痛。

腕管综合征也像妊娠期间的其他肌肉疼痛一样，在分娩以后会逐渐消失，所以准妈妈们不必过于担心。如果觉得这种疼痛实在难以忍受，而且持续不停，可以在医生指导下定期注射可的松，缓解剧痛。

不自觉的子宫收缩

大多数孕妇会经常经历一些轻微的、不自觉的子宫收缩，它和临产前的宫缩不同，因此叫作假性宫缩。虽然假性宫缩经常发生，但是孕妇基本上要到怀孕中期以后才会有所感觉。因此，大部分孕妇在孕6月或7月时，才开始感觉到子宫收缩。

一般情况下，这种子宫收缩没有疼痛感，而且是偶发性的，但有时候也会感觉到如轻微的月经疼痛。通常在孕妇很疲劳时，这种宫缩会变得更加频繁。只要宫缩不是过于频繁，没有规律，而且不感到疼痛，这种宫缩时就是正常的，没有必要担心是即将临产，或者早产流产等。

随着孕妇子宫的增大，更多的肌肉群参与进去，收缩也会变得更加明显，更加频繁，更加强烈。它可以增强子宫功能，以便更好地应对分娩这个巨大的任务，就好像产前预演一样。而且，接近预产期时，这种宫缩可能会帮助宫颈变软、变薄，甚至可能会使宫颈开始略微张开。当宫缩变得有规律，并且伴有阵痛时，就是真正的临产前的宫缩了，这种宫缩会持续到子宫能把胎儿推出来。

当假性宫缩开始时，孕妇不必为此慌张，可以趁机做些放松练习，为以后的分娩做好准备。

静脉曲张

静脉曲张是指静脉压升高导致静脉血管突出皮肤表面成蚯蚓状的疾病，是妊娠期的不良反应之一。孕妇的小腿特别容易发生静脉曲张，这是因为增大的子宫会压迫身体右侧大静脉，减缓下肢静脉血液回流，从而增加下肢静脉压力。而怀孕后体内血量不断增加，静脉承受的负担也会增大。再加上孕激素分泌增多，孕妇的血管壁也会变得松弛，从而导致血管变粗，突出皮肤表面，产生静脉曲张。尤其是大腿的内侧、会阴部、小腿

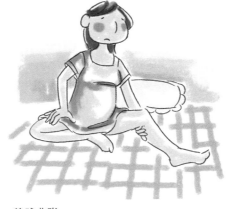

静脉曲张

和足背上静脉弯曲突出，踝关节及脚部发生水肿。静脉曲张和浮肿，常使孕妇穿不进原来的鞋子，给行动带来许多不便，严重还可能促发心血管系统疾病。

为了避免静脉曲张产生，或是减轻静脉曲张带来的痛苦，孕妇需要注意以下几个方面：

坚持每天适量运动，增强体质，促进血液循环。

怀孕过程中，注意控制体重，避免体重增加过快、过多，对下肢产生的压力过大。

不论坐着还是躺着，都要垫高双脚，加快下肢血液回流。避免长时间坐着或站着，每隔一段时间要活动活动，不要跷二郎腿。

睡觉时，采取左侧卧姿势，垫高双脚，可以减轻子宫对右侧静脉的压迫，降低腿及脚部的静脉压力。

穿着要宽松，不要穿紧身裤、束腰带等会妨碍血液循环的衣物。

一般情况下，孕妇下肢静脉曲张，经过休息会有所减轻。但如果症状一直没有缓解，且水肿逐渐向大腿、会阴部、腹壁甚至全身蔓延，并伴有高血压和蛋白尿，就有可能是妊娠中毒症，要尽早就医，以免对孕妇及胎儿产生不良后果。

 ## 坐骨神经痛

在怀孕中、晚期，孕妇的身体会释放一种耻骨松弛激素，使骨盆以及相关关节和韧带放松，为将来顺利分娩做好准备。关节和韧带松弛会使孕妇腰部稳定性减弱。而且，怀孕的中晚期胎儿发育得很快，腹部隆起，重心前移，使腰椎负担加重。如果身体给坐骨神经过多的压力，就很容易引起坐骨神经痛，也就是臀部、下背部以及大、小腿等处感到刺痛。如果之前有过腰肌劳损和扭伤的孕妇，很可能会发生腰椎间盘突出，更容易压迫坐骨神经，产生坐骨神经痛。

（1）坐骨神经痛一旦发生，往往会演变成慢性疾病，孕妇可以通过下面的方法，预防或缓解坐骨神经痛：

（2）用热毛巾或热水袋，热敷半小时，可减轻疼痛。

（3）不要搬挪重物，以免扭伤腰部，引发坐骨神经痛。

（4）要保持正确的站姿或坐姿，不要久坐或久站，要经常变化姿势，站起来活动四肢。

孕妇可以将椅子调到合适的高度，并将椅背调到最舒服的角度，并在腰部、背部或颈后放一个靠垫，减轻腰背不适。

（5）采用正确的睡姿，可以在两腿间垫个枕头，减轻压力。

（6）可以通过一些简单的按摩手法，缓解肌肉及关节疲劳。

（7）平时不要走太多的路，不要穿高跟鞋，以免腰椎疲劳。

（8）孕妇一定要保护好自己的双足和双腿，免得着凉，引发坐骨神经痛。

一般情况下，大多数孕妇分娩后，坐骨神经痛都会减轻并自愈。孕前腰椎间盘突出造成孕后坐骨神经痛的孕妇，最好不要在怀孕期间做X光检查。常规治疗方法要求佩戴矫姿腰围，容易限制胎儿活动，影响其发育。某些药物虽然效果好，但可能对胎儿健康不利。孕期坐骨神经痛的孕妇，不建议治疗，可以通过一些非医疗手段缓解疼痛。如果孕前就有坐骨神经痛，有必要考虑采用剖腹产，避免分娩后病情加重。

 ## 出现尿失禁

好多孕妇发现怀孕之后，不仅尿频，而且打喷嚏、咳嗽，或是捧腹大笑时必须夹紧双腿，否则就会有尿液漏出。

随着妊娠月份的推进，子宫向下压迫膀胱，使膀胱贮尿量减少，增加排尿次数。而当孕妇突然向下使劲时，胸腹腔之间的横膈膜会收缩并向下推挤，同时子宫也会突然下压，而如果当时膀胱中充满了尿液，就会产生尿失禁。孕妇尿失禁还可能是因为骨盆底肌肉缺乏锻炼而过于松弛，其承托、节制、收缩功能变差，而引起尿失禁。

好多孕妇觉得尿失禁让自己很尴尬，为了避免产生这种窘态，需要注意下面几件事：

排尿时，尽可能多收缩几次下腹部，挤压膀胱排空尿液。

孕妇可使用卫生巾、卫生护垫或成人纸尿裤，防止尿液污染内衣裤。

突然向下用力，比如咳嗽或打喷嚏时，尽量张大嘴巴，减少胸腔内气压，同时减轻横膈膜压迫腹腔的机会。

孕妇还可以通过运动来锻炼骨盆底肌肉。即使尿失禁症状出现后再开始也不晚。当然，妊娠初期就开始做预防体操效果更好。具体方法是：四肢着地，背部挺直，收紧肛门，将骨盆向腹部提拉，并弓起背部，保持几秒钟放松。此外，还可以做我们之前给大家介绍的凯格尔运动，同样可以很好地增强腹部及会阴部肌肉力量，更加自如地控制排尿。

要提出的是，尿失禁是部分孕妇的正常生理现象，分娩后会不治自愈，孕妇不必为此背上心理包袱。有些孕妇为避免尿失禁所带来的尴尬而减少饮水量，这是很危险的，情况严重的话可能会导致便秘，甚至脱水，准妈妈每天必须保证摄入2000毫升水。

 ## 便秘与痔疮

妊娠期间，由于孕激素影响，胃肠道蠕动变慢，胃排空时间及肠道运输时间都有所延长。而肠蠕动变慢，粪便在结肠停留时间就会延长，肠壁细胞会吸收粪便中的水分，使粪便变干变硬，导致排便困难，孕妇就会便秘。同时，由于子宫增大，腹内压力增加，对下腔静脉造成压迫，影响下腔静脉及盆腔静脉回流，再加上大便干燥，致使很多孕妇出现痔疮，而痔疮会造成直肠疼痛及出血，给孕妇带来极大的痛苦。这些都是由正常生理现象导致的疾病。其实，孕期痔疮只要多加注意完全可以预防。

孕妇不要长时间坐着不动，尤其是不要坐太硬的椅子。避免仰卧姿势睡觉，以防子宫压迫背部主要血管，影响直肠的血液循环。

做一些肌肉运动，帮助增加骨盆底部肌肉，尤其是直肠及肛门周围肌肉的弹性，减少干硬大便通过时对直肠的伤害。凯格尔运动能有效增强盆底肌肉弹性的运动，应该经常练习。

养成每天按时排便的习惯，经常吃一些富含膳食纤维食物，多喝水，软化大便。

大便干硬，难以排除时，也不要一味用力，以免直肠受伤出血。

便后使用柔软的纸巾擦拭，也可使用湿纸巾，或用水清洗肛门处，减少摩擦带来的痛苦。

每天用流水冲洗肛门，不要用毛巾用力搓洗。

如果孕妇已经患上痔疮，可以通过以下方法缓解疼痛：

用冰袋在肛门处冷敷，使血管收缩，减轻肿痛。

短时间将肛门部位浸泡在加有苏打粉的温水里，可以止痒。

痔疮软膏及栓剂也有疗效，但是要在医生指导下用药，不要使用含有类固醇和麝香的药物。

如果症状严重，确实需要进行手术，最好在怀孕中期进行，对母婴来说都很安全。因为怀孕早期是宝宝重要组织和器官的分化期，也是胎儿畸形的高发期，手术刺激很容易导致流产。怀孕晚期又难以安排手术时的姿势。怀孕中期，胎儿在子宫内进入了稳定期，实施手术相对来说比较安全，但仍要注意麻醉方式的选择和药物的安全性。

 ## 出现急躁情绪

孕6月时，孕妇的肚子更大了，这势必会给行动带来更多不便，而且一些力所能及的小事也变得难以完成了。尤其是当有些孕妇出现一些妊娠并发症时，如贫血、妊娠糖尿病等，因为直接关系胎儿安全，使孕妇经常会出现急躁情绪。而且多出来的大把时间，还容易让孕妇觉得无聊，在消极意义上助长了急躁情绪的滋生。

其实，孕妇可以利用多出来的时间，充分地休养身心，或者做一些更有意义的事情。比如趁机学习一些新东西，或是使自己尽情放松，利用这段时间去散散步、喝喝茶，和朋友家人聊聊天等。

怀孕，为平时比较忙碌的女性提供了一个学习如何享受优质生活的机会。比如，有的准妈妈特别喜欢弹钢琴，因为之前没有时间而被迫放弃梦想，现在机会终于来了，利用这段时间去学钢琴，不仅达成了自己的愿望，同时还可以对宝宝进行音乐胎教，可谓一举两得。还有些孕妇趁此机会参加各种培训班，及时"充电"，为产后继续工作奠定较高的起点。

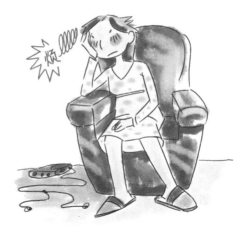

易出现急躁情绪

只要有事可做，不去想那些让人烦躁的事情，都是好的。但是，孕妇也不要让自己太累了，在满足自己需求的同时，还要为胎儿着想。此时可以放慢生活的脚步，给自己创造一个平静快乐的怀孕期，这样也会更有利于准妈妈和宝宝的健康。

宝宝的变化

第21周

第21周，胎宝宝身长大约21厘米，体重450克左右，身体比例越来越匀称了，看起来就像一个婴儿的"缩小版"，但透明皮肤下的骨骼和脏器依然清晰可见。此时因为皮下脂肪储备不足，胎宝宝的皮肤红红的，而且皱巴巴的，像个小老头。可不要觉得宝宝丑，皮肤上的褶皱是等待皮下脂肪充满的，等脂肪充满后，皮肤就变得光滑而有弹性了。胎宝宝的嘴唇、眉毛和眼睫毛已清晰可见，视网膜也已形成。内耳骨也已经完全钙化，因此胎儿听觉更加敏锐，已经可以分辨出来自子宫外的各种不同声音了。

胎宝宝的胰腺及其他腺体正在稳定发育。胎宝宝的牙龈下面，恒牙的牙坯也开始发育，为宝宝将来能长出一口好牙做好准备，此时孕妇要多补充一些钙质。

这个时期孕妇的体重大约每周增加300克。而且胃口很好，还会特别偏爱某样食品。孕妇偶尔也可以稍微放纵一下自己，吃一些自己喜欢的食品，但是一定要有节制，尽量选择健康有营养的食品。令人欣喜的是，这时的胎动次数有所增加，而且更加明显。准爸妈现在可以试着和腹中的胎儿做做游戏，当他将肚皮顶起一个小鼓包时，可以用手抚摸抚摸"鼓包"，也可以轻轻推一下，看胎儿会有什么反应。如果经常这样做，胎儿可能会发现这是个有趣的游戏，会乐此不疲呢！

第 21 周

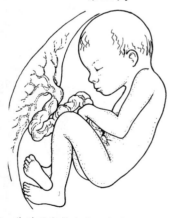

此时子官是个大而复杂的器官，为胎儿的迅速发育提供养料。

第 22 周

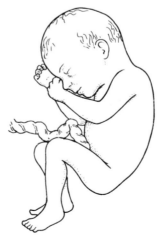

从孕期14周就开始长出的手指甲，此时快要长到手指尖了。

第 23 周

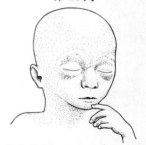

胎儿具备了听力，也可能有了味觉；尽管他的眼睛还是闭着，但是也可以分辨出光线的明暗。

第22周

第22周，胎宝宝身长约22厘米，体重540克左右。这时胎宝宝的肺部发育基本完成，如果此时娩出，已经具备在新生儿重症监护室内存活下来的可能了，成活概率为20%~25%。这一时期，胎宝宝继续吸入呼出羊水，增强肺部功能，练习呼吸。为了吸进和排出气体，胎宝宝肺部已经形成了气体通道，肺部血管和肺泡也已经开始形成，以便将来完成交换氧气，再把氧气运送到全身的任务。同时，肺部细胞开始分泌表面活性剂，隔离肺泡。

研究发现，第22周，胎儿的手和成人一样，开始向眼和嘴的方向有计划地运动，首先是快速移动，当手靠近眼睛或嘴巴时，放慢速度。这也许胎宝宝是从之前的活动中积累的经验。

第23周

第23周，胎宝宝的身长约24厘米，体重可以达到700克了。现在胎儿除了伸胳膊、踢腿，还学会了抱脚和握拳。胎宝宝肺部血管继续发育，鼻孔也已经张开了，他开始到处嗅来嗅去，似乎是在寻找自己最喜欢的味道。同时，胎宝宝口腔和嘴唇区域的神经会越来越敏感，而这正是为了出生后来到这个新世界寻找妈妈的乳头做准备，这一基本动作胎儿在子宫内就开始练习了，难怪出生后的小宝宝觅食的动作那么熟练呢。

这时，胎宝宝最重要的生命线——脐带变得更加厚实而且有弹性了，脐带里一条静脉和两条动脉的表层附着一层结实的胶状物质，可以防止脐带缠绕或打结，造成胎宝宝缺氧窒息，可以保证胎盘和胎儿之间血液畅通，使胎儿发育得更加茁壮、健康。

此外，这个时期胎儿还会经常打嗝。孕妇可能会感到腹中的胎儿有时会出现规律的跳动，但又不同于胎动，孕妇不要担心，这是宝宝正在打嗝。胎宝宝每次打嗝可能会持续时间为2~5分钟，但有时候可能会更长一些。打嗝是正常的现象，而且可以锻炼胎儿的肺部。

第24周

第24周，胎宝宝身长约为26厘米，体重约910克，胎宝宝的肺部继续发育，脊柱变得更加强壮了，但是还不能支撑正在成长的身体。这时，准爸妈不再需要借助超声波，只要把耳朵贴在孕妇肚子上，就可以听到胎宝宝有力的心跳了。这可以让准爸爸随时随地，只要方便就可以亲耳聆听宝宝的心跳。这个时候胎宝宝的大脑发育日益成熟，能对外界的触摸做出反应，是进行抚摸胎教和运动胎教的最佳时机，通过准爸妈的抚摸，可以激发胎宝宝运动的欲望。研究表明，出生前经过拍打、触压等肢体训练的胎儿，出生后肌肉更加强健，而且比其他的孩子更早些学会翻身、爬行和走路的动作。因此，准爸妈应该抓住这个大好时机进行胎教。

这时胎宝宝已经有呼吸的动作了，只是呼出吸进的还是羊水。这时，胎宝宝对外界的声音更加敏感，他可以分辨准爸妈说话的声音、妈妈心跳的声音和肠胃蠕动时发出的咕噜咕噜的声音。而飞机发出的轰鸣声、震天的音响声、刺耳的电钻声，都会使胎儿躁动不安。因此，孕妇要远离噪声污染区，给宝宝提供一个舒适安静的环境，让他更健康地成长。

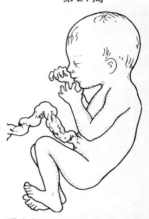

第 24 周

覆盖在胎儿身上的胎脂可以保护胎儿不受羊水的影响。

饮食与营养

 ## 准妈妈的营养补充

到了第6个月，准妈妈的身体会显得更加臃肿，到月末就会变成大腹便便的标准孕妇模样。此时，孕妇和胎宝宝的营养需要猛增，就应该注意增加适量的营养，以保证身体的需要，另外要在增加营养的同时重点增加维生素的摄入量。

许多准妈妈开始出现贫血症状。铁是组成红细胞的重要元素之一，所以，本月尤其要注意铁元素的摄入。铁是一种重要的矿物质，它的作用是生成血红蛋白，而血红蛋白能够把氧运送给细胞。人体需要摄取足够的铁，贮存在组织中，胎宝宝就从这种"仓库"中吸取铁，以满足自己的需要。为避免发生缺铁性贫血，准妈妈应该注意膳食的调配，有意识地吃一些含铁质丰富的蔬菜、动物肝脏、瘦肉、鸡蛋等，还可以从这个月开始每天口服0.3~0.6克硫酸亚铁。如果准妈妈自觉不需要补铁，那么要保证多吃含铁食物，如牛奶、肉类、大叶青菜、水果等。另外为保证铁的吸收，如果有习惯喝些清淡的绿茶的准妈妈，应在吃饭至少30分钟后再饮茶。

由于准妈妈体内能量及蛋白质代谢加快，对B族维生素的需要量增加，由于此类维生素无法在体内储存，必须有充足的供给才能满足需要，因此，准妈妈在这一时期还要多摄入富含此类物质的瘦肉、肝脏、鱼、奶、蛋及绿叶蔬菜和新鲜水果。

 ## 孕6月的饮食原则

这个月依然要坚持全面摄取多种营养元素的原则，增加体内营养物质的储存，同时要多喝白开水，以保证尿路通畅，预防尿路感染。如果准妈妈开始出现水肿的话，就要控制好食盐量，把饮水时间放在白天，晚上尽量少喝水。

在补充营养的同时，准妈妈还应提防营养过剩。自进入孕中期准妈妈胃口好转以来，多数准妈妈为了肚子里的宝宝能够全面摄取营养，都会吃各种各样的营养食品甚至是营养补品，久而久

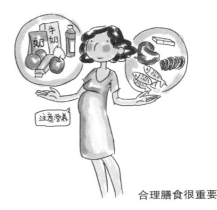

合理膳食很重要

之可能就埋下了营养过剩的隐患。营养过剩最直接的后果就是准妈妈发胖，体重增长过快，为以后的生产和哺乳带来麻烦，同时对胎宝宝的生长发育也会造成不良影响。因此，准妈妈在孕中期应坚持科学均衡地摄取食物中的营养物质，避免偏食、暴饮暴食等不良习惯。

 孕6月的营养食谱

山药香菇鸡

【原料】山药100克，鸡腿1个，胡萝卜1根，鲜香菇5朵，盐、糖、料酒、酱油各适量。

【做法】

1.山药洗净去皮，切成片；胡萝卜去皮，切成片；香菇泡软，去蒂，打上十字花刀。

2.鸡腿洗净，剁成小块，沸水焯过，去除血水后沥干。

3.将鸡腿放锅内，加入盐、糖、料酒、酱油和水，并放入香菇同煮，用小火慢煮。

4.煮10分钟后，放入胡萝卜片、山药片，再煮，煮至山药片熟透后即可。

【功效】利于脾胃消化吸收，补充多种营养元素及矿物质。

板栗烧仔鸡

【原料】板栗10颗，仔鸡1只，蒜、盐、糖、料酒、酱油、高汤各适量。

【做法】

1.将板栗划开一小口，大火煮10分钟捞出，剥去外壳。

2.将子鸡肉洗净切块，放酱油、糖、盐、料酒腌制10分钟。

3.锅中加高汤、酱油、板栗、鸡块同煮，煮至板栗熟烂。再调转大火，加入蒜瓣，继续焖5分钟即可。

【功效】益气健脾，厚补胃肠，健身壮骨，消除疲劳。

金果银耳

【原料】银耳10克，金果（梨、苹果、香蕉、橘子均可）200克，桂花少许，白糖、湿淀粉各适量。

【做法】

1.银耳用湿水发1小时，清洗干净后放入碗内，加水300克，上屉用中火蒸2小时。

2.蒸好后，把原汁滤入锅内，加入白糖和适量清水，用小火略煮，使之溶解，撇去浮沫。

3.鲜果切成指甲大小的块，放入锅内煮沸，用湿淀粉调稀勾芡，倒入碗内。

4.吃时碗上铺一层银耳、撒上桂花。

【功效】滋补肠胃，增进食欲。

橘味海带丝

【原料】干海带150克，白菜150克，白糖、味精、醋、酱油、香油、香菜段各适量。

【做法】

1.干海带放锅内蒸25分钟左右，捞出，放热水中浸泡30分钟，捞出备用。

2.把海带、白菜切成细丝，码放在盘内，加酱油、白糖、味精和香油，撒入香菜段。

3.把干橘皮用水泡软，捞出。剁成细碎末，放入碗内，加醋搅拌，把橘皮液倒入盘内拌匀，即可食用。

【功效】补充碘和牛磺酸等营养元素。

菊花黄鱼羹

【原料】大黄鱼500克，豆腐160克，干香菇50克，冬笋50克，火腿20克，鸡蛋135克，鲜菊花10克，淀粉15克，色拉油5克，香菜5克，香油3克，盐3克，胡椒粉1克，酱油6克，料酒4克，醋4克，大葱4克，姜5克。

【做法】

1.黄鱼刮去鳞片，去头、尾、内脏、洗净；葱、姜洗净切片备用。

2.将黄鱼用葱段、姜片、料酒、盐腌制10分钟，上笼蒸6分钟，取出备用。

3.香菇泡发回软，去蒂，洗净，切成细丝；将冬笋、熟火腿也切成细丝。

4.鸡蛋打入碗中，用筷子搅匀备用。

5.豆腐切小丁，放入开水中余烫一下，去除豆腥味。

6.炒锅烧热，加色拉油置于旺火上，投入葱段煸炒出香味，加入鸡汤煮沸。

7.加入料酒、冬笋丝、香菇丝、香菜，再次煮沸。

8.将鱼肉同蛋液、豆腐丁一起下锅，加酱油、盐、香油、醋搅匀，起锅装盘。

9.撒上菊花，熟火腿丝和胡椒粉即可。

【功效】补充必需的蛋白质和维生素。

炒鳝鱼

【原料】鳝鱼800克，洋葱100克，花生油、酱油、大蒜、生姜、料酒、辣椒、淀粉、芝麻油、胡椒粉和清汤适量。

【做法】

1.将鳝鱼洗净，掏出内脏和脊骨，切成2厘米左右的长片。洋葱去老皮洗净切片，生姜、大蒜切末。

2.锅置火上，倒入适量花生油，烧至七成热后放入鳝鱼片爆炒至鳝鱼片起卷后，加入酱油、生姜、洋葱片、辣椒、料酒和清汤后加盖焖。

3.焖片刻后，将淀粉加水调匀后撒入锅中，撒上蒜末和胡椒粉，淋上适量芝麻油后翻炒均匀即可出锅食用。

【功效】防治妊娠高血压和妊娠糖尿病。

南瓜排骨汤

【原料】猪排骨1000克，南瓜1500克，赤小豆、蜜枣、陈皮和盐适量。

【做法】

1.将猪排骨洗净后斩成小段。将南瓜洗净后切成片，赤小豆、蜜枣洗净，陈皮浸软洗净后备用。

2.将所有材料放入汤锅中，加入适量清水，大火将水烧开后改成小火煮至汤汁浓稠，依个人口味加入适量盐后即可食用。

【功效】促进胎宝宝骨骼发育。

什锦蛋炒饭

【原料】米饭400克，鸡蛋150克，莴笋100克，火腿肠60克，蘑菇和洋葱各60克，花生油、小葱、鸡精和盐适量。

【做法】

1.将鸡蛋打散后倒入油锅中炒成嫩蛋，莴笋、蘑菇、火腿肠和洋葱切丁，小葱切成细末备用。

2.锅内放入适量花生油，烧热后倒入蘑菇丁、莴笋和洋葱略炒，加入米饭和炒蛋同炒，再放入火腿丁，最后加入葱花、盐和鸡精后翻炒即可食用。

【功效】提供多种营养元素，防止便秘。

 准妈妈本月应该多吃的食物

1.黑木耳

黑木耳中所含的胶质可以把残留在消化系统的灰尘和杂质吸附集中起来排出体外，另外还具有滋补益气、健胃止血、润燥清肺等功效，可以有效预防缺铁性贫血症状的发生，准妈妈不妨多吃一些黑木耳。

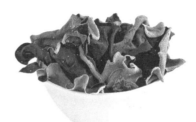

黑木耳

2.野菜

野菜当中的蛋白质、矿物质、维生素含量都比栽培蔬菜要高，所以准妈妈们可以在餐桌上多添一盘野菜，为胎宝宝多增加一条营养供给渠道。野菜的污染较少，对准妈妈和胎宝宝都比较安全，口感清爽还有利于增强食欲。此外，准妈妈时常吃些野菜还能中和体内的酸性，以维持身体弱碱性的内环境。但需要注意的是，不是什么野菜都能吃，叫不出名的不要吃，久放的不要吃，最好是到大型超市买新鲜的野菜食用。为了安全起见，在每次煮食前要把野菜放在清水里浸泡两个小时以上进行解毒后清洗，然后再烧煮食用。

3.黄豆

黄豆中所含的蛋白质是牛肉的2倍、鸡蛋的2.5倍，此外还含有丰富的不饱和脂肪酸和亚麻油酸，以及核黄素、烟酸、维生素E和多种微量矿物元素，准妈妈在整个孕期都应该多吃黄豆类的食物。

4.黄鳝

黄鳝是一种营养丰富的鱼类，每100克黄鳝中含有蛋白质18.8克、脂肪0.9克、磷150克、钙380克、铁16克，此外还含有维生素A、黄鳝素A、黄鳝素B以及硫胺素。此外黄鳝中还含有能够促进胎宝宝大脑发育的DHA和卵磷脂。准妈妈多吃一些黄鳝，可以有效促进胎宝宝的大脑细胞发育，还可以防治妊娠高血压和妊娠糖尿病。但需要注意的是，黄鳝一定要买新鲜的，不可食用已经死亡的，也不能与狗肉、菠菜、南瓜和大枣一同食用。

5.瘦肉

动物性蛋白质是整个孕期都需要补充的营养，随着胎宝宝一天天地长大，准妈妈摄入的蛋白质也应适当地予以增加量，瘦肉无疑是好的选择。而且，瘦肉中的脂肪含量较少，免去了准妈妈对于发胖和体重过重的担心。

6.黑芝麻

黑芝麻当中富含丰富的钙质，有助于胎宝宝骨骼的发育，并可防止准妈妈的骨质疏松症。另外，将黑芝麻捣烂后配合牛奶、蜂蜜饮用，还可以有效防治便秘的症状。

 ## 准妈妈本月应该少吃的食物

1.糖精

糖精和糖是截然不同的两种物质。糖是从甘蔗和甜菜中提取的，而糖精是从煤焦油里提炼出来的，其成分主要是糖精钠，无营养价值。纯净的糖精对人体无害，但准妈妈不应长时间过多地食用糖精或大量饮用含糖精的饮料，或是每天在饮料中加入糖精。糖精对胃肠道黏膜很有刺激作用，并影响某些消化酶的功能，出现消化功能减退，发生消化不良，造成营养吸收功能障碍。另外由于糖精是经肾脏从小便排出，所以也会加重肾功能负担。

2.冷饮

怀孕后胃肠功能减弱，过食冷饮会使胃肠血管突然收缩，胃液分泌减少，消化功能减弱而出现腹泻、腹痛等症状。研究表明，胎宝宝对冷的刺激十分敏感，当准妈妈吃过多的冷饮后会引起胎宝宝会躁动不安。

3.苦瓜

苦瓜中富含多种维生素，常吃苦瓜对于预防坏血病、保护细胞膜、提高机体应急能力、预防感冒和降低血糖都有着极佳的效用，但苦瓜性寒且含有奎宁，奎宁会刺激子宫收缩，引起流产。虽然苦瓜中所含的奎宁成分很少，但为了胎宝宝的安全，准妈妈还是尽量少吃为好。

4.绿豆汤

绿豆汤是清热解毒、消暑益气的最佳饮料，特别是在炎热的夏天，绿豆汤已经成为家家户户必不可少的清凉饮品。但绿豆汤性阴寒，所以准妈妈不可以喝太多的绿豆汤，特别是本身脾胃虚弱的准妈妈更不宜喝绿豆汤。

5.柑橘

柑橘类水果包括甜橙、南橘、无核蜜橘、柚子等，当中富含柠檬酸、氨基酸、碳水化合物以及多种维生素和钙、磷、铁等营养成分，每500克橘子中就含有维生素C 250毫克，维生素A 2.7毫克，柑橘的皮、核络还都是有名的中药。常吃柑橘可以预防坏血病及夜盲症。但是柑橘好吃准妈妈却不可多食，因为柑橘性温味甘，补阳益气，过量反于身体无补，容易引起燥热而使人上火，发生口腔炎、牙周炎、咽喉炎等。若一次或者多次食用大量的柑橘后，身体内的胡萝卜素会明显增多，肝脏来不及把胡萝卜素转化为维生素A，使皮肤内的胡萝卜素沉积导致皮肤呈黄疸样改变，尤以手及脚掌最明显。常伴有恶心、呕吐症状。建议准妈妈每天吃柑橘不应该超过3只，总重量在250克以内。

 ## 进食时要细嚼慢咽

即使再饿，准妈妈在进食时也应细嚼慢咽，切忌狼吞虎咽。准妈妈要知道，自己吃下的食物是在提供两个人的营养，为了保证全面彻底地吸收食物中的营养含量，准妈妈就要注意一下自己的进食方式了。

人体只有将食物的大分子结构变成小分子结构，才有利于更好地吸收，而这种由大分子结构变成小分子结构的过程是靠消化液中的各种消化酶来完成的。咀嚼食物引起的胃液分泌比食物刺激胃肠而分泌的胃液数量更大，持续时间更长。可见，咀嚼食物对消化液的分泌起着重要作用。当人在进食时，慢慢咀嚼食物可以使消化液的分泌增多，从而有利于摄取食物中营养；相反若在进食时吃得过快、食物嚼得不精细的话，当食物进入胃肠道后与消化液接触的面积就会大大缩小，从而影响食物与消化液的混合，有相当一部分食物中的营养成分不能被人体吸收。若长时间这样的话，就会导致营养素缺乏，进而使准妈妈和胎宝宝的健康都受到影响。此外，有时食物咀嚼不够，还会加大胃的消化负担或损伤消化道黏膜，使消化液分泌减少，易患上某些肠胃疾病。

 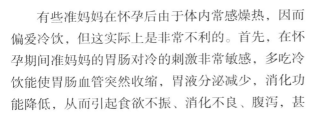

不可贪食冷饮

有些准妈妈在怀孕后由于体内常感燥热，因而偏爱冷饮，但这实际上是非常不利的。首先，在怀孕期间准妈妈的胃肠对冷的刺激非常敏感，多吃冷饮能使胃肠血管突然收缩，胃液分泌减少，消化功能降低，从而引起食欲不振、消化不良、腹泻，甚至引起胃部痉挛，出现剧烈腹痛现象。

其次，准妈妈的鼻、咽、气管等呼吸道黏膜往往充血并伴有水肿，如果大量贪食冷饮的话，充血的血管突然收缩，血液减少，可致局部抵抗力降

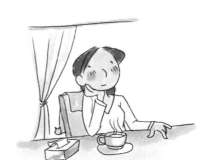

不可贪食冷饮

低，使潜伏在咽喉、气管、鼻腔、口腔里的细菌与病毒乘虚而入，引起嗓子痛哑、咳嗽、头痛等，严重时能引起上呼吸道感染或诱发扁桃体炎。

再有，胎宝宝对冷的刺激也极敏感。当准妈妈喝冷水或吃冷饮时，胎宝宝会在子宫内躁动不安，胎动会变得频繁。而且过冷的食物进入体内会使血管收缩，减少胎盘给胎宝宝的血液供应，从而对胎宝宝的生长发育造成不利的影响。因此，准妈妈吃冷饮一定要有节制，天气较热的话适当吃一点冷饮可以，但千万不可以吃得太多，以免破坏自身的健康状况和引起胎宝宝的不安。

不要盲目补充大量维生素

准妈妈每天都需要补充大量的营养物质，维生素的补给当然也是不可或缺。但值得准妈妈注意的是，维生素不可盲目地补充，更不能过多地补充，否则非但对自己和胎

宝宝没有任何积极的促进作用，反而有可能会产生一定的危害。

（1）维生素A：若准妈妈体内缺乏维生素A，胎儿有致畸的可能，如出现唇裂、腭裂、小头畸形等。而过量摄入维生素A又可引起中毒，影响胎宝宝大脑和心脏的发育，诱发先天性心脏病和脑积水，脑积水过多又易导致精神反应迟钝。中国营养学会建议：准妈妈自孕中期开始每日维生素A的摄入量为900微克。

（2）维生素D：孕期维生素D缺乏，可影响胎宝宝的骨骼发育，并能导致新生儿的低钙血症和牙齿发育不良。而孕期过量摄入维生素D也会引起中毒，婴儿可出现动脉硬化、精神障碍和尿酸中毒。建议孕期每日膳食维生素D摄入量为10微克。

（3）维生素E：一般较少出现缺乏，过量服用维生素E可造成新生儿腹痛、腹泻和乏力。建议准妈妈每日膳食维生素E的摄入量为14毫克。

（4）维生素B_1：准妈妈缺乏维生素B_1的话，胎宝宝出生后可能会出现先天性脚气病。而补充过量的话则会引起神经过敏、抽搐、头痛、震颤、神经肌肉麻痹等不良症状。建议准妈妈每日膳食维生素B_1的摄入量为1.5毫克。

（5）维生素B_6：维生素B_6可以有效控制早孕反应带来的干呕剧吐，但如果准妈妈服用维生素B_6的剂量高于正常需要量的100倍的话，就有可能发生感觉中枢的神经痛，还可使胎宝宝发生肢体缩短的畸形。此外，准妈妈若过量或长期服用维生素B_6会使胎宝宝对其产生依赖性，称之为"维生素B_6依赖症"。

（6）维生素B_{12}：维生素B_{12}对神经系统及造血功能十分重要，但也不可过多补充，建议每天摄入2.6微克即可。

（7）叶酸：叶酸是孕前和孕期都要补充的物质，如摄入不足可导致胎宝宝发育异常，甚至发生先天畸形。但是，长期过量服用叶酸的话会干扰准妈妈体内锌的代谢，而锌元素不足同样会影响胎宝宝发育。建议准妈妈叶酸摄入量为每日0.4~0.8毫克。

（8）维生素C：适量补充维生素C对准妈妈和胎宝宝均好处多多，但若摄入过量（超过1000微克）则会影响胚胎发育，长期过量服用还会使胎宝宝在出生后发生坏血症。此外，如果超过正常剂量很多倍，可能刺激准妈妈胃黏膜致出血并形成尿路结石。

（9）维生素D：维生素D可以促进体内钙的吸收，但摄入过多的话会导致特发性婴儿高钙血症，表现为囟门过早关闭、腭骨变宽而突出、鼻梁前倾、主动脉窄缩等畸形，严重的还伴有智商减退。因此对于平时常晒太阳的准妈妈，可不必额外补充维生素D和鱼肝油。

（10）维生素K：维生素K对于凝血有着重要作用，但大量服用会使新生儿发生生理性黄疸，还可降低口服抗凝血药的作用。建议准妈妈每天维生素K的补充量不要超过0.2

毫克。

 ## 吃几道减轻孕期水肿的私房菜

清炒黄花菜

【材料】黄花菜15克，黄瓜150克，生油12克。

【做法】

1.黄花菜、黄瓜洗净后切段。

2.用九成热的油炒熟即成。

冬瓜鸡

【材料】童子鸡750克，冬瓜300克，料酒5克，盐5克，姜8克，猪油（炼制）100克。

【做法】

1.冬瓜削皮去瓤，制成15厘米高的段筒，并留顶片做盖。

2.童子鸡宰杀洗净，切成小块（胗肝可用），下油锅炒至生黄，然后倾入冬瓜筒内，盖上顶片。

3.将瓜筒置于汤罐内，旁注好汤，酌加细盐、料酒、姜末，在小火上慢煨，熟后连锅上桌。

海米冬瓜蛋汤

【材料】冬瓜500克，虾米15克，鸡蛋50克，香菜3克，花生油10克，盐4克，味精3克，大葱3克，姜2克。

【做法】

1.冬瓜去瓤洗净，切成瓦棱形的片。

2.把鸡蛋打入碗内，并搅拌均匀。

3.海米放在碗内，用开水浸泡软，洗净杂质备用。

4.炒锅放在火上，放入花生油烧热，下入葱姜丝、海米粉炒。

5.加入鸡汤熬10分钟，再放入冬瓜片煮5分钟。

6.加入精盐、味精，淋入鸡蛋液，盛在汤碗内，撒上香菜末即成。

妙吃玉米健大脑

松仁玉米

【材料】玉米100克，松仁50克，红菜椒5克，葱末1克，白糖1克，盐3克。

【做法】

1.红菜椒去子洗净，切成1厘米大小的菱形片；玉米棒去皮和须，剥下玉米粒。

2.大火将平底煎锅烧热，撒入生松仁，调小火焙干。要用锅铲经常翻炒，使松仁滚动，颜色均匀。

3.当焙至松仁全部为金黄色时，盛出摊在大盘中晾凉。煮锅中放水，大火烧沸，将玉米粒放入，调中火煮5分钟，然后取出沥干水分。大火烧热炒锅，倒入油，待油温升至六成热时，先放葱末煸香，随后再放入玉米粒和红菜椒片，调入适量盐和白糖翻炒片刻。

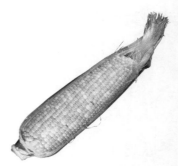

玉米

4.沿锅边加入约1汤匙（15毫升）清水，再盖上锅盖焖3分钟。打开锅盖，加入松仁，大火翻炒均匀即可。

玉米萝卜大骨汤

【材料】玉米棒150克，排骨250克，胡萝卜50克，生姜、红枣少许。

【做法】

1.玉米棒去外皮，切成段，胡萝卜切块，排骨砍成块，生姜切处，红枣洗净，备用。排骨氽一下去血水。

2.煲内注入清水（水量自己看着办，多一些），水开后加入姜片、玉米棒、排骨块，用大火煲开，改中火煲40分钟。

3.加入盐、鸡精，调好口味，再煲2分钟即可。

三鲜玉米羹

【材料】嫩玉米粒50~100克，鲜贝切小丁25克，火腿肉丁25克，熟鸡肉丁25克，淀粉适量。

【做法】

1.将嫩玉米蒸煮熟烂，再放入鸡汤中。

2.与鲜贝丁、火腿肉丁和鸡丁共煮5分钟，勾淀粉，调味后即可食用。

水果玉米沙拉

【材料】玉米粒（新鲜的玉米棒取粒或玉米罐头均可）100克，生菜30~50克，樱桃西红柿20克，奶酪、橄榄油、黑胡椒少许。

【做法】

1.将玉米粒放入锅内加少量盐大火煮开。

2.生菜清洗干净，撕成小片。

3.把樱桃西红柿从中间分开，奶酪切丝。

4.将玉米粒、樱桃西红柿、生菜叶和奶酪加橄榄油、黑胡椒拌匀即可。

 滋补炖菜让准妈妈安胎养神

鸡汤炖干丝

【材料】白豆腐干数块，熟鸡腿1只，鸡汤、虾仁适量，少许熟猪油，熟冬笋、熟火腿各少量，嫩豌豆苗适量，精盐适量。

【做法】

1.白豆腐干数块，入水煮至微沸，捞出晾凉后，切片成薄片，再切成细丝，放入盆中；加入少许并冲入沸水，用筷子将干丝拨散烫匀，沥掉水分，如此反复三次，制成豆干丝。

2.鸡腿肉撕成细丝，熟冬笋、熟火腿切细丝，虾仁上浆后用油滑熟。

3.将沥干水分的豆干丝，放入锅中加入鸡汤、虾仁、少许熟猪油、熟鸡丝和冬笋丝，用大火烧煮片刻，至汤汁呈乳白色。

4.加精盐用小火煮5分钟，放入洗净的嫩豌豆苗再煮片刻，起锅盛入盘中。

东北乱炖

【材料】排骨300克，豆角250克，小土豆200克，玉米一个，葱姜适量，大酱两勺，盐少许。

【做法】

1.豆角洗净用手掰断，玉米洗净切段，土豆洗净切两半，大酱用少许水拌匀。

2.排骨焯水捞出，冲洗干净。

3.锅内烧热油，放葱姜爆香，下土豆一分钟。

4.玉米、排骨、豆角一同放入锅内翻炒均匀。

5.把大酱倒入锅内，加热水没过菜。

6.大火烧开，小火炖至汤变为原来的1/4左右，根据口味放盐即可。

木瓜炖海带

【材料】木瓜250克，带鱼500克，生姜10克，葱段10克，料酒10克，精盐3克，生猪油15克。

【做法】

1.木瓜洗净切成薄片。带鱼刮鳞去鳃，剖腹去内脏。

2.带鱼洗净，切成3厘米长的段。

3.生姜洗净拍裂，葱洗净切段。

4.将木瓜和带鱼放于大瓷碗中，备用。

5.往碗中加入料酒、生猪油，姜块、葱段和精盐。

6.碗中注入清水400毫升，盖严。

7.上笼用大火蒸20分钟。

8.见鱼色转洁白，肉质熟透时出笼，捡出姜块、葱段，下味精，调好味。

核桃鸡腿汤

【材料】鸡腿肉、核桃、冬瓜、绍酒、盐、香油、葱、姜、草果、大料、小茴香各适量。

【做法】

1.葱切段、姜切片、冬瓜去皮切大块；鸡腿肉切块，凉水下锅焯水。

2.大火烧开，将鸡腿肉内的血沫焯出，捞出鸡腿肉反复冲洗干净。

3.将锅内放入清水，加入葱姜、小茴香、草果、花椒、大料倒入清洗干净的鸡腿肉，大火烧开烹入绍酒，转小火盖盖炖30分钟。

4.加少许盐调味倒入冬瓜，核桃。

5.直至冬瓜变成透明，点入少许香油即可出锅。

 孕6月美食推荐

糖醋佛手

【原料】海蜇皮250克，胡萝卜三根，醋、盐、糖、葱、姜、香油适量。

【做法】

1.海蜇皮水发，刮去红皮，洗净，切成长方块，再切成梳子状，放入70℃左右的水中略焯一下，浸入凉水中浸泡，海蜇皮会逐渐卷起呈佛手状。捞出，沥干水分。

2.胡萝卜洗净去皮，切片后，再切成梳子状，加盐腌制10分钟，沥干菜汁。

3.葱姜洗净，姜切末，葱切丝。

4.海蜇皮、胡萝卜、葱丝、姜末放入一只碗中，加入适量糖、盐、醋、香油，拌匀，即可装盘食用。

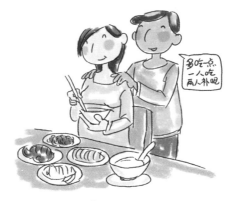

少食多餐没有错

【功效】海蜇皮中含有丰富的矿物质和维生素，有利于孕妇健康和胎儿发育。

红烧肉

【原料】带皮猪后腿肉500克，花生油、料酒、糖、大料、葱、姜、酱油、盐适量。

【做法】

1.猪肉去毛洗净，切成边长2厘米左右的正方体小块，在开水中焯一下，去除血水，加入酱油、料酒、盐腌制30分钟。葱切段，姜切片。

2.炒锅中放入适量花生油，油热后，放入腌制好的肉块，炸至肉皮呈红亮，捞出，沥干油备用。

3.炒锅烧热，加入少许花生油，油热后，放入葱段、姜片炒香；放入炸好的肉块，翻炒几下，加入适量清水、大料、酱油、盐、料酒、糖，大火烧开后，转小火，炖至肉烂熟即可。

【功效】猪肉富含蛋白质、钙、铁等矿物质，肉皮中还含有大量胶原蛋白，是补脑和美容的佳品，孕妇经常食用可以促进胎儿大脑发育，还可防治孕期皮肤问题。

油菜海米

【原料】油菜250克，海米、花生油、糖、盐、葱、姜适量。

【做法】

1.油菜择洗干净，一叶一叶分开，为方便食用，也可切段；海米泡发洗净。葱姜洗净，葱切丝，姜切末。

2.炒锅烧热，放入少许花生油，油热后，放入葱丝、姜末炒香，再放入油菜迅速翻炒，至油菜断生时，加入海米，继续翻炒，加盐、糖调味，翻炒均匀后，即可出锅装盘。

【功效】油菜中含有丰富的维生素，叶酸和铁的含量尤其丰富，海米中还有大量钙质，孕妇经常食用，对胎儿骨骼发育有促进作用。

鸡脯香菇

【原料】鲜香菇250克，鸡脯肉250克，冬笋、小青菜、姜、葱、料酒、盐、水淀粉、花生油适量。

【做法】

1.香菇去腿，洗净切片；鸡脯肉洗净切片，冬笋切片；小青菜洗净分成一叶一叶的；葱姜洗净切丝。

2.炒锅烧热，加入少许花生油，油热后，加入葱姜丝炒香，然后放入鸡肉，加料酒翻炒，五成熟时，倒入香菇片，翻炒几下，加入小青菜和少量清水，略炖10分钟，用水淀粉勾芡收汁，加盐调味，即可出锅装盘。

【功效】鸡脯肉中含有丰富的蛋白质，脂肪含量却很低，而且此菜营养搭配均衡，适合孕妇补充营养。

孕6月如何胎教

轻拍腹中的宝宝

进入孕6月，胎儿的嗅觉、听觉、视觉以及触觉都已经发育得很好了，他不仅可以听到准爸妈的说话声，还可以感觉到准爸妈的抚摸。这时，准爸妈可以配合一些优美的音乐，轻轻拍打抚摸腹部，激发胎儿伸展拳脚做出回应。同时，这样做也是为将来安抚哭闹的宝宝做准备，因为宝宝已经适应了这个轻拍动作。

抚摩孕妇腹部时要动作轻柔，不可用力拍打按压，以免造成子宫收缩，引发早产。

抚摸过程中要充满爱意，保持良好的精神状态，经常性的情绪不佳和精神紧张容易影响胎儿的情绪和健康。

轻拍胎儿的动作要有节奏感，时间不宜过长，以每次5~10分钟为宜。刚开始每周3次左右，循序渐进，依照具体情况逐渐增加次数。

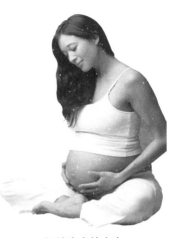

轻拍腹中的宝宝

如果孕妇有流产、早产迹象，就不要再进行抚摸和拍打了，以免造成严重后果。

如果抚摸过程中胎动频繁强烈，就表示胎儿觉得不舒服，应该立刻停止抚摸。

每天21~22点是进行抚摸练习的最佳时间，因为这时胎儿精神状况好，活动比较频繁。

整个怀孕过程都适合抚摸腹部，但是38周以后，不宜再进行抚摸胎教。

色彩环境能促进宝宝发育

每个人心中都会有自己特别钟爱的色彩，女性怀孕之后，对色彩特别敏感，看到偏爱的颜色会心情愉悦，而看到一些讨厌的颜色则会变得闷闷不乐，甚至烦躁不安。

长期处在冷色调环境里的人，即使不做任何体力和脑力劳动，也会感到心烦意乱、情绪低沉；而在淡蓝色、粉红色和其他一些温柔色调的环境中的人，通常比较安静、性情也比较随和。由此可见，使用合适的色彩，创造良好的环境，对人们，尤其是孕妇的情绪有着非常重要的影响。置身于这七彩的美丽世界里，如何选择合适的色彩促进胎儿发育呢？

孕妇居室的色彩应该简洁、柔和、清新。乳白色可以给人一种干净、朴素、直率、纯洁的印象，淡蓝色、淡紫色则让人觉得深远、幽静。假如准妈妈是在紧张、技术精度要求较高、神经需要时刻保持警觉的环境中工作，家里可以用粉红色、橘黄色、黄褐色布置。因为这些颜色会给人一种健康、活泼的感觉。孕妇从紧张单调的工作状态中回到生机勃勃、轻松活泼的居室环境中，精神可以得到放松，体力也可以得到恢复，内心的烦躁和郁闷会渐渐变成平和、安详，情绪也会逐渐稳定。此时，宝宝也会随着周围环境的改变而活跃起来。

 ## 与胎宝宝交流

好多准妈妈认为只有分娩后将宝宝抱在怀里时，才可以和他交流。其实，这种想法是错误的。新的研究发现，胎宝宝在肚子完全可以听见外面正在发生的事情。更有意思的是，胎儿还会分享母亲的情绪。此外，许多测试或心理学实验证明，胎儿长大后很久，对胎宝宝时期在母亲肚子里所听到的某些声音，还有深刻的记忆。一个刚出生不久的宝宝，听到爸妈呼唤"宝贝"时，会下意识地寻找声音的来源，而这个昵称正是他的父母在怀孕期间经常向宝宝低语的。

准妈妈听到这样的事情是不是觉得很奇妙呢？你体内的宝宝会分享你的营养，还会分享你的生活习惯和经验，为了让宝宝在日后的生活中建立起良好的习惯，孕妇在这段时间里应该特别注意自己的言行举止，因为这对宝宝的将来会产生很大的影响，而且一旦最初的记忆形成，删除记忆或扭转局面都是非常困难的事情。怀孕期间孕妇要尽量避免大声吼叫，更不要说脏话。要经常去一些文化场所接受文化熏陶，这样不仅可以帮助孕妇提升自身涵养，同时也给宝宝提供了一些美好的回忆素材。

 ## 宝宝会"凝神倾听"

胎儿感受到外界刺激，并做出相应的反应。当胎宝宝听到音量较大的声音时，胎心跳动会变快，会出现频繁胎动。用光照射孕妇的腹部，胎宝宝会有眼球活动，还会下意识的背转身，避免光柱照射面部。好多孕妇说，突然的声响或高分贝的声音会引起频繁的胎动，比如汽车鸣笛声或摇滚乐中的鼓声等。

最新研究结果发现，从孕6月起，胎宝宝就开始不断地"凝神倾听"。妊娠期间，子宫就是一个非常"嘈杂"的场所，有各种不同的声音会传入胎宝宝耳内。比如母亲有节奏的心跳声、肠胃蠕动发出的咕噜咕噜声。另外，即使是父母轻微的谈话声，胎儿也会全神贯注地倾听。当听到摇滚乐等节奏鲜明、音量较高的声音时，胎宝宝似乎会觉得太吵了而扭动身体抗拒，因此孕妇会感觉到明显的胎动，而古典音乐会让胎宝宝比较安静。有专家认为，这是因为胎儿在子宫内被羊水包围着，生活在一个水环境中，而水对声音具有选择性过滤作用，它可以将一部分频率较低的噪声除去，而对频率较高的声音则较多保留，因此胎儿对高音更敏感。

研究还发现，孕6月时，胎宝宝就开始跟随母体中听到的声音而有节奏地活动，因此，可以通过一些有意的、有规律的外部干预，引导胎动发生。在胎宝宝活动时，有节奏地发出某些声音，如敲击声、击掌声等，一段时间后，胎儿就会习惯在听到这种声音之后就活动起来，这些可以证明，胎儿可以对声音形成一种条件反射，并将声音与活动联系起来。

另外，胎宝宝从受精卵开始，到娩出母体，一直伴随他的就是母亲的心跳声了，可以说胎儿对这种声音最熟悉。有实验表明，给新生儿播放与成人心跳节奏相似的音乐，有利于胎儿安睡。

 ## 胎宝宝对触摸、光线、味道也有感觉

还在腹中的胎宝宝除了对声音有感觉之外，对触摸、光线、味道也会做出相应的反应。

胎宝宝的触觉出现得比较早，甚至有可能早于听觉。由于所处的子宫环境比较黑暗，从而限制了视力的发育，所以胎宝宝的触觉和听觉就预先发展起来。3个月大时，胎儿就能轻微地活动四肢。4个月时，当准妈妈用手抚摸胎宝宝时，如果抚摸到面部，他就会做出皱眉、眯眼以及扮鬼脸的动作。如果在腹部稍微施加一点压力，他就会立刻伸出小手或者小脚来"还击"。胎宝宝在子宫内活动时，四肢或身体某些部位碰到"障碍"时，比如子宫壁、脐带等，还会好奇地用小手去摸索呢。

早在孕2月时，胎儿的鼻子就开始发育，孕6~7月时，鼻孔已经可以发挥呼吸的作用了。但是，由于整天生活在羊水中，所以虽然已经具备了嗅觉功能，却无法一展身手。出生后才会真正发挥作用，新生儿出世后不久对父母的印象，并不是通过视觉获取的，而使通过嗅觉和听觉来分辨的，在出生后刚开始吃奶的时候，他就能闻出母体的味道，而且以后只要他一接近妈妈就能很快辨别出来。

孕2月时，胎宝宝的嘴巴就开始发育，孕4月时，胎宝宝的味蕾已基本发育完全。尽管羊水稍微有些咸味，胎宝宝还是吃得津津有味。如果母体摄入的糖分多一点，羊水也会具有一定的甜味，贪吃的小家伙会以两倍的速度吞咽；而如果准妈妈的饮食让羊水出现宝宝不喜欢的味道时，比如酸味、苦味，胎儿就会觉得太不可口了，吞食速度也会变慢。

尽管胎宝宝与外界有腹壁和子宫阻隔，但仍然可以感觉到光线，并做出相应的反应。但是胎宝宝在子宫里看到的光线不像我们看到的那样亮，隔着几层障碍物，胎宝宝能感到的光线，就像我们用手掌蒙住眼睛，看到的只是一片红色一样。当孕妇在晒太阳时，胎宝宝会觉得周身笼罩在一片红色亮光里。孕4月开始，如果在光线过亮的环境中，胎儿通常会下意识地转身避光。如果光线突然变亮，宝宝还会被吓一跳呢。

 ## 宝宝有自己的想法

未出生的胎宝宝会有自己的想法吗？孕妇的想法会影响到胎儿的想法吗？答案是肯定的。胎儿不仅有视觉、触觉、听觉，会对各种刺激做出反应。试想一下，如果胎儿没有想法，又怎会知道如何做出回应呢！此外，大量研究表明，母亲和胎儿之间不仅仅是只有期待练习那么简单，确实还存在着一些更加神秘的联系。胎宝宝可以通过孕激素或其他途径分享准妈妈的感觉和经验。

尽管胎宝宝还听不懂准妈妈在说些什么，但如果孕妇语气柔和、声音甜美，胎宝宝听到后会渐渐地安静下来；而如果孕妇情绪激动、语气紧张，胎宝宝也会变得烦躁。此外，孕妇即便没有做，只是有一些负面的想法，也会影响到腹中的宝宝。比如，如果准妈妈对是否要孩子而产生过动摇，动过堕胎的念头，即便没有落实，也会让宝宝心跳加快，甚至给宝宝今后的人生留下阴影。

以上的例子足以证明，胎儿是有想法的，而且他的想法还会受到外界，尤其是母亲的影响。所以，母亲要尽量给宝宝一些正面的影响，让他茁壮健康地成长。

 ## 母亲的情绪怎样影响宝宝的

既然已经确定孕妇的情绪会对宝宝的心理发育产生影响，那么这种影响是怎样起作用的呢？当然，孕妇的情绪不可能通过胎盘传给胎儿。研究人员指出，当孕妇觉得压力很大时，身体会产生一种叫作儿茶酚胺的应激激素，而儿茶酚胺会通过胎盘进入胎儿体内，影响胎儿情绪。实验证明，从一个情绪狂躁不安的动物身上提取出儿茶酚胺，注射到另一个动物身体内，后者也会变得狂躁。科学家推断，这些激素中的紧张因子会通过胎盘，刺激正在发育的神经，从而产生焦躁感。这种激素在血液中的含量达到某种程度之后，胎儿神经系统就会产生紊乱，假如这种情况长期发生，胎儿就会开始逐渐适应这种紧张的感觉，容易激动与焦虑。出生后也更容易表现为情绪上的不安及肠胃功能紊乱。

　　孕妇不仅要避免不健康的食物，避开会影响胎儿健康发育的外部因素，还要抛却不健康想法。孕妇要学会放松，选择合理的方式进行调节，不要让过度担心成为原本就忙碌的生活中的另一个压力。

　　当然，目前胎儿心理学还不是一门成熟的学科，研究方法也很有争议。例如，研究人员通过对胎儿活动的研究来推测胎儿的思想。研究假设，假如一个原本处于安静状态的胎儿为了回应外界的刺激而将动作加快，这就代表胎儿受到了外界的影响。但是，其实这种情况还有一种可能，就是胎儿刚刚醒来，他的动作可能只是伸展一下腰身而已。当然，要一一评估影响孩子个性发展的所有因素也不是件容易的事，难免会有缺漏。

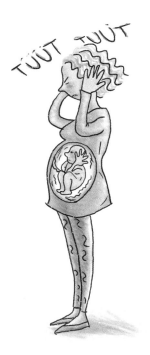

记住你不是一个人，还有宝宝

　　孕妇应该以积极的心态来面对压力，如果压力难以化解，还可以找专业的心理医生帮忙解决。平时，孕妇可以跟胎儿聊聊天，唱首儿歌给他听，并且和宝宝分享妈妈的爱和喜悦，这么做会使整个怀孕过程变得更加美好，不仅准妈妈从中感受了乐趣，最重要的是也会给胎儿带来快乐的情绪。

　　事实已经证明，婚姻生活幸福的孕妇所生的孩子都聪明伶俐，性格外向；而婚姻不幸福的女性所生的孩子往往反应迟钝，容易存在自卑、怯懦等心理缺陷。因此，准爸爸也要多关心妻子，使宝宝出生后更聪明、更健康。

 ## 音乐胎教：《绿袖子》

　　《绿袖子》是一首英国民谣，在伊丽莎白女王时代就已经已广为流传，相传是英皇亨利八世所作。这首民谣的旋律非常古典而优雅，是一首描写对爱情感到忧伤的歌曲，但它受到世人喜爱的层面却不仅仅局限在爱情的领域，因此后来出现了众多版本。有人将它换了歌词演唱、也有人将它作为圣诞歌曲，而它被改编为器乐演奏的版本也是数不胜数，有小品、有室内乐、有管弦乐……它的版本有很多，但每个版本都能带给人完全不同的感受。

音乐胎教：贝多芬《田园》

第六号交响曲《田园》，是贝多芬的代表作之一，并由作曲者亲自命名为《田园交响曲》。《田园交响乐》是贝多芬交响乐中唯一的标题音乐。

创作这部作品时，贝多芬双耳已经完全失聪，因而这部作品也正表现了他在这种情况下对大自然的依恋之情，是一部体现回忆的作品。这部作品1808年在维也纳首演，由贝多芬亲自指挥，在首演节目单上，他写道："乡村生活的回忆，写情多于写景。"整部作品细腻动人，朴实无华，宁静而安逸，与贝多芬的第五号交响曲同为世界上最受欢迎的交响曲之一。

准妈妈可以跟着女作家乔治·桑在《贝多芬田园交响乐》里所叙述的听《田园》的感受，一同欣赏这首名曲。

《贝多芬田园交响乐》正文：

这是在聆听贝多芬这部伟大的交响乐时我所看到的：

我首先看到广阔的平原：空荡、平坦，我认为它是灌木叶腐殖土层，很干燥。平原上没有羊群，也没有人。我疲劳不堪，躺在地上。我先试着站起来，但没有成功，不过我一点一点跪起来，然后站立，面朝着天。

我头上的天空是阴沉的。处处都笼罩着雾气，我只发现远处时而闪过黄色的光线，而且变得越来越耀眼，光照越来越扩展。它们渐渐照亮了天边，先是橘黄色，然后变成紫铜色。随着天空尽染这种光芒四射的色调，平原变得更加黑了，火热的天空与地平线上大地的线条形成对照，就像人们在夕阳西下时看到的一样，但在这一世界中并没有太阳。

于是，我似乎觉得天渐渐暗下来，像一可触摸的穹顶向大地靠近。我感到用手可以摸到它，我伸出双手。

与此同时，大地似乎后退了。我感到自己坠入到虚空之中，而且不知发生了什么奇迹，我竟稳立于天地之间。

大地仍然在暗下去，而天空仍然闪耀着热烈、明亮的光芒。我明显地与天空接近了，前额就要触到这光亮的圆顶。我害怕了。空中发生了强烈的震动，犹如军号的一声巨响撕裂了我所在的天地。我倒下了，但不知身落何处。我再也看不见自己，感觉不到自己的存在。

当我重新跃起，天已远去，大地已全部没入夜晚的黑暗之中。柔和、温暖的清风拂面而过，我也飞离了地面。我长久地贴着地面而行，试图重新找到通天之路，但每当风停息时，我就会再次倒下。终于，风力加强了，透过地平线那边的空间，我发现长长的金色光线划破阴郁的厚厚乌云，我朝着那个方向飞去。

但是，在我更加急迫地向那令人迷惑的光线奔去之时，地平线使那宽广的境域向后退去。每当我认为要抓住这些光线时，它们就熄灭了，又在更远的地方亮起来，落入无边的空间之中。大地无休无止，天空总是重新出现，我疲于奔命。我感到这次旅行持续了整整一个世纪。

终于，和煦的风吹遍天空，突然强劲起来，像一只展开双翅的雄鹰，我迅速地升上虚空之中。于是，五色光线消失了。我的上方和脚下除却渺渺太空，不再有任何其他东西。

不过，我还是依稀发现远方世界中消失的火光，大地暗淡的反光升入隐约可闻的乐曲声中，这乐声很轻，和风不时打断曲调，并把它扩散到浩茫的宇宙之中。

之后，一切归于平静。我孤独无依，悄悄地融入云层的静穆之中。

 ## 音乐胎教：维瓦尔第《四季·春》

春天是万物复苏的季节，在这样的季节里，人的心情也会变得更加舒畅。无论我们在什么季节听这段音乐，都可以感受音乐中"春"的气息，准妈妈在听这首乐曲时，应该尽量使自己的情绪调整到一种积极的状态。

这首名为《春》的作品是意大利作曲家维瓦尔第在1725年时出版的《四季》中的协奏曲，其他三部分分别为：《夏》《秋》《冬》。《四季》共有十二首协奏曲的合集组成，每个季节由三个乐章构成，由独奏小提琴和弦乐器共同演奏。

在维瓦尔第生活的18世纪，音乐家们喜爱用乐器来模仿大自然的声音，如鸟鸣、风声、雨滴声，等等。而维瓦尔第的这部《四季》，是描绘自然景象的典范之作。

在这首《春》中，小提琴用明亮的色彩奏出主题，在愉悦的气氛中使人感受到春天已经到来了。准妈妈可以在这短短十几秒时间中感受一下这首乐曲的情绪：

在整首乐曲中，曲作者分别两次用小提琴模仿小鸟的欢唱：在00：32~1：04处，两把小提琴在不同声部模仿鸟儿的啾鸣；在2：20~2：37处，独奏小提琴用各种音调模仿不同鸟儿的歌唱。

当然，在欣赏这首乐曲时，要用心灵去体会作曲家所要表达的春天生机盎然的景象，乐曲的情绪是欢快的，色彩是明亮的，这首乐曲容易使孕妇感到愉悦。

听这首赞美春天的乐曲，如同在充满绿意的公园里散步，如同听到清脆的鸟叫声、看到明媚的阳光和色彩鲜艳的花朵、闻到芬芳袭人的花香草香味，当你赞叹，"生活是多么美好！"时，这种情绪也会影响胎中的宝宝。

这首乐曲适合在早上听。尽管早上是一个非常繁忙的时段，也许你由于时间紧迫而放弃一些事情，但还是希望你能抽出这3~4分钟时间，安静的、专注地听音乐。当你安心地去听一段音乐时，宝宝也正在与你一起分享这美好的时光。

 ## 音乐胎教：柴可夫斯基《如歌的行板》

《如歌的行板》是柴科夫斯基于1871年写作的《D大调弦乐四重奏》的第二乐章，而《D大调弦乐四重奏》也正因有这个杰出的乐章，才特别受到世人的钟爱。《如歌的行板》的主题，是1869年夏，柴可夫斯基在乌克兰卡蒙卡村他妹妹家的庄园旅居时，从一个当地的泥水匠处听来的。这是一首脍炙人口、广为流传的弦乐曲，并逐步演变成为多种乐器独奏或协奏的保留曲目，其中最为地道的是弦乐四重奏。

其旋律深沉、婉转、凄美，似诉说、似哭泣、似叹息。听《如歌的行板》容易让人联想到《二泉映月》，这两首曲子都体现了作者对人生艰辛的感悟，对劳动人民苦难生活的深切同情和无可奈何，听这样的曲子很难不受其打动。应该说《如歌的行板》和《二泉映月》是属于那种能够净化人类灵魂的音乐，无论哪个民族、哪个阶层的人，只要良知尚存，都能够从中体会到善良、真诚和同情。

大提琴演绎的《如歌的行板》，罗斯特洛维奇将弓弦柔和却有力地拉满，让饱满而又轻柔的回音荡漾在无尽的空间；这种感觉就像是一位老人，对你讲述着人生与艺术的哲学，听出的更多的是那种看惯了《春秋演义》之后的豁达和沉思。那是一种风雨过后的感觉，虽有落叶萧萧，落花缤纷，却也有一阵清凉和辽阔霜天的静寂。一切纵使都已经过去，眼前面目皆非，却一样别有风景。

 ## 运动胎教：腰部、四肢放松术

1.腰部放松术

具体步骤如下：

（1）准妈妈坐在床上，双腿盘坐或采取放松舒适的坐姿，把双手自然地放在膝盖上，一边呼吸一边轻轻地按顺时针方向转动腰部，然后按逆时针方向转动。反复练习。

（2）准妈妈坐在床上，稍屈起身体，屈起的程度以不压迫腹部为宜，双臂放松地搭放在双膝上，然后一边呼气一边向前弯腰。

在做该项运动时准妈妈要全身放松，调节呼吸，做动作要轻缓。该动作可以使骨盆关节和腹部肌肉变得更加柔软，有利于分娩。

2.四肢放松术

具体步骤如下：

（1）准妈妈背部倚靠在健身球上，双臂在身后撑地，双腿伸直，然后最大限度地转动脚踝，双脚脚踝可以同时向左、向右、向前、向后转动。

（2）躺在床上，把胳膊和双腿任意自然地向上抬起，然后手指和脚趾轻轻地随意活动。

这项运动准妈妈也可以坐在舒适的椅子上做，可以促进下肢血液循环，预防、改善下肢水肿及静脉曲张。

 运动胎教：练习孕期抬腿、踏步运动

1.抬腿运动

具体步骤如下：

（1）放松躺在床上，双手放于大腿两侧，自然放置，头部摆正，呼吸三次。

（2）将手扶着头部上方的栏杆，保持身体笔直，臀部夹紧，两条腿紧紧并拢。注意要将手尽量伸直，保持一种拉伸的状态。

（3）两条腿紧紧并拢，腰部用力，将两个并拢的腿一起缓慢抬起，过程中两条腿夹紧，脚面绷紧，将两条腿尽量抬高，保持大腿伸直，两腿并拢，腰部肌肉紧张，保持该动作10秒。然后缓缓地放下，放下的过程中要保持两条腿夹紧，腰部用力。

（4）重复以上步骤，抬腿10下为一组。

整个过程中保持两腿夹紧，腰部用力，要保持身体伸展，笔直，不能有所弯曲。

2.踏步运动

具体步骤如下：

（1）找一个沙发垫或椅子垫，光脚站在上面。

（2）放一些有节奏感的欢快音乐，跟着音乐原地踏步。

（3）可通过增加摆臂来加大强度。

抬腿的高度和运动的强度由准妈妈自己控制，不要过度劳累。

 运动胎教：带着胎宝宝一起去游泳

游泳对准妈妈来说是相当好的有氧运动，是否可以游泳应根据身体而定，如果是怀孕前就一直坚持的人，而且怀孕期间身体状况良好，那么从孕早期到后期都可以继续进行。不放心的准妈妈可以在咨询医生后再决定是否游泳。

　　游泳让全身肌肉都参加了活动，促进了身体的血液流通，能让胎宝宝更好地吸收营养、健康发育。孕期游泳可以增加心肺功能，而且水里浮力大，可以减轻关节的负荷，消除瘀血、水肿和静脉曲张等问题，不易受伤。新研究则显示，准妈妈在孕期游泳，可缓解分娩时的疼痛。同时，孕期经常游泳还可以改善准妈妈的情绪，减轻妊娠反应，对胎宝宝的神经系统有很好的作用。

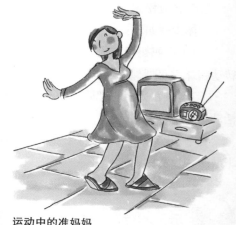

运动中的准妈妈

　　游泳是孕期最为安全的锻炼方式之一。但在开始之前，最好向医生进行咨询。如果在怀孕之前就有规律地进行游泳锻炼，那么在怀孕期间不用做太多调整，减少运动强度和时间，可以继续锻炼。如果平时基本不游泳，怀孕期间也可以进行游泳锻炼，但要注意热身，在缓慢的热身过程中，让身体得到很好的舒展，同时游泳过程中不要用力过猛，并且最好有人陪同进行。游泳最好在温水中进行，水温最好在28~30℃之间，低于28℃的水温易造成子宫不稳定而产生收缩，高于30℃的水温容易使准妈妈感到喘。

　　孕期游泳的注意事项有以下几点：

1.防滑拖鞋

　　鞋底一定要选择防滑材质的，否则摔一跤可不是闹着玩儿的。如果拿不准拖鞋是否确实防滑，不如先让准爸爸穿着试试看。最好使用连体式的泳衣，分体式对腹部会有束缚，准妈妈会感到不舒服。孕早期可以使用原有的旧泳衣，孕中后期时要视腹部大小更换合适尺码的泳衣。

2.随时补充能量的食品

　　游起泳很容易饿，所以准妈妈一定要携带一些零食，比如水果、坚果等，在游泳前、游泳中及游泳后都可以吃上一点儿，随时补充能量。

3.准备充足的水分

　　开始游泳之后，准妈妈对于要适量饮水这个建议很容易忘到脑后。游泳期间具体应该喝多少水没有正式的规定，但是作为准妈妈，每天保证充足的水分摄入是非常重要的，尤其在运动期间。可以在开始游泳之前先喝一些水，游泳期间的休息时间，至少隔20分钟应该喝一些，运动结束离开泳池的时候再喝上一杯。无论天气、环境潮湿还是干燥，补水都不可忽视哦。

4.准备活动要做好

下水之前可以做一些简单的准备活动热热身，比如活动一下脖子、手臂、膝部、踝部关节等。

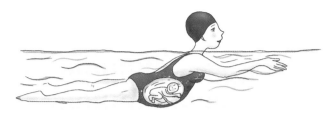

孕期运动

5.游泳前要沐浴

在下水之前应先沐浴，将身上的汗渍冲洗掉再游泳，这样能够帮助准妈妈尽快适应水温。

6.选择恰当的时间

准妈妈最好能够选择泳池人少的时间前往，这样可以防止人多而在游泳过程中碰撞到腹中的胎宝宝。

 运动胎教：孕期瑜伽胸部练习、盘腿运动

1.瑜伽胸部练习

（1）骆驼式

具体步骤如下：

① 跪姿，上身挺直，两脚打开与肩同宽，双手自然垂放在身体两侧。

② 初学者可上身往前倾45度，双手叉腰。

③ 身体慢慢后仰，直到双手碰到后脚跟，停留3~5个呼吸，再回到原地，重复3次。

（2）鱼式

具体步骤如下：

① 平躺，双手放在身体两侧，慢慢呼吸。

② 双手肘关节碰地与地面垂直，双手握拳向上。

③ 双手力量将胸部撑开，额头百会穴顶地，停留3~5个呼吸，然后回到平躺姿势，重复3~5次。

2.盘腿运动

具体步骤如下：

（1）双腿自然盘腿，尾椎下方垫一条毯子，双手放在膝盖上。

（2）吐气，身体往前延展，双手肘撑地。

（3）身体进一步往前延展，让额头碰地，保持呼吸，停留1~2分钟。

停留时坐骨不离地，尽量往地板上沉，背部尽量往前延展。柔软度不佳者可以把双手放在长枕上以避免胯骨受伤。

常见的不适与应对

 "烧心"怎么办

在这一时期，不少准妈妈吃完饭后都会感到"烧心"。所谓烧心，就是胃部的灼热感，是一种正常的孕期反应。除了饭后，当准妈妈的体位从坐位、立位转变为卧位时，或在咳嗽、屏气用力排便时，也易诱发这种不适感，并常伴有嗳气、反胃、中上腹闷胀不适等症状。引起"烧心"的原因在于，由于妊娠中后期，孕激素分泌增加影响食管蠕动，减缓食管反流胃内容物的清除，从而使反流性食管炎加重；另外孕期内分泌变化使胃酸反流，还会刺激到食管下端的痛觉感受器，从而引起不适感。而且这时候胎宝宝的发育使子宫迅速膨胀，对胃部形成了较大的压力，加之胃排空的速度减慢，胃液在胃内的滞留时间变长，也容易使胃酸反流到食管下端，准妈妈就会产生胃部不舒适、"烧心"的感觉。

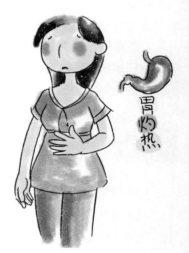

胃灼热

避免和缓解胃部的灼烧感，合理饮食非常重要。准妈妈进食不要过饱，以免使胃内压力升高、横膈上抬；平时要多吃利于消化的食物，少吃肥腻、高脂的饮食，少吃酸味和辛辣食品，少吃过冷或过热的食品，避免喝咖啡及可乐等碳酸饮料，少吃巧克力、薄荷和芥末等。

此外，为了减轻食管反流造成的"烧心"感，准妈妈平时要穿着宽松舒适的衣服，腰带不要系得太紧；时刻保持大便的通畅；睡前2~3小时内不要进食；睡觉时要抬高上身，可以将头部的床脚抬高15~20厘米，使上身抬高10°~15°，也可有效地减少食管反流。另外，也可在医生指导下服用药物以减轻"烧心"感。

 胎龄评估和胎儿体重预测

孕12周以后，就能清晰地看到胎宝宝的头部了，因此从孕12周以后，就可以通过B超检查对胎儿头部各项指标进行测量，并以此来评估胎龄的大小。胎头测量的指标有双顶径（BPD）、头围（HC）、枕额径（OFD）。其中最常用的是BPD，也可通过B超测量胎儿腹围（AC）和股骨长（FL），来评估胎龄。

胎龄评估除了可以推测预产期之外，还能推断胎儿在宫内的发育情况，如是否有宫内发育迟缓等。但需要注意的是，每个胎儿之间都存在着一定的个体差异，遗传，人种，营养，疾病等因素，对胎儿的发育都有一定的影响。例如，一个身体高大的孕妇和一个身体矮小的孕妇相比，胎儿的各项预测指标可能会有一定的差异。因此在分析预测结果时，要考虑正常的变化范围，以及准妈妈月经周期的变化，还有医生操作的准确性等。如果预测结果比实际孕龄大或小，并不都意味胎儿发育异常，还应做具体分析，或间隔一定时间后复查。

针对特殊情况的准妈妈，有的时候医生还会进行胎儿体重预测，以找出任何潜在的危险。如果准妈妈患有妊娠糖尿病，则需通过胎儿体重预测来检测是否出现巨大儿；如果遇到胎盘功能不好或是脐带发育有问题时，胎宝宝的生长发育可能会受到影响，有可能会出现宫内发育迟缓，也需要通过胎儿体重预测来判断。

胎儿体重预测主要通过B超测量胎儿的BPD和HC进行，但是依然会存在一定程度的误差。因为影响胎儿体重因素不仅有身长、股骨长和双顶径等因素，还可能包括有胎儿的内脏、软组织等诸多因素。再有，测量技术和测量仪器的精密程度也会造成一定的影响，由于测量结果误差，导致了计算误差，因此就有可能造成结论的误差。所以预测胎儿的体重，医生一般会根据准妈妈的多种情况和指标做综合分析，准妈妈切不可凭单一指标出现偏差就有所顾虑，甚至焦虑不安等。

 ## 防止贫血

贫血是孕期常见的并发症之一，通常发生在怀孕末期，多次怀孕者、年纪较小的孕妇、未接受产前检查及未接受铁质补充的孕妇更易发生贫血。由于怀孕后体内血浆增加，较红细胞增加相对要多，因此血液被稀释，容易造成贫血。当血红蛋白在10克以下、红细胞在350万以下时，即可诊断为贫血，一般血红蛋白降至8克时为轻度贫血，降至6克以下为重度贫血。孕期贫血是最常见的缺铁性贫血，巨幼红细胞贫血较少见，再生障碍性贫血则极罕见。随着孕期的推进，准妈妈贫血现象更容易出现。所以，准妈妈最好每个月都去做一次血液检查。

有的准妈妈即使得了贫血也可能不会出现任何症状，特别是贫血程度比较轻微的时候。当准妈妈贫血较为严重时，可能会感到疲倦、虚弱或眩晕，同时会发现自己变得缺乏血色，特别是手指甲、下眼睑和嘴唇，并且会出现心跳加速、心悸、呼吸短促或很难集中注意力等现象。

贫血对准妈妈和胎宝宝都有很大危险。准妈妈贫血容易并发妊娠高血压综合征，还会出现心慌、气短、呼吸困难、贫血性心脏病，甚至发生心力衰竭。此外，贫血还会导致分娩时宫缩乏力，导致产程延长而需手术助产，产后易发生出血性休克；由于贫血致使红细胞输送氧气的能力下降，胎宝宝也易发生宫内缺氧，生长发育迟缓，容易发生流产、早产、低体重儿和死胎等问题。

对于贫血的准妈妈来说，首先要加强膳食营养，多吃补血食物，如金针菜、桂圆肉、胡萝卜、菠菜、黑豆等以及含铁量高的动物类食物，如蛋黄、动物肝脏、动物血、深绿色蔬菜等，此外还

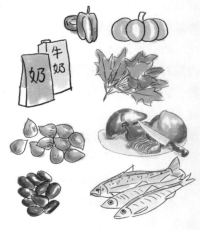

防止贫血的食物

可根据医生建议给予必要的铁剂补充。一般来说，如果为单纯小细胞缺铁性贫血，补铁剂及维生素C即可治疗，铁剂最好用二价铁，二价铁比三价铁更容易吸收。但由于口服铁剂对胃肠刺激比较大，所以服用铁剂最好放在两餐之间或者饭后；如为大细胞贫血，那么除补铁外，还要补充叶酸及维生素B_{12}；如果为叶酸缺乏导致的营养性巨幼红细胞贫血，则需要补充叶酸和维生素C；如为维生素B_{12}缺乏导致的营养性巨幼红细胞性贫血，那么则要补充维生素B_{12}。

 ## 胎动异常怎么办

异常胎动是因病理情况和功能障碍，如脐带绕颈较紧、胎盘功能障碍，或准妈妈不正常用药及外界的不良刺激等，导致胎宝宝在子宫内缺氧。当胎宝宝的生命受到威胁时，便会出现异常的胎动，不仅表现在次数上，而且还体现在性质上，如强烈的、持续不停的推扭样的胎动或踢动，甚或是微弱的胎动。准妈妈在家自测胎动时，如果12小时胎动少于20次，则为异常；如果少于10次则表明胎宝宝有宫内缺氧或宫内重度窒息。而且在妊娠28周后，胎动部位多在中上腹，很少出现小腹下部。如果小腹下部经常出现胎动，则也应视为异常，表明胎位不正常，多为臀位或横位，容易造成分娩困难，应及时就诊。引起胎动异常的，通常有以下几种情况：

（1）由准妈妈发热引起的胎动减少：一般来说，如果准妈妈有轻微的感冒发热，胎宝宝因有羊水的缓冲作用并不会受到太大的影响；但若是感染性的疾病或是流感，对胎宝宝的影响就较大了。如果准妈妈的体温持续过高的话，都会导致胎盘和子宫的血流量减少，进而使胎宝宝在子宫内造成供养不足，胎动明显减少。因此，准妈妈在

怀孕期间，特别要避免感冒；当有流行性疾病发生时，要避免去人多的公共场所；外出回家后注意做好清洁工作；保持室内的空气流通和新鲜；平时也要多喝水、多吃新鲜的蔬菜和水果，补充营养，增强抵抗力。

（2）由准妈妈受到剧烈外伤而引起的胎动加快：由于受到羊水的保护，胎宝宝在妈妈的子宫可以避免轻微外力的伤害；但准妈妈受到严重的外力撞击时，就会引起胎儿剧烈的胎动，甚至造成流产、早产等情况。此外，如果准妈妈有头部外伤、骨折、大量出血等状况出现，也会造成胎动异常的情况。因此，准妈妈要减少大运动量的活动，并尽量少去人多的地方，以免不小心被撞倒。

（3）由胎盘早剥引起的胎动加剧后急速停止：这种情况多发生在孕中期以后有高血压、严重外伤或短时间子宫内压力减少的准妈妈。一旦出现这种情况，准妈妈会伴有阴道出血、腹痛、子宫收缩及严重休克的症状，胎宝宝也会由于突然缺氧而做出反应，表现为胎动突然加快，而后又很快停止。因此，建议有妊娠高血压的准妈妈一定要定时去医院做检查，并依据医生的建议安排日常的生活起居，尽量避免不必要的外力冲撞和刺激，同时还要保持良好的心态，放松心情，减轻精神紧张的程度。

（4）由脐带绕颈或打结引起的胎动急促后突然停止：正常的脐带长度为50厘米，如果脐带过长则容易缠绕胎宝宝的颈部或身体。由于这个时候胎宝宝已经能够在羊水中自由地运动翻转，所以一不小心就有被脐带卡住的危险。一旦出现脐带缠绕或是打结，血液就无法流通，胎宝宝因此就会出现缺氧窒息，准妈妈就会感觉到胎动先是变得急促，经过一段时间后又突然停止。脐带绕颈是无法提前预测的问题，所以就要求准妈妈在孕中后期时刻注意观察每天的胎动，一旦有异常就应马上到医院检查。

 ## 高危孕妇要提高警惕

高危孕妇是指由于自身的某些原因而在怀孕过程中比正常孕妇面临更多危险情况的孕妇人群。高危孕妇主要包括以下几类：

1.在年龄、身高、身体素质方面具有危险因素的孕妇

（1）年龄大于35岁的孕妇。

（2）身高在140厘米以下，体重不足40千克或超过85千克孕妇。

（3）幼年及青少年时期患过影响骨骼发育的疾病（如佝偻病、结核病等）的孕妇。

（4）有生殖道畸形、骨盆狭窄的孕妇。

（5）营养状况比较差、有遗传病家族史的孕妇。

2.有过不良孕产史的孕妇

（1）曾有过流产、早产、死产及新生儿死亡经历的孕妇。

（2）曾分娩过巨大儿及低体重儿、先天性畸形儿的孕妇。

（3）有手术产（产钳、剖宫产等）、子痫史的孕妇。

（4）曾患不育症经过治疗怀孕的孕妇。

（5）妊娠期有过阴道出血的孕妇。

3.有某些疾病的孕妇

如患有原发性高血压、心脏病、糖尿病、肾脏病、肝炎、贫血、血液病、甲状腺功能亢进等疾病的孕妇。

4.有过不良接触史的孕妇

指在妊娠早期曾用过某些对胎儿有影响的药物，或是有过病毒性感染、接触过放射线等对胎儿有致畸作用物质的孕妇。

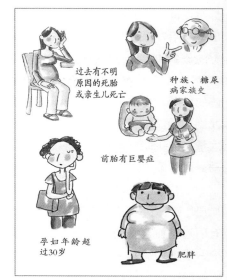

过去有不明原因的死胎或亲生儿死亡

种族、糖尿病家族史

前胎有巨婴症

孕妇年龄超过30岁

肥胖

妊娠糖尿病的高危险群

5.患有妊娠合并症的孕妇

如患有妊娠高血压综合征、妊娠合并心脏病、妊娠糖尿病等的孕妇。

此外，在怀孕期间仍然抽烟喝酒、滥用药物、好吃懒动的孕妇，以及粗心大意、拒绝产检或是对产检毫不重视、对性生活不加节制的孕妇也都属于高危孕妇群。

高危孕妇在孕产期中比一般孕妇更容易发生流产、早产、畸胎和难产，因此在孕期就更要谨慎小心和注意随时观察身体情况。对于年龄和某些疾病引致的高危人群，在这一时期要加强日常的自我监护，一有不适感就要立即去医院检查清楚，同时保持良好的生活习惯和开朗乐观的心情；对于那些由不良生活习惯引致的高危人群，应首先从思想上重视起怀孕这件事，家人和朋友也应多予以开导疏通，多在生活细节上提醒她们，以避免生活中的疏漏之处。

 ## 服药的"安全期"

有些准妈妈在不知道自己怀孕的情况下服用了一些药物，当得知已经怀孕后，不免会担心先前服用的药物对肚子里的胎宝宝造成伤害，并很怕因此而不得不终止怀孕。确实，误服药物可能会对胎宝宝造成一定的影响，其中致畸的可能是最大的。但实际上，整个孕期也有服药的安全期、低敏期、中敏期和高敏期，准妈妈应对此有一定的了解，以免引起不必要的恐慌担忧。

一般而言，孕3周（停经3周）以内是服药的安全期。这是由于囊胚细胞数量较少，一旦受到有害物的影响细胞损伤则难以修复，就会不可避免地造成自然流产。所以此时服药不必为生畸形儿担忧，若无任何流产征象，一般表示药物未对胚胎造成影响，可以继续妊娠。

孕3~8周内称为高敏期。此时胚胎对于药物的影响最为敏感，致畸药物可产生致畸作用，但不一定引起自然流产。此时应根据药物毒副作用的大小及有关症状加以判断，若出现与此有关的阴道出血等异常情况，不宜盲目保胎，应考虑中止妊娠。

孕8周至孕4~5个月称为中敏期。此时是胎儿各器官进一步发育成熟的时期，对于药物的毒副作用较为敏感，但多数不引起自然流产，致畸程度也难以预测。此时是否中止妊娠应根据药物的毒副作用大小等因素全面考虑，权衡利弊后再作决定。继续妊娠者应在妊娠中、晚期作羊水、B超等检查，若是发现胎儿异常应予引产；若是染色体异常或先天性代谢异常，应视病情轻重及预后，或及早终止妊娠，或予以宫内治疗。

孕5个月以上为低敏期。此时胎儿各脏器基本已经发育，对药物的敏感性较低，用药后不常出现明显畸形，但可出现程度不一的发育异常或局限性损害，如眠尔通引起胎儿生长发育迟缓，苯巴比妥引起脑损伤，链霉素、奎尼丁引起耳聋等。此时服药必须十分慎重。

此外，准妈妈用药还要遵循一定的原则，如不要随便使用非处方药，服用药物应得到医生指导后方可使用；用药前要注意说明书中有无对孕妇血清药浓度及对胎宝宝的毒性说明；药物使用时应以最小有效量、最短有效疗程为宜，避免盲目大剂量、长期使用；治疗用药应选用已研究证实的对胚胎危害小的药物，如有B、C类药可用，则应选用B类药，在无A、B类药可选时慎用C类药，D类药无其他可选且准妈妈病重时才选用；若非病情需要的话，应尽量避免孕早期用药。

生活细节

准妈妈的理想体重

准妈妈在孕期所增加的体重包括自身增长的重量和胎盘、羊水、胎宝宝的重量，每个人由于自身情况不同，孕期每个阶段的标准体重也必然会有所区别。一般来说，就整个孕程而言，孕14周以前每周可以增加0.1千克，孕15周以后至分娩时每周可以稳定增加0.45千克，或以不超过0.5千克为原则。

最为标准的算法是，以原来的体重作为基准，先测一下自己孕前的身体指数，即BMI。BMI的算法是：BMI＝体重（千克）／身高（米）^{2}，如准妈妈孕前身高为1.6米，体重50千克，那么她的BMI就为19.5。

若BMI小于19.8，属于低体重孕妇，可增重12.5~18千克。

若BMI介于19.8~26之间，属于正常体重孕妇，能增加11.5~16千克。

若BMI大于26，属于高体重孕妇，那么增加的范围以7~11千克为宜。

准妈妈适宜的睡眠姿势

多数准妈妈都知道，孕期采用左侧卧睡眠是最好的，因此有很多人从怀孕一开始就坚持一动不动地左侧睡眠。但实际上，睡眠影响健康的前提是子宫的增大，所以睡眠姿势纵然对准妈妈和胎宝宝有影响，但这影响并不是从怀孕一开始就随即开始的。睡眠姿势对胎宝宝和准妈妈的影响，来源于子宫对腹主动脉、下腔静脉和输尿管的压迫，而只有增大的子宫才会产生这样的影响。孕早期子宫并未增大时，只要睡眠姿势不压迫腹部，就不会对自身和胎宝宝造成影响。注意调整睡眠姿势，一般来说，是从孕中期，即妊娠5个月以后才有必要引起重视的。

当子宫逐渐增大后，若采取仰卧位睡觉的话，增大的子宫会对脊柱侧前方腹主动脉和下腔静脉产生压迫。与此同时，还会造成

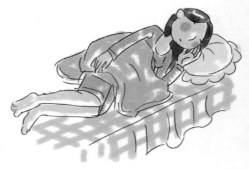

正确的睡姿

子宫胎盘血流灌注量减少、回心血量和心血输出量减少、各器官血供减少、肾血流量减少，容易加重或诱发妊娠高血压和水钠潴留等病症；由于人体腹腔左下侧有乙状结肠，因此增大的子宫都会发生不同程度的右旋，进而对子宫的血管和韧带造成牵拉，这时若采取右侧卧位的话，会进一步加剧子宫的右旋，使子宫血管受到的牵拉或扭曲加重，子宫胎盘的供血量减少。

因此，准妈妈最好是用左侧卧睡眠的方式，可以有效避免上述问题的出现。但是，很少有人能够在一整夜坚持不变一种睡眠姿势，准妈妈只要做到躺下休息睡眠时采取并坚持左侧卧位就可以了，如果当醒来后发现自己改变了睡眠姿势的话，改成左侧卧位就可以。千万不要为了保持这一姿势而造成夜不能寐或是睡不安稳，要知道，感到最舒服的睡眠姿势就是最好的姿势，胎宝宝也有一定的自我保护能力，如果你的睡眠姿势使他感到不舒服的话，他会发出一些信号让你醒来，或是让你在睡梦中调整到一个舒适的姿势。

 ## 准爸爸须知

女性怀孕之后，就会把大部分感情和精力转移到腹中的胎儿身上，不像之前那样以丈夫为中心了，对丈夫的感情也不如之前细腻了。宝宝取代了丈夫在她心中的位置，这让准爸爸倍感失落。

其实，这种现象是很正常的。俗话说"十月怀胎，一朝分娩""孩子是妈妈身上掉下来的肉"，漫长而痛苦的怀孕过程，让女性深知宝宝的来之不易，她们通常会把孩子看得比什么都重要。准爸爸应该正确看待妻子的移情，不要试图与宝宝"争宠"，要对妻子表示充分理解。准爸爸不应埋怨妻子每天只顾着跟肚子里的宝宝讲话，而冷落了自己；也不要妒忌妻子在给宝宝准备的物品上花了好多的钱。准爸爸要把妻子对胎儿的爱看作是对自己的爱，因为爱丈夫，才会更爱他们爱情的结晶。准爸爸一定不要因为妻子的移情闹脾气，因为此时妻子最需要丈夫的帮助和支持。

因此，准爸爸要对妻子的"移情别恋"做好充分的心理准备，即使自己以前是妻子眼中的一切，但现在有了宝宝，准爸爸的地位早晚会下降的。既然这种落差不可避免，所以准爸爸尽快调整心态，适应角色转变才是上策。

 ## 科学进行性生活

孕6月，孕妇的肚子更大，行动更加不便。进行性生活时，夫妻双方必须互相体谅，可以通过改变性生活的方式，在保证安全的前提下享受性生活带来的愉悦。

怀孕期间进行性生活时，准爸爸一定要注意不要压到妻子的腹部，避免直接给子宫施加强烈刺激。一定避免采用不正确的性交体位，要特别注意生殖器卫生，性生活前准爸妈最好先洗澡，并认真清洗外生殖器。

准爸爸不要过多刺激妻子的乳房，特别是乳头。因为乳头皮肤十分敏感，抚摸产生的刺激会通过神经传导给大脑，刺激孕妇体内的催产素分泌增多，从而造成子宫收缩。因此，如果怀孕期间子宫敏感性较高，或是曾经有过流产、早产、习惯性流产史，或是曾经发生过胎膜早破、死胎的孕妇，在进行性生活时，都不宜过多地刺激乳房和乳头，以免发生意外。

适当的性生活不仅可以帮助孕妇缓解压力，愉悦心情，还可以增进夫妻感情。但是怀孕后，性生活要以孕妇为主，如果妻子不愿意，或是身体不适，准爸爸一定不要强求，更不要因此埋怨妻子，要给予宽容和理解。

 ## 需要了解的分娩事宜

虽然刚刚进入怀孕中、晚期，但是考虑一些与分娩有关的事情，了解分娩时的注意事项，一点不会显得为时尚早。准妈妈应该趁自己现在身子还方便，精力还充沛，多为分娩做些准备，包括物质准备与心理准备。况且，很多事情还是需要实地考察后才能决定的。如果再过一两个月，身体笨重，行动困难的时候，再四处奔波显然不合时宜。现在就开始为分娩进行周密计划，会使分娩更加从容、更加顺利。

1.分娩课程

分娩对女性来说是一个自然的生理过程，孕妇不必为此过分担忧，通过阅读相关书籍和听取他人的经验，就可以为分娩做好充分的准备。分娩课程的学习可以帮助孕妇了解分娩过程、选择分娩方式，还可以传授减轻分娩痛苦等的方法。

分娩课程通常会安排在怀孕第28~32周开课，也就是孕7~8月时开始上课，重点是如何应对产前阵痛，如何使分娩更顺利和产后的母婴护理。之所以选择这个时间开课，是因为开课太早学到的东西到分娩时也忘得差不多了。一般分娩课程会上6~12周，怀孕第28~32周报名上课，刚好到临近分娩的时候结束课程学习。所学知识正好派上用场，也不用担心遗忘。但是，孕妇也可以根据自己的需要确定报名的时间，有的孕妇想早些了解分娩的知识，以便在漫长的妊娠期内，对可能出现的情况做好心理准备，以免到时临阵慌乱，脑子空白，学的东西也不知道怎么用了。还有的孕妇想在学完之后，在家里和准爸爸来一次分娩演习，以便到时候更好地应对各种突发状况。这些情况都可以早些报名。

参加分娩课程，不但可以使孕妇了解许多现有的分娩选择，形成个人的分娩观念，同时，还可以学到下面的知识。

（1）妊娠期间每个月的身体变化。通常，进行分娩课程的教室里会张贴孕妇怀孕各个阶段的体形变化、胎儿发育情况、分娩过程图解等教学图片。通过图片和解说，孕妇会更加形象地了解身体构造，器官功能，尤其是生殖器官在怀孕过程中的功能及变化，以及分娩的过程。

（2）正确对待产前检查。专业的分娩课程，应该引导准爸妈成为明智的消费者，知道哪些检查必须做，哪些检查可做可不做。通过学习，准爸妈可以了解目前的产前检查有哪些、应该何时做产前检查、做产检的原因。还应该知道准爸妈在进行产前检查时应该向医生咨询哪些问题，具备一定的知识，以便能看懂检查结果上的复杂符号，并判断医生的回答是否合理。

（3）分娩过程。通过学习，准爸妈还会详细了解分娩的过程，每个阶段身体会发生什么变化，这些变化提示你的身体在下一步要做出什么反应。虽然分娩时，医生会在耳边大声提醒你怎么做，但是如果你事先具备了分娩知识，了解分娩各阶段身体发出的有关信号，你就可以不用那么慌乱了。

（4）放松方法及应对疼痛的技巧。真正的无痛分娩基本上是不存在的，我们所知道的"无痛分娩"是通过一定手段减少分娩的痛苦。分娩课程就是这样，它会告诉你，哪些疼痛是必需的，哪些疼痛是可以避免的，以及怎样避免。还有一些疼痛具有非常的意义，虽然很痛苦，可是却是宝宝到来的信号。专业的分娩课程会告诉你放松肌肉的方法，以免因疼痛而使肌肉过于紧张，甚至产生痉挛，不仅会给自己带来更大的痛苦，还会给胎儿娩出带来困难。也会涉及缓解疼痛的方式。因此，当孕妇进入产房前，已经掌握了一整套应对疼痛的策略和常识了。

如何克服对疼痛的恐惧，是分娩课程中最重要的一课。通过学习，孕妇会了解到分娩时身体发生的变化，以及为什么会产生这样或那样的疼痛，从而教会孕妇一些放松的技巧，减轻身体上的疼痛和心理上的压力。孕妇还会从课程当中学会如何借力使力，而不是声嘶力竭地去用蛮力。好多医生指出，大多数孕妇，高危产妇例外，都可以轻松实现顺产，之所以有些孕妇会借助药物或手术完成分娩，是因为对疼痛的恐惧。

一个专业的分娩讲师，不会将分娩过程如何痛苦作为课程的切入点，更不会详细介绍每个阶段会发生的令产妇痛苦的事情。相反，他会巧妙地告诉孕妇通过什么方法更有助于胎儿娩出，减少不必要的疼痛。

2.该在哪儿分娩

大部分孕妇都会选择在医院分娩，尤其是第一次生孩子的女性。选择在医院分娩，意味着孕妇随时都能得到及时有效的专业帮助，一旦发生什么问题，可立即找来医生，这些会使孕妇感到安心，也会让家人放心。

如果选择在医院分娩，交通便利、离家较近、医疗设备较好的医院是首选，而且最好是孕妇进行产前检查的医院，并在进行产前检查时就办理好登记手续，临产前随时可以入院。

3.选择一家好的医院很重要

如果选择了医院分娩，那么选择一家好的医院是非常重要的，下面是选择分娩医院时需要注意的几个问题：

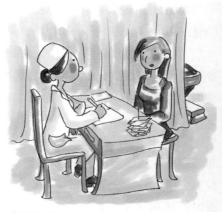

咨询生产医院

（1）医院口碑。产科医生的技术水平如何，这一点对于准爸妈们来说，是很难判断的。但是可以通过多种渠道打听一下，比如可以听听自己的邻居或亲戚当中已经做了母亲的人的介绍或是护士的介绍，然后再做选择，不要被广告迷惑。

（2）能否自主选择分娩方式。正常的分娩方法包括不用任何药物的自然分娩和进行局部麻醉的无痛分娩两种。通常，选择医院分娩的时候，也要选择分娩方法。当孕妇接近预产期，住院待产时，需要再进行一次全身检查，最后确定分娩方式。孕妇要注意的是，如果选择自然分娩，就无法控制胎儿出生的时间，有可能在夜间，而某些医院在夜间不提供麻醉服务。所以选择自然分娩的孕妇应该在分娩前仔细向医院咨询相关规定。还有医院是否提供助产服务，亲人是否可以陪伴，孕妇是否介意外阴侧切等问题也需要考虑。

（3）医院与家的距离。即使是口碑再好的医院，如果离家太远，也会给家人的照顾带来很大不便。交通是否便利，能否在最短时间将孕妇送到医院，也是要考虑的问题。所以最好选择离家比较近，医疗水平又比较好的医院。

4.选择可靠、尽职、经验丰富的医生

为孕妇选择一个可靠、尽职和经验丰富的妇产科医生是安全怀孕和健康生育的保证。分娩时，医生会根据孕妇的体能状况、胎儿的发育情况以及胎儿的位置等因素，帮孕妇安排分娩时间，选择合适的分娩方式，并帮助解决产后的一些相关问题，而且一旦分娩过程出现问题，医生也能及时、准确、有效地进行诊断与治疗。但是应该如何选择分娩医生呢？

和选择分娩医院一样，选择分娩医生的第一要素也是良好的口碑。咨询已经生育过的朋友，列出几位可供选择的医生，然后通过各种渠道查证这几位医生的情况。一般口碑好的医生会被各类专业刊物或所在医院网站反复提到。在专业水准都差不多的情

况下，建议孕妇首选耐心细致、医德良好的医生。

选择怀孕后为自己做产检的医院的医生。当然，孕妇最好是有专门为自己服务的专人医生。最好选择从孕前到受孕，再到整个怀孕过程，一直伴随的医生，因为他比较了解孕妇怀孕过程的情况，可以帮助孕妇设计最符合孕妇身体状况的分娩计划。

如果孕妇没有固定的医生，就应该从现在开始确定自己的分娩医生。把自己之前的检查单全部拿给这位医生，让他从此开始对你"负责"。

孕妇应该从怀孕到分娩这段时期，坚持到同一家医院、看同一个医生的原则，按医嘱定期接受各种检查，同时保留好自己的病历和检查记录，以备不时之需。

 ## 增强责任感

也许上个月准妈妈还和准爸爸一起为宝宝的将来拼命工作，但从这个月开始，孕妇体重飞速增长，行动更加不方便了，因此可能要停止工作，开始休产假。

这时，准爸爸面临的最严峻的挑战，恐怕就是要独自承担生活负担和家庭责任了。准爸爸经常会问自己：是否能够承担起养家的责任，应该如何做才能改善生活质量，当然这也是最基本、最直接的问题。对大多数工薪家庭来说，孩子降生后，奶粉、尿片、就医等一系列问题接踵而来，许多之前不曾考虑过的问题现在都会摆在面前，经济就会突然陷入困境。原来两人的收入两人花，而现在两人的收入（很可能只剩准爸爸一人的收入了）则要负担3个人。

虽然对夫妻双方来说，责任都是同等的，但现如今的社会观念使我们不得不承认这样一个现实：面对困境，男人必须表现得更坚强一些，尤其中国，男性养家糊口的责任会更大一些。一旦结婚生子，男人就不仅要在经济方面为家庭提供保障，在感情上也要注入较多心血。怀孕期间，妻子格外需要丈夫的帮助和精神支持。

此时，大多数的准爸爸肯定会责任感倍增，但是也有一些准爸爸会觉得生活压力变大后，心理负担也加重了。其实，准爸爸只要正确看待自己的责任，知道这是每个男人都必须经历和承担的，压力就会减轻一些，动力也更会大。另外，准爸爸在努力工作的同时，可以学着理财，只要开源节流，经济问题还是很容易解决的。

 ## 科学控制体重

女性怀孕后体重增加是正常的生理现象，但是增重多少并没有一定的规律。但是有一点可以肯定，孕前体重越大，孕期体重增加得也越多。不管怎么说，孕妇孕期体重增加在10~15千克为宜。如果孕妇体重增加过多过快，很容易诱发妊娠高血压、高血脂及妊娠期糖尿病等妊娠并发症。同时营养过度，也会造成脂肪堆积，胎儿过大，分娩困难。因此，从这个月开始，孕妇应该每周测一次体重，及时掌握自己的体重变化，及时采取措施将体重控制在理想范围内，既有利于胎儿健康，又方便顺利分娩。

1.改变饮食习惯

孕妇可以改变进餐的顺序，饭前先喝一杯水或是一碗汤，增加饱腹感。吃饭时，先吃蔬菜，再吃主食，最后吃肉。这样的顺序不仅可以减少进食量，还符合中国居民膳食指南建议的各种物质的摄入比例，科学而营养全面。一日三餐，一顿都不能少，避免用零食代替正餐。

多吃新鲜水果蔬菜，但是不要做成沙拉吃，沙拉酱中含有大量的热量。食用肉类时，要去除肉皮和肥肉部分，只吃瘦肉部分。不要吃油炸食品。

肉汤类要撇去表面浮油再食用。有汤汁的菜肴，只吃菜，不要连汤带菜一起吃。

少吃或不吃奶油制品、果汁或其他甜味饮料，喝低脂或无脂牛奶、酸奶、白开水和不含糖的饮料。

吃完东西立刻刷牙，克制自己刷过牙就不再进食。

睡前3个小时，除白开水外，不再进食。改变烹调方式尽量用水煮、清蒸、凉拌等烹调方式，少用煎、炸、烤的方式，减少脂肪及其他有害物质的摄入。

多用葱、蒜、姜等调味，少用小茴香、五香粉、花椒、八角等热性作料。

烹调时，少加或不加糖和酒调味，少用淀粉勾芡。浓稠的芡汁会将油裹在菜上，让你无法避免食用过多脂肪。

做饭前大概估算一下吃饭的人数和分量，不要做得太多了，勉强吃完，往往会吃得过多。避免吃隔夜的剩菜剩饭。将餐具换成小一号的，避免吃太多。

2.适量运动

怀孕期间适当地做些运动，不仅有助于增强孕妇心肺功能，促进身体对氧气的吸收，对胎儿有直接的好处，而且还可以促进血液循环，减少怀孕期间的身体浮肿和静脉曲张，增强肌肉力量，为分娩积蓄体力。最让孕妇感到欣慰的是，适当的运动可以帮助控制体重。快走、慢跑和游泳等有氧运动比较适合孕期女性，孕妇可以根据自己的体能状况适当做些锻炼，既可以强身健体，还可以控制体重。

孕妇适当地控制体重是没有错的，但是千万不要为了体重而节食、减肥，甚至做出一些过激行为，一定要注意每天的营养摄入，为胎儿的健康和茁壮成长提供充足的养分。

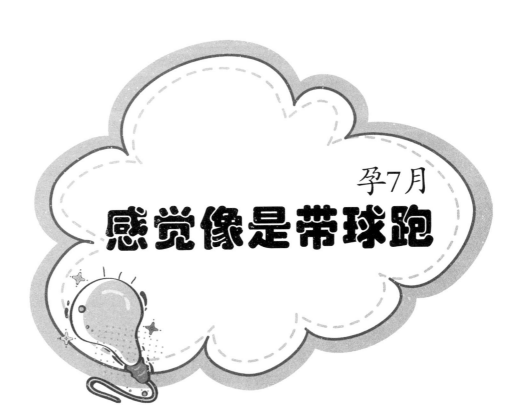

孕7月

感觉像是带球跑

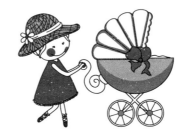

准妈妈的变化

 ## 胎动更加频繁了

孕7月，虽然孕妇身体依然存在不适，但是痛苦的同时也有很多的快乐，因为这时胎动更频繁了。

研究发现，胎动最频繁的时期是孕7月，而且半夜和清晨时最明显。好多孕妇表示，自己午夜经常被胎儿的活动弄醒，有时候还要和他玩一会儿。一般情况下，从午夜到清晨6点，胎儿会在妈妈的肚子里尽情玩耍，做体操、打拳、踢腿、翻身等都是他的最爱。

这时，胎儿的四肢更长了，而且也更加强壮了，孕妇可以明显感觉到他动作的力度越来越强。在接下来的几个月里，这种撞击会越来越严重，孕妇不用担心胎动对肋骨的撞击会造成肋骨的损伤，因为随着胎儿的成长，子宫内的空间会越来越小，胎儿的活动也受到了很大限制，因此正可以抵消胎儿活动的力量。研究也发现，在之后的2个月中，胎动会比这个月少一些。

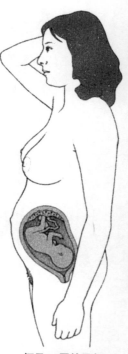

怀孕28周的孕妇

这时，频繁的胎动可能会导致某些孕妇侧睡时肋骨疼痛。但是现在一定要坚持左侧卧，这样不仅会保证胎儿的氧气供应，还会帮助胎儿形成正确的胎位，有利于顺利生产。

 ## 心脏负荷更重

妊娠期间，孕妇体内的血液量会增加，以满足身体不断增加的氧气与营养物质需求，而此时心脏负担就比平常大得多。随着妊娠期推进，子宫逐渐变大，压迫心脏和肺，更使心脏负荷加重。尤其到了怀孕中晚期，孕妇身体内的血液量会是刚怀孕时的1.5倍左右，因此需要心脏更快地跳动，这时孕妇的心跳大约每分钟增加10次，同时每次心跳挤压出的血液也比之前多1/3。好多孕妇到了怀孕中晚期都会觉得心脏负荷加重，甚至出现心悸。有时候即使什么事情也没做，只是安静地坐着，也会出现心悸。

从医学上讲，心悸即心律不齐，是心脏病的一种。主要表现为心慌、心跳速度不正常。孕妇偶尔心悸是正常的，但如果经常出现心悸，就应该到医院治疗。因此，孕妇在怀孕期间心脏偶尔心慌，是心脏的正常反应，但是同时也是向你发出警告，提醒你目前心脏负荷很重，有些吃不消了。通常，孕妇的体质越好，心脏对超负荷工作的适应性就越好，出现心悸的可能性也越小。假如孕妇感到心跳加快，就应该将动作慢下来。尤其是当运动或变换姿势时，动作一定要缓慢。

此外，孕妇还应保持乐观稳定的精神状态，避免受到惊吓。生活要有规律，饮食有节，多吃营养丰富且容易消化吸收的食物，戒除烟酒、浓茶。

呼吸急促是正常现象

孕7月，孕妇感到呼吸急促是正常现象。因为这时子宫逐渐增大，将横膈膜向胸腔方向压迫，因此胸腔变窄，这就使肺部扩张的空间变小。随着子宫不断增大，占的空间也越来越大，胸腔进一步变窄，甚至会导致呼吸困难。

此外，妊娠期间是"一人呼两人吸"，身体需要氧气增多，迫使孕妇不得不加快呼吸。这时候，孕妇的肺活量会增加，而且呼吸的效率也更高，以吸入更多的空气供给自身及胎儿的氧气需求。但是，还是有很多时候，孕妇甚至觉得吸进来的空气不够用。孕妇觉得上气不接下气，并不是自己或胎儿缺氧，而是因为自己的肺被压迫得没有足够的扩张空间了，身体在提出抗议。

到了妊娠晚期，因为过大的子宫限制了肺部每次呼吸时的扩张能力，为了弥补肺部扩张的缺失，孕激素会刺激孕妇更多地呼吸，而且呼吸得更深。因此，呼吸会变得更加急促。如果孕妇觉得有点喘不上气来，可以试试下面的方法。

立刻改变姿势，减少对胸腔的压迫。

行动要缓慢，心跳加快，会带动呼吸更加急促。

找出呼吸顺畅的姿势。一般来说，躯干伸展比窝成一团呼吸更加顺畅一些。比如挺直身体，肩膀打开，会扩大胸腔容积，这样比半躺着要舒服很多。睡觉时左侧卧姿势，可以减少对肺部和心脏的压力，也比其他姿势舒服一些。

通过调节呼吸方法缓解呼吸急促现象。具体方法是，站立，深吸一口气，同时将两臂伸出并举高。然后慢慢呼气，同时将手臂收回身体两侧。为了使吸进肺部的空气更多，可以把手掌分别放在肋骨处，感受呼吸时的扩张程度。当深吸气的时候，尽量让肋骨把手掌向外推，以后当子宫挤压到肺部，可以靠胸部扩张帮助呼吸。

练习分娩呼吸法。呼吸时，保持全身放松，尽量拉长吸气、呼气的过程，保证吸入最多的空气，呼出最多的二氧化碳，不仅可以减轻上气不接下气的状况，还可以为日后分娩做好准备。

此外，如果天气闷热或空气不流通，也会造成呼吸困难。孕妇应避免到拥挤的公共场所，封闭性场所更不要去，要多到户外呼吸新鲜空气。如果只是偶尔地呼吸短促，孕妇也不要紧张，可以试着自己调节呼吸方式，一般很快就会好转。如果现象很严重，同时还伴有胸部疼痛、心跳加快，而且经常发生，就应该及时就医。

 ## 脸和眼睑常会肿胀

有些孕妇一觉醒来，会发现自己的脸发肿，特别是眼睑处，但是昨晚睡觉前并没有喝水，怎么会有肿眼泡呢。一些特别爱美的准妈妈觉得脸部肿胀让自己不敢出门，不敢见人。其实，这也没什么，别人不会因为怀孕引起的任何身体变化而嘲笑孕妇。孕妇也不必忧心忡忡，脸部肿胀是因为怀孕期间多余的水分没有排出去，而聚集在表皮下方造成的，这是怀孕期间众多无害肿胀的一种，不用为此感到惊慌。而且起床后，地心引力会帮助排出这些多余的水分。

但是，如果孕妇发现脸、手、脚，甚至全身都出现了严重的水肿，这就有可能不是正常现象了。一般来说，孕妇水肿常发生于小腿、脚踝和关节处，如果是全身性水肿，则为异常现象。另外，如果水肿的同时，发现体重增加过快过大，比如一星期体重增加超过1000克，就有病理性水肿的可能，需要及时就医。

 ## 四肢肿胀

怀孕期间，不仅脸部会出现肿胀，孕妇的手、脚、腿部也会肿胀。其实，孕妇不必为此感到烦恼，正是这些水分保证了各项生命活动的正常进行。怀孕时，激素会使孕妇感到口渴，补充大量水分。同时，孕妇的身体也会利用这些水分来补充羊水，增加血液里的水分，帮助肾脏更容易地将身体内的废物排出，同时还可以满足胎儿成长需要。

即使是身体健康的孕妇，体内也会有液体滞留的现象，特别是到了怀孕后期。从孕5~6月开始，孕妇就开始出现手、脚、腿部浮肿，而且随着时间的推移，这些肿胀会越来越厉害。这主要是因为地心引力一整天都在发生作用，导致体内液体越积越多。除此之外，日益增大的子宫影响腿部血液循环，也会造成体液滞留。

女性在怀孕期间的肿胀有正常与不正常之分，因此一定要学会区别。

（1）正常的肿胀具有以下几个特点：

① 肿胀的部位和程度会随着地心引力的改变而改变。如果把脚抬高，腿部和脚踝

的肿胀就会有所减轻或消失。

② 体重稳定增加，没有增重过快或过多的情况。

③ 血压正常，尿检也未查出尿蛋白。

④ 饮食规律，均衡适当。

（2）不正常的肿胀也有以下表现：

① 过度水肿，手指按压后，留有明显的凹痕，短时间内肌肉不能恢复原状。还有，即使把腿抬高，肿胀也不会缓解。

② 体重在短时间内增长过多过快，增长没有规律。

③ 血压过高，尿检查出尿蛋白过多。

④ 饮食无规律。

（3）无论水肿是否正常，孕妇都会感到不适，下面的方法可以帮助缓解腿部和脚部肿胀：

① 要避免长时间坐着或站着不动，要经常活动四肢。坐着时不要跷二郎腿。

② 坐下时，要放松身体，同时再垫高双脚，促进下肢血液回流。

③ 保持适当的运动，骑自行车、游泳、散步是不错的选择，它们都可以帮助促进四肢血液循环。

④ 养成好的生活习惯。饮食合理、作息规律是身体健康的必备条件。每天至少摄入2000毫升水，不要因为受水肿困扰就减少水分摄入，尤其在天气干燥的季节，更要补充大量的水分。

 ## 背痛和腰痛

随着肚子日益隆起，孕妇站立时，身体重心一定要往后移才能保持平衡。这种长期利用脊椎后弯来保持平衡的姿势，会使平时不常用到的背部和腰部肌肉负担加重而疲累酸疼。除此之外，孕妇释放出的激素使骨盆、脊柱的关节和韧带松弛，便于产生更大的形变，但也造成了背部负担。怀孕晚期，背部疼痛症状还会更严重。

当然，治疗疾病的最佳方法是预防，孕妇可以从以下几个方面预防背痛发生：

（1）注意保持正确的姿势。站立或坐下时要保持背部挺直，不要弯腰驼背。坐下时，可垫高双腿或在腰部放一个靠垫，减轻背部压力。

（2）如果要提重物，首先确保东西的重量在安全范围内，然后调整好重心，下肢用力，而不要像以前那样腰部用力，发力时保持背部挺直。

（3）不要睡过软的床，休息时不要躺在软的沙发上，避免脊柱形变更大。可以选择能提供良好支撑的硬床，可以铺较厚的褥子增加舒适度。

（4）穿舒服的鞋子。一些孕妇会觉得穿平底鞋舒服，而另一些孕妇则觉得要想减轻背部压力，还是穿带点跟的鞋子好。通常情况下，如果孕妇的腰已经向前挺出，那么高跟鞋会使重心前移，使你的腰向前挺得更厉害。要预防孕妇背痛，最好还是穿鞋底宽厚的平底鞋。

（5）孕妇要保持良好的运动习惯，适当的运动可以促进血液循环，增强腹背及骨盆肌肉弹性，缓解腰酸背痛，又可刺激肠蠕动、预防便秘，保持身体健康。当然，运动前要咨询医生，制订运动计划和运动量。

（6）注意控制体重。准妈妈体重增加后，背部需要更加努力保持身体平衡，容易使背部疲劳酸痛。

（7）避免扭转脊柱。无论是站立还是躺着，保持肩部和臀部在一条直线上，避免转换姿势时幅度过大，扭伤脊柱。

（8）尽量不要长时间坐着或站着不动。坐的时候把腿部垫高，使膝盖稍微高过臀部，从而减轻下背部的压力，也可加速下肢血液回流。如果必须长时间保持一种姿势，可以一只脚在前，一只脚在后，把身体重心放在后面那只脚上。一段时间后，再换另外一只脚在前。

（9）按摩与热敷。按摩与热敷都可以起到缓解肌肉紧张，加快血液循环的作用，可以很好地缓解背部疼痛。

（10）药物治疗。选择止痛药、药膏或膏药前，一定要咨询医生的意见，谨慎使用，以免对胎儿造成不良影响。

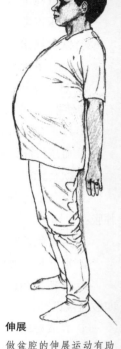

伸展

做盆腔的伸展运动有助于锻炼腹部肌肉，减轻背痛。孕妇靠墙直立，收紧腹部肌肉，尽量将下背部贴在墙上。

 ## 髋部和耻骨疼痛

在怀孕的最后几个月，孕妇可能会觉得走路时，髋部和耻骨附近很不舒服，有时候还会感到强烈的疼痛感。

有时候，骨盆区疼痛也会引起髋部疼痛。骨盆区疼痛往往发生在一侧，可能主要集中在臀部。孕妇有时候会觉得疼痛会从一侧很快转移到另一侧，并伴有背痛或骨盆前部疼痛。骨盆区疼痛还可能沿着孕妇向腿部后侧转移，孕妇就可能会感到髋部疼痛，腿部乏力，不受控制。

如果孕妇觉得髋部或耻骨疼痛，也不要过于担心，这是身体为宝宝顺利娩出所做的准备，孕妇髋部和骨盆的韧带受到拉扯，变得松弛，软骨也会变软。如果可能的话，最好咨询一下骨科专家，对你骨盆的稳定性做个评估，并通过检查确定造成疼痛的原因是否是骨盆和臀部的关节病变。同时，医生还要仔细检查腹背和臀部肌肉功能如何，是否能承担支撑庞大身躯的重任。

为了缓解髋部疼痛，可以做增强骨盆底肌肉力量的运动。或是轻轻按摩臀、背或骨盆部位，让僵硬的肌肉放松下来。按摩腹股沟和肾上腺反射区部位，也可缓解髋部疼痛。尽量避免负重劳动，动作幅度也不宜过大。

 ## 其他常见不适

孕妇在妊娠初期曾经经历过的身体不适，在孕7月时会再度困扰你，同时还会新增一些不适的感觉。

1.尿频

随着子宫的不断增大，直接导致对膀胱的压力增大，膀胱的尿液容量变小，因此孕妇很容易产生尿意。孕妇要记住，有尿意时，要及时排尿，而且每次尽量要将尿排净。憋尿是一定要避免的，因为这样很可能会引发宫缩，或是尿道感染。

2.乳房变化更大

这个月孕妇的乳房会继续增大，乳晕颜色更深，而且乳房开始分泌一种有点浓稠的金黄色液体，这就是胎儿最好的第一餐——初乳。当然，有的孕妇在孕6月时就会分泌初乳。

3.阴部不适增加

阴道分泌物继续增加，孕妇可能每天需要换好几条内裤或卫生护垫才可以保持阴部干爽清洁。而且，此时阴道附近偶尔还会出现一阵剧痛，这可能会让孕妇有些担心，不过这都是正常现象，是胎儿压迫子宫颈，进而压迫阴道组织的缘故。

4.骨盆疼痛

这时，孕妇还会觉得骨盆附近剧烈疼痛，特别是抬腿或走路时尤其明显。这些疼痛是圆韧带拉伸，便于将来让胎儿顺利娩出而产生的。而且，子宫的增大也会让骨盆产生不同程度的扩张这也会导致骨盆疼痛。随着怀孕次数的增多，骨盆疼痛会愈加明显。

5.大腿根疼痛

在大笑、咳嗽、打喷嚏、转身或变换姿势时，会觉得大腿根部的腹股沟有一阵剧烈疼痛，这是由于联结子宫和盆骨的圆韧带受到过度拉扯，发生形变引起的。孕妇只要动作缓慢，这种疼痛就会得到缓解。

6.更易口渴

这个月，孕妇会觉得比之前更加容易口渴，这是身体需要补充水分的信号，所以孕妇应该多喝些水，满足身体对水分的需求。不要担心多喝水会加重水肿，身体会把水分吸收掉的。

7.依然头晕

活动时或是久站久坐之后，或是由坐姿变成站姿，由卧姿变成坐姿时，孕妇往往会感到一阵眩晕，这种类似的感觉在之前也出现过。此时，孕妇应该立刻躺下来或是坐下。此外，血糖过低也会引起头晕，孕妇应该经常准备一些有营养的小零食。

8.烧心

孕妇妊娠早期出现的烧心现象在妊娠中期会有所减轻，但是到了这个时候，烧心会再次困扰孕妇。但这时的烧心主要是由于子宫底升高，增大的子宫向上压迫胃部引起，不是受孕激素导致的。孕妇睡觉时可以把上身抬高，饭后保持上半身直立，不要立刻平躺，这样会有效减轻胃酸逆流的不适感。

9.便秘

由于子宫不断增大，会挤压肠子，而且怀孕早期引起便秘的因素也在起作用，这一时期的便秘会更加严重。孕妇要多喝水，多吃富含纤维素的蔬菜和水果，预防便秘。

 ## 变得又呆又笨了

胎儿的成长使孕妇行动不便，孕激素的不断分泌使韧带变得松弛，再加上健忘，这一时期，孕妇简直觉得怀孕让自己变得又呆又笨。好多孕妇会觉得自己动作迟钝，身手不如之前敏捷了，而且很容易碰到各种障碍物，有时候自己也觉得莫名其妙，为什么会变得这么笨呢。即使走路时两手叉腰，使出浑身力量，速度还是慢得不行，和好姐妹出去逛街时总像一个小尾巴似的落在最后。有时候大家一起用餐，自己的手好像不受控制，连筷子都拿不住，觉得很尴尬。其实，这些都是正常现象。这些失态正是由于增加的体重、笨拙的体形、松弛的韧带和肿胀的肌肉造成的。孕妇的这种肌肉不受控制的状态，让她们在陌生的环境里，或是拿刀具、端热水、下楼梯的时候，特别容易发生危险。这个时候。孕妇恐怕要避免光顾瓷器店之类的地方了，因为你说不定就会"闯祸"呢。

除了暂时失去手和脚的灵敏度，孕妇的大脑似乎偶尔也会出现"短路"，常常会一只手拿着钥匙，另一只手却在包里乱翻寻找钥匙；或是正在和朋友交谈，说了一半就忘了谈话的主题。其实，这些正常的健忘只是为了提醒孕妇把精力集中在胎儿身上，其他的事情都可以暂时放下，等分娩之后，一切都会恢复正常的。

幸福感油然而生

当两手扶腰一摇一摆走在大街上的时候，虽然可能会觉得有点累，但是依然不会影响孕妇的喜悦。因为孕妇在展现自己怀孕体态的同时，心中会很自然地升起一种前所未有自信与骄傲的情绪，巴不得全世界的人都知道自己正在孕育新生命，这是一件多么神圣而神秘的事情啊！想到这里，好多孕妇内心会不由自主地涌起一种幸福感。

这时，丈夫对妻子也更加体贴，好多孕妇会觉得好像又回到了恋爱的时候，时刻享受着幸福，对生活充满了信心，甚至希望这种时刻被幸福包围的感觉永远延续下去。

怀孕带给孕妇的幸福感甚至会让她们忘记过去几个月的折磨和烦恼，以及即将来临的分娩痛苦。这种幸福的来临让许多爱美的女性、爱玩的女性心甘情愿地放弃自己喜欢的生活，安静下来，悉心等待宝宝的到来。

尽管每个孕妇都清楚这种幸福只是一时的，但还是应该将为人母的日子看得美好一些。同时，孕妇也应该好好享受这种幸福感，好好享受无忧无虑的美好时光，因为孕妇本来就应该有一个属于自己的情绪上的假期，不能让怀孕带来的不适影响这种幸福。因为各种不适反应时刻会打断你的幸福时光的，因此，孕妇还是在能享受生活的时候尽情享受属于自己的那份幸福吧！

不是一般的爱忘事

好多孕妇说，到了孕7月，脑子里总是会想关于怀孕与分娩的事情，并因此而忘记其他甚至也很重要的事情，像母亲的生日，与老同学的约会等。

其实，孕妇健忘是可以理解的。在怀孕的前3个月里，孕妇会为这个将要展开的充满神秘的冒险历程而走神，为胎儿的安全而担忧，被妊娠反应折磨得精疲力竭。到了怀孕的最后3个月，身体发生的变化与即将来临的最后考验，都会使孕妇产生小小的紧张。越是紧张就越是关注，她甚至会一刻不停地想着肚子里的宝宝，以及分娩时的场景。因此，孕妇健忘简直是自然而然一定会发生的事情，谁让她们想那么多事情呢。

当出现健忘的时候，孕妇可以试着用一些小窍门来帮助自己记住比较重要的事情，来减少健忘带来的挫折感，比如使用备忘录，记下重要的事情，随时提醒自己注意；记下重要的约会时间，或是给自己做一份详细的日程安排表。养成良好的生活习惯，保持环境整洁，把经常使用的东西放在固定的位置，用完后也要注意放回原位，不必每次绞尽脑汁回忆某件东西在哪里，比如可以将钥匙挂在门后。

其实，孕妇健忘也许暗示着孕妇应该"歇歇了"，要将生活变得更简单一些。那些自己想了很久都想不起来的事情，可能都不重要，也并不一定非要现在去完成，勉强去做，只会增加记忆的压力。比如说，孕妇觉得胎儿就要出生了，应该趁此机会把家里清扫一番。这是孕妇"筑巢"本能的一种表现。而这无疑给孕妇增加了压力，就会加重健忘。孕妇最好抽出一些时间来，好好地放松一下，可以到大自然中呼吸新鲜空气，和丈夫来一次浪漫的短期旅行，美美地享受一顿浪漫的烛光晚餐，或是读一两本自己喜欢的小说，听听优美的音乐。这样，才能使孕妇专心去对付那些对自己来说，的确是很重要的事情。

怀孕期间的健忘是一种正常的生理反应，不是孕妇大脑出了什么状况，而是她在思考更重要的事情。如果孕妇确实感到健忘让自己不安，也可以和医生谈一谈，寻求必要的帮助，免得引起抑郁。

 ## 产生逃避心理

到了孕7月，孕妇除了健忘，还会产生逃避的心理。确实，怀孕带来的各种各样、大大小小的不适感，会使孕妇感到烦恼和焦虑，有时候会特别地想逃避这些折磨，摆脱这一切，让生活重新变得简单有序。

7个月来，孕妇确实很辛苦，尤其是随着妊娠月份的增加，肚子越来越大，行动越来越不便。而且，后面还有很长的一段路要走，分娩、养育宝宝，生活中还会有更多的困难和烦恼，这时的小小灰心只是人生中的一段小插曲。产生这种想要逃避的想法，并不代表孕妇不是一个好妈妈，因为这几乎是每个孕妇都会产生的情绪，大家不妨把这些感觉当作是人生低潮期的预演吧。试想一下，等自己真正做了妈妈，即使遇到再大的困难，不管多么渴望逃避，一看到自己辛苦怀胎生下来的宝宝那么可爱，就一切困难都不怕了。

因此，当孕妇想要逃避时，应该想办法来压制这种念头，而不要让这种想法继续蔓延。这时，应该想一些开心的事儿，比如宝宝的每次胎动给家人带来的快乐，想象一下宝宝的模样，是遗传爸爸高鼻梁，还是妈妈的大眼睛呢。或是想想自己那么长时间都熬过来了，再过2个月就可以真切地握到宝宝可爱的小手，还有那胖胖的小脚丫了，那是多么令人兴奋的事情啊！想到这些，准妈妈也许就会忘掉烦恼，不仅不想逃避，还会产生想早日见到宝宝的

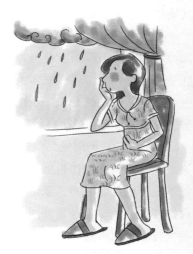

产生逃避心理

迫切愿望呢。

 为分娩问题而担忧

　　临近分娩，孕妇自然而然会对即将发生的大变化反复考虑。有的孕妇可能在分娩课程学到一半的时候，发现自己的分娩观念发生了改变，不得不面临重新选择与重新决定的局面。这时候，孕妇可能已经被各种各样的身体不适搞得头昏脑涨，还要重新考虑一系列选择医院、医生、分娩方式的复杂事项，顿时会觉得压力很大。

　　研究发现，孕妇压力过大会影响胎儿生长，而这种影响早在孕2~3月时就开始起作用了。压力大的孕妇所生的婴儿比压力小的孕妇所生的婴儿体重要轻很多。而且压力过大还会引发妊娠高血压，进而导致孕妇心脏、肾脏和肝脏受损，对孕妇自身和胎儿都有伤害。因此，为了宝宝的安全，孕妇千万不能被这些问题困扰。分娩只是怀孕过程的终结，是收获的"季节"到了。

　　如果实在被分娩问题压得透不过气来，孕妇也可以用下面的方法，试着放松心情，减轻压力。

　　不要太在意压力。觉得有压力是很正常的，尤其是到了怀孕晚期。先分析一下引起压力的原因，采取一些可行性措施，从而有针对性地消除压力。

　　避免因压力过大产生消极情绪。要多听音乐，节奏轻松明快的音乐不仅能让人受到艺术的熏陶，还能使人心旷神怡，抛开压力。

　　寻求帮助。如果孕妇对分娩充满恐惧和焦虑，可以向有经验的母亲或婆婆寻求帮助，如果觉得她们啰唆，也可以找已经做了妈妈的朋友谈谈心，年龄相仿，比较容易沟通，有时候她们的一番"教导"会使孕妇顿悟。

　　换个角度看"分娩"。如果孕妇觉得生孩子等于失去了工作，等于把自己变成黄脸婆，等于失去自由，等于"死去活来"受尽折磨，那就大错特错了。何不换个角度想一想呢？现在面临各种各样的选择，正是教你如何掌控自己的人生。而且，虽然怀孕和分娩确实会有痛苦，但是同时也收获了幸福。

宝宝的变化

 第25周

第25周，胎宝宝身长约为27厘米，体重也在稳定增加，差不多已有850克了。他的皮肤很薄而且上面还是有不少褶皱，全身覆盖着一层细细的绒毛，看上去就像个小老头，但身体比例已经比较匀称。胎宝宝在子宫中占据的空间越来越大，开始慢慢充满整个子宫。这一周，胎宝宝舌头上的味蕾已经形成，他已经可以品尝出羊水的味道了，也有自己偏爱的口味了。

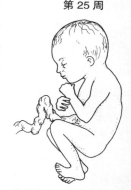
第 25 周

胎宝宝大脑继续发育，沟回更加明显，大脑皮层实际面积也在不断增加。这时胎宝宝大脑细胞迅速增殖分化增大，是胎宝宝大脑发育的又一个高峰期。这时孕妇应该多吃一些核桃、芝麻、花生之类的健脑食品，为胎宝宝大脑发育提供充足的营养。这一时期，胎宝宝的运动能力也不断增强，对外界刺激更加敏感。胎宝宝骨骼继续钙化，骨关节发育也更加完善。

随着胎宝宝继续发育，他在子宫里的活动空间减小了，因此他的身体现在保持一种蜷曲的姿势。

孕妇可不要因为胎宝宝喜甜就大量吃糖，这时还是要注意预防妊娠期糖尿病。对于已经出现尿糖阳性的孕妇，也不要过分紧张，在医生的指导下，适当控制饮食或者用药，并加强对胎宝宝的定期检查和保护，也可以生一个健康的宝宝。

这一时期，孕妇可能会感到有些疲惫，腰酸背痛的状况也会更加明显。另外，随着腹部的不断隆起，腹部、乳房妊娠纹和脸上的妊娠斑也明显多了起来。有的孕妇还会觉得眼睛发干、发涩、怕光，这些都是正常现象，不要过于担心，分娩后这些症状都会慢慢消失。

 第26周

第26周，胎宝宝的身长约28厘米。体重将近1000克。皮下脂肪开始出现，但并不多，胎宝宝看起来还是皱巴巴的，细细的胎毛依然覆盖着他的全身。胎宝宝身体各部分比例更加匀称。动作更加频繁有力，孕妇还可以根据胎动来判断胎宝宝在子宫内的活动情况。胎宝宝还有空间在子宫里翻来滚去，还会经常变换姿势。

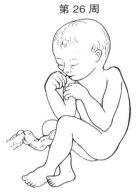

第26周

这一周，胎宝宝的神经对触摸、声音与光照更加敏感，反应也更加准确。胎宝宝继续练习呼吸的动作，只是进出口鼻的依然是羊水，因为它的肺部功能还未发育健全。

这时孕妇可能会感到心神不宁，睡眠不好，甚至经常做一些噩梦。这是孕妇在怀孕阶段对即将承担的母亲的重任感到忧虑不安的反应，这是正常的。孕妇应该为肚子里胎宝宝的健康发育而保持良好的心情，心情焦虑或烦躁时可以向丈夫或好友倾诉，他们的安慰也许能够帮助孕妇放松心情，稳定情绪。

这时孕妇还应该再做一次血液检查，因为一些孕妇可能会出现妊娠期糖尿病或贫血症状，应该在医生指导下及早防治。在饮食上，除了注意多吃一些富含铁的食物外，还要多吃一些含维生素C较多的食品，以促进铁的吸收，保持健康的体魄，为分娩做好充分的准备。

随着胎宝宝脂肪一点点沉积，胎宝宝逐渐变结实。

 第27周

第27周，胎宝宝身长已达到30厘米左右，体重大约1100克了，并继续快速发育。除了依然消瘦之外，从外观上看，与足月的胎宝宝已经没有太大区别。胎宝宝皮肤比较红，胎毛明显；皮下脂肪虽然长了一些，仍然比较薄，皮肤还有很多皱褶。

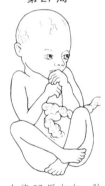

第27周

这一时期，胎宝宝的大脑也在继续发育，已经具有和成人一样的脑沟和脑回，但神经系统的发育还远远不够。与听觉器官相连接的神经网已经形成，对外界声音的刺激也更为敏感。孕妇可以继续进行胎教课程，为他讲故事或者给他听音乐。胎宝宝虽然已经可以感光，但是视网膜还没有完全形成，如果此时出生，会患早产儿视网膜症，所以，此时孕妇要更加注意安全，防止胎宝宝早产。

在第27周左右，胎宝宝睁开眼睛，并且可以分辨外部光线的明与暗了。

这时很多胎宝宝已经长出了浓密的头发了，眼睛也已经睁开了。体现性别特征的外生殖器官通过超声波影像也都清晰可见了。这时胎宝宝的肺部和气管还未发育成熟，但是他还在不停地呼吸羊水，练习呼吸的动作。

从现在开始一直到分娩，孕妇应该多吃谷物类食品和粗粮，因为这时胎宝宝需要更多的营养满足生长发育。而粗粮中富含纤维，维生素B的含量也很高，可以预防便秘，如全麦面包、豆类食品和粗粮食品等。这时孕妇也应该开始学习有关分娩和育儿的知识，以便更全面地了解分娩过程和育儿知识。如果有条件，最好参加一些分娩课程，帮助孕妇了解更多的分娩知识，消除对分娩的恐惧。

 第28周

第28周，胎宝宝身长将近33厘米，体重1200克左右，已经快挤满整个子宫了。脸和身体都呈现出新生儿出生时的外貌，皮下脂肪进一步增多，但还是很薄，皮肤皱褶仍然比较多，依旧看起来"丑丑的"。这一周有些胎宝宝的头发更加浓密，但是全身依然有胎毛覆盖。

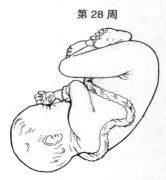

第 28 周

这时，胎宝宝的眼睛已经可以自由睁开、闭合，睡眠和清醒的时间都很有规律，这就是他的作息规律表呢，出生后很长时间，婴儿还会保持自己的生物钟。有意思的是，此时胎宝宝已经有了吸吮能力，并经常把自己的手指放到嘴里吮吸，这是为出生后吸食母乳做练习呢。这时胎

由于子宫的空间变得狭窄，胎宝宝不得不蜷曲身体。

宝宝的肺部发育还不健全，但是如果这时胎宝宝娩出，借助一些医疗设备，胎宝宝已经可以进行呼吸，能够存活下来了。

更不可思议的事情是，有研究认为这时胎宝宝开始会做梦了。那么究竟他会梦见什么呢？恐怕我们还无法得知。但是可以肯定的是，这时胎宝宝的大脑活动非常活跃，大脑皮层表面的沟回也更加明显，脑细胞也在快速增加。

孕妇此时应该有意识地数胎动。通过数胎动，计算出平均胎动数，准妈妈会发现宝宝比较活泼，或者是比较安静。此时，根据胎宝宝的运动情况，已经基本可以判断他将来的性格了。

孕晚期即将来临，由于腹部增大，孕妇会特别容易产生疲劳感，而且脚、腿部的肿胀、便秘、痔疮、静脉曲张等都使孕妇感到不舒服。预产期临近，如果准妈妈还对分娩一无所知的话，那么是时候认真了解一下相关知识了，除了参加分娩课程，翻阅书籍、向有经验的亲友请教都是不错的选择。

饮食与营养

 准妈妈的营养补充

孕七月以后，胎宝宝大脑快速发育，代谢活动也增强，准妈妈的食欲相应增加，需要大量的热量和蛋白质。这个月准妈妈应每天保证从食物中摄取蛋白质85克，能量2050千卡，维生素E 14毫克，钙1000毫克，铁25毫克，叶酸520微克，维生素B_1和维生素B_2各1.3毫克，以满足自身和胎宝宝成长发育需要。

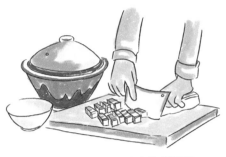

准妈妈须知，孕7月食补很重要

由于这个月胎宝宝进入了大脑发育的高峰期，脑细胞迅速地增殖分化，所以为了促进胎宝宝的智力发展，使将来的宝宝更聪明，准妈妈应在这个月重点补充DHA、EPA和脑磷脂、卵磷脂等营养物质。这些物质对于准妈妈和胎宝宝来说有双重的营养意义，对于准妈妈来说，能预防早产，防止胎宝宝发育迟缓，增加婴儿出生时的体重；对于胎宝宝来说，足够的摄入能够保证胎宝宝大脑和视网膜的正常发育和神经系统的完善，使宝宝将来更聪明活泼。

为了补充足量的DHA等物质，准妈妈可以在这个月交替地吃些富含DHA类的物质，如富含天然亚油酸、亚麻酸的核桃、松子、葵花子、杏仁、榛子、花生等坚果类食品。此外还可以多吃些鱼类、鱼油等，这些食物富含胎宝宝大脑细胞发育所需要的必需脂肪酸，有健脑益智的作用。

除了补充DHA等物质，为了满足这个时期的营养需要，准妈妈在日常的饮食基础上，还应多增加一些豆类蛋白质，可以多吃豆腐、多喝豆浆；为了满足大量钙的需要，应多吃海带、紫菜等海产品；为了满足维生素的需要，多吃动物的肝脏。由于怀孕后期胎宝宝生长更快，胎宝宝体内需要贮存的营养素增多，准妈妈需要的营养也达到高峰。为此，应做到膳食多样化，尽力扩大营养素的来源，保证营养素和热量的供给。

需要注意的是，这时候准妈妈不宜多吃动物性脂肪，也应减少盐的摄入量，忌吃咸菜、咸蛋等盐分高的食品，水肿明显的准妈妈要严格控制每日盐的摄取量，限制在2~4克之间。

孕7月的饮食原则

7个月的胎宝宝的生长速度依然较快，准妈妈要多为腹中的宝宝补充营养。在保证营养供给的前提下，坚持低盐、低糖、低脂饮食，以免出现妊娠糖尿病、妊娠高血压、下肢水肿等现象。

准妈妈要注意维生素、铁、钙、钠、镁、铜、锌、硒等营养素的摄入，进食足量的蔬菜水果，少吃或不吃难消化或易胀气的食物，如油炸的糯米糕、白薯、洋葱、土豆等，以免引起腹胀，使血液回流不畅，加重水肿；多吃冬瓜、萝卜等可以利尿、消水肿的蔬菜。准妈妈在怀孕26周以后，要注意不宜多吃动物性脂肪，日常饮食以清淡为佳，水肿明显者要控制盐的摄取量，限制在每日2~4克。

从现在开始到分娩，准妈妈每天应该增加谷物和豆类的摄入量，因为胎宝宝需要更多的营养。富含纤维的食品中B族维生素的含量很高，而且可以预防便秘，如全麦面包及其他全麦食品、豆类食品、粗粮等，都可以多吃一些。

由于这时候准妈妈常会有"烧心"的感觉，所以每餐的进食不要过多，尤其是不要在太饥饿的时候才去吃东西，也不要一次喝入大量水或饮料，特别是不要喝浓茶及含咖啡、巧克力的饮料，它们都可加重食道肌肉松弛。此外，辛辣性的食物和过冷或过热的食物也会刺激食道黏膜，加重"烧心感"，最好少吃为宜。还应注意的是，准妈妈在进食后不要立即躺下，最好是能活动半个小时。

孕7月的营养食谱

南瓜饼

【原料】南瓜1个，糯米粉200克，澄粉50克，豆沙100克，芹菜梗适量，白砂糖200克。

【做法】

1.将半个南瓜去皮，去子洗净切成小块。

2.放蒸锅蒸熟（也可包上保鲜膜，用微波炉加热10分钟左右）。

3.用勺子将熟南瓜肉碾成泥状，加糯米粉、澄粉、砂糖，和成面团。

4.将面团分成若干小份，分别包入豆沙馅成饼胚。

5.在饼胚表面刻上装饰纹，顶部加芹菜梗点缀后放入平盘，蒸4~5分钟即可。

【功效】促进胎儿的脑细胞发育，增强其活力，防治妊娠水肿、高血压等孕期并发症，促进血凝及预防产后出血。

羊肝胡萝卜粥

【原料】羊肝50克，胡萝卜100克，大米150克，生姜5克，葱5克，盐5克，胡椒粉少许，绍酒3克。

【做法】

1.将羊肝切薄片，用绍酒腌上，胡萝卜去皮切成粒，大米洗净，生姜切成米，葱切成花。

2.用瓦煲一个，注入适量清水，用中火烧开，下入大米、姜米，改用小火煲约35分钟。

3.再加入羊肝、胡萝卜。

4.再加入盐、胡椒粉，煲10分钟，再撒入葱花即可食用。

【功效】养肝明目，清虚火。

木耳卷心菜

【原料】水发黑木耳60克，卷心菜400克，葱、生姜、盐、酱油、味精、花生油、醋、白糖、淀粉和芝麻油各适量。

【做法】

1.将黑木耳择洗干净，挤去水分后撕成小片；卷心菜洗净后去掉老叶切片；葱、姜洗净，切丝备用。

2.将锅至火上，放入适量花生油烧至七成热，放入葱丝和姜丝爆香，放入卷心菜、黑木耳煸炒，加入酱油、盐、白糖，烧滚后用湿淀粉勾芡，加醋，淋上芝麻油后即可食用。

【功效】补充营养，益肾健脑。

绿叶豆腐羹

【原料】豆腐300克，芹菜叶50克，鸡蛋50克，盐3克，胡椒粉2克，姜汁5克，葱汁2克，淀粉3克，料酒10克，香油5克。

【做法】

1.将芹菜叶洗净，在开水中焯一下，捞出过凉，切碎末；豆腐切丁；鸡蛋磕入碗中搅匀。

2.锅上火，到入猪骨汤、豆腐、葱姜汁、料酒、胡椒粉和精盐。

3.开锅后放入芹菜叶末，用水淀粉勾流芡，打入鸡蛋液，淋入香油即可出锅。

【功效】防止准妈妈营养不良。

青盐三丝

【原料】香豆腐干50克，熟笋75克，青椒75克，熟花生油5克，酱油8克，白糖3克，绍酒2克，水芡粉5克，麻油5克。

【做法】

1.香豆腐干切成细丝，放沸水中烫一下，沥干水。

2.熟笋、青椒切成与香豆腐干丝同样大小的丝，分置盆中。

3.锅上火烧热，舀入花生油烧至七成热，放入笋丝、青椒丝煸炒两分钟，再加入香干丝、绍酒、酱油、白糖和少许水浇沸后，用水芡粉勾芡，淋入麻油即可食用。

【功效】补充钙质，促进胎宝宝的骨骼发育。

珍菌饺

【原料】干香菇50克，鸡腿蘑100克，金针菇100克，平菇100克，油菜1000克，小麦面粉350克，盐4克，味精1克，植物油15克，香油5克，鸡蛋75克，姜10克。

【做法】

1.干香菇放入温水中泡开。

2.金针菇去掉根；将泡开的香菇去蒂切成粒。

3.平菇放入沸水锅中焯水后捞出；鸡腿菇放入沸水锅中，焯水后捞出。

4.金针菇放入沸水锅中，焯水后捞出；油菜也放入沸水锅中，焯水后捞出冲凉。

5.将鸡腿菇、金针菇、平菇分别切成粒。

6.油菜切成细粒，和各种食用菌类一起加入盐、味精、油、麻油、姜末拌匀即成珍菌馅。

7.将面粉、盐2克、水30毫升、鸡蛋混合在一起，揉搓成面团，再将面团分小块，再擀成面皮，备用。

8.擀好的面皮中包入馅，捏好，包成饺子，以常法煮熟食之。

【功效】降低血糖，补充多种维生素及矿物质。

三鲜冬瓜汤

【原料】冬瓜200克，鲜冬菇80克，番茄80克，油菜100克，油面筋80克，盐、花生油、芝麻油适量。

【做法】

1.将鲜冬菇、冬瓜切成5厘米长的片，番茄洗净后切成小块，油面筋洗净后切成3厘米长的块，油菜择洗干净。

2.汤锅置火上，放入适量清汤，将冬瓜、冬菇、番茄、油面筋投入，并加入适量的盐、芝麻油和花生油，汤汁沸后放入油菜，烧煮即可。

【功效】祛湿利尿，缓解下肢水肿。

赤豆鲤鱼汤

【原料】鲤鱼1条（约450克），赤豆80克，白果15克，生姜10克，葱10克，花生油18克，盐6克，绍酒3克，胡椒粉少许。

【做法】

1.将鲤鱼处理干净，在鱼脊上剖上花刀，赤豆用温水泡透，生姜切成片，葱切成段。

2.锅内烧油，待热时，下入鲤鱼，用小火煎透，下入绍酒、姜丝，注入适当清水，加入赤豆，用中火煮至汤浓。

3.再加入白果、葱段，调入盐、胡椒粉，续煮8分钟至透，即可食用。

【功效】降低血糖，治疗水肿。

  准妈妈本月应该多吃的食物

（1）谷物和豆类。这个月准妈妈必须开始大量摄入谷类和豆类，如多吃绿豆、赤小豆、黑豆等，还可以把新鲜毛豆洗净剥皮后用盐开水煮来吃，也是再好不过。

（2）海鱼。胎宝宝在妈妈肚子里最后的三个月，需要足够的亚麻酸和亚油酸（体内合成DHA）以供大脑快速发育。普通食物中，只有深海鱼中才含有这些物质，所以准妈妈最好每周吃点海产鱼，最好是富含大量亚麻酸和亚油酸、又方便吸收的挪威三文鱼。

（3）秋梨。秋梨性甘寒微酸，有清热利尿、润喉降压、清心润肺、镇咳祛痰、止渴生津的作用，可有效治疗妊娠水肿及妊娠高血压的症状。此外，它还具有镇静安神、养心保肝、消炎镇痛等功效，可以防治肺部感染及肝炎的疾病。常吃炖熟的梨，可以增加口中津液，防止口干唇燥，不仅可保护嗓子，也是肺炎、支气管炎及肝炎的食疗佳品。准妈妈可以将生梨去核后塞入冰糖10克、贝母5克、水适量，文火炖熟后服汤吃梨，可以预防感冒、咳嗽等多种疾患。

（4）草莓。草莓中含有极丰富的维生素C，可预防感冒，而其中所含果胶和有机酸可分解食物中的脂肪，有促进食欲及加强肠胃蠕动的作用。此外，还有研究指出，草莓能有效去除体内的重金属。需要注意的是，草莓的清洗比较麻烦，在清洗时一定要多洗几次，以防表面有农药的

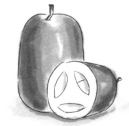

冬瓜

残留物影响健康。

（5）冬瓜。冬瓜中含有丰富的碳水化合物、淀粉、蛋白质、脂肪、胡萝卜素、钙、磷、铁以及多种维生素，肉质细嫩，水分丰富，有利尿消肿、祛暑解闷、解毒化痰以及生津止渴等功效，是准妈妈预防妊娠水肿的最佳良药。

 ## 准妈妈本月应该少吃的食物

（1）人参。人参属大补元气之品，准妈妈若滥用人参进补，可导致气盛阴虚，很容易上火；还会出现呕吐、水肿及高血压等症状，可引起见红、流产及早产等危险情况。除此之外，鹿茸、鹿胎、蜂王浆等补品，准妈妈们也不宜服用。

（2）桂圆。桂圆辛温助阳，虽有补血安神、养血益脾之效，但性太热，准妈妈食用后易动血动胎，不仅不能保胎，反而易出现漏红、腹痛等先兆流产症状，所以不宜食用。

（3）柿子。柿子性寒，有清热、润肺、生津、止渴、镇咳、祛痰等功效，适用于治疗高血压、慢性支气管炎、动脉硬化、痔疮便血、大便秘结等症状。但同时，柿子也有很多不足之处，柿子有涩味，吃多了会感到口涩舌麻；它的收敛作用很强，多食易引起大便干燥；遇酸还可以凝集成块，与蛋白质结合后产生沉淀。因此，一次最好只吃一个，不能多吃。

（4）白薯。白薯属胀气的食物，适量吃一些白薯可以有效缓解便秘的症状，但若过量的话会使准妈妈的胃部难以承受，无法消化，加重胃部灼烧的不适感。

（5）动物性脂肪。动物性脂肪中所含的饱和脂肪酸和胆固醇较多，孕中晚期的准妈妈多食的话容易引起一系列妊娠性疾病，还有可能使体重增长过快，胎宝宝也有成为巨大儿的风险。因此，这个时候准妈妈尽量以植物性脂肪代替动物性脂肪，同时还要避免日常烹食中摄入过多的食用油。

 ## 少喝浓茶

茶叶不仅具有提神清心、清热解暑、去腻减肥、消食化痰、降火明目、除湿等作用，还对一些疾病有一定的药理功效。但由于准妈妈身体比较特殊，所以喝茶一定要分清体质，可以在怀孕中后期适当饮用淡茶，否则不但会影响胎宝宝的发育，还会伤害自己的身体。

怀孕初期是胎宝宝神经系统建立的时期，茶叶中的茶碱和咖啡因等成分都会影响胎宝宝的发育，所以这时候的准妈妈是不宜喝茶的。到了怀孕中后期，准妈妈可以根据体质选择性地喝些淡茶。多数准妈妈怀孕后代谢功能较旺盛，体质偏热的较多，应该适当喝些绿茶，当中所含的茶多酚、芳香油、无机盐等营养成分可有效加强准妈妈的心肾功能，促进血液循环，帮助消化，预防妊娠水肿，还能够促进胎宝宝生长发育。但对体质虚弱、特别是妊娠反应很重的准妈妈，就要适当喝一点温性茶，比如红茶。

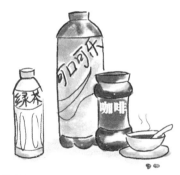

饮料

但无论喝哪种茶，都忌过多过浓。如果喝茶太多太浓，特别是喝浓红茶的话，对胎宝宝就会产生危害。茶叶中含有2%~5%的咖啡因，每500毫升浓红茶中就大约含有0.06毫克咖啡因。咖啡因具有兴奋作用，饮茶过多会加剧准妈妈的心跳和排尿，增加心、肾负担，还会刺激胎宝宝增加胎动，甚至危害胎宝宝的生长发育，不利于母体和胎宝宝的健康。另外，茶叶中含有鞣酸，鞣酸可与孕妇食物中的铁元素结合成为一种不能被机体吸收的复合物。准妈妈如果过多地饮用浓茶就有可能引起妊娠贫血，宝宝也可能出现先天性缺铁性贫血或是先天性骨骼发育不全。再有，经过科学实验发现，茶叶中还含有咖啡因、奎宁、磺胺类及某些抗生素，这些物质可以通过胎盘血液循环而进入胚胎，造成胚胎代谢异常，甚至发生突变或染色体畸变，直接杀死正在增生的胚胎细胞，使胚胎某些部位的组织坏死，从而引起胎宝宝畸形。

所以，准妈妈不适合喝太多的茶或是喝过浓的茶。如果实在喜欢喝茶，不妨在饭后1小时适量喝些淡绿茶，可有效解决鞣酸妨碍铁的吸收的矛盾，同时还能对抗辐射。

 ## 适合准妈妈吃的海鲜

怀孕期间，准妈妈应调理好自己的饮食，保证营养均衡，同时还需要多注意一些饮食方面的禁忌。一些准妈妈在孕前都很喜欢吃海鲜，怀孕之后就应该注意了，因为现在的很多医学专家都指出，并不是所有的人都可以吃海鲜，现今海鲜的含汞量越来越高，孕妇和哺乳期妇女如果常吃海鲜，会影响胎儿和新生儿的神经系统发育。然而，这并不意味着准妈妈就不能吃海鲜了，而是说准妈妈在吃海鲜时应有所选择，要选择那些营养价值丰富而又对身体无害的海鲜，而且在吃的时候也应掌握好尺度，不能吃得过多。下面就来介绍几种适合准妈妈吃的海鲜：

（1）海鱼。海鱼中所含的营养全面而丰富。海鱼中含有丰富的矿物质，如钙、铁、锌等微量元素，其中碘和磷的含量是很丰富的，这些元素对胎宝宝的成长发育至关重要。鱼肉中还富含各种丰富的维生素，如维生素A、维生素C、维生素D和B族维生素等，这些都是维护人体各项机能不可缺少的元素，维生素A保护视力，提高免疫力；维生素C具有养颜、解毒等效用；维生素D则对骨骼的生长发育、钙的代谢起着重要作用；维生素B_3能将食物转化为能量；维生素B_5能对抗压力；维生素B_6能保持人体免疫系统的健康，充足的水溶性维生素B_1能缓解准妈妈的呕吐、倦怠、体乏等反应，还能帮助减轻准妈妈分娩时的疼痛。鱼肉中氨基酸、卵磷脂等的含量也是非常丰富的，这些元素对于胎宝宝的发育，尤其是脑部发育有很大的作用，而且对于防治妊娠高血压也很有好处。

除了含有人体必需的各种微量元素之外，鱼肉中的蛋白质含量更是丰富，每500克鱼中所含蛋白质的含量相当于600克鸡蛋或850克猪肉中蛋白质的含量。这些优质蛋白质具有均衡营养、调节体内水分平衡、提高免疫力、提供营养等作用，对胎宝宝的成长发育很有好处。最重要的是，尽管鱼肉中的营养价值及热量都很高，却不易导致消化不良、反胃胀气等问题。

因此，准妈妈在孕期可以多吃一些鱼。但在吃海鱼的时候，准妈妈应该避免食用金枪鱼、剑鱼等含汞量高的鱼类，而可以选择有利于健康的海鱼，如含钙量丰富的沙丁鱼、有益于心脏健康的三文鱼、脂肪含量很低的鳕鱼等。

（2）海带。海带中富含碘、钙、磷、硒等多种人体必需的微量元素，含碘量高达5%~8%，含钙量是牛奶的10倍，此外还含有丰富的铁质、胡萝卜素、维生素B_1等维生素，有美发，防治肥胖症、高血压、水肿、动脉硬化等功效，故有"长寿菜"之称。准妈妈多吃些海带，可以补充多种营养元素，能够有效促进胎宝宝的大脑发育。

最适合准妈妈的海带吃法是将海带与肉骨或贝类等清煮做汤，也可以清炒海带肉丝、海带虾仁，或与绿豆、大米熬粥。但在食用海带的时候，准妈妈还应格外注意，海带性寒，准妈妈不应过多食用。

此外，虾、牡蛎等海鲜也适合准妈妈食用，但准妈妈应该控制好食物的分量，避免过多食用，而且在食用时还应注意卫生，因为大多数海鲜含有致病性很强的细菌，所以在食用前最好能将海鲜冷冻一两个小时，然后在淡盐水中浸泡，以达到杀菌目的。

 ## 缓解准妈妈失眠的美食

在怀孕期间，由于生理上的一些变化，很多准妈妈经常会出现失眠的现象。一般来说，准妈妈的睡眠时间每天不能少于8小时，如果有条件的话，则每天尽量午睡一小时左右。失眠或者睡眠质量不好，对于准妈妈的身体健康和胎宝宝的正常发育、成长是很不好的。如果出现失眠的情形，准妈妈就应该想办法加以调节了。今天我们就来说说能缓解准妈妈失眠现象的一些美食。能缓解失眠的食物主要有这样的一些：

（1）小米、牛奶等食物。这些食物中含有色氨酸，而色氨酸能对人体产生镇静作用，使人产生困倦感，从而提高人的睡眠质量；

（2）蜂蜜、莲子、百合等食物。蜂蜜具有能安五脏、补中益气的作用，每晚用温开水冲服蜂蜜，能改善睡眠质量；莲子味道带有苦味，但性平，有养心安神的功效；百合味甘，性微寒，能调理虚烦心悸、失眠多梦等症状，起到清心安神的作用。

（3）葵花子、红枣、核桃、豆类等食物。坚果类食物味甘性温，能补益心脾、养血安神，治疗神经衰弱等症状，有利于调理失眠，而葵花子和豆类中还有多种氨基酸和维生素，可调节脑细胞的新陈代谢，改善脑细胞的抑制机能。

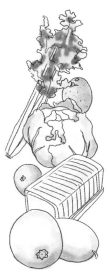

蔬菜群

除了这些食物之外，还有一些食物同样能缓解准妈妈的失眠现象，食醋、荔枝，以及虾、动物肝肾、蚕豆、豌豆和玉米等含铜元素比较丰富的食物。如果多吃这些食物，对于缓解准妈妈的失眠都是非常有利的。

如果准妈妈觉得单吃这些食品有些单调，还可以自己或让家人做一些能调理失眠的美食。下面简单地介绍几种对缓解失眠有效的食物：

丹参冰糖水

【材料】取丹参30克，加水300毫升。

【做法】

用文火（小火）煎20分钟，去渣，加冰糖适量再稍煮片刻。分2次服用。

【功效】丹参苦微寒，活血安神，对长期失眠者有安神作用，对患有冠心病、慢性肝炎等病患者，尚有改善原疾病的作用。

甘麦大枣汤

【材料】取浮小麦60克，甘草20克，大枣15枚（去核）。

【做法】

先将浮小麦、大枣淘洗浸泡，入甘草同煎煮，待浮小麦、大枣熟后去甘草、小麦。分2次吃枣喝汤。

【功效】此方为汉代名医张仲景名方。药虽平凡，但养心安神功效很显著。

莲子百合汤

【材料】取瘦猪肉250克，莲子30克，百合30克。

【做法】

一起放入砂锅内加水煮汤。这样每天1次，连服数天。

【功效】有缓解失眠、治疗头晕目眩、肢倦神疲等功效。

参竹粥

【材料】取沙参15克，玉竹15克，粳米60克。

【做法】

先将沙参、玉竹用布包好，同粳米煮食。每天1次，连服数天。

【功效】这种食物对于缓解准妈妈的失眠也是有所帮助的。

乌灵参炖鸡

【材料】取鸡1只，乌灵参100克，以及适量的酒、姜、葱、盐等。

【做法】

将乌灵参用温水浸泡4~8小时，洗净切片，放入鸡腹内，然后将鸡放入砂锅内，清水淹过鸡体，放入酒、姜、葱适量，旺火烧开后，改文火清炖，待鸡熟后，加一些盐就可以了。

【功效】这种食物能起到补气健脾、养心安神的作用，也能改善睡眠质量。

 孕7月美食推荐

鱼吐司

【原料】鲤鱼1条（500克左右），全麦面包片4片，鸡蛋2枚，花生油、葱、姜、料酒、糖、盐适量。

【做法】

1.面包揭去硬边，葱姜洗净切末，鸡蛋打成蛋液；鲤鱼宰杀后，去鳞、腮、内脏，冲洗干净，剔除鱼骨和大刺，斩成茸，鱼茸中加入蛋液、葱姜末、料酒、盐，搅拌均匀。将拌好的鱼茸分别抹在4片面包上，用小勺将面包边缘的鱼茸抹平。

2.炒锅中加入适量花生油，油热后，放入铺了鱼茸的面包片，炸至金黄色出锅，沥干油，装盘。食用时，可蘸取甜面酱或番茄酱，也可不蘸。

【功效】鱼肉最易消化，又含有丰富的蛋白质，全麦面包中含有大量碳水化合物和纤维素，能提供充足的热量，还有利于消化吸收，是孕妇补充营养的佳品。

凉拌笋丝

【原料】鲜竹笋500克，青笋250克，糖、盐、香油、葱、姜适量。

【做法】

1.竹笋剥去外壳，洗净切丝，在开水中焯一下，捞出沥干水分。

2.青笋削皮，洗净切丝。葱姜洗净切末。

3.竹笋和青笋丝中，加入盐、糖、葱姜末调味，拌匀后即可食用。

【功效】竹笋和青笋中含有丰富的钾、磷等矿物质和多种维生素，有利于孕妇的健康和胎儿的成长。

砂仁蒸鲫鱼

【原料】鲫鱼1条（500克左右），砂仁、葱、姜、盐、料酒、花生油、香油适量。

【做法】

1.砂仁洗净捣碎。姜葱洗净切末。

2.鲫鱼宰杀后，去鳞、腮、内脏，洗净，用盐、料酒、葱姜末涂抹鱼身及鱼腹中，腌制20分钟。将砂仁放在鱼腹内及鱼身上。

3.蒸锅中加适量水，水开后，把鱼放入蒸笼，大火蒸15分钟，取出后，淋入少许香油即可趁热食用。

【功效】鲫鱼营养丰富，含有大量优质蛋白，可改善怀孕导致的食欲不振、脾胃虚弱、反胃等症状。砂仁能缓解消化不良、胎动不安的症状。这道菜可以帮助孕妇改善食欲，更有安胎作用。

香酥鸡

【原料】白条肉鸡1只，生菜3棵，花生油、盐、料酒、椒盐、葱、姜、花椒。大料适量。

【做法】

1.生菜洗净，分成一叶一叶的。葱姜洗净切末。

2.肉鸡洗净，沥干水分，用盐、料酒葱姜末在鸡肉揉搓，内外都要搓到。

3.蒸锅中加适量的水，水开后，把鸡放入蒸笼，加入花椒、大料，大火蒸烂。取出，沥干汤汁，抖净作料，斩成小块备用。

4.炒锅中加适量花生油，油热后，放入鸡块，炸至表面酥脆捞出，沥干油装盘，铺上生菜叶，使用时蘸取椒盐。

【功效】鸡肉中含有大量蛋白质，有健胃活血的功效。生菜清热，可以帮助消除肠道垃圾，缓解便秘。

瘦肉煲乳鸽汤

【原料】猪瘦肉100克、乳鸽1只，莲子、葱、姜、盐、料酒适量。

【做法】

1.猪肉洗净切块；莲子洗净；葱姜洗净切末。

2.乳鸽宰杀后，去毛、内脏等洗净，用盐、料酒、葱姜末涂抹均匀，腌制20分钟。

3.砂锅中添适量水，水开后，放入腌制好的乳鸽和猪肉块、莲子，大火烧开，转小火，炖至肉烂汤浓，加盐调味，即可食用。

【功效】猪瘦肉和乳鸽肉中含有大量的蛋白质、钙、铁及维生素，孕妇经常食用，可以改善红细胞造血机能，预防妊娠贫血症的发生。

孕7月如何胎教

 ## 光照胎教效果更好

早在孕4月的时候，胎儿就对光线有感觉了。孕7月，胎儿初步形成的视神经就能传导感光信号，能够区分明暗，并间接体验准妈妈的视觉感受了。此时，可以采用光照胎教刺激胎儿的视觉器官，可以促进胎儿视觉神经和大脑中枢神经细胞发育得更好。

通过产前检查，准爸妈已经知道了胎头所在的位置，每天选择固定时间，用冷光手电筒通过腹壁照射胎儿头部所在位置。每次照射时间不要超过5分钟。胎儿看到光线，就会转头避光。结束胎教时，可以反复关闭、开启手电筒数次。

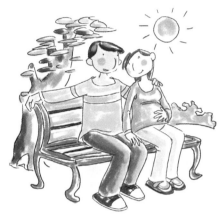

光照胎教

准妈妈应把自身感受详细地记录下来，如进行胎教时胎动是增加还是减少，是大动还是小动及如何活动。通过一段时间的训练和记录，准妈妈就可以总结出宝宝对光线刺激的特定反应了。

一般来说，胎儿在孕8月时才会睁开眼睛，这时看到的是母体内的一片红光。光照胎教孕4月时就可以开始进行，但是效果最好的时间是从妊娠第24周开始，怀孕早期的光照胎教一定要注意光线强度和光照时间，避免过度过量，损伤胎儿刚开始发育的视觉神经。到了孕8月，准爸妈在光照胎教时，也尽量选择光线柔和的手电筒，以免强光吓到胎儿，要慢慢地逐渐引导他向有光的地方看，促进胎儿视觉器官和大脑发育，还可以帮助胎儿形成昼夜的时间观念。

光照运动可以与语言胎教结合进行。准爸妈早晨起床前，可以用手电筒照射腹部，并告诉胎儿现在是早上，要起床了。晚上临睡前，准爸妈可以不停开启、关闭手电筒，用一亮一灭的光照告诉宝宝现在是晚上，要睡觉了。时间长了，会影响胎儿形成规律的生物钟。我们知道生物钟一旦形成，很难改变，而生物钟也决定了一个人的作息规律。那么为了宝宝将来养成合理的作息习惯，准爸妈要好好利用光照胎教。

音乐胎教：古筝曲《渔舟唱晚》

到了本周，胎宝宝的听觉系统差不多已经发育完全，而且对外界的声音也变得更为敏感了，准妈妈可以抓住这个时机，在此时多挑选一些胎宝宝可能会喜欢的音乐，提高音乐胎教的效果。我国的古典名曲《渔舟唱晚》就是准妈妈不错的选择。

《渔舟唱晚》是一首旋律悦耳动听、令人心旷神怡的古曲，关于它的由来，人们一般认为是在20世纪30年代中期时，古琴演奏家娄树华根据山东古曲《归去来》的素材改编而成。同时，还有人认为这首曲子是古琴家金灼南根据流传于山东聊城的民间传统筝曲《双板》及其演变的两首乐曲《三环套日》和《流水激石》改编而成，是金灼南先将此曲传给娄树华，之后娄树华又对曲子进行了进一步的整理和加工，运用了更为多样化的演奏技巧，曲子由此受到了越来越多人的欢迎，并广泛流传。

这首乐曲的演奏形式多种多样，其中最为出名的就是以古筝形式演奏。除了这一形式，《渔舟唱晚》还曾被改编为二胡、高胡、小提琴曲等形式。曲子的曲名来自唐代著名诗人王勃《滕王阁序》中"渔舟唱晚，响穷彭蠡之滨"的诗句。整首曲子描写了夕阳映照万顷碧波，渔民悠然自得，渔船随波渐远的优美景象，表现了作者对祖国美丽山河的赞美和热爱。

全曲大致可以分为三段，第一段悠扬如歌、平稳流畅，以抒情性的乐段展示了优美的湖光山色，如渐渐西沉的夕阳，缓缓移动的帆影，轻轻歌唱的渔民等，表现了作者对优美景色的赞美和自己的愉悦心情；第二段音乐节奏逐渐加快，旋律也有了新的变化，与前段形成了强烈的对比，总体上表现了渔夫荡桨归舟、乘风破浪前进的欢乐情绪；在第三乐段中，运用了一些变奏手法，形象地刻画了荡桨声、摇橹声和浪花飞溅声，展现出渔舟近岸、渔歌飞扬的热烈景象。整首曲子的旋律非常优美，音乐活泼而富于情趣，非常适合，仔细聆听的话，常常能使人的身心得到放松和休憩，使人的心情变得舒畅惬意，因此非常适合准妈妈和胎宝宝共同欣赏。

准妈妈可以在闲暇的时间，静下心来细细聆听，如果准妈妈想要达到更好的音乐胎教效果，更好地激发自己心中的情感，最好能选择在黄昏时候、在临湖的窗边来听听这首曲子，这样就能更好地感受到曲子的意境和情感了。在听曲子之前，准妈妈还可以带着胎宝宝一起先了解一下曲子的相关知识和背景，这样才能更好地理解曲中所表达的内容和情感。在听的时候，准妈妈应该保持专注的态度，让自己全身心地沉浸于曲子中，以便产生身临其境的感觉：乐曲开始时，跟随着曲子，眼前仿佛展现了一幅夕阳映照万顷碧波的画面；在音乐的活泼变化中，能感受到划桨归来，唱着渔歌的乐趣；之后，准妈妈还能感受到片片白帆随波逐流、渔舟满载而归的热闹情景。如果准妈妈能细心地聆听，并在聆听的同时展开丰富的联想和想象，胎宝宝也会不自觉地跟随着妈妈一起进行脑部运动，这对于胎宝宝的大脑发育大有好处。

 ## 音乐胎教：施特劳斯《蓝色多瑙河》

在本周，胎宝宝的大脑迅速发育着，身体功能有了新的进步，对外界的理解和感知能力也进一步增强，对音乐相对来说也会变得更加敏感一些，所以准妈妈和准爸爸需要坚持做好音乐胎教。在本周的私人音乐厅，就让我们带着胎宝宝一起来欣赏施特劳斯著名的圆舞曲《蓝色多瑙河》吧。

《蓝色多瑙河》也称为《蓝色多瑙河圆舞曲》，它是奥地利著名作曲家施特劳斯的作品，被誉为"奥地利第二国歌"，原为一首由乐队伴奏的男声合唱，后来又经人处理，去掉人声，成为一首独立的管弦乐曲。在每年的维也纳新年音乐会上经常能听到这首曲子。

整部曲主要由序奏、五个小圆舞曲和尾声组成。乐曲以典型的三拍子圆舞曲节奏贯穿，节奏明快而富于弹性，旋律优美动听，体现出华丽、高雅的格调。全曲由小提琴在A大调上轻奏的震音拉开序奏，好似黎明的曙光开启，蓝色的多瑙河的水波在音乐声中轻柔地翻动；之后，五首连着一起演奏的小圆舞曲引入了悦耳动听的音乐声中，那明朗的旋律、轻松活泼的节奏、巧妙而富于变化的旋律、富于流动性的情感表达，让人的思绪不仅随之驰骋，仿佛感受到了蓝色多瑙河的美景；最后是全曲的高潮和结尾，悠扬动听，令人回味无穷。

在闲暇的午后，或是周末的清晨，准妈妈可以坐在临窗的桌子前，让自己全身放松，准备聆听音乐。如果比较有时间的话，在听音乐之前，准妈妈可以先找找资料，了解一下与音乐相关的知识，并讲解给胎宝宝听，这样才能帮助自己和胎宝宝更好地听懂音乐，如果时间不允许也可以直接听。

在听音乐时，准妈妈先要保持舒适的坐姿，然后播放音乐，开始细细聆听，并跟随着明快的音乐节奏，一起去感受音乐美妙的旋律和细腻的情感：在音乐序曲拉开之时，准妈妈仿佛会感受到黎明的曙光唤醒大地，多瑙河的水波在曙光照射下轻柔地晃动；继而，准妈妈会听到连贯优美、活泼轻盈的高音，这仿佛是对春天多瑙河的赞美；然后旋律跳跃起伏，富于变化，给人以朝气蓬勃的感觉；之后，准妈妈还能听到充满流动性、时起时伏、波浪式的旋律，此时准妈妈可以仍跟随着旋律进行大胆的想象和联想，如这样的旋律是象征这欢快的舞蹈场面呢，还是在描绘着多瑙河上无忧无虑地荡舟时的情景？是歌颂着盎然的春意呢，还是寄寓着人们的愉悦心情？多进行这样的联想和想象，准妈妈就能更加充分地沉浸于音乐之中，心情也会随之而轻松而愉悦，同时，胎宝宝也会随着准妈妈的想象而脑部快速运转，这对于其脑部发育是很有好处的。

在听完音乐之后，准妈妈还可以给胎宝宝讲讲自己听音乐时的一些感受和想法，或是补充一些与这首曲子相关的故事，轻柔地讲给胎宝宝听，这样，母婴之间的情感交流增强了，音乐胎教的效果也会增强。

运动胎教：减压小体操

1.踮足伸臂

具体步骤如下：

（1）做操之前，准妈妈先身体自然站立，两腿稍分开。

（2）做操时，应先深吸气，足尖踮起，两臂成V字形上举，然后徐徐呼气，脚跟落回地面，双臂也落下，身体恢复原先站立姿态，然后重复，多做几次。

2.站姿前弯

具体步骤如下：

（1）做操前，准妈妈先自然站立，两腿分开。

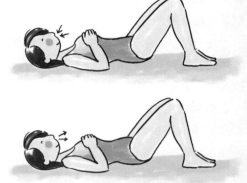

运动胎教

（2）做操时，先双手互握手腕处或肘关节处，上身从髋部开始向前弯，头放松下垂，同时调整好自己的呼吸，并保持这种姿势1分钟。在做的时候，准妈妈应量力而行，动作的幅度不宜过大。

3.坐姿举臂

具体步骤如下：

（1）做操之前，准妈妈先保持盘腿坐姿，两手互握置于腹前。

（2）做操时，应先深吸气，将两臂翻掌向上举，眼睛看双手；边吐气，边落下双手。这一动作可以重复着多做几次，在做的时候，一定要注意要领。

4.坐姿前弯

具体步骤如下：

（1）做操前，准妈妈先保持盘腿坐姿。

（2）做操时，两臂向后伸，双手紧握，在做动作的同时要注意调整好自己的呼吸，先吸气，然后吐气，在吸气和吐气的同时上半身稍微向前弯，同时尽量抬高背后的双臂，之后再吸气，恢复到原先盘腿直坐姿势。这一动作也可以重复练习多次，但准妈妈在练习的时候应尽量保护好自己，动作幅度不宜太大。

5.肩桥式

具体步骤如下：

（1）准妈妈先保持仰卧、屈膝，双脚平放于地的姿势。

（2）然后慢慢伸直双臂，手心向下，放在身体两侧。同时，准妈妈应注意调整好自己的呼吸，先呼气。

（3）同时臀部尽量缓慢而轻微地抬起，然后吸气，将臀部放回地面，恢复原来的姿势。

运动胎教：做健身球运动

健身球是现今的人们非常喜欢的一项健身运动，与其他的运动不同，做健身球运动不仅能起到很好的运动效果，而且非常有趣，安全性也很高，是比较适合准妈妈的一个运动项目。

健身球原本是一种康复医疗设备，最初起源于瑞士，后来才逐渐在全世界范围内流行。健身球运动的最早用途是帮助那些运动神经受损的人恢复平衡和运动能力，正因为练习健身球能协调和训练腰、背、颈、髋膝盖等部位的肌肉，尤其能使脊柱和骨盆得到很好的锻炼，能提高人的柔韧、力量、平衡、姿态、心肺功能，这对准妈妈的安全孕育和顺利分娩是非常有好处的，再加上健身球在锻炼时比较安全，不容易出现损伤，所以准妈妈在平时可以多多练习健身球。但由于准妈妈的特殊情况，在做健身球操时应选择一些简单的动作。

（1）准备好健身球和哑铃，准妈妈站在健身球的旁边。

（2）准妈妈先坐在健身球上，肩膀下沉，背部挺直，一脚抬起离开地面。

（3）双手握哑铃，两臂放于身体两侧，在这个过程中，准妈妈应努力保持身体的平衡。

（4）准妈妈要调整好呼吸，呼气，抬起双臂与地面平行，保持几秒后，吸气返回至初始位置。

这组动作准妈妈在练习的时候可以多重复几次，它能使肩部的肌肉得到很好的锻炼，也有利于增强人的平衡能力。

运动胎教：提早学习助分娩的拉梅兹呼吸法

到了孕晚期，很多准妈妈的心情都是非常复杂的，既有对胎宝宝出生的期待与渴望，同时也非常害怕面临分娩时的产痛。为了替准妈妈们分忧解劳，相关的专家一直在努力寻找着解决分娩疼痛问题的方法。后来，法国医生拉梅兹博士在学习前人经验的基础上，通过深入的研究，总结出了一套利用呼吸分散注意力，以减轻分娩痛苦的实用方法，这就是著名的"拉梅兹呼吸法"。

一般来说，准妈妈可以在孕七月的时候就开始练习拉梅兹呼吸法，这样就能取得很好的效果。在练习之前，准妈妈可以在床上练习或是在地板上铺上一条毯子来练习，做好准备工作之后，准妈妈可以播放一些优美的胎教音乐，之后盘腿而坐，全面放松身体，保持注意力集中。

拉梅兹呼吸法主要有5个具体步骤如下：

1.胸部呼吸法

胸式呼吸是缓慢的呼吸方式，此方法的练习主要针对的是分娩初期宫颈刚刚张开时。当子宫开始收缩时，准妈妈能感觉到子宫每5~20分钟收缩一次，每次收缩约长30~60秒。所以在练习这一呼吸法的时候，准妈妈可以设想这样的情境，学习由鼻子深深吸一口气，随着子宫收缩就开始吸气、吐气，反复进行，直到阵痛停止才恢复正常呼吸。

相对来说，胸部呼吸做起来简单，感觉却很舒服，而且能很好地缓解分娩初期的阵痛。长期进行相关的练习，熟悉了要诀之后，到分娩时，准妈妈就能通过这种呼吸方式准确地给家人或医生反映有关宫缩的情况。

2.嘻嘻轻浅呼吸法

嘻嘻轻浅呼吸法主要应用于分娩时子宫慢慢张开到7厘米以前。宫颈开至3~7厘米，子宫的收缩变得更加频繁，疼痛会有所加剧，时间也会加长，每次持续45~60秒，伴随着子宫的收缩，胎宝宝的身体会在准妈妈的体内部不断转动，慢慢由产道而下。

所以准妈妈在练习这种呼吸法的时候，也可以先想想当时的情景，在练习时，先保持注意力的几种，最好是让眼睛注视在一点上，同时使身体完全放松。然后，准妈妈可以用嘴吸入一小口空气，努力保持轻浅呼吸，让吸入及吐出的气量相等，呼吸完全用嘴呼吸，保持呼吸高位在喉咙，就像发出"嘻嘻"的声音。

在进行嘻嘻轻浅呼吸法时，应根据子宫收缩的强度、呼吸的快慢来调整。如果收缩强烈时，就应加快呼吸时间。如果子宫收缩减轻时，就放慢呼吸的速度，而且应注意每次呼吸时吸入的气息要尽量均衡。而且，在不断的练习过程中，准妈妈还可以适量地增加练习时间，让深呼吸能保持得更持久一些。

3.喘息呼吸法

这一呼吸发主要适用于子宫进一步张开，收缩更频繁、疼痛程度最剧烈、胎宝宝马上就要临盆的时候。分娩的这个阶段，子宫口开至7~10厘米，准妈妈能觉到子宫收缩的频率为每60~90秒钟就会收缩一次，每次收缩维持的时间为30~90秒。

在平时练习的时候，准妈妈可以先设想这样的情境，当处于分娩的这一阶段，准妈妈就应采用这一呼吸法了。首先，准妈妈应将空气排出，然后深吸一口气，接着快速做4~6次的短呼气，比嘻嘻轻浅式呼吸还要更浅，感觉起来就像我们平时在吹气球。同时，准妈妈也可以根据宫缩的频率来决定什么时候该换气，而且在平时练习的时候最好能让自己坚持得稍微久点才换气。

4.哈气运动

到了分娩中第二产程即将结束的时候，胎宝宝好像就要出来了，可医生常常会在这个时候要求准妈妈等待宝宝自己挤出来，而不要用力，以免损伤阴道。这时候，很多准妈妈常常是闲不住的，她们难免会想着用力帮宝宝一把，好让胎宝宝尽早出来，但其实这样做对准妈妈的身体是有害的。

为了避免造成伤害，同时也让自己有事可做，准妈妈在此时最好就是进行哈气运动。在阵痛开始时，准妈妈可以先深吸一口气，接着短而有力地哈气，就像是在吹一样很费劲的东西，这样重复地哈着气，直到自己不想用力为止。

5.用力推

分娩进入到了最后阶段，胎宝宝的头已隐约可见，此时准妈妈就需要用力将胎宝宝娩出了。用力推的方法就是准妈妈先要长长吸一口气，然后憋气，马上用力。在平时练习时，动作的要领为：准妈妈先保持下巴前缩、头略抬的姿势，用力使肺部的空气压向下腹部完全放松骨盆肌肉。在换气的时候，仍应保持原有姿势，吐气之后马上吸气，继续憋气和用力，直到宝宝娩出。

 ## 运动胎教：继续做孕期体操

1.上肢运动

具体步骤如下：

（1）自然站立，双脚与肩同宽，将重心平均置于双脚上，膝盖微微弯曲；

（2）向上并向前环绕手臂，将手臂高举过耳；

（3）当放下手臂的时候，弯曲膝盖；

（4）手臂上举，同时伸直膝盖，恢复原来的姿势。

在做操时，准妈妈应先做好预备工作，而且开始做时动作幅度也不宜太大，以免损伤筋骨。这一运动能很好地锻炼准妈妈的手臂、膝盖等部位的肌肉，起到活动筋骨、保持身体健康的作用。

2.下肢运动

具体步骤如下：

（1）两脚并拢，左手扶杆，以左腿支撑，右膝慢慢提起，绷直右脚脚尖。

（2）将右腿缓慢放下，点于左脚左前方。

（3）继续抬起右腿，绷直脚尖，坚持一会儿之后放下，点于左脚左后方。

（4）换为右腿支撑，左膝慢慢提起，绷直左脚脚尖，然后重复右脚的动作。

（5）在做完左右脚提起的动作之后，将两脚并拢，双手扶把杆，然后连续提踵10次，到最高部位停住保持不动，坚持8秒。

这组动作能使准妈妈的膝盖和脚得到充分的锻炼，同时也能起到预防小腿抽筋的作用。但在做这套动作的时候，准妈妈一定要注意调整好呼吸，保持身体平衡，以防摔倒，如果觉得动作有难度，还可以降低些标准。

3.腰部运动

具体步骤如下：

（1）两脚并拢，双手自然下垂。

（2）左脚向左侧跨出一步，双腿屈曲，重心向下，并逐渐过渡到左脚。

（3）右腿插至左脚斜后方呈叉步，双膝屈曲，以右手触至左膝为度，保持上身正直。

（4）重心向上，同时挺腰展胸。

这套动作能使准妈妈的腰部肌肉和腿部肌肉得到很好的锻炼，有利于缓解准妈妈在孕期经常出现的腰酸腿疼等症状，准妈妈可以重复着多做几次。但在做操的时候，准妈妈一定要注意控制好动作的力度，以免拉伤腰部肌肉。

4.髋关节运动

具体步骤如下：

（1）先准备好一张坐垫，准妈妈保持好舒适的坐姿。

（2）右腿伸直，左腿屈曲盘于垫上，右手扶于右小腿部，以减轻腹部用力。

（3）身体微微前倾，用左手下压左膝关节，同时左膝关节用力向上，与下压的左手成相对作用力。

这套动作能使准妈妈的髋部得到很好的锻炼，为顺利分娩做好准备，所以准妈妈在练习时也可以重复着多做几次，这样效果可能会更好。

常见的不适与应对

 准妈妈可以接种的疫苗

接种疫苗是预防传染病最安全、最简便、最有效的一种方法。一般来说，孕妇不宜接种疫苗，尤其是最好不要接种活疫苗。孕妇在接种疫苗时，一定要权衡利弊，接种前要经过医生的鉴定和允许，因为有些疫苗怀孕期间可以接种，如死疫苗和基因重组疫苗；而有些疫苗则可能直接感染胎儿，从而导致流产、早产等意外发生，如减毒活疫苗。

下面是孕妇可以接种的疫苗：

（1）流感病毒疫苗。在流感流行期间，孕妇可以接种此疫苗，但是最好在怀孕的中、晚期接种，不宜在怀孕12周之内接种。患有慢性疾病的孕妇可以接种流感疫苗，以防流感引起早产。因此在这个月，孕妇可以在医生的指导下接种。

（2）乙肝疫苗。此种疫苗为死疫苗，孕妇可以接种。没有受到感染或体内没有抗体的孕妇，按照0、1、6的常规程序注射即可。第一针后1个月，注射第二针；第二针后6个月，注射第三针。加上注射后产生抗体需要的时间，一般情况下，乙肝疫苗至少应该在怀孕前9个月注射。如果孕妇已经受到感染，应先注射一支免疫球蛋白，然后抽血化验。如果乙肝病毒抗体呈阳性，就不需要再注射乙肝疫苗；如果为阴性，就需再重新接种乙肝疫苗。重新注射乙肝疫苗时的第一针，应在注射免疫球蛋白后7~10天，第二、第三针按照常规进行注射。

（3）破伤风类毒素和破伤风抗毒素。如果孕妇体内对破伤风病毒没有抗体，如与破伤风高发区接触或从事易受外伤感染的工作，最好接种破伤风类毒素，怀孕4个月以后，每月1次，共注射3次；对破伤风病毒没有抗体的孕妇，如果受到外伤，为避免伤口感染破伤风病毒，应及早注射破伤风抗毒素。

（4）狂犬疫苗。狂犬疫苗没有任何禁忌证，孕妇如果被狗或其他动物咬伤，尤其是被疯狗咬伤，要及时注射狂犬疫苗。伤势严重者，应立即注射狂犬病免疫球蛋白或抗狂犬病血清，然后分别在当天、第3天、第7天、第14天和第28天注射一次狂犬疫苗。

准妈妈不宜接种的疫苗

1.风疹疫苗

此疫苗为活疫苗，孕妇禁用。孕妇感染风疹病毒极易引起胎儿畸形，而且怀孕前3个月就必须注射，因为注射疫苗后，风疹抗体产生至少需要3个月时间。未患过风疹的孕妇，在妊娠早期如果接触了风疹病人，最好由医生决定是否继续妊娠。

2.麻疹疫苗

麻疹疫苗是一种活疫苗，可能会导致胎儿畸形。所以，麻疹疫苗应在怀孕前3个月，最好6个月注射。

3.甲肝疫苗

预防感染甲肝病毒，国外多用死疫苗，而国内目前所用的疫苗为活疫苗，孕妇最好不用。孕妇如受到或可能受到甲型肝炎病毒的感染，应注射丙种球蛋白。

另外，卡介苗、乙脑疫苗、流脑疫苗、脊髓灰质炎疫苗和百日咳疫苗，都应在成年之前接种。如果女性没有注射，或缺乏抗体，一定要在计划怀孕前至少3个月完成接种，以免影响胎儿发育。

最后，要提醒的是，不管注射何种疫苗，不管对孕妇及胎儿是否有影响，都应该在受孕前至少3个月完成注射。而且，疫苗也是一种病毒，它的抗病原理就是我们常说的"以毒攻毒"，并不是打得越多越好。注射疫苗并不能使体质强健，坚持锻炼防病、抗病是关键。如果在怀孕期间必须接种疫苗，也要在医生指导下接种。

注意外用药的使用

女性在妊娠期间，除了口服用药之外，对于外用药也应谨慎对待。由于外用药当中的某些成分会透过皮肤渗透至血液中，或是通过胎盘直接进入到胎儿体内，因而对胎儿可能会产生一定的副作用。在孕早期，外用药不慎有可能引起胎儿神经系统器官发育受损致畸；而在孕中晚期，外用药不慎也可能会引起胎儿某些先天性疾病发生，严重时还可能会导致晚期流产、早产等危害，所以，准妈妈在使用外用药时，一定需要特别谨慎。

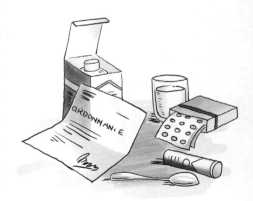

外用药

在孕期，有些外用药是不宜使用的，如治疗细菌感染的常用药达克宁，当中所含的硝酸咪康唑易使准妈妈发生接触性皮炎，引起不良反应。准妈妈在孕期可能接触到外用药的机会有治疗皮肤瘙痒、便秘等等，如有需要的话，准妈妈应在医生的处方指导下选择安全的外用药霜，用药之前认真阅读说明书，掌握好用法和用量，不可擅自加量使用，更不能在未经医生许可的情况下擅自购买使用外用药。

警惕妊娠抑郁症

准妈妈坚持到了第7个月，已经付出了很大的努力。在这艰难的一段时间里，身体产生了不可思议的变化，有些让准妈妈很不适应，于是情绪上也变得有些波动不平，易形成妊娠抑郁症。如果准妈妈在一段时间（至少两周）内有以下的几种症状，则有可能已患有妊娠抑郁症，需及时寻找合理的办法解决。如果出现其中的一种或两种，则说明有患上妊娠抑郁症的可能，必须引起高度重视：

（1）无法集中注意力。

（2）焦虑。

（3）极端易怒。

（4）睡眠不好。

（5）非常容易疲劳，或有持续的疲劳感。

（6）不停地想吃东西或是毫无食欲。

（7）对什么都不感兴趣，总是提不起精神。

（8）持续的情绪低落，想哭。

（9）情绪起伏很大，喜怒无常。

对于这种情绪病，最好是使用情绪疗法。准妈妈要尽量让自己放轻松下来，放弃那种想要在婴儿出生以前把一切打点周全的想法，舒缓的体操和孕妇瑜伽等会有一定的帮助。另外，准妈妈切忌闭门造车，不妨多跟亲朋好友交流交流，告诉他们你的真实想法以及你需要怎样的帮助；保证每天有足够的时间和配偶在一起，并保持亲昵的交流。要懂得把自己的情绪表达出来，而不是通过阴晴不定的坏脾气透露出来。当然，必要的时候也可以寻求医生的帮助，听取专业的意见，接受专业的治疗。

流鼻血不要怕

孕妇流鼻血是较常见的一种现象，在怀孕的早期、中期、晚期都可能会出现，尤其

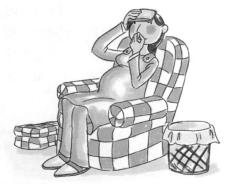

流鼻血

是在怀孕的中晚期会更严重，所以请准妈妈不用着急。

鼻腔黏膜中分布着致密的微细血管，很敏感很脆弱，容易破裂而致出血。当鼻腔过于干燥时，里面的毛细血管就会破裂，导致流血。怀孕后，准妈妈体内会分泌出大量的孕激素使得血管扩张，容易充血。同时，准妈妈的血容量增高，更容易导致鼻腔出血。90%的流鼻血现象都属于血管破裂导致的血管性流血，此外，鼻息肉、血液病、凝血功能障碍、急性呼吸道感染等疾病，流鼻血的现象也会经常出现。

流鼻血时，准妈妈不用太紧张，大多数情况下可自行处理，及时止血。最简单有效的方法是：用手指由鼻子外面压迫出血侧的鼻前部（软鼻子处），就好像用手夹鼻子的做法，直接压迫5~10分钟再放手，大部分情况都可以通过此种方法来止血。而另一侧未流血的鼻孔仍可通畅地呼吸着。如两侧均出血的话，则要捏住两侧鼻翼，用嘴呼吸。鼻血止住后，鼻孔中多有凝血块，不要急于将它弄出，尽量避免用力打喷嚏和用力揉，防止再出血。也可以在家中准备鼻腔喷液将棉花沾湿，塞入鼻孔帮助止血。如果不能在短时间内止住流血，则可以在额头上敷上冷毛巾，并用手轻轻地拍额头，从而减缓血流的速度。

此外，对付流鼻血还有一些小窍门，如左鼻孔流血，举起右手臂，右鼻孔流血，举起左手臂，数分钟后即可止血；取大蒜适量，去皮捣成蒜泥，敷在脚心上，用纱布包好，也可较快止血；或是坐在椅子上，将双脚浸泡在热水中，也可以止鼻血。

要预防流鼻血，准妈妈首先要注意调节饮食，多吃含有维生素C、维生素E类的食品，如绿色蔬菜、黄瓜、西红柿、苹果、杞果、桃子等，以及豆类、蛋类、乳制品等食物，以巩固血管壁，增强血管的弹性，防止破裂出血的情况发生。如果维生素K吸收不足的话，血液中凝血酶原减少，易引起凝血障碍，不但容易造成鼻出血，还可引起胎儿先天性视力和智力发育障碍，所以准妈妈还应多吃些富含维生素K的食物，如菜花、白菜、菠菜、莴苣、苜蓿、酸菜等，必要时可每天口服维生素K。再有，每天用手轻轻地按摩鼻部和脸部的皮肤1~2次，也可促进局部的血液循环与营养的供应，平时要尽量少做如擤鼻涕、挖鼻孔等动作，避免因损伤鼻黏膜血管而出血。

如果流鼻血过于频繁的话，建议准妈妈最好去医院检查凝血功能，排除血小板减少所致的出血，并及时去五官科就诊治疗，以免造成贫血。

母婴血型不合

母婴血型不合是指孕妇与胎儿的血型不合。出现这种情况时，有可能会导致胎儿或新生儿溶血，医学上称为新生儿溶血症。其中以Rh和ABO血型不合引起的溶血症较为常见。

1.Rh血型不合

当孕妇血型为Rh阴性，而胎儿是Rh阳性时，在血液循环过程中，就可能会有少量胎儿红细胞带着Rh因子抗原进入母体，刺激母体过敏并产生抗体，这些抗体进入血液，又通过胎盘进入胎儿体内，抗体与胎儿血液中的抗原发生溶血反应。我国汉族人口中Rh溶血症比较少见，但少数民族地区Rh阴性者较多，发生Rh因子血型不合的可能性也比较大。凡女性为Rh阴性，男性为Rh阳性，结合后其子女约有65%可能与母亲血型不合，表现为Rh阳性，这就是Rh溶血症。如果胎儿和母亲一样为Rh阴性，则不会发生Rh溶血症。这种女性为Rh阴性，男性为Rh阳性，结合后新生儿溶血症的发生概率还会随着妊娠次数增多而增加。因为每次怀孕，母体内Rh因子的抗体也会逐渐增多，和胎儿体内的抗原更容易发生溶血反应。

2.ABO血型不合

ABO血型中有两种抗原，A抗原和B抗原。如果孕妇的血型为"O"型，而胎儿血型为"A"或"B"型，胎儿血液中的抗原恰好是母体所没有的，通过胎儿和母体之间的血液循环，胎儿血液中的抗原进入母体血液，并刺激其产生抗体，携带抗体的血液又通过胎盘进入胎儿体内，就会和胎儿血液中的抗原发生反应，发生溶血。我们提到的A抗原和B抗原不但存在于人体血液中，还存在于其他体液中，而且自然界也广泛存在着与它们性质相似的物质，这些物质一旦进入孕妇体内，也会引发新生儿溶血。因此，和Rh血型不合相比，ABO血型不合更容易发生，也是相对常见的一种溶血症。

3.防治措施

（1）之前有过死胎、死产或新生儿溶血症史的孕妇，再次怀孕出现母婴血型不合的可能性会加大。有以上情况的孕妇应该尽早进行血液检查，并如实告诉医生既往病史，以便医生诊断。

（2）按照医生建议，服用黄疸茵陈冲剂或一些活血化瘀理气的药物，以抑制血液中对不合血型的抗体的产生。

（3）为了提高胎儿对溶血反应的免疫力，孕妇可以在孕6、7、8月各进行大约10天的综合治疗。每天用40毫升的25%葡萄糖，加入1000毫克维生素C，静脉注射。同时每日90毫升维生素E，分3次口服。此外，还要人工吸氧。

（4）如果确定胎儿患有溶血症，越是快要足月时，母体产生的抗体就越多，对胎儿的影响也越大。所以，医生建议在胎儿溶血症可在妊娠36周左右视情况终止妊娠。

 ## 胎动反映胎儿健康状况

进入孕7月，胎动变得更加频繁，更加明显，孕妇在高兴的同时，也要通过胎动了解胎儿的健康状况。最直接的办法是数胎动。

早、中、晚各抽1个小时，在比较安静的环境中，采取舒适的姿势左侧卧，最好是在宝宝醒着的时候进行。然后把这3次得到的数字相加并乘以4，就得到胎儿12小时的胎动数。正常情况下，每小时胎动3~5次，如果12小时胎动少于20次，或者每小时胎动数少于3次，再或者是胎动过于频繁或频率突然变化，都要及时到医院就诊。

另外，很多孕妇在数胎动时有一个误区，就是胎儿每动一下就算做一次胎动，如果胎儿在肚子里翻跟头，可能要无数次碰到子宫壁，这样一一数下来，一个小时的胎动次数可能要上百呢。还有的孕妇在散步、听歌，或是逛街环境比较吵闹或运动时数胎动，这时胎动可能也比较多，这样得到的胎动也是不准确的，因为胎儿受到了外界影响。数胎动的正确方法是：从胎儿开始动到动作结束算一次胎动，3分钟之内的连续动作也只能算一次胎动。这样计算，一个小时3~5次胎动就是正常的。

另外，胎动的强弱和次数，个体差异很大。有的胎儿12小时胎动多达100次以上，而有的只有30~40次。但只要胎动有规律，有节奏，没有剧烈变化，就说明胎儿发育正常。

需要警惕的异常胎动：

（1）胎动次数突然减少或急促胎动后突然停止。胎动突然减少可能是孕妇有发烧的情况，造成身体周边血流量增加，使胎盘、子宫内血流量减少，造成宝宝轻微缺氧。此外，胎儿在翻身打滚时如果被脐带缠住或是脐带打结，血液流通受阻，胎儿缺氧也可能会导致胎动减少。

（2）胎动出现较晚，动作较弱或胎动突然加剧，随后慢慢减少。这可能是胎盘功能不佳，造成胎盘氧不足，胎儿长期的缺氧使胎动减缓。

（3）胎动过于频繁。如果孕妇觉得这是胎儿调皮的表现，或是认为好动的胎儿就健康，那就错了。这很可能是胎儿受到外界刺激，感到极度不适的本能抵抗。

因此，孕妇一旦发现胎动异常，就应该及时到医院就诊，避免发生意外。

生活细节

腹带的使用

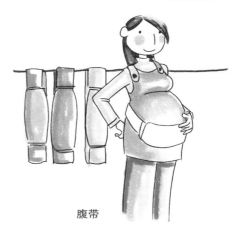

随着胎宝宝的生长发育，准妈妈的肚子越来越大，身体也越来越沉重。有些准妈妈就在考虑能不能用现在市场上卖的孕妇托腹带来托住腹部，减轻身体的沉重感。孕妇托腹带可以使用，但不能盲目使用，更不是每一个准妈妈都需要它。

孕妇托腹带的主要作用是帮助准妈妈托起腹部，是专门为那些感觉肚子比较大、比较重甚至走路的时候都需要用手托着肚子的准妈妈提供帮助的。如果准妈妈身体较矮或腹肌过于松弛，增

腹带

大的腹部往往会坠向前下方，以至于身体的重心明显前移，造成活动不便并增加劳累感。这时如果使用托腹带的话，就可以对下垂的腹部起到支托作用，以缓解准妈妈的沉重感；如果准妈妈连接骨盆的各条韧带经常发生松弛性疼痛，那么使用的托腹带就可以对背部起到支撑作用，以缓解疼痛感。此外，如果胎宝宝的胎位不正，如胎位为臀位，经医生做外倒转术转为头位后，为防止其又回到原来的臀位，可以用托腹带来限制。

但是，如果准妈妈仅仅是因为担心身材走形而使用托腹带，换言之是出于保持身材的目的而使用，则是完全没必要的。因为托腹带如果用法不当的话，会影响胎宝宝的正常发育。选用托腹带要根据医生的建议指导来选择，要选择那些伸缩弹性比较强的，以保证能够完全托起增大的腹部，从而阻止子宫下垂，保护胎位并能减轻腰部的压力。另外，腹带的中间和边缘要适当加厚以免卷起；系腹带时要仰卧，站立时才能有效地托住子宫，既不可太紧，也不能朝前太高；腹带要完全包住髋部，前方一直要靠下至耻骨；晚上睡觉时要脱掉。如果将托腹带用于纠正胎位时，须由医生操作，不可自作主张。

学会自我监护

到了这个月，准爸爸和准妈妈应该在医生的指导下，学会一些简单的家庭自我监测

方法来加强自我监护。这样，一旦出现异常情况，就能够保证及时发现，进而保证准妈妈和胎宝宝的健康不受到损害，最大限度地保证安全。一般来说，家庭自我监护主要监护的是胎宝宝的发育指数和准妈妈的身体指数是否正常：

1.算算胎宝宝的体重是否正常

若胎宝宝的先露部分尚未入盆，此时体重（克）=［子宫底高度（厘米）-12］×150；

若胎宝宝的先露部分已经入盆，此时体重（克）=［子宫底高度（厘米）-11］×150

2.量量胎宝宝的身长是否正常

怀孕的前5个月：胎宝宝的身长（厘米）=怀孕月数的平方

怀孕的后5个月：胎宝宝的身长（厘米）=怀孕月数×5

3.数数胎宝宝的活动次数是否正常

准妈妈要在安静和精神集中的状态下，仰卧或左侧卧在床上，两手掌放在腹壁上，在每天早、午、晚固定的时间里各数1次，每次数1小时，然后把3个小时的胎动次数乘以4，这就是12小时的胎动次数。这种计数方法既简便又有实用价值，准妈妈要充分地重视起来，认真地数好胎动次数。

4.摸摸胎宝宝的胎位是否正常

准妈妈可以半躺着来摸摸肚子里胎宝宝的位置。将手放在肚子的任一侧，轻轻地来回推，会感觉胎宝宝脊柱所在的位置比较硬，对手的移动能给予更大的抗力；还可以简单地将手指尖划过腹部，胎宝宝的后背会感到硬挺，手臂和腿就会鼓起。需要注意的是，摸胎位有一定的难度，有的准妈妈刚开始很难找准胎宝宝的位置，可以试着轻轻多摸几次，每次的时间不要太长，慢慢就可以摸到了。

5.听听胎宝贝的心跳次数是否正常

当准妈妈去做产前检查时，可以让医生帮助确定好胎心的位置，然后在腹部做一个标记。回到家后，每次测听时准妈妈要仰卧在床上，双腿平伸直，让准爸爸把一个木质听筒直接放在腹壁的标记上，每天听1~3次。

6.测测准妈妈的体重增长是否正常

从怀孕28周以后，准妈妈正常情况下体重大约每周增长500克。如果连续数周不增，就表明胎宝宝可能生长发育缓慢，这时需就医检查，找出导致体重不增的原因并予以相应治疗纠正；如果体重增长过快的话，则有可能是准妈妈合并了妊娠糖尿病、妊娠高血压综合征或羊水急性增多等疾病，也可能是日常饮食没有合理控制，这时最好能先到医院排除疾病的可能，若检查无疾病异常的话，准妈妈必须要有意识地控制饮食了。

准爸爸责任重大

虽然一直建议准爸爸要跟随妻子一起"怀孕"，但是好多孕妇都怕给丈夫带来麻烦，不怎么愿意"使唤"丈夫。但是这个月一过，就要进入怀孕晚期了。而且孕妇的肚子已经更大了，行动更加不便。因此，这时准爸爸的责任更大了，不仅要照顾好怀孕的妻子，也要开始为分娩做准备了。

无条件接受妻子的"发疯"行为

由于临近预产期，好多孕妇脾气也越来越大了，发脾气吼几声是小事儿，有时甚至会摔东西，做出一些令人无法理解的举动。尽管这样，准爸爸还是要默默接受，不要在这时候火上浇油，否则后果不堪设想。也许孕妇还会向准爸爸提出一些"过分"的要求，如因为担心辐射会伤害到宝宝，家里禁止看电视，禁止开电脑，这时准爸爸也要无条件地服从，只要想到妻子所做的一切出发点都是为了宝宝，这样就容易接受得多了。因为此时即将进入孕晚期，孕妇始终处于高

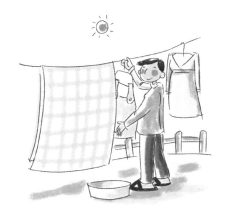

准爸爸的责任重大

度紧张的状态，无处发泄内心的恐惧和身体上的挫败感，只有向准爸爸"开炮"了。

准爸爸一定要对妻子的"发疯"行为表示充分理解，及时给予抚慰和支持，在条件允许的条件下，尽量满足妻子的要求，帮助孕妇缓解紧绷的情绪，千万不可火上浇油。如果妻子的要求实在过分，可以采取拖延战术，先息事宁人，谁知道准妈妈下一秒钟又有什么新想法了呢？

1.心甘情愿做"家庭妇男"

孕妇的身体更加笨重了，好多事情都做不了，准爸爸这时应该负责更多的家务。比如下班之后早早回家，做一桌美味又营养的饭菜，让孕妇身体健康，胎儿茁壮成长。家务事很琐碎，准爸爸不要嫌麻烦，经过好几个月的实践，这时的准爸爸应该在妻子提醒之前，认真完成该完成的家务。这样既减轻孕妇的后顾之忧，也可以减少夫妻间的摩擦，促进家庭和谐。准爸爸做家务一定要坚持，不能"三天打鱼，两天晒网"，更要做得心甘情愿，不能边做边抱怨，否则更会激怒怀孕的妻子。准爸爸做家务还要

认真，不能马虎，比如碗要洗干净，东西要摆放整齐，不能让妻子觉得你在敷衍，否则她还是会发怒的。

2.陪准妈妈一起上课

从孕6月开始，孕妇就要参加分娩课程了，这时准爸爸应该积极主动地和妻子一起参加，因为我们说过准爸爸是最佳的分娩教练。如果准爸爸掌握了分娩的相关知识，清楚了解分娩过程中可能出现的状况，不至于在妻子临产前遇到突发事件时比妻子还要慌乱。此外，与准妈妈一起上课，还会让妻子感到关心和体贴，充满了幸福感，从而减轻孕妇心理压力，减少她对分娩的恐惧。因此，准爸爸要和准妈妈一起上课，帮助妻子克服对分娩疼痛的恐惧，建立正确的分娩观，共同制订分娩计划，为即将到来的分娩做好充分的准备。

3.做家里的"顶梁柱"

此时，孕妇将所有的精力都倾注到肚子里的胎儿身上，已经无暇顾及家庭琐事，所以准爸爸应该勇挑大梁，让妻子放心养胎。如准爸爸应该事先预算家庭收入，为即将产生的大量支出做好经济准备，不要让妻子为这些事忧心忡忡。同时，准爸爸也对分娩医院和分娩医生的选择用点心思，要积极地咨询、实地考察，并做好联络工作，专心等待分娩时刻的到来。当然，说准爸爸是家里的"顶梁柱"，并不是说什么都由准爸爸说了算，遇到一些重大问题时，尤其是牵涉到分娩的事情，准爸爸还是要和准妈妈商量，一起做决定。

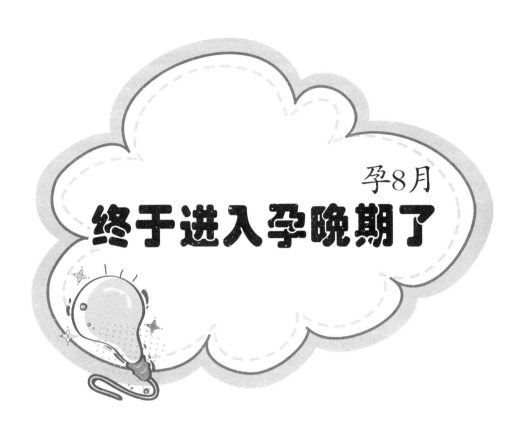

孕8月

终于进入孕晚期了

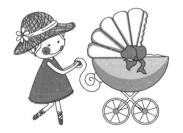

准妈妈的变化

呼吸不畅，更加困难

进入孕晚期，不管孕妇愿不愿意，大腹便便、走路一摇一摆就成为她们不可选择的风韵，身体的不适时不时地干扰着她们愉悦的心情。到了孕8月，子宫底高度可达到24~27厘米，此时，孕妇胸腔都会受到挤压，呼吸会比上个月更加困难，大都会有喘不过来气或是稍微活动就上气不接下气的情况。孕晚期的呼吸困难不仅带来生理上的痛苦，也让她们为和她们"同呼吸共患难"的胎儿担心不已。出现这种症状孕妇不必过于担心，通过一定的方法是可以改变和缓解这种状况的。

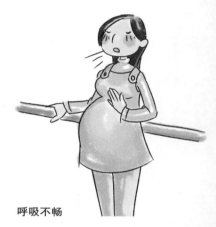

呼吸不畅

如果出现突发严重呼吸不畅、并伴随胸部疼痛、脉搏加快等症状，可能是出现了肺部栓塞的症状，应迅速就医。

消化功能减弱，食欲降低

妊娠最后3个月是胎儿生长最快的阶段，充足的营养供给对孕妇和胎儿来说显得尤为重要。安全、健康、合理的饮食，是胎儿健康的必要前提。胎儿日益胀大，使子宫进一步膨胀，压迫母体胸腔，使很多孕妇感到胃部不适，胃容量减少，消化功能减弱，食欲降低。但是孕妇也不必担心，食欲不振会影响营养的摄入，对胎儿发育不利。因为，在接下来的2个月，胎儿入盆，子宫底下降，对胃部的压迫减轻，食欲下降的状况会有所缓解。下面有几种方法可以在某种程度上缓解食欲不振：

（1）心情要好。保持愉快、舒畅的心情，避免考虑复杂、忧心的问题。

（2）进餐环境要优美。改善一下家中餐厅的环境，摆设一些孕妇喜欢的小物品。

（3）食物要清淡爽口、富有营养。如新鲜的番茄、黄瓜、辣椒、香菇、平菇、山楂果、苹果等，它们不仅色彩鲜艳，营养丰富，而且易诱发人的食欲。

（4）改变饮食习惯，少食多餐，把每日3餐改为多餐，每餐少吃一点。

（5）增加零食和夜餐，夜餐要选择易消化的食物。

另外，如果实在难以进食，可以选择汤类补充营养，俗话说七分营养三分汤，汤中的营养物质不仅容易消化吸收，还可以帮助养胃。

 ## 胃部不适，有灼痛感

孕晚期，有些孕妇吃完饭后，总觉得胃部不适，有烧灼感，有时还感觉到烧灼痛。尤其在晚上，胃部更加难受，甚至影响了睡眠。这种胃部不适到分娩后通常会消失，对胎儿不会造成伤害，但是却给孕妇身心带来很大痛苦。

导致这种不适的主要原因是，怀孕后，体内激素分泌发生变化，食管下端括约肌松弛，胃酸容易逆流，刺激食管下段的痛觉感受器引起灼热疼痛感。此外，怀孕时巨大的子宫、胎儿对胃产生压迫，胃排空速度减慢，酸性的胃液在胃内滞留时间过长，也容易使胃酸逆流到食管中。

缓解和预防胃灼热的方法：日常饮食中应避免吃得过饱，少食用高脂肪、口味重或油炸食品，这些食品不宜消化，都会加重肠胃负担；少食多餐，充分咀嚼，让食物在口腔中就开始消化；饭前不要喝太多的水；饭后至少1小时才能躺下休息；睡觉时将上半身垫高，防止胃酸逆流；在医生指导下用药，抑制胃酸过多分泌。

 ## 腰酸背痛

孕晚期造成腰部酸痛的主要原因是，腹部向前突出，身体的重心前移，为了保持平衡，上身会不自觉地后仰，脊柱过度变形，使背部肌肉长期处于一种紧张的状态，过于疲劳，以至于形成腰背部酸痛。事实上，有很多简单的方法可以有效防止腰背疼痛，只要在日常生活中稍加注意就可以了。

1.正确的走姿和站姿

走路时，要挺起腰板，将身体重心放在整个脚上，让脚跟最先着地，保持脚趾稍稍离开地面，一定走得慢一点，小心摔倒。上楼梯时，上半身向前倾斜一些，眼睛看上面的第三至四节台阶。

站立时，也要保持背部挺直，不要弯腰驼背，这样只会加重腰背部负担。如果站立习惯不好，可以通过练习调整站姿。可以背靠墙壁站立，找到背挺直的感觉，脚跟不要离开地面，臀部尽量贴近墙壁，保持此姿势站立3~5分钟。坚持下来，就可以获得正确的站姿。

2.调整坐姿和睡姿

有时躺着或坐着可以起到放松肌肉、缓解腰背疼痛的作用。但是，如果采用的坐姿或睡姿不正确，不仅对放松没有帮助，反而会加重疼痛的程度。

坐下时，将整个臀部都放在座椅的中心，不要只把一半臀部放在座位边上。坐下后，轻轻扭动腰部，向后移动臀部，使臀部靠紧椅背，将身体重心从脊柱调整到臀部。另外，桌椅高度应该匹配，挺直背时，桌子高度应在肚脐以上、乳房以下。

躺下时，如果是侧卧，可以将双腿一前一后弯曲起来，两腿间最好垫一只枕头。如果是仰卧，可以双腿弯曲，然后轻轻扭动腰部，调整到身体各部位都紧贴床面为止。如果孕妇已出现腰背疼痛，可以在垫高腿部，

孕妇应保持正确的站姿

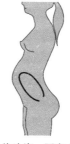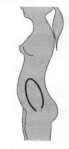

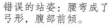

错误的站姿：腰弯成了弓形，腹部前倾。　　正确的站姿：尽量站直，会更加舒适。

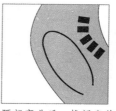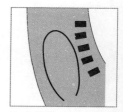

腰部弯曲后，椎间盘彼此挤压，会引发疼痛。　　正确站姿中，身子站直，脊椎之间的椎间盘不会受到挤压。

帮助腰椎得到最大限度的放松。起床时动作要缓慢，最好先侧身用手支起上身后，再慢慢坐起来，以免扭伤，加重腰背疼痛。

3.弯腰做事要谨慎

尽量减少弯腰的动作，如果你要洗碗，而水池过低，可以用盆接水，放在高度适当的桌上，然后站着或坐着洗；如果要扫地，可以选择长把扫帚，如果不够长，可以接上一节，尽量不要弯腰。

如果你要捡起地上的东西，不要直接弯下腰去捡，你过大的腹部已经让弯腰变得不容易了，而且弯腰更容易失去平衡而跌倒。应该双脚分开，双腿弯曲，蹲下时脚跟抬离地面，同时挺直背部，调整呼吸。动作完成后也不要马上起身，要调整好身体重心，腿部用力，不要用腰部的力量。

穿袜子、系鞋带时，不要像以前那样弯下腰，而是要把脚抬高，尽量减少弯腰。而且这时孕妇已经不适合再穿需要系鞋带的鞋子了。

 有了更多的妊娠斑

怀孕后，孕妇身体会发生巨大的变化，皮肤也不例外。面颊、乳房、腹部及外阴等处，可能会出现色素沉着。这可能与怀孕后体内黑色细胞刺激素增多有关；也可能是

因为怀孕后，体内雌激素、孕激素水平升高，刺激了黑色素细胞活性的结果。妊娠斑的颜色深浅因人而异。

如果怀孕后脸上出现了妊娠斑不要太在意，一般情况下，分娩后会逐渐自然消退或变淡。面部已经出现妊娠斑的孕妇，要注意减少强烈的阳光照射，阳光照射会加速黑色素生成，使色斑颜色更重；保证充分的睡眠；多食用富含维生素A、维生素B$_1$和维生素C的食品，它们可以帮助淡化色斑，使皮肤细腻有弹性。但是，怀孕期间，千万不要随便使用祛斑类的药物及化妆品。

 其他不适

孕8月，随着胎儿的成长，子宫隆起更高，以前困扰着孕妇的妊娠期生理不适，不但没有随着妊娠接近尾声而消退，反而变本加厉地扰乱孕妇的正常生活，给孕妇的身体造成了极大痛苦。

1.下肢浮肿

有很大一部分孕妇在怀孕中期就会出现小腿浮肿的现象，一般下午比较明显，经过一夜休息可能会有所消退。大多数孕妇的下肢浮肿是一种生理性水肿，妊娠结束后这种状况也会慢慢消失。怀孕期间孕妇的内分泌发生了改变，体内出现了水分和盐分滞留。增大的子宫压迫骨盆和腔静脉，阻碍血液回流，导致静脉压增高，致使孕妇下身浮肿。

轻度的下身浮肿，经过适当的休息可以逐渐消退；如果浮肿比较明显，经过休息后没有消退，并且伴有体重增加过快过大，血压升高等症状，就可能是妊娠高血压综合征的反应，一定要及时治疗，不可大意。

怀孕晚期，孕妇应尽量避免长时间站立，注意休息；坐下或躺下时，垫高脚部，促进血液回流；按摩也可以有效消除水肿；在饮食上要适当控制盐分的摄入；适当运动增加下肢肌肉力量，加快血液循环。

2.静脉曲张

怀孕晚期，子宫变得更大更重，对盆腔大静脉的压迫也更大，下肢静脉血液回流受到的影响也更大，因而下肢静脉曲张的程度也有所加重。

如果孕妇先天性静脉瓣膜发育不良，比如静脉瓣关闭不严，就会导致静脉血逆流或静脉血液增多，使血管内压力增高，血管壁扩张，

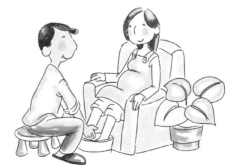

下肢浮肿

其外部表现就是血管像蚯蚓一样突出于皮肤表面。怀孕后，尤其是到怀孕晚期，增大的子宫和孕激素的增加，都会使孕妇原有的病情加重。

为了预防或缓解静脉曲张，孕妇要避免长时间保持一个姿势不动，要多走动，多休息；坐着或躺着时，抬高腿和脚，促进血液循环；衣着宽松，避免阻碍血液循环；袜子不要太紧。

3.痔疮

孕8月时，便秘与痔疮依然让大多数孕妇苦不堪言。据统计，大约有76%的孕妇在怀孕晚期，都受到程度不同的便秘与痔疮问题的困扰。在怀孕期间，为了保证胎儿的营养供应，孕妇体内血液量会增多。随着胎儿发育，子宫日益增大，压迫到盆腔，使直肠血液回流受到阻碍，再加上孕妇经常大便干硬，用力排便可能会划伤直肠壁，诱发痔疮或使其加重。痔疮尤其是内痔，经常大量出血，时间久了会导致贫血，不但会影响孕妇健康，也会影响胎儿的正常发育。

孕晚期可以通过以下一些方法预防痔疮，如果孕妇已经得了痔疮，这些方法还有助于缓解痔疮带来的痛苦，并有效控制病情不再恶化：

（1）多喝水、多吃新鲜水果和蔬菜，尤其是富含纤维素的水果和蔬菜。

（2）少吃辛辣或刺激性食物，比如辣椒、胡椒、生姜、大蒜、大葱等。

（3）孕妇不宜久坐不动，应该适当运动，促进血液循环，加快肛门、直肠部位的血液回流。坚持做提肛动作等增强骨盆底肌肉的运动，改善局部血液循环，减少痔疮发病率。

（4）养成按时排便的习惯，避免久蹲厕所，否则容易引起肛管静脉扩张或曲张。

（5）常用温水清洗肛门，也可用1：5000的高锰酸钾溶液进行坐浴。温水能够促进血液循环，减轻静脉血液郁积，从而减轻痔疮引起的痛苦。但是不能用过热的水，以免刺激肛门，血管因扩张而破裂，导致出血。

 情绪变得相当糟糕

随着分娩日期的临近，孕妇的情绪变得相当糟糕，充满了紧张、焦虑、恐惧和无助，担心的事情非常多，致使心情日益紧张不安。自己能否顺利生下宝宝，分娩时的疼痛是否能忍受，宝宝是否健康等一系列问题都会让孕妇精神紧张。准爸爸这段时间一定要注意孕妇的心情，帮助妻子缓解这种紧张情绪。可以给孕妇买朵玫瑰花、买点她爱吃的小零食、送上一个好看的发卡，不需要很贵重，但是能给她们制造一些惊喜。除此之外还要经常鼓励她们，讲一些身边顺利分娩的产妇的好消息；还可以带妻子出去看电影，重温一下恋爱时的美好时光。丈夫的温柔体贴，是帮助孕妇消除紧张情绪的灵丹妙药。

 ## 很沮丧，很自卑

　　怀孕以后，以前很多漂亮的衣服不能穿了，也不能化妆打扮了，而且身材变得很臃肿，脸上还出现了很多难看的色斑。尤其到孕晚期，大多数孕妇由于体内激素的变化，会出现皮肤变黑、体毛变粗等状况。许多孕妇因此很沮丧，甚至很自卑，认为她们变丑了，失去了魅力。这时候准爸爸就要积极地帮助妻子找回自信，除了要经常赞美她"怀孕的女人是最美的"，还要时常告诉她，一切都是暂时的，这是她为孕育宝宝做出的巨大牺牲，不管她的模样怎样改变，自己都会一直爱她。除此之外，还要经常陪妻子去逛逛商场，挑选一些漂亮的孕妇装。不要因为衣服穿的时间短，利用价值小就不舍得买。这些衣物既可以让孕妇漂亮起来，又可以让她真切感受到你的爱，对增进夫妻之间的感情是大有益处的。

胎宝宝的变化

 第29周

第29周，胎宝宝身长大约37厘米，体重将近1300克。这时，胎宝宝的皮下脂肪已经初步形成，比原来显得胖了一些。眼睛能睁开，并可以灵活地转动。这时，胎宝宝还可以在子宫里变换体位，随着胎宝宝越长越大，他的活动空间也就变得越来越小了，这就限制了胎宝宝的活动，因而，越到怀孕晚期胎动会越少。但是，孕8月时，胎动还是比较多的。指（趾）甲也很清晰了。

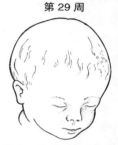
第 29 周

现在，胎儿可能已经长了很多的头发。

 第30周

第30周，胎宝宝身长接近40厘米，重约1500克。如果是个男孩，此时胎宝宝的睾丸已经沿腹股沟下降到阴囊中；如果是个女孩，阴蒂也已突现出来，但还未被小阴唇覆盖。胎宝宝头部继续增大，这说明这一时期大脑发育非常迅速，脑细胞每天都在增长。对孕妇来说，这一时期，摄入富含脂肪酸的食物，对促进胎宝宝大脑发育非常有效。胎宝宝的皮下脂肪继续增长，皮肤褶皱进一步被填充。

 第31周

第31周，胎宝宝身长接近43厘米，体重1700克左右。身体和四肢继续长长，身体比例越来越匀称。这一时期，胎宝宝的皮下脂肪更厚一些了，褶皱减少，看起来也不再皱巴巴的，而是更像个婴儿了。胎宝宝的脖子很灵活，可以转动，眼睛也能自由地一张一合，他还可以转动脖子跟踪光源呢。这时进行光照胎教可以刺激胎宝宝的眼部发育，胎教效果也比较好。这周胎宝宝在子宫里活动的空间更小了，胎动也会有所减少。

第 30 周	第 31 周	第 32 周
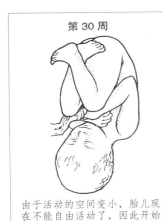		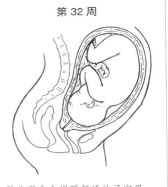
由于活动的空间变小，胎儿现在不能自由活动了，因此开始保持一种身体蜷曲的姿势。	到了孕期第31周，胎儿的体重仍然不足新生儿的一半。	胎儿现在在温暖舒适的子宫里发育良好，羊水开始减少。

 第32周

　　第32周，胎宝宝体重约2000克，身长约为42厘米。现在的胎宝宝与出生时的婴儿很相似，但身体仍然很瘦弱，皮下脂肪的填充还未完成。手指甲和脚趾甲已经完全长出来了，头发更加浓密，皮肤表面还覆盖着一层淡淡的胎毛。如果是男孩，他的睾丸可能已经进入阴囊了，不过有些男婴的睾丸在出生后才进入阴囊；如果是女孩，她的大阴唇已经明显隆起了，左右紧贴。这说明胎宝宝生殖器的发育已经接近成熟。

　　这一周，胎宝宝各个器官继续发育，肺已具备呼吸能力，如果此时胎宝宝娩出，成活率已经比上个月有很大提高。肠胃功能也已经接近成熟，能分泌消化液了。排泄系统运作良好，膀胱可以将胎宝宝产生的尿液排泄在羊水中。这时，子宫内可供胎宝宝活动的空间进一步减少，细心的孕妇会发现，胎动次数比原来少了，动作也不像原来那么强烈了。准妈妈们不用担心，这时宝宝个头儿长大了，子宫限制他，让他不能再像以前一样施展拳脚了。

饮食与营养

 ## 准妈妈的营养补充

本月应继续秉承全面均衡膳食的原则，同时要注意饮食不可毫无节制，应该把体重的增加限制在每周350克以下。建议本月每天进食主食400克左右；鸡蛋1~2个或豆制品100~150克；牛奶或豆浆250毫升；鱼或肉类食品100~150克；蔬菜500克；水果1~2个；每周进食1次猪肝，2~3次虾皮，海带或紫菜；若腿有抽筋现象，最好再多喝些骨头汤。

到了第8个月，胎宝宝开始在肝脏和皮下储存糖原及脂肪。此时若碳水化合物摄入不足的话，将造成蛋白质缺乏或酮症酸中毒，所以在本月准妈妈应主要补充碳水化合物，以保证热量的供给，维持身体的热量需求。准妈妈最好能保证平均每天进食400克左右的谷类食品，这对保证热量供给、节省蛋白质有着重要意义。另外，除了米、面主食之外，要适当增加一些粗粮，比如小米、玉米、燕麦片等。

除了碳水化合物，本月还要注重不饱和脂肪酸的补入。在怀孕最后的三个月，胎宝宝进入了大脑增殖高峰期，除了需要大量葡萄糖供胎宝宝迅速生长和体内糖原、脂肪储存外，还需要有一定量的脂肪酸，尤其是丰富的亚油酸，以满足大脑、血液和神经系统的发育所需。

 ## 孕8月的饮食原则

到了孕晚期，准妈妈饮食要尽量选择体积小、营养价值高的食物，如动物性食物等，食物以清淡爽口为原则。这是因为，清淡食物多为植物性食物，既能满足胎宝宝发育所需要的营养元素，又有利于准妈妈的消化吸收，进而有效预防便秘、消化不良等症状。

这个月要注重饮食的多样化和搭配食用，可使准妈妈获得多方面营养成分，有利自体健康和胎宝宝生长发育。例如在制作菜肴时，可

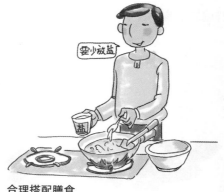
合理搭配膳食

以依寒冷与温热性质的不同互相搭配，如做馅或炒菜时白菜配韭菜、韭菜配菠菜、辣椒配苦瓜、茄子加蒜等，都是很好的搭配，可以使寒温结合，不使受损，而且营养全面平衡，有利于人体增加营养。

除了依寒冷与温热性质搭配之外，也可采用混吃搭配，以起到同时吸收多种营养素的作用。例如，土豆炖牛肉既可以减少牛肉的油腻，又可以获得土豆和牛肉中的营养；蒸玉米面馍时加入黄豆面，可同时获得玉米、黄豆两种食物的营养，味道和质地也大为改善；蒸大米饭加上红豆或红小豆，以及大米、小米二米粥、豆稀饭、白面与玉米面发酵后蒸发糕，都是很好的搭配，可以同时获得多种营养成分。

此外，准妈妈要尽量少吃咸的东西，每天盐摄入量最好在7克以下，不宜大量饮水。要限制糖、甜食、油炸食品、肥肉、油脂摄入，避免吃红薯等不易消化的事物，以减轻胃部被增大的子宫顶的胀满感。

 ## 孕8月的营养食谱

韭菜炒虾仁

【原料】虾仁300克，嫩韭菜150克，花生油、香油、酱油、精盐、味精、料酒、葱、生姜、高汤各适量。

【做法】

1.将虾仁洗净，沥干水分。

2.将韭菜择洗干净，沥干水分，切成2厘米长的段。

3.葱洗净切丝，姜去皮洗净切丝。

4.炒锅上火，放花生油烧热。

5.下入葱、姜丝炝锅，炸出香味后放入虾仁煸炒2~3分钟。

6.再烹料酒，加酱油、精盐、高汤稍炒，放入韭菜，急火炒约2分钟。

7.淋入香油，加味精炒匀，盛入盘内即成。

【功效】温胃、润肠、通便，补充胡萝卜素、维生素C及钙、铁等多种营养素。

芹菜炒肉丝

【原料】芹菜500克，瘦肉200克，植物油、盐、酱油、料酒、味精和花椒各适量。

【做法】

1.将芹菜择洗干净，切成3厘米的小段，放入滚水中焯一下捞出，用清水浸凉，控净水分；将肉洗净后切成肉丝。

2.锅置火上，加油烧热后放入花椒炸至变色有香味后将花椒捞出，下肉丝炒至变色，烹入酱油、料酒炒匀，装入盘内。

3.锅中再放油，油热后下芹菜，翻炒片刻后放入肉丝、盐和味精，炒匀即可。

【功效】补充优质动物蛋白和多种维生素、矿物质。

花生米粥

【原料】花生米、粳米、冰糖各100克。

【做法】

1.将花生米用清水浸泡5~6小时，换水洗净。粳米淘洗干净。

2.锅置火上，放入适量清水、粳米，先用旺火煮沸，加入花生米，转用文火煮至粥成。用冰糖调味，即可食用。

【功效】养血补血，补脾止血，滋补润肺。

蒜蓉茄子

【原料】紫皮茄子400克，香菜、盐、大蒜、酱油、白砂糖、香油、油、花椒各适量。

【做法】

1.茄子切段，盐水浸泡，捞出，切段，油炸软；香菜洗净切末。

2.再用油爆一大匙花椒后，捞出花椒，放入蒜蓉炒匀，放入茄子、酱油、白糖和盐烧至入味，放入香菜末即可。

【功效】抗氧化，提高机体免疫力。

红烧带鱼

【原料】鲜带鱼500克，料酒、酱油、精盐、葱段、姜片、白糖、花生油、面粉各适量。

【做法】

1.将带鱼去腮、鳍、内脏，洗净，斩断。

2.锅中放入花生油，烧热，将带鱼段裹上面粉下入锅内煎至金黄色，再加适量水、精盐、料酒、酱油、糖、葱、姜，烧至汤汁浓稠，带鱼已熟烂入味时即可。

【功效】补气暖胃、补虚泽肤，补充蛋白质、脂肪、钙、磷、铁、碘、维生素A、维生素B_1、维生素B_2及多种不饱和脂肪酸。

海米炝芹菜

【原料】嫩芹菜300克，海米20克，精盐、料酒、花椒、生姜、味精、花生油各适量。

【做法】

1.将海米用温水泡好。生姜去皮洗净切细丝。芹菜去根和叶洗干净，切成3厘米长的段，放入开水中焯一下，捞出控净水分，装入盘内。趁热撒上海米、姜丝，放入精盐、料酒、味精拌匀。

2.锅下油，放入花椒，炸出香味，捞出花椒，将油倒在芹菜上，调拌均匀，用盘子扣好，稍焖片刻即成。

【功效】滋补润肠，补充蛋白质、钙、磷、铁及纤维素、维生素A和维生素C等营养元素。

菜花沙拉

【原料】白菜花200克，鸡蛋1个，熟白芝麻1小匙，优格1瓶，柠檬片1片，盐半匙。

【做法】

1.优格放入冰箱，冷冻成半固体，柠檬挤成汁，食用前均倒入杯中混合拌匀。

2.菜花洗净，分切成小朵，放入滚水中汆烫，捞起，置入冷开水中，待凉沥干水分备用。

3.鸡蛋放入滚水中煮熟，剥壳并分开蛋白与蛋黄，蛋黄研磨成粉碎状，蛋白切碎粒，加入碎蛋黄和煮好的菜花，撒上白芝麻，淋上拌好的酸奶柠檬汁即可。

【功效】促进食欲，防止便秘。

鸡丝粥

【原料】母鸡1只，粳米100克，盐、油菜适量。

【做法】

1.将母鸡宰杀后用沸水烫过，去毛和内脏后用清水洗净放入砂锅内，倒入适量水后置于文火上熬鸡汤，将鸡汤汁倒入大碗内。

2.粳米淘洗干净后放入锅内，加入鸡汁、撕成丝的鸡胸肉和适量盐，锅加盖置于火上煮成粥。最后加点油菜即可食用。

【功效】滋补五脏，补益气血。

 准妈妈本月应该多吃的食物

（1）茄子。茄子中含有维生素P、钙、磷等营养元素，还含有一种叫花青素的物质，可以很有效地抗氧化、预防高血压和缓解肝功能障碍，还能有效缓解眼部疲劳感。孕晚期的准妈妈，特别是长时间看书或对着电脑的准妈妈最好多吃些茄子。

（2）糙米。糙米中富含锰元素，可以有效预防骨质疏松，促进胎宝宝的骨骼发育；此外，锰元素还可有效防治缓解准妈妈在孕中晚期皮肤瘙痒的症状。

（3）莲藕。莲藕中富含钙、磷、铁、多类维生素、黏液蛋白和膳食纤维，能与人体内胆酸盐，食物中的胆固醇及甘油三酯结合，使其从粪便中排出，从而减少脂类的吸收。此外，莲藕有一种独特的清香，还含有鞣质，有一定健脾止泻作用，可有效增进食欲，促进消化，开胃健中。对于孕晚期胃口不佳的准妈妈，吃些莲藕可以有效增进食欲。

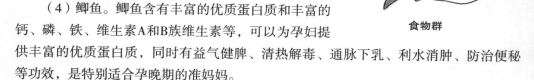

食物群

（4）鲫鱼。鲫鱼含有丰富的优质蛋白质和丰富的钙、磷、铁、维生素A和B族维生素等，可以为孕妇提供丰富的优质蛋白质，同时有益气健脾、清热解毒、通脉下乳、利水消肿、防治便秘等功效，是特别适合孕晚期的准妈妈。

（5）莴笋。莴笋浆液十分丰富，味道清新，略带苦味，能增强胃液及消化液的分泌，增加胆汁分泌量，刺激消化道各器官蠕动，对消化无力、酸度低及患有便秘的准妈妈特别有用。莴笋含糖较低，而无机盐、维生素含量较多，尤其含有较丰富的烟酸，故常吃莴笋可有效预防妊娠糖尿病。而且，莴笋所含铁元素很容易被人体吸收，常吃新鲜莴笋可有效预防贫血症。此外，莴笋还具有滋润皮肤、清洁口腔、防龋除臭的美容作用。

 ## 准妈妈本月应该少吃的食物

（1）洋葱。洋葱容易消耗肠道水分而使胃腺体分泌减少，易造成胃痛、肠道干燥、痔疮、便秘或粪便梗阻，从而可能会对肚子里的宝宝产生不良影响。

（2）巧克力。过多食用巧克力会使准妈妈产生饱腹感，因而影响食欲，其结果是身体发胖，而必需的营养却缺乏。

（3）西瓜。西瓜中含的糖分占了九成，虽然西瓜有清热解暑等功效，但准妈妈的脾胃功能较弱，高温容易影响胃口使免疫力下降，如果西瓜吃得太多的话极易造成大量糖分摄入，从而导致糖代谢紊乱，极易诱发糖尿病，增加巨大胎儿、羊水过多及难产、产后出血的概率。再有，由于西瓜是利尿剂，准妈妈在孕晚期尿频的现象比较严重，如果多吃西瓜的话很容易造成脱水，故应尽量少吃。所以，即使能清热解暑，但也要适可而止，每天最多不超过200克。

（4）味精。味精的主要成分是谷氨酸钠，血液中的锌与其结合后便从尿中排出，味精摄入过多会消耗大量的锌，导致准妈妈体内缺锌。而锌是胎宝宝生长发育之必需品，故准妈妈要少吃。

（5）甲鱼。甲鱼虽有滋阴益肾的功效，但是其性味咸寒，有着较强的通血络、散瘀块作用，因而有一定堕胎之弊，尤其是鳖甲的堕胎之力比鳖肉更强，所以准妈妈最好不要食用甲鱼，以免给胎宝宝带来不必要的危险。

（6）杧果。杧果是少数富蛋白质的水果，它的营养价值很高，富含胎宝宝生长发育所需要的维生素，以及蛋白质、钙、磷、铁等有助于宝宝生长的微量营养成分。但是，准妈妈如果对杧果过敏的话，最好还是不要吃。对于不过敏的准妈妈，适当吃点杧果还是有益的，但由于杧果性质带湿毒，属于热性食物，所以准妈妈不要吃太多。

有利于强健脾胃的食物

由于孕期常常会发生的一些生理反应和身体变化，不少准妈妈脾胃都会受到影响，出现脾胃虚弱、胃口变差等情况。因此，准妈妈在孕期应注重脾胃的调理，多吃一些有利于强健脾胃的食物。我们就来介绍一些能帮助准妈妈调理脾胃的食物。

1.蔬菜类

（1）胡萝卜味甘，性平微凉；适量地吃胡萝卜，有助于健脾化湿，润肠通便，对于准妈妈在孕期出现的便秘、肠胃不适、消化不良等症状有很好的疗效。

（2）白萝卜味辛、甘，性凉；白萝卜的主要功效为宽中下气，消食化痰，对于缓解和治疗准妈妈的食积不消，脘腹胀痛等症状也有很好的作用。

（3）番茄又称西红柿，番茄味甘酸，性微寒，常吃番茄有利于健脾开胃，生津止渴，如果准妈妈在孕期常有食欲不振，热病，口渴等，可以多吃些番茄。

（4）南瓜味甘，性温；主要的功效为补中益气，驱蛔虫，对于准妈妈在孕期出现的脾虚气弱，或营养不良能起到很好的缓解和治疗作用。

（5）莲藕味甘，熟用性微温；莲藕有补益脾胃，止泻之功；对于防治脾胃虚弱，食欲不振，呕吐反胃，腹泻等症状有很好的疗效。

（6）大头菜味苦、辛、甘，性平；大头菜的主要功效为温暖脾胃，顺气开胃，解毒利湿，如果准妈妈在孕期出现消化不良、腹痛、小便不利等症状有较好的疗效。

（7）山药和芋头这两种食物比较温和，山药的主要功效是健脾益气，滋补养阴，芋头能补益脾胃，这两种事物对于缓解孕期的脾虚气弱、便秘等情况很有帮助。

（8）扁豆味甘，性平；其主要功效是健脾开胃、和中益气、消暑化湿之功效，如果准妈妈出现脾虚呕逆、泄泻水肿等症状有一定好处。

（9）香菇和蘑菇这两种食物味甘，性情也比较温和；有补脾胃、益气、增进食欲等功效，同时也适用于体质虚弱，饮食不香，胃胀不适的症状。

（10）辣椒味苦、辛，性热；主要功效为暖胃祛寒，有利于缓解准妈妈在孕期出现的胃寒疼痛、不思饮食，以及呕吐、腹泻等症状。但值得注意的是，由于辣椒有很强的刺激性，准妈妈在孕期还是不能多吃。

（11）生姜和大蒜这两种食物味辛，性温；生姜有温中止呕的功效，而大蒜有醒脾、健胃、消积、杀虫等作用，这两种食物对于缓解准妈妈在孕期出现的胃疼腹痛、呕吐、消化不良等有一定的疗效。

2.五谷杂粮类

（1）大米：味甘，性平，有着良好的健脾和胃、强壮肌肉的功效，经常吃大米，对于缓解准妈妈在孕期出现的脾虚烦闷等症状有一定疗效。

（2）小米：味甘咸，性微寒；有健脾益中、补中益气、健脾益肾等功效，对于缓解准妈妈在孕期出现的由脾肾不足所致的纳食少，烦渴，反胃呕吐及病后体弱等有一定作用。

（3）小麦和大麦：这两类食物味甘，性偏寒凉；对于预防和缓解孕期的脾胃虚弱、消化不良、烦躁不安、食欲不振等很有益处。

（4）黄豆和蚕豆：这两类食物味甘，性平，有很好的健脾利湿、润燥等功效，对于强健脾胃有所帮助。

（5）红薯：味甘，性平；有健脾胃，润便之功，对于强健脾胃，缓解便秘等很有好处。

（6）荞麦：味甘，性凉；有消积下气，健脾除湿之功；对于预防和缓解胃肠积滞，腹胀、腹泻等有所帮助。

3.鱼肉蛋类等

（1）鲫鱼味甘，性平；主要适用于脾胃虚弱、少食乏力、呕吐等症状，能益脾开胃，利水除湿。

（2）鳝鱼味甘，性温；有补虚损，补气血，强筋骨的功效；对于准妈妈在孕期出现的疲倦、腹胀、气血不足等有所帮助。

（3）鲔鱼味甘，性温；主要的功效为暖脾胃，益脑髓；主要用于治疗脾胃虚弱而致的食欲不振，消化不良。

（4）牛肉和牛肚这两类食物味甘，性平；有补脾胃，益气血，强筋骨之效；对于脾胃虚弱所致的消化不良、气血不足等有所帮助。

（5）鸭肉味甘、咸，性平微寒；有滋阴养胃、补血之功；用于胃阴不足所致的厌食等症，但准妈妈在食用的时候应控制好分量，不能吃得太多。

（6）鹅蛋味甘，性温；有补气血和胃的作用，对于食欲不振，消瘦乏力等症状有缓解的作用。

（7）牛奶制品味甘、性微寒，含有丰富的蛋白质和钙，牛奶中丰富的蛋白质能有效缓解身体的疲劳感；牛奶中的乳糖还可以促进人体对钙和铁的吸收，增强肠蠕动，润肠通便；牛奶还可以阻止人体吸收食物中有毒的金属铅和镉，清除体内有害物质，增强免疫力。因此，牛奶对于强健脾胃是很有益处的。

 ## 做一些营养的蔬菜饼

在怀孕期间，准妈妈应注重合理饮食，保证营养全面均衡，多吃一些蔬菜和五谷杂粮对于准妈妈的身体是很有好处的。如果准妈妈很想吃一些既有营养，而且还十分美味的食物，可以试试自己做一些营养的蔬菜饼。我们来介绍几种营养化蔬菜饼的做法。

香煎薯泥蔬菜饼

【材料】面粉150克，土豆1个，胡萝卜1/6个，洋葱1大片，豌豆、甜玉米粒各1大匙，蛋黄酱3大匙，适量的发酵粉、白糖、盐、橄榄油、胡椒粉等。

【做法】

1.先用少许温水将发酵粉化开，然后倒入面粉、白糖和盐，揉成面团。

2.在面团中倒入橄榄油，然后盖上纱布，将其放置于温暖处发酵，直到变为两倍大为止。

3.土豆切成小块蒸熟，然后去皮碾成泥，胡萝卜去皮切碎，洋葱洗净切碎。

4.锅中倒入少许橄榄油，将胡萝卜和洋葱入锅炒一下，然后盛出晾凉，之后将豌豆和玉米粒放入沸水中略微煮一下。

5.将土豆泥、胡萝卜、洋葱、豌豆、玉米粒倒入大碗中，再加入蛋黄酱、少许盐和胡椒粉拌匀成馅。

6.将发好的面团分成6等份，盖膜松弛10分钟。

7.取一小面团，压平，放上馅料，像包包子那样包起来，并再次醒发30分钟。

8.将醒发好的"小包子"慢慢压平成饼状。

9.在平底锅中倒入少许橄榄油，然后用小火将饼煎至两面金黄色即可。

10.在进行这一步之前，你还可以在饼的表面喷上少许水，并沾上一些面包屑，这样可能会更加美味。

香煎薯泥蔬菜饼能补充人体所需的多种营养成分，但准妈妈在制作和食用时，一定要掌握好油的分量，不要放得太多，要不会很油腻的。

菠菜鸡蛋饼

【材料】菠菜180克，面粉50克，鸡蛋4个，姜末、葱花、黑胡椒粉等少许。

【做法】

1.将菠菜洗干净，放入沸水中烫一下后捞出，过凉水后沥干水分。

2.将鸡蛋打散成蛋液，平均分成两份；其中一份加入面粉，拌匀成面糊；另一份蛋液中加入少许盐，拌匀待用。

3.将沥干水的菠菜放入面糊中，放入葱花、姜末、适量的盐与少许胡椒粉，拌匀。

4.平底锅内放入少许油，将菠菜面糊平摊在锅里，煎至成型后翻面。

5.将留出的蛋液的一半倒在蛋饼上面，然后翻面，再倒入剩下的另一半蛋液在饼面上。

6.小火将其煎至两面金黄中间熟透后即可出锅切块装盘。

菠菜和鸡蛋能补充准妈妈在孕期所需的多种营养物质，有利于身体健康。之所以在做蔬菜饼之前要将菠菜先烫一下，主要是因为菠菜中含有大量的草酸，吃起来带有涩味，而且，草酸可能会与食物中的钙结合成草酸钙影响人体对钙的吸收。

此外，在吃的时候，你还可以根据自己的口味，蘸上自己喜欢的各种调味汁，这样味道可能会更好。

小白菜蔬菜饼

【材料】中筋面粉、鸡蛋、冷水、牛奶、小白菜、葱、姜、胡椒粉、盐各适量。

【做法】

1.将面粉、鸡蛋、清水、少量的牛奶混合搅拌均匀，等待15分钟左右，这样蛋糊便做好了。在进行此步骤的时候，需要掌握好加冷水的分量，应根据具体情况进行添加，不能太浓稠也不能太稀了。

2.将小白菜和葱姜洗干净，然后切成一小段一小段的；

3.在锅里加入少许油，加入葱姜末炒香，再加入小白菜继续炒香，然后把炒好的菜倒入面糊中，加盐和胡椒粉调味，搅拌均匀成最后的蔬菜蛋糊；

4.在平底锅中倒油，再将蛋糊倒进去，摊成饼，煎至两面金黄即可。

小白菜蔬菜饼做法比较简单，其中最讲究的就是调制面糊的过程，一定要掌握好加水的分量，要不可能会制作失败，而且在煎饼的时候，最好能放入适量的油，多了，蔬菜饼会变得油腻，少了，则可能粘锅、变糊。在吃的时候，可以蘸上一些蒜汁或是其他的调料，这样味道会更好。

蔬菜米饼

如果家中有剩下的米饭而且也不想浪费扔掉的时候，准妈妈还可以试着做做美味的蔬菜米饼。蔬菜米饼是一种可口的零食，主要的原料是米饭和一些蔬菜，准妈妈可以根据自己的喜好自由地选择添加的蔬菜。现在介绍两种蔬菜米饼的做法。

做法一：选取适量的剩米饭、芹菜、胡萝卜、香菇、油、盐等为原料。先将米饭用饭铲按压一下，这样能使米饭更好地黏在一起；然后把芹菜、胡萝卜、香菇切成碎末，放入油锅翻炒一会儿，让它们变熟；接着将炒好的蔬菜末放入米饭中加少许盐拌匀，捏成饼；最后，把这些办好的食物装盘放入微波炉加热即可。

做法二：选取鸡蛋两个，适量的米饭、胡萝卜、香菜、大葱芹菜、盐、花椒粉、油等为原料。在制作时，先将米饭放入微波炉中高火热1分钟，然后等其稍微冷却之后再放入两个鸡蛋；接着，可以将芹菜、香菜、葱头、胡萝卜等原料切碎；之后，可以在锅里刷薄薄一层底油，用勺放入大小一致的量，煎至两面焦黄即可。在吃的时候可以蘸上一些自己喜欢的调料，这样味道会更好。

菇类食物宜多食

以前曾经有不少人认为准妈妈在孕期不应该食用菇类食物，以为这可能会对准妈妈和胎宝宝的身体健康造成影响，引发早产、流产等问题。这种观点实际是缺乏科学依据的，现在的一些营养学家认为，准妈妈在孕期也应该适当吃一些菇类食物，菇类中也含有人体所需的多种营养，能帮助准妈妈补充营养，改善食物结构，增强身体免疫力。

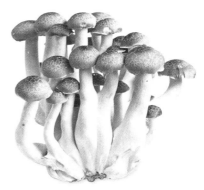

菇类

菇类中含有丰富的多糖体，这种物质具有明显的抗癌活性，对癌细胞有很强的杀伤力，从而能提高机体的免疫力。对于准妈妈来说，菇类多糖体的主要作用有：菇类多糖体能帮助准妈妈提高身体的免疫力，减少孕期患病的概率，更能防治一些癌症的发生；菇类多醣体能降低胆固醇，减少准妈妈患高血压、冠心病、动脉硬化等疾病的概率；它能很好地消除自由基，促进体内细胞正常工作，保持人体机能的正常运转；它还能促进胰岛素的分泌，帮助准妈妈防治妊娠糖尿病。

除了菇类多醣体之外，菇类中还含有人体所需的多种营养元素，所以准妈妈在孕期应该适量地吃一些菇类，如香菇、草菇、金针菇、蘑菇等。今天，就给准妈妈介绍两道鲜美的菇类食物的做法吧。

蘑菇炖豆腐

【材料】嫩豆腐500克，鲜蘑菇50克，熟竹笋片25克，素汤汁适量，酱油10克，香油25克，精盐、味精各适量。

【做法】

1.将嫩豆腐切成小块，加水放进锅中煮一下，捞出待用。注意时间不宜长，水开后立即捞出，以免煮老了。

2.把鲜蘑菇削去根部黑污，洗干净，放入沸水中焯1分钟捞出，用清水漂凉，切成片。

3.在砂锅内放入豆腐、笋片、鲜蘑菇片、盐和素汤汁，用中火煮得沸腾之后，改用小火炖上12分钟，加入酱油、味精，淋上香油就可以了。

【功效】

这道菜鲜美可口，营养丰富，其中含有蛋白质、脂肪、糖、钙、磷、铁、锌、铜等营养成分，温和养胃，有生津润燥、清热解毒的功效，同时更能为准妈妈和胎宝宝提供全面的营养。

香菇炖鸡

【材料】鸡一只，香菇、红枣各适量，枸杞10粒，姜片2~3片，盐等调料少许。

【做法】

1.将鸡清理好，洗干净之后斩去鸡的头部和尾部，将鸡肉切成块备用。

2.将香菇、红枣、枸杞等洗干净，将香菇撕小一些，将红枣和枸杞放入温水中浸泡一会儿备用。

3.在锅中放入足够量的清水，放入鸡肉，大火煮滚后捞去浮沫，放入姜片、泡过的红枣和枸杞，还有香菇。

4.用中火炖上一两个小时，在出锅前撒些盐等调料就可以了。

香菇炖鸡可以补气血、养颜、提高免疫力，能为准妈妈和胎宝宝补充足够的营养，而且，香菇中的有效成分溶解在汤内，可提高人体吸收率。但在选择鸡时，准妈妈最好选择瘦一点的，以免炖出来的汤太油腻。

孕8月美食推荐

怀孕最后3个月，是胎儿生长发育较快的时期，各种营养的需要量也相应增大，胎儿体内的铁、钙等营养物质也都是在这一时期储存起来的。因此，孕妇的膳食应该更加多样化，才能保证胎儿的正常生长发育。

孕晚期，孕妇的饮食原则以滋阴、补气、养血为主。禽类、肉类和动物肝脏能够补充优质蛋白质和铁，预防妊娠缺铁性贫血；芝麻、花生、核桃等能补充必要的脂肪酸，促进胎儿大脑发育；豆制品能补充钙质。这一时期要限制米、面等富含碳水化合物食物的摄入量，控制盐分摄入。孕晚期营养不均衡或不足，容易导致孕妇贫血、水肿、高血压。

麻酱白菜丝

【原料】大白菜500克，葱、姜、盐、糖、芝麻酱适量。

【做法】

1.大白菜只取菜帮，洗净切丝，加盐腌制15分钟，沥干腌出的菜汁。

2.葱姜洗净切丝。芝麻酱用温水调开。

3.将白菜丝、葱姜丝放在一只碗里，加入适量盐、糖、芝麻酱，拌匀即可。

【功效】白菜中含有丰富的钙、磷、铁等矿物质，还含有植物纤维、胡萝卜素，有助于增进食欲，促进消化。

莲子粥

【原料】糯米、糖莲子、新鲜荷叶、糖、桂花酱适量。

【做法】

1.糯米淘洗干净；荷叶洗净切成小片。

2.锅中添适量水，放入荷叶，多煮一会儿，让水里充满荷叶的清香。

3.捞出荷叶，只取荷叶水，水开后，放入糯米、糖莲子，大火烧开，转小火，煮至粥成。食用前，以个人口味加入糖和桂花酱调味。

【功效】糯米含有丰富的蛋白质、脂肪、糖类、维生素，以及钙、磷、铁等矿物质，具有补中益气、健脾养胃的作用。桂花和莲子具有镇静安神、通气健胃，补肾健脑的作用。

荷包鲫鱼

【原料】鲫鱼1条，五花肉250克，料酒、酱油、糖、盐、花生油、葱、姜适量。

【做法】

1.葱姜洗净切末。鲫鱼宰杀后，去鳃、鳞、内脏，洗净，用盐、料酒、酱油、葱姜末涂抹鱼身及鱼腹，腌制30分钟。

2.五花肉剁成肉馅，加盐、葱姜末、料酒调匀，填入鱼腹。在鱼身上划几刀，以见骨为度。

3.炒锅烧热，加入少许花生油，油热后，放入鲫鱼，煎至两面发黄。倒入适量清水，加料酒、酱油、糖、盐，大火烧开，转小火炖至汤汁变少，肉熟，出锅装盘即可。

【功效】鲫鱼含有丰富的不饱和脂肪酸和蛋白质，易被人体吸收，是身体虚弱的孕妇补充营养的最佳选择。

红烧海参

【原料】水发海参500克，猪瘦肉、冬笋、鲜香菇、葱、酱油、料酒、糖、水淀粉、香油、花生油适量。

【做法】

1.海参洗净切条；猪肉洗净切片；香菇去根洗净切片；冬笋洗净切片；葱洗净切段。

2.炒锅烧热，加入少许花生油，油热后，放入葱段炒香，放入肉片炒散，肉片五成熟后，倒入海参、冬笋、香菇翻炒。

3.待所有材料都烧熟后，加入适量酱油、料酒、糖、盐和清水。煮开后，倒入适量水淀粉勾芡收汁，出锅前淋上少许香油即可。

【功效】海参中含有丰富的蛋白质、脂肪、碳水化合物、钙、磷、铁等，是一种高蛋白、低脂肪、低胆固醇的食物，具有补血安胎的作用，孕妇经常食用有利分娩。

黑枣猪心汤

【原料】猪心1只，黑枣10枚，料酒、盐、葱、姜、油菜心适量。

【做法】

1.猪心洗净切片；莲子剖开；小青菜洗净，分成一叶一叶的；葱姜洗净切丝。

2.锅中添适量清水，水开后放入莲子、猪心、料酒，大火烧开后，加入黑枣、葱姜丝，转小火，猪心煮熟后，放入小青菜略煮，最后加盐调味。

【功效】益气安神，镇静补心。猪心中含有蛋白质、脂肪和多种不饱和脂肪酸，具有滋阴养血、安神强心的作用；黑枣中含有丰富的铁，经常食用对孕妇贫血有奇效。

孕8月如何胎教

训练宝宝的记忆

胎宝宝对外界有意识的行为、感知和体验，会长期保留在记忆中，甚至到出生后很长时间，并且会对其以后的智力、能力、个性发展具有很大影响。出生不久的宝宝哭闹不止的时候，很多有经验的妈妈，都会将宝宝的耳朵贴在自己的胸口，让他倾听妈妈的心跳声，很快宝宝就会停止哭闹，安静下来。这是因为胎宝宝在子宫中最常听到的声音就是母亲的心跳，他对这种声音产生了记忆，一旦听到这种熟悉的心跳声，就会产生一种安全感，因而会停止哭闹，安静下来。

有关研究表明，胎宝宝在子宫内通过胎盘接受孕妇供给的营养，他的脑细胞在分化、成熟过程中还会

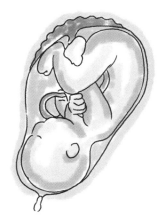

训练宝宝的记忆

不断接收到来自母体的神经信息。因此，孕妇的情绪调节对胎宝宝智力的发展有很大影响。既然胎宝宝有记忆，准爸妈不妨与胎宝宝多多交流，不但可以增进亲子感情，还可以锻炼孩子的记忆力。以前进行过的几种胎教都可以帮助胎宝宝锻炼记忆力，比如：

给胎宝宝唱歌。可以选择一些短小、节奏明快的曲子，轻轻地、充满爱心地哼唱给胎宝宝听。最好经常反复哼唱相同的几首歌曲，对训练胎宝宝记忆力更加有效。

与胎宝宝对话。准爸妈可以给胎宝宝起个朗朗上口的乳名，胎宝宝活动时，就可以边抚摸腹部，边叫宝宝的名字。开始时，胎宝宝可能会不习惯，但对话的次数多了，他就会将声音和抚摸联系起来，以后一听到准爸妈的声音就会活动起来加以回应。有报道说，怀孕期间，经常呼唤胎宝宝乳名，宝宝出生后，再呼喊他的名字，他还会下意识地做出回应。这也说明胎宝宝在子宫中是有记忆力的。对话不但能增进亲子感情，对提高胎宝宝的听力、记忆力和语言表达能力都有好处。

音乐胎教。播放器最好距离孕妇腹壁2~5厘米，声音不要超过65分贝，以免伤害胎宝宝的听觉神经。每次胎教的时间不要超过10分钟，最好反复播放几首不同的曲子，帮助胎宝宝形成对声音的条件反射。实验证明，宝宝出生后哭闹时，听到这些熟悉的乐曲也会很快安静下来。

音乐胎教：舒伯特《小夜曲》

在本周的这段时间，胎宝宝的发育非常快速，其思维、感觉和记忆能力在不断地趋向成熟，更为明显的变化是，胎宝宝对外界的刺激也变得更为敏感了，也能够对准妈妈和准爸爸所播放的不同音乐做出不同的反应。如果准妈妈和准爸爸能抓住胎宝宝发育这些特点，更好地施行音乐胎教等方式，对胎宝宝的成长是非常有利的。

在本周的音乐时光，准妈妈可以带着胎宝宝一起来听听舒伯特的《小夜曲》这一美妙的音乐，与胎宝宝一起细细品味音乐中流动的美好情感。

小夜曲本是一种音乐体裁，是用于向心爱的人表达情意的歌曲，在最初的时候，青年男女在倾诉爱情的时候常常一边唱歌一边用吉他或曼陀林伴奏，这种歌曲旋律优美、委婉、缠绵，到了后来，随着时代的发展，其形式也有所发展。世界上很多有名的音乐家如莫扎特、肖邦等都曾经创作过小夜曲，并在世界范围内广泛流传。而在诸多的小夜曲中，舒伯特的《小夜曲》是非常有名，而且流传甚广。

准妈妈可以选择在晚上来听这首曲子。准妈妈可以先梳洗完毕，然后保持全身放松，选择一个舒适的姿势坐好或是躺下，然后带着胎宝宝进入美妙的音乐世界。在听音乐之前，准妈妈可以先了解一下与曲子相关的知识，以便更好地理解和聆听。在听的时候，准妈妈需要保持宁静而舒适的心情，并发挥自己的想象和联想，学会真切地感受曲中的情感：曲子的开段，在钢琴的美妙旋律中，可以朦胧地感受到一个青年向他心爱的姑娘所做的深情倾诉，随着情感的升华，曲调慢慢地推向高潮，第一段的音乐就在恳求、期待的情感中结束。在一小段抒情而安谧的间奏之后，乐声又变得高昂而激动起来，这表达的是青年男子的紧张和激动心情，形成了全曲的高潮，最后是由第二段引申而来的后奏，仿佛爱情的歌声在夜曲的旋律中回荡。总之，准妈妈需要细细聆听，用其心感受曲子中的情感。在听完曲子之后，准妈妈还可以把自己的一些感受和想法说给胎宝宝听，让胎宝宝也能试着体会其中的美好情感。

 音乐胎教：海顿《云雀》

到环境优美、空气清新的公园去散散步，感受一下美妙的自然风光是准妈妈在孕期应该多做的事情，这样，不仅能使自己得到锻炼和放松，对于胎宝宝的生长发育也是非常有利的。其实，不仅是身处自然、欣赏美景能使人领略到大自然的魅力，聆听美妙的胎教音乐有时也能达到这样的效果，海顿的《云雀》就是一曲能唤起人的美好情感、帮心灵回归自然的曲子。在本周的音乐时光，准妈妈可以和胎宝宝共同分享这首曲子。

《云雀》是一首流畅欢快、婉转动听的曲子，能让人从中体会曲作者对生活和自然的热爱，听起来是非常愉快的，所以准妈妈在孕期可以多听听这首曲子。为了更好地理解曲子，在听音乐之前，准妈妈可以先了解一些相关的知识，然后就可以在有胎动的时候和胎宝宝一起来分享这美妙的音乐了。在听音乐的时候，准妈妈最好是临窗而听，如果窗外有美丽的自然风光就更好了，这样在听音乐的同时，准妈妈和胎宝宝还可以看看窗外，打开窗户呼吸新鲜的空气，感受一下自然的气息，这样就更容易进入音乐的世界。随着悦耳动听的音乐，准妈妈还可以想象自己和胎宝宝置身于有云雀鸣叫的森林中，在其中欢快地畅游和欣赏着，这样，愉悦的心情就更容易激发和保持。

而且，在听音乐的同时，准妈妈还应该多注意一下胎宝宝的反应，以此判断和猜测胎宝宝对曲子的感受，如果胎宝宝喜欢的话，可以在以后的时间重复播放这一曲子，让胎宝宝在音乐的熏陶中培养音乐敏感性、促进脑部发育。

 ## 音乐胎教：布拉加《天使小夜曲》

前面我们已经介绍了一些有名的小夜曲及相关知识。小夜曲是中世纪一种抒情风格的声乐体裁形式，流行于欧洲等国，其旋律悠扬悦耳，乐音缠绵婉转，很有感染力，也比较适用于胎教。其实，在听了舒伯特、莫扎特等人的小夜曲之后，准妈妈在本周的音乐时光中，还可以听听布拉加的《天使小夜曲》。

《天使小夜曲》又名《瓦拉契亚的传说小夜曲》，原本是由钢琴伴奏、大提琴助奏的独唱曲，后来，美国的小提琴家津巴里斯特、克莱斯勒等人将其改编为小提琴曲，之后，这首曲子还被改改编为其他的艺术形式，如钢琴曲、竖琴曲、管弦乐曲等。但在这众多形式中，流传最广最为人们所接受的还是小提琴曲版的。

这首曲子的旋律优美，节奏富于变化，有着很强的艺术感染力。全曲主要采用三部曲的形式，总体的曲调较为明畅舒缓，就像是宁静的月夜下的缓缓流水，让人觉得十分惬意。

在小提琴和伴奏音响的和谐配合下，曲子以逐渐向上移动的旋律线展开，由平淡舒缓而渐渐趋于欢快，接着，乐曲又慢慢地呈现出中间部主题，预示着困扰和烦恼的情绪，随后，曲调又恢复明快晓畅，在渐变的节奏中，人的情感也会跟着起伏，而在简短的尾声中，音量由弱至强，力度变化激烈，最终，在富于戏剧性效果的和弦最强奏中曲子结束，给人以很强的震撼力，余味无穷。

准妈妈可以选择一个宁静的月夜，对窗而坐，一边欣赏这首优美的曲子，一边还能欣赏窗外皎洁的月光，这样可能会更有感觉。在听曲子之前，准妈妈最好能做好准备工作，先了解一些与曲子相关的知识，以便更好地理解曲子的主题，尽快进入其中的意境。之后，准妈妈就可以聆听音乐了，在听的时候，准妈妈需要保持注意力集中，全身心地沉浸其中，并随着曲调和旋律去自由想象。

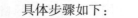 **运动胎教：孕期简易保健操（一）**

为了能保持身体健康，安全而顺利地分娩，准妈妈在孕期应进行适量的有氧运动，做一些孕期保健操就是不错的选择。孕期体操不仅能起到很好的锻炼效果，防止一些孕期疾病的发生，同时，对准妈妈而言，也是非常安全的。从本周开始，我们将连续给准妈妈介绍三组简单易行的保健体操。现在来介绍第一组的基本动作：

运动胎教

1.头颈运动

具体步骤如下：

（1）自然站立，双脚与肩同宽。

（2）两手叉腰，轻闭双眼，做颈部的前屈后伸、左右摆动及绕环动作。

这组动作能使准妈妈的头部和颈部得到锻炼，有利于增强关节和肌肉的灵活性，预防和缓解头部和颈部出现的疼痛症状。除了站着做这一组动作外，准妈妈在坐着的时候也可以进行相关的练习，如准妈妈可以先保持舒适的坐姿，然后两手支撑于体后，两肩后夹，扩胸仰头或是灵活地转动头部，这样也能达到很好的运动效果。

2.健胸运动

具体步骤如下：

（1）先保持良好的站姿，站立时要两腿与肩同宽。

（2）两臂经侧向前至胸前交叉抱臂，与此同时，含胸低头并呼气。

（3）两臂前伸，经体侧向后，两手扶于腰部，两肘后夹，充分挺胸，并配合吸气，在呼吸时注意要以胸式呼吸为主。

（4）重复前面的动作。

在做这套动作的时候，准妈妈需要注意调整好自己的呼吸，这样才能达到最佳的练习效果。

3.脚部运动

具体步骤如下：

（1）准妈妈先坐在椅子上，保持舒适的坐姿，坐的时候尽量坐进去一点，同时双脚并拢，脚与地面保持垂直，脚心放平。

（2）脚尖使劲上翘，待呼吸一次，再恢复原状，再重复做。

（3）将一腿放在另一腿上，上面腿的脚尖慢慢上下活动。

（4）再换另一条腿，重复上面的动作。

这几个动作准妈妈在平时可以重复练习，这样才能达到很好的锻炼效果。这套动作的主要目的在于通过踝关节和脚尖活动，增强血液循环，强健脚部肌肉，经常重复练习的话，对于维护准妈妈脚部关节的灵活和健康很有帮助。

4.腰背运动

具体步骤如下：

（1）在这组操时，准妈妈需要先躺在柔软垫子上或是床上，将身体的重量均匀地放在四肢上。

（2）摆好基本姿势后，准妈妈可以先伸直颈项，然后仰头，并保持背部伸直。

（3）保持一段时间之后，再慢慢放松背部、颈部，还原姿势。

这套动作的主要功能在于能锻炼腰部肌肉，增强腰背肌肉的灵活性和抗压力，对于预防和缓解准妈妈在孕期经常出现的腰酸背痛很有帮助。但在做的时候，准妈妈应注意保护好自己的腹部，以免受伤。

5.腿部运动

具体步骤如下：

（1）准妈妈先坐在椅子上，保持舒适的坐姿。

（2）手扶椅背，肘关节伸直。

（3）左腿固定，右腿做360度转动，转动的幅度应尽量大一些，这样效果才会更好。

（4）在做完上述动作之后，还原姿势，然后换一条腿，重复以上的动作。

这套动作能增强骨盆肌肉力量，增强骨盆及阴部肌肉弹性，从而能促进分娩的顺利进行。但在做的时候，准妈妈需要掌握好动作的幅度，量力而行，以保证安全。

 运动胎教：孕期简易保健操（二）

在本周的运动时光，我们将带着准妈妈来继续做一些简单的孕期保健体操。如果准妈妈能在怀孕期间，多加练习的话，不仅能起到很好的锻炼和健身效果，同时还能预防和缓解孕期出现的诸多不适症状。

1.腿部运动

具体步骤如下：

（1）准妈妈平躺在床上或是舒适的垫子上，保持舒适的姿势；

（2）把一条腿搭在另一条腿上，然后放下来，为了增加难度，还可以在搭腿的同时将腿抬高，将这一动作重复10次，并逐次增加难度；

（3）换另一条腿来做运动，然后重复上面的动作，大约做10次。

这组动作简便易行，能帮准妈妈很好地锻炼腿部肌肉，减少腿部酸痛等症状的发生，在做这组操的时候，准妈妈还可以加上内侧夹紧、紧闭肛门等动作，增加难度，这样练习的效果会更加好。

2.腹肌运动

具体步骤如下：

（1）准妈妈先平躺在床上或是垫子上，保持身体舒适；

（2）依次抬起左腿和右腿，做一些曲起、伸展、曲起、伸展的练习，并重复8次；

（3）双膝曲起，然后依次单抬左腿和右腿，每条腿重复着上抬，放下，上抬，放下的动作各10次。

这组动作能使准妈妈的腹部肌肉得到很好的锻炼，增强肌肉的功能，尤其是能锻炼支持子宫的腹部肌肉，这对于促进分娩的顺利进行是很有好处的。

3.上肢运动

具体步骤如下：

（1）身体直立，保持良好而舒适的站姿；

（2）双手垂直放于腰部，缓缓向上划圆弧，同时做吸气运动；

（3）将手慢慢地举至头顶，然后再调整好呼吸，呼气，同时将手缓缓放落下来。

通过这组动作的练习，准妈妈能很好地锻炼自己的上肢，使之更加灵活，预防或减轻手部酸痛的问题，同时还有助于增强肺活量，对准妈妈的身体很有好处的。

4.第四节肩部肌肉练习

具体步骤如下：

（1）持良好而舒适的站姿；

（2）向两侧缓缓平举，同时做吸气运动；

（3）向胸前合拢，缓缓下垂，同时做呼气运动。

如果在平时能经常重复练习这组动作，准妈妈的上肢关节、肩胛肌、背肌和胸肌都能得到很好的锻炼，有利于缓解孕期经常出现的腰酸背痛等症状，有利于准妈妈的身体健康。

 运动胎教：孕期简易保健操（三）

1.上肢运动

具体步骤如下：

（1）先站好，站的时候保持双脚分立，大约与肩同宽，两臂自然下垂；

（2）双手交叉，掌心相对，缓缓提至胸前；

（3）当双手移至胸前之后，翻掌，两掌心向上用力；

（4）双臂逐渐伸直，头随着手的运动方向，向上仰望，坚持5秒；

（5）双臂从头顶至腰侧缓慢还原，然后开始重复前面的动作。

通过这套动作，准妈妈的上肢能得到很好的锻炼，这样既能增强手部的灵活性，也能避免和缓解孕期出现的手部酸痛症状。

2.骨盆与背部摇摆运动

具体步骤如下：

（1）先保持舒适的仰卧姿势，然后双腿弯曲，两手扶腰；

（2）利用腿和腰部肌肉的力量轻轻抬高背部；

（3）重复上述动作。

这组动作能活动背部肌肉，同时也能是盆骨得到很好的锻炼，经常练习，有利于减轻怀孕时腰酸背痛的感觉，同时也能促进分娩的顺利进行。

3.放松运动

具体步骤如下：

（1）做好基本的姿势，即双膝屈曲，跪于垫上，臀部坐于足跟之上，两臂自然下垂，上身保持正直；

（2）身体微微前倾，双肩双臂反复抖动，至发热为止；

（3）吸气，双臂交叉环抱，吸气末双臂自然下落；

（4）恢复基本姿势后，头向后仰，眼向上望，同时两臂上举，吸气；

（5）颈部前屈，上体前倾，同时两臂下摆，呼气；

（6）两臂分别向左右斜前方徐徐抬起，抬至头平，同时吸气；

（7）两手经胸前徐徐下按，至小腹向左右分开，恢复原来的姿势。

这是一套能帮助人放松身体的动作，在做的时候，最基本的要求就是松、慢、匀，同时，在做操的时候，也要注意调整好自己的呼吸，保持动作的轻松和舒畅，这样才能达到很好的效果。

常见不适与应对

腹痛

孕妇在怀孕晚期可能会出现腹痛的情况：一种是生理性腹痛。随着胎儿的长大，孕妇的子宫也在逐渐增大，增大的子宫会刺激肋骨下缘，使她们感到下腹两侧有抽痛；假性宫缩也会引起下腹阵痛，但是持续时间不长，也没有规律可循。这种生理性腹痛不会对孕妇及胎儿造成危害，不用太担心。

另一种情况病理性疼痛。这种疼痛要引起孕妇高度注意。如果孕妇患有妊娠高血压综合征、慢性高血压等疾病，可能会引起胎盘早剥，下腹撕裂样的疼痛是这种情况的典型症状。腹痛的程度受剥离面积的大小、出血量多少以及子宫内压力高低和子宫肌肉是否受损等综合因素的影响。情况严重者腹痛难忍、腹部变硬、胎动消失甚至出现休克。孕妇出现这种症状最好马上就医，以免母婴出现危险。

如果孕妇下腹是有规则的阵痛，并伴有子宫收缩，就要怀疑是否有早产的可能。如果确定是早产前兆，尽量在子宫颈口尚未打开之前到医院就诊，只要找到引发早产的原因，顺利安胎的可能也很大。如果宫颈口开到3厘米以上，再想安胎就比较困难了。

骨盆测量

胎儿从母体中分娩出来，骨盆是必经之地。能否顺利分娩，既与胎儿的大小有关，也与骨盆的大小有关。骨盆的大小，是以骨盆径线大小来表示的。骨盆的大小，由人体发育情况、体形状况、遗传因素等原因决定。骨盆过于狭窄可能引起难产，因此在孕晚期，医生会对孕妇进行骨盆测量（在孕29~32周或者37周后进行）。

骨盆测量包括外测量和内测量两个部分，主要测量孕妇骨盆入口和出口的大小。如果入口过小，胎儿头部就无法正常入盆，就会被卡在耻骨上方，孕妇的腹部会呈现高高尖尖的形状，从前面看非

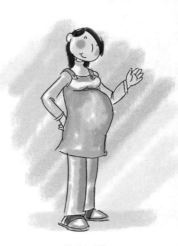

骨盆测量

常大，但是从背后看简直看不出是怀了孕，民间俗称"悬垂腹"，这种情况下，孕妇不可能经阴道分娩，一般会实行剖腹产。如果出口过小，胎儿虽然能够成功入盆，但到达骨盆底部，胎头无法通过骨盆出口，还是不能顺利娩出，而且会引起宫缩加剧，胎头变形，这种情况下，产妇不仅不能顺利分娩，时间过长，还会导致胎儿颅内压增大、颅内出血，产妇大出血，母婴都有生命危险。

骨盆测量会有不适感，内测量还会疼痛，为了分娩顺利，孕妇千万不要因为害怕疼痛而拒绝检查。在医生检查时做深呼吸，同时放松腹部肌肉。不要过于紧张，否则会加大医生操作的难度，孕妇的痛苦也会增加，检查的时间也会更长。

另外，如果早期检查发现骨盆出入口过窄的孕妇，也不必过于焦虑，因为随着孕周的增加，韧带和肌肉会为适应增大的子宫和分娩而进一步松弛，所以分娩前再次检查骨盆时，出入口大小还有变为正常的可能。

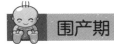

围产期

围产期是指怀孕第八个月最后一周到胎儿分娩后一周这段时期。这段时期对孕妇和胎儿来说是最危险的，很多孕妇可能出现某些并发症，威胁自身及胎儿的安全，影响胎儿的健康发育。

围产期胎儿死亡率高的原因很多，主要有胎盘供血不足、子宫内缺氧、胎儿发育受阻、肺部感染、胎盘病变等。这些情况并不只是在分娩前后的围产期才会出现，很多都是早期没有发现的隐患，以致预产期临近，这些症状才加剧并显现出来。因此，做好产前检查，加强孕期保健是保证围产期母婴安全的重要手段。

高危妊娠

高危妊娠是对孕妇及胎儿具有较高危险性，可能导致分娩困难或危及母婴生命安全的妊娠。导致高危妊娠的因素有很多，比如孕妇患有各种急慢性疾病或妊娠并发症、胎儿发育异常等，这些都增加了妊娠及分娩的危险性，分娩后胎儿的死亡率也比较高，具有以上高危妊娠因素的孕妇被归类为高危孕妇，需要接受重点监护才能确保母婴平安。下面是对各种高危妊娠因素的分析与介绍，并指导准妈妈怎样避免或减轻这些因素对母婴的影响。

1.难产

难产，顾名思义，是"困难生产"的意思，是指由于某种原因，导致产妇的分娩过程出现某些问题，使胎儿娩出困难的现象。引发难产的原因也很多，常见的是孕妇骨盆出入口过窄，胎儿娩出时被卡；子宫或阴道结构异常；宫缩无力；胎位不正等，使生产过程延长甚至停滞不前。难产不仅延长分娩时间，增加孕妇的痛苦，对产妇和胎儿的生命安全也有很大威胁。

在分娩过程中，有四个因素影响着分娩，即产力、产道、胎儿状况和孕妇的心理状况，这四个因素中任何一个出现问题，都有可能造成难产。

为了避免难产，孕妇一定要提前做好预防工作：

（1）及早发现不良因素，并及时调整。造成难产的原因有时在怀孕中晚期就可以发现，如骨盆测量时发现骨盆明显狭窄，难以实现顺产，或通过超声波观察到胎位异常，这些在产前检查或临产时的检查中都可以发现并及时处理，避免在分娩过程中，才发现某些因素可能造成难产。所以，在怀孕过程中，定期产前检查是很有必要的。在这些产前检查中，医生会对胎儿在宫内的生长情况进行监控，以便及时发现是否存在可能造成难产的因素，一旦发现异常，医生就可以及时采取有效措施进行纠正。

（2）孕期营养要均衡。在怀孕过程中要注意吸收充分的营养，以保证胎儿健康生长。要摒弃一些错误的饮食观念，避免在孕期滥补，又不运动，使胎儿长得过胖过大，巨大儿是导致难产的最大危险之一。

（3）端正对分娩的认识。孕妇要对分娩有一个正确的认识，提前做好身体和心理的准备，必要时可以咨询医生，避免分娩时因为过于紧张，造成难产。

如果孕妇在分娩过程中发生难产，胎儿无法经阴道分娩，也不要过于害怕，医生会根据产妇状况，及时而果断地采取措施，通过手术帮助分娩。只要处理及时，就不会危及孕妇和胎儿生命。

2.妊娠高血压

妊娠高血压，简称妊高征，是指妊娠期间，孕妇的收缩压高于140mmHg，舒张压高于90mmHg；或妊娠晚期血压与早期相比，收缩压升高30mmHg，舒张压升高15mmHg，是孕妇常见的疾病。妊娠高血压由于全身血管痉挛，造成血液减少，进而引发器官病变，以高血压、水肿、恶心、呕吐、抽搐、腹部疼痛、心肾衰竭，甚至胎死腹中为临床特点。妊娠高血压按严重程度分为轻度、中度和重度，重度妊娠高血压又称先兆子痫和子痫。

妊娠高血压的预防：

（1）怀孕期间坚持进行定期产检，测量血压、体重，化验尿液，查尿蛋白。

（2）孕妇在营养均衡的基础上要适当控制饮食，忌吃太咸的食物，例如腌制品、罐头等加工食品，防止血压升高。

（3）注意休息。孕妇要保持舒畅的心情，最好每天卧床休息10小时以上，并以侧卧位为佳，以促进血液循环，改善肾脏供血条件。

（4）发现异常情况应及时纠正，比如发现贫血，要及时补充铁质；发现下肢浮肿，要增加卧床时间，并把脚抬高；发现血压偏高时，要在医生指导下科学降压，症状严重时要考虑终止妊娠。

（5）曾患有肾炎、高血压等疾病以及患过妊娠高血压综合征的孕妇要在医生指导下密切监控。

3.妊娠期糖尿病

妊娠期糖尿病是指孕妇在怀孕前并没有糖尿病，怀孕后，尤其是怀孕中晚期才出现血糖升高的现象。患有糖尿病的孕妇妊高征的发病率比普通孕妇高4~8倍，先兆子痫或子痫、胎盘早剥、脑血管意外的发病率也很高。糖尿病孕妇的胎儿比一般胎儿要重，畸形也相应增多，难产的机会因而加大。糖尿病使孕妇身体抵抗力下降，容易感染病毒，使病情进一步加重。妊娠期糖尿病不但会给孕妇，也会给胎儿带来很大危害，我们通常称为"一大三高"。"一大"即胎儿过大；"三高"指死胎、死产发生率高，新生儿死亡率高，畸形儿发生率高。

妊娠期糖尿病的预防：

（1）在医生指导下用药，抑制血糖浓度。一般首选胰岛素，因为其分子大，不易通过胎盘，对胎儿的发育一般不会造成影响，但在使用时一定要谨遵医嘱，避免血糖浓度过大，危及母婴生命。

（2）少食多餐。为维持血糖平稳和避免酮血症发生，孕妇饮食量的分配非常重要。如果一次进食大量食物，血糖会快速上升；而孕妇空腹太久，容易产生酮体，所以建议少食多餐。

（3）注意热量需求。怀孕早期不需要特别增加热量，中晚期必须适当补充一些热量。体重减轻可能会使孕妇体内酮体增加，对胎儿发育不利，因此孕期不宜节食减重。

（4）注重蛋白质摄取。如果孕前营养已经非常充足，怀孕初期就不需再额外增加蛋白质的摄取量了。到怀孕中晚期，每天需要补充一定的蛋白质，最好能多吃一些富含蛋白质的食物，如蛋、奶、红肉、鱼类及豆制品。每天至少喝两杯牛奶，不仅可以获得充足的蛋白质，还可以补充钙质，但千万不可以牛奶当水喝，以免血糖过高。

（5）减少油脂的摄入。烹调用油以植物油为主，要少食用油炸、油煎类食物，肉类的皮和肥肉部分也要尽量少吃。

（6）限制盐分的摄入。糖尿病孕妇不宜吃咸味过重的食物，饮食应以清淡为主。

4.双胞胎

通常情况下，性成熟的女性每月排卵1次，每次产生1个卵子。如果由于某种原因，卵巢同时排出了两个卵子，而且两个卵子同时受精，就会产生两个受精卵。这两个受精卵分别拥有自己的一套胎盘，相互之间是独立的，叫作异卵双胞胎，是比较常见的双胞胎，产妇生出的两个婴儿，相貌相似，而且往往是异性的。如果一个精子与一个卵子结合，产生一个受精卵，而这个受精卵在分裂过程中，分成两个独立的胚胎细胞，这叫作同卵双胞胎，这种双胞胎的比例大约是双胞胎总数的1/3。由于他们由同一个受精卵分裂而成，染色体和基因物质都是一套，因此性别相同，相貌甚至连父母都难以分辨，而且血型、性格、应激反应等都很一致。我们常说的连体儿，其实就是这种同卵双胞胎，只是由于受精卵分裂不完全，而造成了身体某些部位相连的缺陷。

双胞胎的产生受到母亲一方家族遗传的影响较大，如果孕妇本人是双胞胎，她生双胞胎的概率为1/58；另有统计数据指出，如果母亲是双胞胎，则生双胞胎的概率为4%；如果父亲是双胞胎，则生双胞胎的概率为1.7%。

双胞胎给孕妇的身体造成很大负担，属于"高危妊娠"，需要特别监护。尤其在怀孕晚期，双胞胎孕妇的腹部会显得更加大，呼吸困难、下肢水肿、静脉曲张等妊娠反应也更严重一些。此外，由于孕妇要同时给两个胎儿提供营养，因而常常会出现营养供不应求的情况，使孕妇产生营养不良、骨质疏松或缺铁性贫血。也更容易出现高血压、糖尿病等妊娠并发症。

双胞胎的早产率比较高，而且胎儿很小，体重大约只有2500克，由于两个胎儿挤在一个子宫里，分娩时容易发生难产，还容易引起孕妇产后出血。凡是经诊断确定为双胞胎的孕妇，应加强产前检查，并注意增加营养，适当补充含铁的物质，预防妊高征和贫血。由于双胞胎孕妇容易发生早产，最好提前住院观察，以免发生意外。

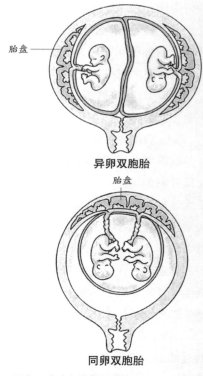

异卵双胞胎

同卵双胞胎

异卵双胞胎和同卵双胞胎

异卵双胞胎是由两个单独的卵子与两个不同的精子受精而成。每一个胎儿都通过自己的胎盘获得营养。同卵双胞胎是指一个卵子与一个精子受精后分裂成两个相同的胚胎。他们共用一个胎盘。

5.前置胎盘

怀孕期间，正常情况下，胎盘附着于子宫后壁、前壁或侧壁。如果胎盘附着于子宫下部或子宫颈内口处，位置低于胎儿在子宫中的最低位置，称之为前置胎盘。前置胎盘是导致孕晚期出血的主要原因之一，是孕期比较严重的并发症。胎儿受地心引力的作用向下用力，很容易使胎盘从子宫上剥离，堵塞宫颈口，造成胎儿不能顺利分娩。

（1）引起前置胎盘的原因

① 子宫内膜病变与损伤。这主要是人工流产、剖腹产以及多次生产等引起子宫内膜炎或子宫内膜受损，当受精卵着床后，血液供给不足，为摄取足够营养，胎盘向下伸展到子宫下段，造成前置胎盘。

② 胎盘面积过大和胎盘异常。如果是多胎妊娠，胎盘的面积比单胎时增大，过大的胎盘会达到子宫下段，双胎前置胎盘发生率比单胎高出一倍。胎盘异常，主要指副胎盘，膜状胎盘等。当出现副胎盘时，主胎盘虽然位置正常，而副胎盘则可位于子宫下段接近宫颈口处。膜状胎盘大而薄，可以扩展到子宫下段。这些异常情况也会造成前置胎盘。

③ 吸烟。研究表明，吸烟孕妇发生前置胎盘的危险性比不吸烟的孕妇要高出2倍。而且如果每天吸烟少于10支，发生前置胎盘的可能性为0.8％；如果每天吸烟超过40支，发生前置胎盘的可能性就会上升到3.1％。

（2）前置胎盘的预防

① 孕妇应减少活动卧床休息，以左侧卧为宜，如有腹痛、阴道出血等不适，立即就医。

② 避免进行增加腹压的活动，排便、咳嗽、下蹲时要小心，减少对腹部的刺激，变换姿势时动作要轻缓。

③ 保持外阴清洁，勤换内裤，预防感染。

④ 饮食营养，多吃富含铁质的食物，如枣、瘦肉、动物肝脏等，预防贫血。

前置胎盘往往会引起阴道流血，但一般不会有疼痛感，这有别于怀孕期间其他因素引起的阴道出血。如果孕妇阴道出血，没有痛感，就应该马上到医院咨询，避免不必要的危险。

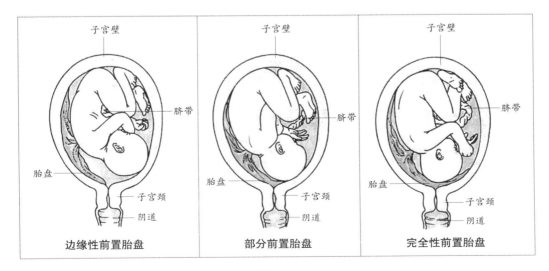

| 边缘性前置胎盘 | 部分前置胎盘 | 完全性前置胎盘 |

6.胎盘早剥

附着于子宫内壁的胎盘在胎儿娩出前，已部分或全部与子宫分离，称之为胎盘早剥。

（1）引起胎盘早剥的原因

① 孕妇血管病变。如果孕妇患有妊娠高血压、慢性肾病等疾病时，都比较容易引起底蜕膜小动脉痉挛、瘀血，从而造成蜕膜毛细血管因缺血而坏死，导致出血。血液在蜕膜和胎盘之间淤积，会导致胎盘早剥。

② 腹部损伤。如果孕妇妊娠期间腹部受到撞击，也可引起底蜕膜血管破裂出血，导致胎盘早剥。

③ 胎膜早破。胎膜早破使羊水流淌速度过快、过多，宫腔压力骤降，宫腔容积突然缩小，导致子宫壁与胎盘之间错位，也是导致胎盘早剥的原因之一。

④ 子宫静脉压升高。怀孕晚期或待产期，孕妇由于长时间仰卧，巨大的子宫压迫下腔静脉，阻碍静脉血回流，使盆腔和子宫静脉压升高，造成蜕膜内静脉瘀血，血管破裂出血，导致胎盘早剥。

一般情况下，轻型剥离，胎盘剥离面不超过1/3，常发生于分娩时。主要表现为阴道出血，出血量多，血色暗红，一般没有疼痛感，也可能伴有轻微腹痛，引发产妇贫血程度与阴道外出血量成正比。重型剥离，胎盘剥离面超过1/3，多见于重度妊娠高血压综合征患者。主要表现为突发性持续腹痛、腰背酸痛，严重时伴有恶心、呕吐、面色苍白、血压下降情况。由于重型剥离以内出血为主，因此一般很少看到阴道出血，即使出血，量也很少，引发的孕妇贫血程度与阴道外流血量并不相符。

胎盘早剥是怀孕晚期比较严重的并发症，如果处理不当可能会危及孕妇和胎儿的生命。孕妇一旦发现有胎盘早剥的迹象要及时处理。

（2）胎盘早剥的处理办法

① 胎盘剥离严重，大量出血者，需要及时输血，尽快改善病人失血状况。

② 及时终止妊娠。胎盘早剥一经确诊，应立即终止妊娠，帮助胎儿娩出，降低胎儿死亡的可能性。剖腹产手术能迅速结束分娩，有效地控制出血，适用于重型剥离、不能在短时间内止血的患者。如果是轻型剥离或是经产妇，观察到宫口已经开大，并估计短时间内能迅速结束分娩，也可使用经阴道分娩。

（3）胎盘早剥的预防

加强产前检查，为孕妇提供各种咨询和指导机会；积极防治妊娠高血压综合征、慢性高血压、慢性肾炎等疾病；加强孕期保健，尤其是孕晚期要避免长时间仰卧，避免腹部受到撞击。

7.胎儿宫内窘迫

胎儿宫内窘迫，是宫内胎儿缺氧，胎儿健康和生命安全受到威胁的现象，多发生在孕晚期或分娩过程中，是进行剖腹产的主要适应证之一。是胎儿围产期死亡和新生儿神经系统疾病的元凶。

（1）造成胎儿宫内窘迫的原因

① 母体原因。孕妇患有心脏病、高血压、慢性肾炎、妊高征等疾病，会使体内血液量不足，胎盘供血不足，胎儿不能获得足够的氧气；产前出血性疾病或外伤引起的大量失血；子宫胎盘输送血液时受阻；催产素使用不当，导致宫缩过于强烈；产程延长，胎儿在产道内缺氧窒息；羊水过多和多胎妊娠引起的子宫过度膨胀；胎膜早破，脐带受到牵拉挤压产生变形，血液输送量减少等，都可能造成胎儿供血不足，进而导致供氧不足。

② 胎儿原因。胎儿心血管系统功能发育不全；分娩时胎头受压，颅内压升高，颅内出血；胎儿畸形、母婴血型不合等。

③ 脐带、胎盘功能障碍。如果脐带打结、脱垂、绕颈、绕体等都可能出现脐带血运受阻，造成胎儿缺氧；妊娠时间过长、胎盘发育异常、胎盘感染、胎盘早剥等可导致胎盘功能障碍，也会造成胎儿缺氧。

（2）胎儿宫内窘迫的预防

① 定期产检。通过产前检查，如胎儿心电图、胎心监护、B超、脐血检查等，监控胎心率的异常变化，及时发现可能引起胎儿缺氧的因素，采取相应的治疗措施。

② 胎动监测。胎动是胎儿生命活动的指标，也是对胎儿宫内缺氧监测器。怀孕期间，通过数胎动可以监测胎儿在宫内的状况。如果发现胎动突然增加或减少，都有可能是胎儿宫内缺氧，应及时到医院检查。

③ 胎心监测。通过医生指导，可使用听诊器直接听取胎心率。正常胎心率应为120~160次/分。胎心率过高或过低，都可能是胎儿缺氧的表现，应及时到医院就诊。

（3）胎儿宫内窘迫的治疗方法

① 给孕妇补充氧气，增加血液中的含氧量，从而改善胎儿缺氧状态。吸氧对患有脏器疾病的孕妇来说，可以增强器官功能活性；有助于延长胎儿在母体内的生长时间，保证胎儿器官发育成熟。

② 及早干预，结束妊娠，保证母婴安全。

8.胎儿巨大

巨大儿，是指出生时体重等于或大于4000克的新生儿。近30年，我国巨大儿的出生率呈上升趋势。

（1）产生巨大儿的原因

①营养过剩。随着人们生活水平的提高，孕妇的营养不断加强，巨大儿的出生率也在不断上升。很多人认为，孕妇吃得越多、越有营养，对胎儿就越好。怀孕期间不仅吃了很多蛋白质、脂肪含量过高的食物，还大量进补，殊不知过量地营养摄入，不仅

使产妇体重不断增加，腹中胎儿的体重也随之猛增，成为巨大儿。

②遗传因素。胎儿的形体特征也会受到父母遗传因素的影响。一般情况下，父母双方或一方身材高大、体格健壮，生下巨大儿的可能性也较大。

③妊娠糖尿病。患有糖尿病及妊娠期糖尿病的孕妇，由于身体中血糖浓度过高，通过胎盘输送给胎儿的血液中糖分同样也很高。胎儿长期处在这种高血糖的环境下，会将糖转化为多余的脂肪和蛋白质，导致体重增长过快，成为巨大儿。

（2）巨大儿的危害

即便胎位正常，巨大儿过大的头和身体也很难通过骨盆，因而这会延长产程，对孕妇和胎儿都不利；巨大儿分娩一般需要实施剖腹产，这增加了孕妇的痛苦，也不利于产后恢复；巨大儿容易造成孕妇产后出血、产道撕裂、子宫破裂或脱垂。巨大儿心脏畸形的比例高于正常胎儿；成年后糖尿病、高血压、高血脂等疾病的患病率也比普通人大。

（3）巨大儿的预防

①合理膳食，均衡营养，适当控制体重，避免体重增加过多、过快。

②坚持运动。适当的运动，比如散步，可以消耗多余的能量，避免营养过剩，形成巨大儿。

③定期做产检，及时发现妊娠糖尿病和高血压，在医生指导下科学治疗。听取医生对营养摄取的建议，避免胎儿增长过快，形成巨大儿。

9.胎膜早破

正常情况下，胎膜要等到分娩时才会破裂，此时宫颈口张开，羊水流出，继而胎儿娩出。然而，有些孕妇在临产前，胎膜就破裂了，这就是胎膜早破。胎膜早破多见于怀孕晚期，发生率约为12%。

（1）引发胎膜早破原因

生殖道感染像阴道炎、宫颈炎等容易引起胎膜感染，导致胎膜早破；宫颈内口松弛、胎位异常、胎膜发育异常、腹部受伤、性生活不当、子宫腔内压力异常、微量元素锌、铜缺乏等，都可导致胎膜早破。

（2）胎膜早破的危害

①胎膜早破，羊水会流出，子宫内环境变得恶劣，从而会导致胎儿早产。

②胎膜早破，脐带会随羊水滑出，导致胎儿宫内缺氧，危及胎儿生命。

③胎膜早破，孕妇阴道内的微生物可能会进入羊膜腔，造成羊膜感染，引发孕妇产褥感染和新生儿吸入性肺炎。

（3）胎膜早破的预防

①注意个人卫生，积极预防各种妇科炎症，特别是生殖器官疾病。

②多胎或羊水多的孕妇在怀孕中晚期应使用腹带，胎位不正的孕妇要在医生指导下

及时纠正胎位。

③尽量避免到人群拥挤的地方去，不要做有危险性的动作，以免腹部受到碰撞。

④避免过度劳累，保证充足的睡眠。

⑤性生活要有节制，注意体位及用力，以免发生意外。

胎膜破裂后，孕妇会感到有大量液体经阴道流出，这就是羊水。开始时，羊水较多，然后会慢慢变少或变得断断续续的。当孕妇咳嗽、打喷嚏或向下使力时，羊水会突然增多，这时的羊水中可能会混有胎脂和胎粪，这是胎膜早破的典型临床表现，比较容易判断。但是，胎膜破口较小或位置较高时，羊水的流出很少，是否是胎膜早破就比较难判断。特别是在怀孕晚期，孕妇尿道口括约肌松弛，容易小便失禁，再加上怀孕期间阴道分泌物也比较多，这些也增加了判断是否是胎膜早破的难度。这种状况容易导致胎膜早破得不到及时发现和治疗，危及孕妇和胎儿安全。

发现胎膜早破，不要惊慌，要保持冷静，让孕妇不要乱动，平躺于床上，用枕头垫高臀部，并尽快将孕妇送往医院。需提醒的是，如果胎膜早破，孕妇绝对不可以走着去医院。因为一般来说，胎膜破裂后24小时内孕妇就会分娩。如果破膜后24小时孕妇还没有宫缩，医生会密切观察孕妇的心率、体温及血液中白细胞的变化，并及时注射抗生素，以防感染。怀孕已达36足周，破膜后24小时仍未临产者，为了母婴安全，应积极实施催产或采取剖腹手术快速结束分娩。怀孕不足月的孕妇，可在预防感染前提下，继续妊娠，使胎儿器官发育更加成熟。

10.早产

早产是指妊娠期在怀孕第28~37周之间结束，此时出生的胎儿身体发育还没有成熟，体重大多在2500克以下。由于早产儿尚未发育完成，抵抗力很差，容易受到感染。有些早产儿还需要暖箱保育，进行特殊护理。

（1）引起早产的原因

年龄过大（超过40岁）或过小（不满18岁）、体重过轻，有吸烟、酗酒习惯；有早产、流产史；营养不良、过于劳累或是精神受到严重刺激；患有慢性疾病或传染病（如心脏病、肾病、严重贫血、原发性高血压、甲肝等）；生殖器官异常（如子宫肌瘤等）的孕妇容易发生早产。此外，像多胎、羊水异常（过少或过多）、胎盘异常、胎位不正、胎膜早破等也都有可能引发早产。就算是没有任何危险因素，孕妇也有可能出现早产，这种早产一般可以通过安胎药物进行预防。现代医疗技术已经非常发达，足以保证早产儿的安全，只要胎儿已满28孕周，存活的概率都非常大。

（2）早产的征兆

①阴道出血是早产的先兆之一，但我们提到过的宫颈炎症、前置胎盘和胎盘早剥等也会伴有阴道出血。如果出血的同时，伴有腹痛，应当立即去医院检查。

②阴道有液体流出，可能是胎膜破裂，羊水流出。一般破水后，阵痛会马上开始，24小时内就会临产，此时要平卧，并垫高臀部，防止脐带滑出，马上送往产科医院。

③如果有频繁宫缩，且子宫颈也已经变得软而薄，这就是临产前症状，这时应该在医生指导下安胎。

一旦出现早产征兆，不要紧张，应马上卧床休息，并及时去医院。

（3）早产对胎儿的危害

研究发现，早产儿的死亡数约占新生儿死亡总数的50%。早产儿胎龄越短，体重就越小，器官的发育就越不健全，死亡率就越高。另外，早产儿畸形率也比较高，主要表现为智力低下、协调能力差、器官功能不健全等。这些病残严重的会影响孩子的一生，给家庭和社会带来沉重的负担。

早产儿肺部发育尚未成熟，出生后会出现呼吸困难，严重时，可能会造成死亡。肝脏的发育也不成熟，肝脏造血功能不完善，缺乏维生素K，极易引起出血。

早产胎儿皮下脂肪少未填充满，体表褶皱多，加大了皮肤暴露的面积，体温随外界环境的变化很大，一般体温较低，如果没做好保暖工作，会引发新生儿肺炎。

早产婴儿体质虚弱，吸吮力差，进食困难，营养摄入过少会导致血糖过低，成活率低。

（4）预防早产的注意事项

①坚持做好产前检查，及早发现可能引发早产的隐患，及时治疗。

②注意营养均衡，饮食安排科学合理。

③保持心情愉快，情绪平稳，不要波动过大，学会自我调节。

④有流产、早产史的孕妇要听从医生建议，及早卧床休息。

⑤怀孕期间，尤其是孕晚期要注意休息，避免劳累；不要做危险动作，防止腹部受伤。

⑥养成良好的生活习惯，戒除烟酒，注意个人卫生，预防生殖器官感染。

⑦服用药物要谨慎，一定要在医生指导下进行。

⑧性生活要有节制，避免兴奋诱发子宫收缩，引起胎膜早破及感染。

⑨多吃新鲜水果和蔬菜，多喝水，防止便秘，同时也要防止腹泻。

（5）早产的处理

如果孕妇出现早产的症状，千万不要惊慌，应立即卧床休息，如果症状没有改善，要马上到送往医院进行治疗。因为早产儿需要特殊照顾，医院医疗水平越高，早产儿的存活率就越大，胎儿的后遗症也越少。

早产儿的体重一般比较轻、存活能力较差，呼吸功能还没有发育完备，一般需要在产房里进行特殊喂养和护理。否则，有可能会因为呼吸障碍而有生命危险。

11.异常儿和未成熟儿

异常儿包括形态异常（即常说的畸形）、代谢异常（构成人体的各种成分如钙、铁含量异常）、功能异常（器官功能障碍）等。很多异常儿出生时是两三种情况同时具备，严重的异常儿多半会被自然流产淘汰。

（1）产生异常儿的原因

孕妇接触过辐射严重的环境、怀孕初期感染风疹或弓形虫等都有可能导致胎儿发育异常；准妈妈滥服药物，烟酒过度；孕妇体重异常也易导致胎儿异常。

遗传因素也是导致胎儿异常的主要原因，如果父母双方或任一方或家族有遗传病史，胎儿通过遗传患上某种遗传疾病的可能性也比较大。比如短指、软骨发育不全、白化病、色盲、血友病、唐氏综合征等先天遗传病。

（2）异常儿的预防

孕妇要增强体质，增强免疫力，减少感染病毒的机会；加强怀孕最初3个月的自我保护；怀孕期间，尤其是孕早期不要擅自用药；远离对自身及胎儿不利的环境。

未成熟儿指发育迟缓，出生时各个器官尚未发育成熟的新生儿。一般来说，未成熟儿体重较轻，一般在2500克以下，未成熟儿中大约有2/3属于早产儿。另外1/3属于宫内发育不全，这类胎儿虽说是足月分娩，但是体重低，身体发育也不成熟。由于早产是生未成熟儿的主要原因，所以预防早产就能有效防止未成熟儿的降生。

无论是早产儿还是足月的未成熟儿，因其多个器官未发育完善，不能完全适应外界生活，出生后一段时间都会在暖箱内度过，接受特殊护理，直到各项生命指标达到正常新生儿的水平，方可离开暖箱。现代医疗技术对未成熟儿的护理，已经非常完善，虽然说未成熟儿和正常的胎儿在出生时，有很大差距，但是经过护理与细心照料，未成熟儿的各器官功能都会变得和正常孩子一样。但是如果大脑功能障碍，恐怕就没有办法变得和正常人一样了。

为了避免这些不幸情况的发生，准妈妈们一定要格外警惕，不要因为一时疏忽导致意外的发生。

12.高龄初产妇

年龄超过30岁才第一次分娩的孕妇，我们称之为高龄初产妇。高龄孕妇阴道弹性、骨骼灵活性和体力都相对变差，会使分娩时间延长，难产率也明显高于适龄孕妇，自然分娩变得很困难，多数需要进行剖腹产或产钳助产。由于高龄初产妇阴道弹性下降，分娩时容易造成产道撕裂，出现大出血。高龄孕妇在怀孕晚期容易患心脏病、妊娠高血压综合征，妊娠期糖尿病，对孕妇的生命安全造成威胁。高龄孕妇的产后恢复也比较慢，容易出现并发症。

对高龄初产妇而言，剖腹产比较安全。一般是否要选择剖腹产取决于孕妇自身和胎儿的情况。如果说自身情况不利于顺产，比如产道弹性差、体力不足、骨盆太小，为了孕妇和胎儿的健康最好采用剖腹产；如果身体情况比较好，产前检查也没有任何不良症状，还是可以采用阴道分娩的。

高龄初产妇注意事项如下：

（1）避免过于劳累，保证充足的睡眠。

（2）保持营养均衡，多吃容易消化、口味清淡的食物。

（3）提高警觉性，密切关注身体的反应。从怀孕初期直到分娩，随时都要警惕可能发生的异常情况，定期到医院进行检查，对一些常发病症采取必要的防治措施。

（4）提前联系分娩医院。在预产期临近时，应提前住院观察。提前的时间视个人情况而定，切实做好产前监护，必要时及早实施剖腹产较为安全。

（5）减少运动，延长卧床休息时间。随着怀孕时间的推移，高龄孕妇腰背疼痛的症状尤其明显。这时，孕妇要尽可能延长卧床养胎的时间。

（6）按时产检。怀孕晚期，高龄孕妇应每周检查一次，必要时可住院观察。

（7）适当的运动。减少运动不等于不运动。如果医生没有严令你卧床静养，就不可忽视产前运动的重要作用。散步和孕妇体操在整个孕期都可进行，可以帮助你顺利分娩。

 ## 羊水过多过少危害都大

羊水是孕育胎儿的神奇之水，能保证胎宝宝在稳定的压力和温度中健康成长。羊水可以作为评估胎儿健康和性别的指标，它还具有一定润滑作用，使产道分娩不会过于干涩；能够形成水囊，在生产时对子宫颈和产道有软化扩张的功能，减少对母体的伤害；可以预防外界细菌感染，即使已经感染也可使其降低到最小限度，同时还能减少子宫收缩时对胎儿的压迫，使子宫收缩压力较为平均。正常情况下，妊娠时羊水量应随孕周增加而增多，到最后2~4周开始逐渐减少，妊娠足月时羊水量约为1000毫升，800~1200毫升都为正常。羊水过多或者或少，都有一定的危害。

1.羊水过多

如果在妊娠任何时期内羊水量超过2000毫升的话，即为羊水过多，分为急性羊水过多和慢性羊水过多，以慢性较为常见。

急性羊水过多多发于妊娠20~24周，由于羊水急剧增多，准妈妈的子宫会在几日内迅速增大，导致横膈上抬，出现呼吸困难，不能平卧，甚至出现发绀等症状，还可导致便秘、下肢及外阴部浮肿及静脉曲张等。

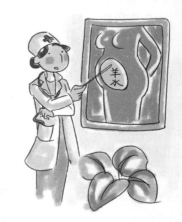

正确的羊水量图

慢性羊水过多多发于妊娠28~32周，羊水可在数周内逐渐增多，属中等量缓慢增长，多数准妈妈可以适应。慢性羊水过多者，腹部膨隆要大于妊娠月份，妊娠图可见宫高曲线超出正常数，腹壁皮肤发亮、变薄，触诊时感到皮肤张力大，有液体震颤感，胎位不清，胎儿部分有浮沉感，胎心遥远或听不到。

羊水过多容易使准妈妈并发妊娠高血压征，出现胎位异常、早产等。破膜后因子宫骤然缩小，可以引起胎盘早剥，破膜时脐带可随羊水滑出造成脐带脱垂。产后因子宫过大还容易引起子宫收缩乏力而导致产后出血。

2.羊水过少

羊水过少指的是到了孕晚期，羊水量少于300毫升的情况。羊水过少时，羊水呈黏稠、混浊、暗绿色。由于羊水少，胎儿皮肤与羊膜紧贴，每当胎动时准妈妈会感到疼痛，同时胎儿会发育不良，皮肤干燥，缺乏皮下脂肪。若羊水过少发生在孕早期，胎膜可与胎体粘连，造成胎儿畸形，甚至肢体短缺；若发生在孕中晚期，子宫四周的压力直接作用于胎儿，容易引起肌肉骨骼畸形，如斜颈、曲背、手足畸形等，还会导致胎儿肺部发育不全。在生产时还易发生胎儿窘迫与新生儿窒息，增加围生儿死亡率。

羊水过少是胎儿危险的极其重要的信号。若孕早中期发现羊水过少的话，最好是终止妊娠；若到了孕晚期已足月的话，应尽快破膜引产，破膜后若羊水少且黏稠，有严重胎粪污染，同时出现胎儿窘迫的话，应选择剖宫产结束分娩。

羊水过少破膜时脐带可随羊水滑出造成脐带脱垂。产后因子宫过大还容易引起子宫收缩乏力而导致产后出血。

 ## 体重增长过快怎么办

孕晚期正常情况下，准妈妈体重应以每周增长0.5千克为宜，如增长过快的话，最好先到医院做个B超检查，了解胎宝宝的生长情况和羊水量；还要查一次血糖，排除妊娠糖尿病的可能。如果一切正常的话，就要严格控制饮食量，日常饮食以高蛋白质、低热量、富含维生素、矿物质为原则。可以减少主食的摄入，多吃些蔬果类食品，不要碰任何热量高的饮食，如甜点、巧克力、蛋糕、油炸主食、奶油、奶酪、黄油及快餐食品。如果感觉自己体重增长过多又很难从饮食上调节的话，也可以找医院的营养师或保健医师，根据具体情况为自己制订一套专属的饮食方案。

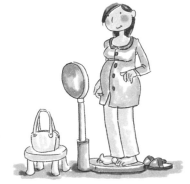

按时测量体重

防止会阴松弛

从这个月开始，准妈妈可以每天进行会阴的按摩和锻炼，来增加肌肉组织的柔韧性和弹性，为将来顺利分娩打下基础，同时还可以帮助妈妈避免尿频的尴尬。

锻炼会阴部肌肉，最好选择盘腿而坐。对于孕晚期的准妈妈来说，盘腿而坐这个动作可能会比较困难，可以选择坐姿、仰卧或者站立姿势代替。锻炼时，首先用力收缩会阴部肌肉，好像要拼命憋住小便一样，并保持呼气动作，坚持几秒钟后吸气放松。这个动作不仅可以在家中进行，在办公室、甚至在等公交车时，都可以随时进行练习，非常方便。

按摩会阴肌肉，准妈妈要先把指甲修剪干净，洗净双手，然后坐在一个温暖舒适的地方把腿伸展开，呈一个半坐着的分娩姿势；把一面镜子放在会阴的前面，面朝会阴部保证能够清楚看清会阴周围肌肉组织的情况；用一些纯的菜籽油或水溶性的润滑剂，用拇指和食指把按摩油涂在会阴周围；然后把拇指尽量深地插入阴道，伸展双腿，朝直肠的方向按压会阴组织；轻柔地继续伸展会阴口，直到有轻微的烧灼或刺痛感。保持这种伸展到刺痛的感觉平息后，继续前后地轻柔按摩阴道，还可以在按摩当中，在阴道里勾起拇指，并且缓慢地向前拉伸阴道组织，因为分娩时宝宝的头也是这样出来的，所以这种方式是非常好的锻炼活动。

但是在按摩过程中需要注意，不要过于用力按摩，否则会引起会阴部敏感的肌肤出现瘀伤和刺痛；也不要用力按压尿道，否则会导致尿道感染和发炎。

可能造成难产的因素

正常分娩取决于产力、产道、胎儿以及心理四大因素，如果上述各因素均正常并能相互适应，胎儿就能顺利经阴道自然娩出。分娩过程中的难产指的是上述因素中的任何一个发生异常，从而导致产程不能顺利完成，胎儿不能够经由正常产道娩出，需要使用助产技术或剖宫产手术完成分娩过程。

1.产力

产力就是将胎儿从产道产出的力量，有节率性、对称性、极性和缩复作用，可以在胎儿分娩时有规律地收缩，还能让子宫下段、子宫口和阴道慢慢地、被动地扩张开大，让宝宝平安娩出。正常的产力具有一定的节律性，并且临近分娩时逐渐增强，如果在分娩过程中，产力出现过强或者过弱就可能导致难产，应及时采取必要的措施来处理。

2.产道

产道是宝宝分娩时必须经过的通道，分为骨产道和软产道。骨产道指的是真骨盆，而软产道则是由子宫下段、子宫颈、阴道及骨盆底软组织等多器官构成的。宝宝能否顺利分娩主要是由妈妈的骨盆大小以及形状所决定的，当然软产道的条件也很重要。如果两者中有任何异常情况的话，都会造成难产。可以在产前2周进行产道测量，主要测量骨盆的大小及形状，以评估产道条件是否能够支持顺产。如果测量结果不符合顺产条件的话，准妈妈就应该提前住院，采取剖宫产的方式将宝宝取出。

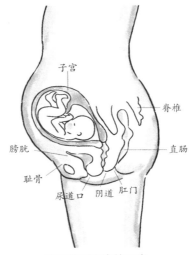

可能造成难产的因素

3.胎儿情况

胎儿的体重和位置也是关乎能否顺产的重要因素。如果宝宝的体重大于4000克的话，通过妈妈相对固定的产道就会有一定难度；如果胎儿是臀位、横位、复杂先露的话，就无法在产道里及时转动来适应产道形态，有可能会被卡住而影响娩出，从而给分娩造成困难。这些都应该在分娩前做好充分的检查，以便在分娩过程中采取必要的措施加以纠正。

4.准妈妈的心理

准妈妈的心理因素也可能会导致难产的发生。如果准妈妈在产前过分恐惧焦虑，这种情绪就会消耗产妇的体力，使其对疼痛的敏感性增加，大脑皮层神经中枢指令的发放紊乱，导致产力过强或过弱，直接影响宝宝的下降及转动，使产程进展缓慢。因此，准妈妈在临产前的心态至关重要。

生活细节

腹式呼吸法

呼吸是让横膈膜上下移动。由于吸气时横膈膜会下降，把脏器挤到下方，因此肚子会膨胀，而非胸部膨胀。为此，吐气时横膈膜将会比平常上升，因而可以进行深度呼吸，吐出较多易停滞在肺底部的二氧化碳。

很多孕妇在怀孕晚期，都会出现呼吸困难和胸闷的感觉。这个时候要学会腹式呼吸法。腹式呼吸就是呼吸时让横膈膜上下移动的呼吸方法。吸气时，横膈膜下降，使肺部有足够的空间扩张；呼气时，横膈膜上升，胸腔缩小，能帮助肺部排出更多的二氧化碳。

怀孕晚期，胎儿生长发育最快，需要的氧气更多，因此孕妇对氧气的消耗量也明显增加，此时使用腹式呼吸，不仅能镇静神经，消除自己胸闷和呼吸困难等不适，还能给体内的胎儿输送更多的氧气。使用腹式呼吸法还可以刺激分泌少量激素，使心情愉悦。在分娩和阵痛时，使用这种呼吸方法，能缓解紧张和疼痛。

腹式呼吸法的具体做法是：放松身体，平静心情。然后背部紧靠椅背或墙壁，保持身体挺直。双手轻轻放在腹部，用鼻子深深吸入一口气，保持胸部不动，腹部鼓起；吐气时稍微将嘴撅起，胸部不动，慢慢地将腹中气体全部吐出，尽可能延长突起的时间。也可以躺着进行，好好感受腹式呼吸时腹部的变化。

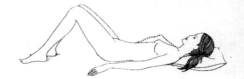

胸式呼吸，呼吸较浅，只有胸部起伏，腹部几乎不动。

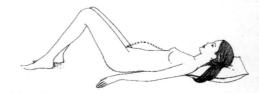

腹式呼吸，深深吸气后，腹部外凸。

腹式呼吸法每天早、中、晚练习3次以上，要持之以恒，练习时尽量放松全身。孕妇练习腹式呼吸法时，最好有专业人士指导，以免方法不当对腹中胎儿造成危害。

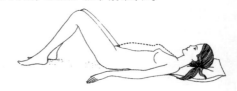

胸式呼吸兼腹式呼吸。

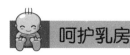 **呵护乳房**

1.乳房保健

怀孕以后，乳房变得更加敏感，更加易受伤害，但是它的作用也变得至关重要，因为它担负着日后哺育宝宝的重任。做好乳房保健不仅能减少乳房过于敏感带来的疼痛，保持乳房外形美观，还能促进产后乳汁的分泌。乳房护理要采用正确的方法，避免造成不必要的损伤。下面是一些孕期乳房保健的方法：

睡觉时采用侧卧姿势，要调整睡姿，避免乳房受到挤压。

怀孕后乳房发育很快，迅速变大变重，过小过紧的胸罩会影响乳腺发育，甚至造成腺体堵塞，引发炎症，不利于分娩后的哺乳。过大过松的乳罩会造成乳房的下垂，不利于产后恢复，影响美观。因此要及时更换合适的胸罩。

经常按摩乳房。按摩时从乳房周围的组织向中心轻轻打圈按摩，每日1次，每次5分钟左右。经常按摩可以增加乳房血液循环，促进乳腺发育，对分娩后哺乳很有好处。

防止出现乳房大小不一。怀孕期间，由于雌激素分泌增多导致乳腺增生，引起脂肪沉积，致使乳房体积和重量都增大。如果睡觉时经常偏向一个方向，就有可能造成乳房一边大一边小。如果发现两边乳房大小不一，要适当按摩较小的乳房，促进其增大。

怀孕期间，乳房变得非常敏感，轻微的刺激都会引起兴奋或疼痛。尤其是在孕晚期，刺激乳房可能会引发子宫收缩，导致早产。

让乳房变得更结实。怀孕期间脂肪沉积、乳房增大，极易造成产后乳房松垂，影响美观。为减少这种情况，怀孕期间可每星期把面膜膏涂在乳房和胸肌上，令乳房和胸肌增强收缩力。

怀孕期间禁止使用丰乳霜，丰乳霜中含有大量的激素和药物成分，可能会影响到体内的胎儿。

2.乳头护理

保持乳房及乳头清洁，即使不经常洗澡，也要经常用热毛巾擦拭乳头，保持乳头干爽清洁。毛巾不宜过热，否则会对脆弱的乳头皮肤造成刺激。

清洁乳房后，在乳头及乳晕周围涂抹按摩膏，用拇指和食指轻轻按摩，增加乳头的弹性，适应宝宝吮吸。经常按摩还可以使乳房皮肤光滑。按摩后擦掉按摩膏，及时涂上润肤霜。

如果发现乳头上有硬痂样的东西，那是腺体分泌物和油脂变硬形成的，不要生硬取下，可以在睡觉前用热毛巾敷乳房，待硬痂软化，与乳头脱离后，再轻轻擦掉。

乳头扁平或凹陷的孕妇，应该在医生指导下，经常将乳头向外提拉。也可以佩戴乳头罩等矫正工具，矫正乳头内陷。

准爸妈最好都不要留长指甲，以免不小心划伤乳头。

从怀孕中晚期开始，用手指轻轻挤压乳晕周围，帮助分泌物流出，预防分泌物阻塞乳腺，引发炎症，还有可能造成产后乳液淤积。

 ## 为母乳喂养做好准备

母乳是婴儿的最佳食物，有着其他乳制品无可比拟的好处。如果没有特殊情况，母乳喂养是最佳的抚育方式。如果决定母乳喂养，那么从现在就要开始做准备了。

注意营养。孕妇营养不良不仅会影响胎儿的发育，还会影响产后乳汁的分泌。孕妇在整个妊娠期和分娩后的哺乳期都需要足够的营养，多吃含丰富蛋白质、维生素和矿物质的食物，为乳汁分泌做好营养准备。

注意乳头、乳房的保养。怀孕期间要做好乳房、乳头的保养工作，为分娩后顺利哺乳做好准备。

定期进行产前检查。发现问题及时纠正，保证健康的身体及顺利分娩，是孕妇产后顺利分泌充足乳汁的重要前提。

学习有关母乳喂养的知识。如果孕妇决定进行母乳喂养，就应该提前学习关于母乳喂养的知识，可以参加新妈妈培训班，或者通过阅读、视频教学学习，或者向有经验的妈妈们"取经"。丈夫和家人也要让孕妇树立母乳喂养的信心。

 ## 全身心进入待产状态

在怀孕期间，孕妇同样可以兼顾工作。但是，需要注意的是，在工作的同时，一定要量力而行，不要超负荷工作，避免影响胎儿发育，甚至因劳累引发早产。如果工作环境安静清洁，危险性较小，孕妇的身体状况又很好，可以选择在预产期前一两周再停止工作，专心待产。如果孕妇所从事的工作有以下几种情况：长时间使用电脑，需要长时间站立，体力支出较大，工作环境阴暗嘈杂，经常需要加班或值夜班等，建议你调换工作或者及早回家休息。

《劳动法》规定，妇女产假不应少于90天，而这90天应包含产前两周的准备阶段。对于上班族女性来说，只要怀孕满38周就能在家休息了。一方面为分娩做一些物质上的准备，另一方面也要调整身心，以最好的状态迎接分娩。如果职场准妈妈出现早产征兆、怀有多胎、有流产或早产经历、生殖器官异常、患有高血压或先兆子痫、胎儿异常等症状时，一定要遵从医嘱，及时停止工作，卧床休息或住院监护，避免造成不必要的伤害。

 ## 适当卧床休息

传统观点认为，孕妇多吃多睡会引起难产，应当多活动，这样分娩时可以生得快些、顺当些。这个看法由于缺乏科学根据，现在已经被科学家否定。胎儿在母体子宫内，维持生命活动的营养和氧气都是由母体通过胎盘提供的血液供给的。如果孕妇卧床休息，身体消耗的能量就会减少，母体对血液的需求也会相应减少，孕妇的血液就可以集中供应胎盘和胎儿；如果孕妇体力活动过多，能量消耗也会随之增加，母体本身就需要大量血液供应维持正常的生命活动，提供给胎盘的血液量必然会减少，可能会造成胎儿营养不良或胎盘供血不足。

但是，长期卧床休息对孕妇和分娩也有不利，会影响血液循环，造成肌肉僵硬麻木，甚至肌肉萎缩，怀孕过程中的妊娠反应如烧心、便秘、腰背疼痛、浮肿、静脉曲张也会更加严重，影响孕妇身心健康。长时间卧床休养还会造成肌肉无力，缺钙甚至骨质疏松的状况，导致分娩过程中宫缩无力，分娩不顺利，增加分娩痛苦；还会让孕妇感到与世隔绝，容易产生抑郁、焦虑的情绪。

有下列情况的孕妇，应该听从医生建议，及早卧床静养：

体态过度臃肿、灵活性不强；有早产或流产史；阴道出血或出现破水；轻微活动也有可能诱发子宫收缩；正常活动时经常会呼吸急促（每分钟超过30次）、心跳加快（每分钟超过100次）。

孕妇由于特殊的身体状况，确实应该比一般女性的休息时间要相对多一些，适当增加卧床休息的时间，减少体力消耗，可以大大降低流产和早产的发生率。即使身体非常健康的孕妇，在怀孕32周以后，也要适当减轻工作量，保证充足的睡眠。怀孕38周后，必须放下手头的一切工作，卧床休息，专心待产。

 ## 有选择地做家务

孕妇在怀孕期间做一些适宜的家务劳动，能增强孕妇体质，提高免疫力，有效防止多种疾病发生，还可以舒展筋骨、打发无聊的时光，这不仅有利孕妇的健康，对体内宝宝的发育也有很大好处，还可以促进顺利分娩。孕妇做家务应选择一般的家务劳动，以不感到疲倦、劳累为宜。尤其是到了怀孕晚期，身体行动不便，做家务时一定要注意以下问题：

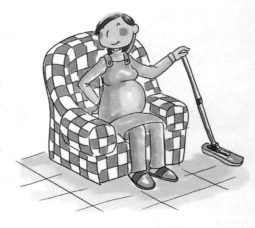

孕妇做家务劳动要本着安全第一的原则，不要登高，也不搬抬重物。这些动作本身都很危险，有可能跌倒或压迫到腹部。

不要大幅度弯腰擦地板或桌椅，这样也会压迫腹部。

不要长时间接触凉水，以防感冒，或血管受凉收缩，影响血液循环。

不要长时间站立，防止过度劳累。最好在 15~20 分钟家务劳动后，能休息 10 分钟左右。

做一些力所能及的家务

降低清洁标准。如果你平时对家务的要求很严格，那么这时卫生标准要稍微降低，不要吹毛求疵，那样会让自己过于劳累。当然，如果你实在容不下一点灰尘，最好让丈夫代劳。

 ## 孕晚期性生活

在孕 8 月之后，孕妇的肚子突然膨胀起来，腰痛，身体懒得动弹，这都会导致性欲减退。另外，这一阶段胎儿生长迅速，子宫明显增大，对任何外来刺激都非常敏感。夫妻间性生活应有节制，以免发生意外。要控制好性生活的频率和时间，动作轻柔，注意体位，最好采用不会压迫腹部的体位。

分娩前 1 个月，必须停止性生活。因为这一时期胎儿已经成熟。为了便于胎儿娩出，子宫已经下降，宫颈口也逐渐张开。如果这时进行性生活，很可能导致胎膜早破，羊水感染。这不但对即将分娩的孕妇造成影响，还会影响胎儿的安全。比如可能引发胎儿早产，而早产儿的抵抗力差，容易感染疾病。即使没有早产，羊水感染也可能导致胎儿感染疾病。

对于丈夫来说，目前是应该忍耐的时期，夫妻间的恩爱只限于温柔地拥抱和亲吻，避免具有强烈刺激的性行为。为了避免

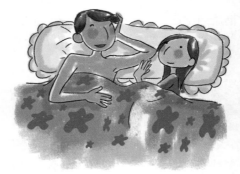

孕晚期性生活

影响孕妇和胎儿的健康，夫妻间要学会克制情感，最好分睡，避免不必要的性刺激。

有习惯性流产或早产史的孕妇，整个怀孕期间都要避免性生活，千万不要因为一时的冲动造成永久的悔恨。

 ## 不宜再远行

到了孕晚期，稍微走动或站得久一点都可能会给准妈妈带来疲惫感。并且由于生理变化极大，准妈妈在这时对环境的适应能力也降低了，因此这时候的准妈妈不宜再远行。

长时间的舟车劳顿会引起准妈妈的诸多不适，如恶心、呕吐、食欲降低。由于妊娠晚期胎儿不断增大，子宫本身重量比妊娠前增加了20倍，加上胎儿、胎盘和羊水重量，整个子宫的重量有6千克左右。仰卧位时，增大、负重的子宫会压迫腹主动脉和下腔静脉。腹主动脉是准妈妈体内血液供应的主要血管，一旦受压就会使心、脑等组织器官供血不足，进而产生上述综合症状。

仰卧位低血压综合征严重情况下可导致休克，给准妈妈和胎儿造成生命危险，所以准妈妈必须要多加警惕。防止出现仰卧位低血压综合征，准妈妈要特别注意睡觉和休息姿势，必须坚持在睡觉时取左侧卧位或取右侧卧位，使腰椎前弯度减小。特别是发生过仰卧位低血压或有低血压病史的准妈妈，更要特别注意。

 ## 准妈妈最佳睡姿

整个孕期，尤其是孕晚期的最佳睡姿是左侧卧。由于胎儿在子宫内不断生长发育，子宫逐渐增大，到怀孕晚期，孕妇腹腔的大部分被子宫占据，如果仍然采取仰卧姿势睡觉，增大的子宫会向后压迫主动脉，使胎盘供血量明显减少，影响胎儿生长发育；肾脏血流量也会因此减少，降低肾小球滤过率，对孕妇健康也很不利。另外，仰卧时，增大的子宫还会压迫下腔静脉，使下肢血液回流受阻，引起下肢及会阴部水肿、静脉曲张。动脉静脉受压，血液输送和回流同时受阻，会造成全身器官的血液量减少而缺氧，从而引起胸闷、头晕、恶心、呕吐等不适，医学上称为"仰卧低血压综合征"。仰卧睡姿还使子宫压迫输尿管，影响排尿，长期下去易患肾盂肾炎。

怀孕后，子宫往往会在不同程度上向右旋转，如果经常右侧卧睡，地心引力会使子宫进一步向右旋转，从而使为子宫输送血液的血管受到牵拉，影响胎盘血液供应，造成胎儿缺氧，不利于生长发育。

孕8月的运动

1.适度运动有利于分娩

进入孕晚期，孕妇身体更加笨重，胎儿也已经长得很大了，有些孕妇开始担心运动会伤及体内的胎儿，从此行动小心翼翼，连适当的运动也不敢再参加了。还有一些孕妇，可能是由于身体笨重，行动不便，而不愿意再进行运动，这些想法都是不可取的。适当的运动能使全身肌肉得到锻炼，增加肌肉弹性，促进体内血液的循环，为胎儿输送更多的营养和氧气；还能增加食欲，使小宝宝得到更充足的营养；增强腹肌、腰背肌、骨盆底肌功能，改善下肢水肿状况；促进胃肠蠕动，减少便秘；还有助于分娩时放松肌肉，减轻产道的阻力，有利于顺利分娩等等。适当的运动对于孕妇和胎儿来说，都是有益无害的。

2.适合孕8月的运动

进入孕8月，孕妇的身体会变得越来越重，还会出现浮肿、静脉曲张、呼吸困难、心悸等不适。而且，这时子宫会因为过度膨胀，致使宫内压力增高，子宫颈口变软变薄。这时的运动一定要注意安全，本着对分娩有利的原则，但是千万不能过于疲劳。运动时，根据心跳控制运动强度很重要，运动时的心跳不要超过每分钟140次。此时运动不宜大量出汗，以免造成脱水，避免让体温在短时间内急剧上升，最好将体温控制在38℃以下。运动时间以30~40分钟为宜，不要久站、久坐或长时间走路。

这时，适合孕妇的运动项目有棋类活动，能够起到安定心神的作用。孕妇瑜伽和孕妇体操，可以帮助孕妇练习如何在分娩时调整呼吸。活动和舒展筋骨，帮助增强骨盆关节的灵活性和腰部肌肉的弹性，使下腹部和产道出口处的肌肉柔软有力，可以在分娩时更好地将胎儿挤出产道。

散步，既可以增加孕妇的肺活量，也可以刺激宝宝在子宫内的运动。散步可以早晚各进行一次，每次30分钟左右。散步地点最好选择环境清幽、植被覆盖率高的地方，不要在公路边散步，汽车尾气和噪声会带来很多危害。尽量在晴朗的天气散步，阳光中的紫外线具有杀菌功效，还可以促进人体钙质吸收。

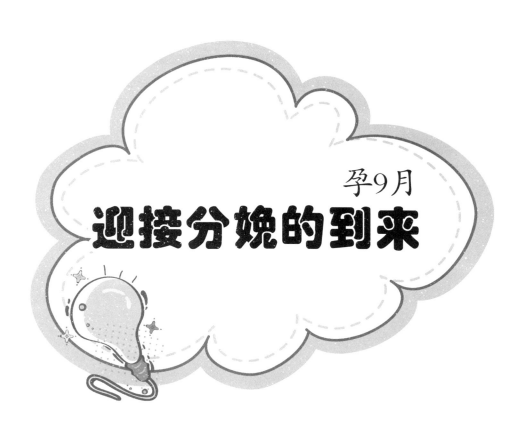

孕9月

迎接分娩的到来

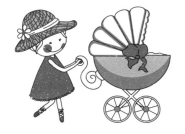

准妈妈的变化

肚子更大，胎动更有力

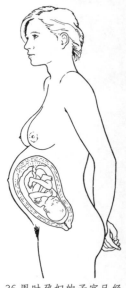

在整个怀孕过程中，身体所经历的变化比一生中任何一段时间经历的变化都大。你现在觉得自己像一个笨拙企鹅，走起路来一摇一摆的；庞大的肚子压得腹部肌肉很疼痛，胯部和大腿的韧带走路时也很疼。总之，你觉得拖着这个庞大的身躯做什么都很费力。

孕9月，是你腹部形状变化最频繁的时段，前两周你可能还觉得自己的肚子隆起又高又大，不久宝宝就下降到骨盆里，肚子的形状也会发生微妙的变化。你可以经常观察，并用照相机记下这些变化，以后会成为你回忆孕期时光的珍贵资料。

孕9月，胎儿发育已经基本完成，这时，宝宝的个头儿已经足够大，子宫里已经没有足够的空间让他活动了，所以这一时期胎动频率会减少，但是力度会增强。你有时会感觉到肋骨或骨盆受到有力的撞击，有些孕妇甚至会感觉到胎儿的手脚伸进了阴道，这一切都预示着，很快你和孩子就要见面了！

36周时孕妇的子宫已经隆起很高，但是当胎儿的头下沉到子宫颈的时候，孕妇的肚子看起来明显向下坠。

人也觉得更累了

这个月，很多孕妇比以前更容易感到疲倦。她们觉得，拖着这个庞大的身躯，就算只是从床上坐起来，也会让她们感到喘不过气。少数孕妇可以一直工作到分娩前夕，但是大多数孕妇都会在临产前一个月休假待产。大部分孕妇表示，笨重的身体让她们不堪重负，总是感觉疲倦，睡再久也无法缓解疲劳。还有一些准妈妈则表示，虽然很累，很想睡觉，睡眠质量却总是不高，因而起床后依然昏昏沉沉。这主要是因为孕晚期沉重的身心负担影响了睡眠质量。而且，此时孕妇还会形成一种新的睡眠状态，那就是浅睡，这种睡眠稍有动静就会被打断，势必会影响睡眠质量。但是，逐渐习惯这种睡眠，可以使准妈妈分娩后，更好地照顾小宝宝，而且这种睡眠状态有时可能会持续好几年。

在怀孕的最后一个月，准妈妈可能会发现，自己站也不是，坐也不是，就算以某种舒适的姿势躺在床上，片刻之后这种姿势也会变得不再舒服。不管怎么样，都觉得不舒服。工作的时候，没有哪种站姿或坐姿让准妈妈觉得舒服，回到家里又找不到舒服的睡姿，这使很多孕妇都感觉很疲倦，浑身的肌肉都得不到充分的休息，甚至觉得自己无法再坚持一个月了。这时，准妈妈一定要坚持练习放松肌肉的运动，并充分利用时间休息，尽量让自己在分娩前积攒足够的力量。

 ## 体重减轻

孕9月，孕妇体内的宝宝依然在成长，体重也依然在增加，但是准妈妈的体重并没有像以往一样持续增加，只是稍微增加或者维持不变，甚至还有可能减轻。如果准妈妈的体重减轻了，不要担心，这时因为临近分娩，体内的激素开始排出你的体液，并使羊水减少，再加上尿频，就使机体含水量整体下降，体重就会随之减轻。

 ## 呼吸和胃部舒服点了

在怀孕中期，孕妇经常会感觉到呼吸困难和烧心，这些症状在孕9月时通常会缓和下来。因为这时子宫位置开始下降，胎儿将进入孕妇骨盆，横膈膜上下活动的空间相对来说就会变大，因而呼吸也会变得顺畅。同样因为子宫下降，胃部受到的压迫也变小了，胃酸逆流的情况也会变少。不过，这时又会产生新的问题，下降的子宫会压迫到膀胱和肠道，使孕妇尿频的状况更加明显，便秘与腹胀也更加严重。如果遇到这种情况，可以采取前文介绍的方法进行缓解。不要因为这些身体的不适产生烦恼，要知道一切都是暂时的。

 ## 尾骨或骨盆有刺痛感

这个月，孕妇在走路时或改变姿势时，可能会感觉到尾骨或骨盆中部有剧烈的刺痛，甚至这种疼痛还会扩散到背部或者大腿。产生这种刺痛的主要原因是胎儿下降进入骨盆，压迫到骨盆及周围的韧带。有时，有些孕妇还会伴随着一阵阵宫颈刺痛。这些孕9月里新增加的疼痛，可能都是由胎儿入盆造成骨盆附近韧带受到牵拉变得松弛引起的，它们都在为即将到来的分娩做准备。如果出现这种不适，可以通过适当改变姿势来缓解疼痛，还可以做一些慢走等温和运动。如果这些运动也会让你感到疼痛的话，那你可以通过按摩让骨盆重回平衡状态，不过一定要找一位有经验的脊椎按摩师。怀孕期间的脊椎按摩不但有助于预防和减轻背部疼痛，还可以让脊柱和骨盆结构更适应分娩时产生的压力。

孕9月，有些孕妇会觉得自己全身骨骼都变得很僵硬，就像老年人得了关节炎一样。胎儿下降，压迫骨盆周围的神经和血管，还可能会造成大腿抽筋。这也是孕激素使关节韧带松弛引起的。四肢乏力一般认为是由韧带松弛引起的，这让孕妇连一些很轻的东西都无法举起，而且走路时也会觉得很不舒服。但是，不要因为行动不便，就从此卧床不起，活动可以让身体更加健康，如果每天坚持适当的运动，这些疼痛就会逐渐缓解。否则，僵硬的关节和肌肉、全身的血管、呼吸和消化系统都会生病。

 ## 有点急切，有点矛盾

孕9月对孕妇来说，已经到了最后的关键时期。此时，准妈妈比任何人、任何时候都更加迫切地想要见到宝宝。尤其是当孕妇看到别人的宝宝时，这种感觉会更加强烈。因此，对孕妇来说，这个月是整个孕期中让她们感觉最漫长的一个月。此时孕妇很容易情绪焦躁，希望能尽快把胎儿生下来。可是"十月怀胎，一朝分娩"，预产期还没有到，这不是着急就可以解决的事。如果孕妇无法排遣这种焦躁心理，就会对体内胎儿的心智发育产生不良。

给准妈妈一个建议，有助于缓解焦躁的心情。当亲友们向你询问预产期时，最好把你的预产期稍稍向后延长一段时间或者是尽量不要将时间告知得太精确。否则，如果超过预产期，你还没有分娩迹象，不仅让你觉得焦躁不安，还会影响到体内的胎儿，也会让亲友们对你和胎儿的情况暗加揣测，增加紧张气氛。如果将预产期拖延一段时间，这样在实际预产期到来，胎儿又没有出生时，就没那么多的关切询问让你感到急躁了，你给自己的这段弹性时间也会使自己的心情平静下来。假如说胎儿在实际预产期准时来到或者比预产期要早，对家人来说这是突如其来的惊喜，会让家人和朋友格外高兴，就不会有人去追究你的预产期到底是哪一天了。当然对你的丈夫和父母，一定要告诉他们医生推算出的预产期，让他们有足够的时间为新生儿的到来做好准备。

如果你是一位即将临产的准妈妈，当你看到别的妈妈抱着自己的孩子从面前走过时，你最想的恐怕就是赶快结束怀孕，抱着心爱的宝宝。不过，有时孕妇心里也会产生一点儿遗憾，并不希望孕期就此结束。因为现在很多家庭都只要一个孩子，孕期一且结束，也就意味着她再不会以孕妇的身份生活了，和宝宝这种独一无二的亲密关系也结束了，以后宝宝就不再是自己专有的了，会有人和你一起来分享他。

有些孕妇很难适应从准妈妈到妈妈角色的转变，随着孕期的结束，会对这种转变感到不安、无所适从，担心自己不能成为一个好妈妈。孕妇千万不要灰心丧气，当你怀抱着新生的宝宝时，就会发现自己的角色转换能力是那么强，你和宝宝之间的关系也更加亲密，对自己能力的怀疑在此时也会烟消云散，完全相信自己已经做好了当新妈妈的准备。

 ## 比以往任何时候都敏感

孕妇要做好心理准备，这个月你会比以往任何时候都要敏感，会被许多善意的话语和意见搅得心烦意乱。这时孕妇可能变得易怒，一些小事也可能让你火冒三丈，与丈夫和家人吵得不可开交，对待他人也不如以前耐心了。这时候做丈夫一定要宽容，想一想妻子为了孕育宝宝，已经承受了9个月的痛苦与不便，脾气暴躁也是可以理解的。孕妇也要适当安抚自己的情绪，比如泡个热水澡、看看喜剧片或者向自己的密友倾诉一下等，尽量使自己烦躁的情绪缓和下来，不要因为自己的坏情绪影响家里的气氛，而且这还会消耗自己的体力。

临近预产期，很多有经验的妈妈们，会不遗余力地把她们宝贵的分娩和育儿经验介绍给你，这些建议铺天盖地，可能让你呼吸不过来了，甚至会引发你的反感，因为你更希望用自己的方式来照料宝宝，不希望别人来干预。这种情绪对于孕妇来说是很正常的，这也是孕妇们为什么喜欢独处的原因。孕妇们千万不要为这些小事心烦，如果你觉得这些建议确实有用，不妨高高兴兴地接受；如果你不接受这些意见或者压根儿就不想被打扰的话，那就尽量避开这些人，千万不要因为某些话不中听而耿耿于怀，耗费精神和体力，因为在接下来的时间里，你还有很重要、很辛苦的工作要做，而这些工作是别人无法代劳的，你必须为了宝宝积蓄体力。

也是这个原因，孕9月，大多数孕妇可能更希望独处，并渐渐喜欢一个人待在一个安静的房间里，慢慢整理宝宝的小衣服，还会不时露出会心的微笑，似乎正在想象着和宝宝在一起的情形；有时会呆呆地望着窗外，什么也不想。此时，孕妇几乎足不出户，也不再参加什么社会活动了，外界的一切事情对孕妇来说都不重要，什么事都没有肚子里的宝宝重要。也许此时她们应该感到庆幸，因为怀孕是与外界琐事隔离开来的一个很好的理由。在这段时间她们不用去想，也不用去做那些花费时间和精力的事情，可以让自己充分地休息，储存体力，为迎接新生儿的到来做好充分准备。

令人惊奇的筑巢本能

人和动物一样都有筑巢本能，都希望给自己的宝宝创造一个干净、温馨的环境。这个月，你会突然觉得房间又脏又乱，而且浑身充满力量，迫切地想要进行一场大扫除，甚至想把房间里的家具、窗户、各个角落彻底清理一遍；婴儿房被你打扫了一遍又一遍，各种你认为宝宝可能需要的东西都放得井井有条，但是你总会觉得好像还少点什么。千万不要为自己这样的举动感到奇怪，这是筑巢本能在起作用呢，你想给即将来到这个家庭的宝宝准备一个不一样的环境，而这种冲动在这个月到达顶峰，为你无聊的待产期带来了一些乐趣，让你觉得很有成就感。但是，做什么事都不能太过头了，要清楚自己是个孕妇，不要因为一时的冲动，耗费太多的体力，这对孕晚期的胎儿不利，对分娩也不利。

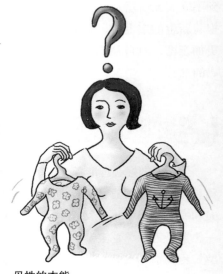

母性的本能

其实很多妈妈发现，分娩前花费大量的时间和精力来布置的婴儿房，宝宝出生后很久都派不上用场，大可以在宝宝出生后从容地准备。如果筑巢本能实在折磨得你不得不为宝宝做点什么，你完全可以指挥准爸爸来做，你只需要在旁边指点，如果觉得不满意还可以等宝宝出生后再慢慢调整。孕妇此时最需要的就是休息，养精蓄锐迎接宝宝的诞生。

宝宝的变化

 第33周

第33周，胎宝宝身长接近45厘米，体重约2200克。呼吸系统和消化系统发育已经接近成熟。这时胎宝宝的头骨很软，每块头骨之间还有空隙，以便分娩时胎头能够顺利通过产道，分开的头骨会在胎宝宝出生后逐渐衔接起来。胎宝宝身体其他部位的骨骼已经很结实了，皮肤下面充满了脂肪，看上去也不再又红又皱了。

 第34周

第34周，胎宝宝的身长大约46厘米，体重大约2500克。这时胎宝宝已经入盆，并将身体倒转，变成头朝下的姿势，头部已经进入骨盆，紧压着子宫颈口。这周，原本覆盖全身的胎毛逐渐消退，皮下脂肪也在变厚，胎宝宝看上去更丰满了。这些皮下脂肪在胎宝宝出生后会帮助他保持体温。胎宝宝的中枢神经系统仍然在发育，肺部发育更加成熟。这时起医生会格外关注胎宝宝在子宫内的位置，胎位是影响孕妇分娩的直接因素。如果胎宝宝是臀位（即分娩时臀部先出）或是其他姿势，医生都会采取措施及时纠正，在分娩前将胎位调整为头位。这时，准妈妈要加强和宝宝的语言交流，事实证明这种胎教对刺激胎宝宝出生后语言能力的发展非常有效。

第 33 周	第 34 周	第 35 周	第 36 周
胎儿的眼睑很肿，也许是为了防护眼睛一直泡在羊水里。	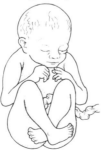胎儿皮肤表面的胎脂开始消失。	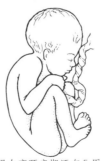现在离预产期还有5周，胎儿的手和脚仍然比足月的新生儿的要瘦。	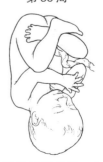孕期第36周时，大部分胎儿已经保持着头朝下的姿势。

第35周

第35周，胎宝宝身长大约50厘米，体重已经达到2700克了。听力已经发育完善，肺部和肾脏发育也已基本完成，如果这时出生，胎宝宝存活的可能性为99%。这时，肝脏也能够代谢一些废物了。这时，子宫壁和腹壁已经变得很薄了，孕妇可以在胎宝宝活动时看到他的手脚、肘部在腹部突显的样子。胎宝宝的指甲也长长了，有的可能会超过指尖，这就是为什么有的宝宝出生后不久就要剪指甲的原因。此时，宝宝的身体发育已经基本完成了。

 第36周

第36周，本周不堪重负的准妈妈可以松一口气了，因为这周末你的宝宝就可以称为足月儿了（37~42周），此时分娩胎宝宝的存活率基本上为100%。这周，胎宝宝身长将近53厘米，体重继续增加到接近2700克。子宫束缚了长大的胎宝宝，因此胎动明显减少。覆盖胎宝宝全身的绒毛和羊水中保护皮肤的胎脂正在脱落，胎宝宝的皮肤将变得光滑细腻。胎宝宝这时会不停吞咽这些物质和其他分泌物，它们将积聚在胎宝宝的肠道里，直到他出生。这种黑色的混合物，将成为宝宝出生后的第一团粪便，即胎粪。

饮食与营养

 ## 准妈妈的营养补充

本月建议每天营养摄入量为：米、面主食400~500克，蛋类50~120克，猪、牛、羊肉200克，动物肝脏60克，豆制品250克，蔬菜500~750克，时令水果500克，植物油30~50克。

到了这个月，逐渐增大的胎宝宝会给准妈妈带来负担，准妈妈很容易发生便秘。由于便秘又可引发内外痔，所以必须及早预防和缓解。为了缓解便秘带来的痛苦，准妈妈应在这个月里重点注意摄取足够量的膳食纤

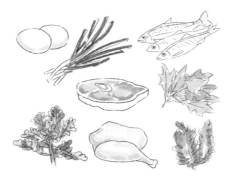

食物群

维，以促进肠道蠕动。全麦面包、芹菜、胡萝卜、白薯、土豆、豆芽、菜花等各种新鲜蔬菜水果中都含有丰富的膳食纤维。

除了膳食纤维，本月还必须补充维生素和足够的铁、钙。充足的水溶性维生素，以硫胺素（维生素B_1）最为重要，如果这时硫胺素不足的话，会引起呕吐、倦怠、体乏等现象，还会影响分娩时子宫收缩，使产程延长、分娩困难，因此建议可以多吃些肉类、谷物、豆制品等富含硫胺素的食物。此外，若本月铁摄入量不足，可影响胎宝宝体内铁的存储，产后易患缺铁性贫血。再有，妊娠全过程都需要补充钙，但胎宝宝体内的钙一半以上是在怀孕期最后2个月储存的，如果在这个月里钙的摄入量不足的话，胎宝宝就要动用母体骨骼中的钙，致使准妈妈发生软骨病。

此外，维生素K是血液正常凝结所必需的营养物质，食物中的含量非常丰富，肠内细菌也可以制造，但是因为它可以溶解于脂肪，难以进入胎宝宝的血液中，因此新生儿特别容易出血，如果是脑部或脊柱出血的话，将会造成脑性麻痹。有些妇产科医生习惯为新生儿注射维生素K，但大量的合成维生素K具有一定的毒性，所以这种预防措施并不可取。为了让胎宝宝有足够的维生素K，在怀孕的最后一个月，准妈妈还应多吃维生素K含量丰富的食物，如新鲜的肝脏、煮熟的绿色蔬菜、新鲜的酸奶等。

孕9月的饮食原则

在这个月，如果准妈妈的胃部仍会有挤压感的话，应继续坚持少食多餐，全面均衡摄取营养，控制体重；此外还要尽量避免一次性地大量饮水，以免影响进食。如果准妈妈这时候的胃口较好的话，也不要进食过多的蛋白质、脂肪和糖类、鱼肝油等，以免造成营养过剩，给分娩造成困难。

本月要秉承的饮食原则是：按时就餐，适量摄取各种营养素；在饮食时间和数量上保持一定的节制和规律，以适应母体新陈代谢和胎宝宝生长发育的需要；不偏食厌食，尽可能做到每餐食品多样化，配餐合理，营养均衡，色、香、味均以刺激食欲调胃口、助消化吸收为目的，同时提高烹饪粗粮蔬菜的技艺。

此外，准妈妈还要注意饮食的清淡和营养性，多吃富于营养的素食和淡食，适当吃些肉类、蛋类和奶类食品；不暴饮暴食，特别要控制食盐的摄入量和麻辣辛味刺激性过强的食品，可以在食物中加胡萝卜泥和柠檬汁，减少盐的摄入的同时还能做到促进消化、均衡营养。

 ## 孕9月的营养食谱

莲藕山药枸杞炖排骨

【原料】猪肋排300克，莲藕150克，山药150克，枸杞30克，精盐10克，生姜5克。

【做法】

1.将猪肋排漂去血水，剁成2厘米左右的小段，用沸水焯一下备用。

2.将莲藕、山药刨去表皮，滚刀切块备用。

3.生姜去皮切片备用。

4.砂煲中放入焯好的猪肋排，切好的莲藕、山药以及姜片，大火焖煮20分钟后，改用文火煨2小时至莲藕熟透。

5.熄火后再加入泡好的枸杞焖15分钟，调入食盐即可。

【功效】清热平喘，止咳祛痰，滋补脾胃。

烧香菇鹌鹑蛋

【原料】鹌鹑蛋10个，香菇50克，青菜100克，植物油8克，湿淀粉、酱油、葱、姜、精盐、味精、植物油、香油各适量。

【做法】

1.将鹌鹑蛋煮熟，去壳，放入油锅中炸至金黄色。

2.将青菜洗净切条，沥干。

3.香菇用温水泡软，去蒂，切片。

4.锅烧热放油，下香菇、葱、姜、青菜，放料酒、酱油、精盐、味精后装盘。鹌鹑蛋挂上湿淀粉，入油锅炸一下，将油倒出，放精盐、味精，用湿淀粉勾芡，淋入香油，轻炒几下出锅装入香菇、青菜即可。

【功效】补充蛋白质、锌、铁和维生素A。

砂仁蒸鲫鱼

【原料】鲫鱼1条，砂仁5克，姜、葱、精盐、淀粉、料酒、花生油、香油各适量。

【做法】

1.将砂仁洗净，捣碎。姜、葱洗净，切成丝。鲫鱼去鳞、鳃及内脏，洗净，抹干放入鱼盘内，将精盐、淀粉、料酒拌匀涂匀鱼身，砂仁放在鱼腹及鱼身上。

2.把鱼盘放入蒸笼中，蒸约15分钟，至熟，取出。

3.炒锅内下入花生油，烧热，下入姜丝及葱丝爆香，放在鱼上，淋少许香油，即可趁热进食。

【功效】补充优质蛋白，改善食欲不振、脾胃虚弱等症状，有助安胎。

香菜牛肉末

【原料】牛肉200克，香菜100克，葱、生姜、酱油、糖、花生油、清汤、香油、胡椒粉、精盐各适量。

【做法】

1.将牛肉洗净、沥干水剁碎，香菜择洗干净、控干水分、切成小段；葱、生姜洗净切成末。

2.净锅置火上，放入花生油烧热。

3.下入葱、生姜末煸香，放入牛肉煸炒，炒至水分干时加酱油、糖和清汤。

4.小火煨至牛肉熟烂，放入精盐、香油、香菜段、胡椒粉调味即可。

【功效】补充蛋白质及多种纤维素。

鱼粒虾仁

【原料】净鱼肉100克，虾仁100克，荸荠100克，玉米粒50克，鸡汤30毫升，淀粉、盐、鸡精各适量。

【做法】

1.将净鱼肉切成丁（即鱼粒），虾仁洗净，均加少许淀粉拌匀；荸荠洗净，去皮，切丁。

2.锅中热油，放入鱼丁和虾仁炒散，再放入鸡汤和荸荠，加盐和鸡精调味，炒至荸荠呈半透明时放入玉米粒翻炒均匀即可。

【功效】补充所需蛋白质。

豉汁贵妃蚌

【原料】河蚌300克，豆豉5克，花椒5克，大蒜5克，大葱10克，盐2克，白砂糖2克，香油5克，胡椒粉3克。

【做法】

1.贵妃蚌以小刀除去一边壳，取出肠脏，洗净滴干水分，排在碟上。

2.蒜肉、豆豉剁茸，用一汤匙油慢火爆香，盛起，加入调味料及红椒粒拌匀，淋在贵妃蚌上，撒上葱粒，隔水蒸5分钟取出，倒入蒸汁，淋上少许滚油即可趁热食。

【功效】补充优质蛋白。

百合南瓜盅

【原料】南瓜600克，百合100克，黄玉米50克，盐3克，味精1克，椰子水30克，奶油30克。

【做法】

1.将南瓜洗净，然后对半切开，挖出瓜瓤；百合洗净。

2.把其中一半作为南瓜盅，上笼蒸5分钟。

3.将剩余南瓜取一部分去皮切成小块备用。

4.用适量椰汁、淡奶油、清汤将南瓜块、百合、玉米粒煮开，并用盐、味精调味。

5.把搅拌均匀的南瓜肉、百合、玉米粒盛入南瓜盅中，将南瓜盅放入锅中蒸2分钟即可。

【功效】保护胃黏膜，帮助消化，防治糖尿病，降低血糖，促进生长发育。

凉拌芹菜叶

【原料】芹菜叶200克，豆腐干40克，盐、白糖、香油、酱油各适量。

【做法】

1.将芹菜叶洗净，焯水，过凉，沥水，剁细末，撒上盐拌匀；豆腐干焯水，捞出，切小丁，备用。

2.将芹菜叶末放入盘中，撒上豆腐干丁，加入白糖、香油、酱油，拌匀即可。

【功效】增进食欲，有助睡眠。

口蘑鸡片

【原料】鸡肉150克，水发口蘑50克，鸡蛋1个（取蛋清），油菜心、芦笋段各15克，料酒、干淀粉、盐、水淀粉、香油、植物油、鸡汤各适量。

【做法】

1.将鸡肉洗净，切薄片，加入鸡蛋清、干淀粉调匀；油菜心洗净，切片，焯水；水发口蘑洗净，切片，备用。

2.锅置火上，倒油烧热，放入鸡肉片滑熟，捞出，备用。

3.锅留底油，加入鸡汤、芦笋段、盐、料酒煮沸，加入口蘑片、鸡肉片、菜心片烧至入味，用水淀粉勾芡，淋入香油即可。

【功效】滋补强身，增进食欲，帮助消化。

桃仁炒猪腰

【原料】核桃仁30克，枸杞20克，猪腰2只，生姜10克，葱10克，植物油20克，盐5克，胡椒粉少许，绍酒3克，湿生粉适量，香油少许。

【做法】

1.将核桃仁用油炸熟，枸杞泡透，猪腰去内白切成丁，生姜去皮切成小片，葱切成小段。

2.锅内烧油，下入姜片、猪腰丁，加入绍酒，用中火炒至猪腰硬身。

3.再加入核桃仁、枸杞，调入盐、胡椒粉炒透，用湿生粉勾芡，淋入香油，炒匀即可入味。

【功效】滋补肝肾，强腰壮体。

 准妈妈本月应该多吃的食物

（1）百合。百合为一种清凉、宁心的中药食品，具有清暑益气、补心气的作用。准妈妈在孕晚期体内容易燥热，加上临近生产不可避免地会有不安多动的紧张情绪，用百合煮汤食用可以起到宁神解热的作用，还有助于安眠。

（2）银耳。银耳甘平无毒，润肺生津、滋养胃、益气和血、补脑强心，对孕晚期的准妈妈有特别好的滋补作用。建议孕晚期的准妈妈可以多将银耳与百合同煮汤水食用，达到滋补作用。

（3）南瓜。南瓜中富含蛋白质、胡萝卜素、维生素、钙、锌、铁、磷、钴以及人体必需的8种氨基酸，钴是构成血液中红细胞的重要成分之一，锌能够直接影响成熟红细胞的功能，铁是制造血红蛋白的基本微量元素。准妈妈多吃南瓜，可以同时补充多种补血的微量元素，可以有效防止贫血症的发生。

（4）全麦食品。如麦片粥、全麦饼干、全麦面包等。临近生产的准妈妈要格外注意饮食尤其是主食的控制量，以防体重增长过快给分娩造成困难。全麦食品中含有丰富的纤维素、铁、锌等多种营养物质，并且可以果腹，所以准妈妈最好能在这个月多吃一些天然的、没有任何糖类或其他添加成分的全麦食品，还可以按照自己的喜好在里面加一些花生米、葡萄干或蜂蜜等，补充营养同时还能有效增进食欲。

（5）无花果。无花果的果实中富含多种氨基酸、有机酸、镁、锰、铜、锌、硼及维生素等营养成分，不仅是营养价值高的水果，而且是一味极好的良药，具有清热解毒、止泻通乳的功效。建议准妈妈在孕晚期可以适量常吃些无花果，以起到防止便秘和通乳的作用。

 ## 准妈妈本月应该少吃的食物

（1）荸荠。荸荠性微寒，有清热行渴、温外害气、消食化痰的功效，准妈妈适当吃一些有利于增进食欲，但若脾胃虚寒的话，则应少吃或不吃。即使肠胃功能良好的话也不宜多吃，否则会引起胀气等一系列肠胃方面的不适症状。

（2）香蕉。香蕉是钾的极好来源，并含有丰富的叶酸，可以保证胎宝宝神经管正常发育，避免无脑、脊柱裂等严重畸形发生。此外，香蕉还具有保护胃黏膜、减少胃酸的分泌的功效，对缓解孕晚期胃灼热的现象也具一定的作用。但是，香蕉中有较多的镁元素，若空腹或过多食用香蕉的话，会使人体中的镁骤然升高而破坏人体血液中的镁钙平衡，对心血管产生抑制作用，不利于身体健康。

（3）猪肝。猪肝中的维生素A含量很高，适量食用可以有效提供身体所需的维生素A。但若过量的话，大量的维生素A便会很容易地进入体内，进而影响到胎宝宝的健康发育，严重的话甚至会对胎宝宝产生不可逆转的致畸作用。

（4）牛奶。牛奶是钙质的最佳来源，但若此时准妈妈为了补钙而过量饮用牛奶，外加补充钙剂、维生素D的话，极易导致补钙过量，胎宝宝就有可能患上高血钙症，导致出生后囟门过早关闭、颚骨变宽而突出、主动脉窄缩等症状，既不利宝宝的健康生长发育，又有损将来的形象完美。

（5）海参。海参是一种高蛋白低脂的食物，是补充优质蛋白的最佳来源。但若过分食用海参的话，可能会影响准妈妈的食欲，增加胃肠道的负担，并影响其他营养物质摄入，使饮食营养失去平衡。此外，过多地摄入蛋白质，还可使人体内产生大量的硫化氢、组织胺等有害物质，容易引起腹胀、食欲减退、头晕、疲倦等现象，还可造成血液中的氮质以及胆固醇增高，加重肾脏的肾小球过滤的压力。

 孕9月美食推荐

小豆粥

【原料】红小豆、红糖、桂花酱、水淀粉适量。

【做法】

1.红小豆淘洗干净，浸泡3个小时。

2.锅中添适量清水，水开后，放入红小豆，大火烧开，转小火，煮至红小豆软烂。

3.粥中加适量水淀粉勾芡，使粥更加黏稠。最后依据个人口味，加入桂花酱和红糖，即可食用。

【功效】红小豆中含有丰富的优质蛋白、碳水化合物、多种维生素和矿物质，营养丰富，加入红糖食用，还可为孕妇补血。

冬瓜海鲜卷

【原料】冬瓜500克，虾仁150克，火腿、新鲜香菇、芹菜、胡萝卜、水淀粉、盐、糖、葱、姜、香油适量。

【做法】

1.冬瓜去皮，洗净切成又长又薄的片，在开水中焯一下，捞出沥干水分；虾仁洗净切末；火腿切末；香菇洗净，去腿切末；芹菜去叶，洗净切末；胡萝卜洗净切末；葱姜洗净切末。

2.将虾仁末、火腿末、香菇末、胡萝卜末、芹菜末、葱姜末放在一起，加适量盐、糖调味，搅拌均匀，用做馅料。

3.冬瓜片内包入适量调好的馅料，卷成卷。

4.蒸锅添适量水，水开后，将冬瓜卷上笼蒸熟，取出装盘。蒸制过程中流出的菜汁用水淀粉勾芡，浇在冬瓜卷上，淋上少许香油即可。

【功效】冬瓜中含有丰富的蛋白质、碳水化合物、钙、铁、磷及多种维生素，具有清热利尿的作用；虾仁中富含优质蛋白和钙、磷、铁等矿物质，以及多种维生素，营养极易被人体消化吸收。虾仁和冬瓜搭配食用，可以帮助孕妇补充营养，缓解水肿症状。

盐水虾

【原料】新鲜河虾500克，盐、葱、姜、料酒、花椒适量。

【做法】

1.虾剪去须、脚，淘洗干净，加入适量盐和料酒腌制20分钟；葱姜洗净，葱切段，姜切末。

2.锅中添适量清水，加入葱段、姜片、料酒、花椒、盐煮开，水开后将腌制好的虾下入开水锅内，再次烧开后，煮3~5分钟即可。

【功效】虾肉中含有丰富的优质蛋白、维生素、烟酸和多种矿物质，虾皮中还含有大量的钙，最易消化吸收。

腐竹小肚汤

【原料】猪小肚3副，腐竹100克，红枣10颗，猪瘦肉、葱、姜、盐、胡椒粉适量。

【做法】

1.猪小肚剖开，撕去油脂，用粗盐搓洗，用水冲净，在开水中焯一下，去除血水，切片备用；瘦肉洗净切丁；腐竹用凉水泡发，切段；红枣洗净去核；葱姜洗净，葱切段，姜切片。

2.锅中填入适量清水，放入猪小肚、瘦肉、红枣、葱段、姜片，大火烧开后，加入腐竹段，转小火，炖至肚片和肉软烂，加盐、胡椒粉调味，即可食用。

【功效】腐竹中富含蛋白质、钙、磷、铁、碳水化合物等多种营养物质；猪肚中含有大量的蛋白质、脂肪、碳水化合物、维生素及钙、磷、铁等营养素，动物蛋白和植物蛋白完美结合，可以为孕妇补充营养，增强体力，有利于顺利分娩。

孕9月如何胎教

 训练宝宝的听力

怀孕第8周，胎儿的神经系统开始初步形成，听觉神经开始发育。进入孕5~7月时，胎儿的听力完全形成，不仅能分辨出各种声音，还可以做出相应的反应。有研究者做过实验：在怀孕最后5~6周，反复给胎儿讲同一个故事，出生后对胎儿进行吸吮试验。发现婴儿听到在子宫内听过的故事时，吸吮频率会升高；如果听到没有听过的故事，吸吮频率则没有太大的变化。当孕妇给胎儿说话或者唱歌时，如果这种声音他比较喜欢，他就会很安静，胎头也会逐渐靠近孕妇的腹壁；如果他不喜欢，胎头就会转开，并且踢打腹壁表示抗拒。因此，孕晚期准爸妈一定要多和宝宝说说话，这不仅可以训练宝宝的听力，还可以让宝宝更好地"记住"你们。

 胎儿期的记忆

胎儿是否有记忆，这一问题曾引起国内外学者、专家的争议，并对此进行了长期的深入研究。西班牙学者曾做过一个专题研究，结果表明胎儿对外界有意识的刺激具有记忆，并且这种记忆还会长时间保存在他的大脑中，对他的智力和个性发育均有影响。有关研究表明，胎儿在子宫内接受到母体神经反射传递的信息，听到妈妈的声音，感觉母亲羊水特有的气味。因此，实际上，出生后的婴儿是通过听觉和嗅觉的记忆分辨出母亲的。

在出生前几个月里，大脑迅速发育，记忆储存也在增加，并开始引导胎儿的发展。不管这种记忆是有意识的还是无意识的，在某种程度上都会影响胎儿今后的发展。一位著名的催眠专家曾经治疗过一名患者。这位患者在受到严重刺激时，体温会突然升高。催眠师引导其进入催眠状态后，这位患者回想起胎儿期的情况，回忆一直很平静，但是回忆到他在母体7个月之后的情景时，他的体温突然升高了，而且面露恐惧。后来患者的母亲指出，自己在怀孕7个月时，曾洗过热水澡，并动过堕胎的念头。由此可见，胎儿期的记忆在很长时间之后，还在支配着患者的潜意识。

胎儿期的记忆会对人的一生产生巨大影响，因此，准爸妈一定要利用这点，用爱心给胎儿营造一个好的初始记忆。

母婴情感交流

母亲和胎儿之间不但血脉相连，而且还心灵相通。母亲的各种情感，都可能传递给胎儿，并对他形成一定的影响。如果母亲受到惊吓，胎儿也会出现恐惧的反应；如果孕妇发怒，会使体内去甲肾上腺素增加，血压上升，胎盘血管收缩，造成胎儿缺氧；而如果母亲心情愉快，胎儿则表现出安静的状态。

我们可以通过下面两个例子，形象地看出孕妇情绪对胎儿的影响。一个例子是，一个孕妇在怀孕17周时，进行产检时，被告知羊水异常，这位母亲精神极度紧张，后来排除了异常情况，并花费了很长时间对她进行安抚。胎儿监测仪显示，在孕妇情绪产生巨大波动期间，胎儿动作由缓慢突然变成吃惊地扭动，甚至出现了轻微的痉挛。另一个例子，一位高龄的孕妇，婚后10年才怀上孩子。她第一次通过胎儿监测仪看到胎儿活动的情景时，不禁喜极而泣。胎儿监测仪显示，胎儿保持着缓慢的动作，脉搏也逐渐加速，可是没有出现痉挛或其他动作。

国外曾有一个医学报道称，一个新生儿拒绝母乳喂养，但是却并不拒绝其他产妇的奶水或牛奶，这种举动让人匪夷所思。后来经调查发现，这位母亲怀孕期间曾经不想要这个孩子，后来勉强把他生了下来。这种情绪很可能传达给了子宫中的胎儿，所以他出生后仍对母亲心存芥蒂，拒绝吃她的奶水。

从上面的例子我们可以看出，孕妇怀孕期间一定要保持积极向上的乐观情绪，这样宝宝出生后才会聪明伶俐。如果孕妇在怀孕期间心理过度紧张或者是过度焦虑，总被一种悲观失望的情绪所笼罩，孩子出生后往往会有多动症，而且容易激动，喜欢哭闹。

爱意促进宝宝发育

胎儿需要妈妈的爱，不仅在营养上、语言上，而且还需要有肢体接触。经常抚摸胎儿可以激发胎儿运动的积极性，开始时你也许感觉不到胎儿明显的回应，时间长了，这种回应才变得清晰起来。准爸爸也可以用手轻抚妻子的腹部，和宝宝说说话，告诉宝宝这是爸爸在抚摸，并同妻子交换感受，这样能使父亲更早地与未见面的小宝宝建立联系。需要注意的是，这种抚摸比较理想的时间是在傍晚胎动频繁时，一般在21~22点。也不可太晚，以免胎儿兴奋起来，胎动频繁，使母亲难以入睡。每次抚摸时间也不可过长，5~10分钟为宜。

准妈妈不要以为腹中的小生命毫无意识，其实胎儿对爱的感受是非常敏锐的。

胎儿也需要母爱，就如同植物需要阳光一样，如果对胎儿没有丝毫爱意，即便拥有充分的营养和完善的护理，胎儿的生长发育也会变得非常缓慢。父母和亲友的呵护是宝宝健康发育的关键，如果缺少爱的滋润，宝宝未出世就满怀着不安和焦虑，这对胎儿将来的发育也会产生不良影响。所以，母亲一定要努力为宝宝营造一个充满爱的环境。

音乐胎教：施特劳斯《维也纳森林的故事》

在这个时期，胎宝宝差不多已经完成了大部分的身体发育，最可喜的变化就是不仅能很好地感知外界事物，而且还有了较为明显的判断力，能对自己喜欢和不喜欢的事物做出好恶的判断，此时做好各方面的胎教工作，效果自然能增强不少，尤其是在音乐胎教方面。在这个星期，准妈妈可以带着胎宝宝来欣赏著名音乐家施特劳斯的《维也纳森林的故事》，一起领略世界名曲的魅力。

《维也纳森林的故事》这一圆舞曲大约创作于1868年，是约翰·施特劳斯继圆舞曲《蓝色的多瑙河》之后的又一部杰作。在这部作品创作完成之后不久，施特劳斯就带领乐队在维也纳进行了首演，并亲自担任指挥。这首曲子可以说是他献给故乡的赞歌，因为曲子描绘的维也纳森林就位于他的故乡。在离奥地利首都维也纳不远的地方，有一片美丽的森林，这里环境优美，树木茂盛，生长着各种各样的动物和植物，每年都有众多游人来此观光旅游，不少的大画家、大作曲家也时常会光顾这个美丽的地方，施特劳斯也特别喜欢这一充满着乡土气息的好地方。在创作曲子的时候，为了使曲子具有浓厚的乡土气息，同时也为了更好地表达自己的情感，施特劳斯在管弦乐队里破例地加上了齐特尔琴这一民间乐器。

这首乐曲在结构上属于典型的维也纳圆舞曲式，基本上是由序奏、五个圆舞曲和尾声构成。在乐曲的开端有一个很长的序奏，接着是流畅的曲调，美妙的景致由此而展开，双簧管、单簧管、大提琴、圆号、长笛奏出的美妙声音交织在一起，共同演绎着悦耳动听的美妙音乐，钟声的响起，也使音乐增加了很多光彩，一幅极美妙的且富于变化的音画，让人不禁想跟着音乐的节奏，立即进入那美丽的维也纳森林，去感受自然的美景、聆听树林中鸟儿的鸣叫。

序奏之后，便是五个圆舞曲。第一圆舞曲为F大调，描绘出了森林清晨的美景，及人们轻歌曼舞的场面；第二圆舞曲为降B大调，同样表现这对自然的喜爱之情，但节奏更为明快了，画面感也更强了；第三圆舞曲为降E大调，仍然描绘这森林的美景，歌颂着大自然的美好；第四圆舞曲在降B大调上，节奏富于变化，在欢快流畅而充满着跳跃性的节奏中，听众会渐入佳境；第五圆舞曲为降E大调，曲子非常活泼，节奏性非常强，使得整个乐曲达了最高潮。

乐曲的结尾部分很长，基本表达着与前面类似的主题，之后，在齐特尔琴奏出的充满着民间气息的乐器声和乐队的合奏中，曲子终结，余味无穷。

《维也纳森林的故事》主要描写的就是维也纳森林的美景，表达了热爱自然、热爱生命的情感，节奏欢快明朗、曲调活泼，很能唤起人们美好的感情。准妈妈在听这首曲子之前，可以先了解相关的背景知识，以便更好地理解曲子的情境。在听音乐的时候，准妈妈可以选择靠窗的桌子，打开窗户来细细聆听，也可以选择坐在自己的庭院来享受曲子的动听旋律，或者可以带着播放工具，来到小区和户外，一边欣赏自然美景、感受着鸟语花香，一边聆听。在听音乐的时候，准妈妈最好能保持精神专注，这样才有利于细细品味，跟着美妙的乐曲去感受阳光照射森林、鸟儿鸣转的情境。

 音乐胎教：手风琴曲《杜鹃圆舞曲》

手风琴是一种很有特色的乐器，它是借鉴中国笙簧发音原理而形成的一种活簧类乐器，它可以演奏出多个声部的乐曲，音色变化丰富，旋律非常优美，很多动听的儿歌都是以手风琴伴奏的。在本周的音乐时光，准妈妈可以带着胎宝宝来欣赏一首美妙的手风琴曲《杜鹃圆舞曲》。

《杜鹃圆舞曲》原本是一首钢琴曲，据说在1918~1930年年间，作曲家约纳森曾在斯德哥尔摩"金杜鹃电影院"专为无声影片的放映作钢琴配音，这首曲子就是当时为了配音即兴而作的曲子。在那之后，有人经过改编，又常常将曲子以管弦乐或其他器乐形式演奏，但流传最广、最为有名的还是手风琴版的曲子。

《杜鹃圆舞曲》在节奏和曲调上，体现的是挪威民间舞曲的风格，全曲为C大调，节奏为3/4拍，主要由三个小圆舞曲组成，总的旋律活泼而欢快。

在简短的弱拍和模仿杜鹃鸣叫的音调之后，曲子正式开端，第一段运用重复、变奏等手法发展而成，以轻快而活泼的节奏描绘了一幅生机盎然的自然之景，听着婉转的鸟鸣，感受着清新流畅的旋律，让人觉得仿佛置身于林间；在第二段中，主旋律应用了许多颤音，且其中时不时地夹杂着杜鹃的鸣叫声，好像是杜鹃在林间自由地飞翔、跳跃和高歌，增添了喜庆气氛，让人倍感舒畅；在第三段中，连贯的曲调中出现了一系列变化半音，使得旋律更加新颖，抒情色彩也更加浓郁，加上节奏方面的变化，使曲子充满着动人的力量；最终，在杜鹃鸟的鸣叫声上，曲子结束，与乐曲的开始形成呼应。总体来说，《杜鹃圆舞曲》中表现的音乐形象鲜明而生动，曲调异常优美，充满着蓬勃的朝气，所以深受人们的喜爱。

在周末的清晨，准妈妈可以先放松心情，端坐于窗前细细聆听，或者，准妈妈也可以带着随身听设备，来到有花草树木的公园，边欣赏美丽的自然风光，边慢慢欣赏和享受。在听音乐之前，准妈妈最好能先了解并给胎宝宝讲解一些相关的知识，以便于理解。在听的时候，准妈妈可以细细体味曲子中的意境，以高兴的表情和动作来感受活泼、欢快的情绪，也可以随着曲子的旋律去感受风光无限美好、充满着朝气和活力的林间美景，和胎宝宝共同度过了一段美好的时光。

 ## 运动胎教：和准爸爸一起来做"夫妻体操"

准妈妈在孕期进行适量的运动是非常必要的，这一方面能帮助准妈妈预防和缓解孕期经常出现的一些疾病，另一方面，运动也能起到调节和改善心情的作用，准妈妈在运动的过程中，心情会变得舒畅而美好，这对于孕育健康的胎宝宝是很有好处的。然而，到了孕晚期，准妈妈的腹部会变得越来越大，此时很多运动都不宜进行了。准妈妈在孕晚期最佳的运动方式是散步和做简单的体操。如果觉得一个人进行这个运动有些无聊的话，准妈妈还可以拉着准爸爸一起来运动，如一起散步、一起做体操等。准爸爸和准妈妈一起进行运动也是一种很好的胎教方式，这样不仅能起到运动的效果，还能增进夫妻间的感情，同时也能促进胎宝宝的生长发育。今天，我们就来介绍一些适合准爸爸和准妈妈一起做的"夫妻体操"。

1.夫妻体操第一节

具体步骤如下：

（1）准爸爸和准妈妈横站成一排，两人手牵手，保持两腿张开的姿势，腿张开的宽度要与肩同宽；

（2）分别伸出另一只手，慢慢举到头上，之后两人的手连接在一起；

（3）一边吐气，一边伸展侧身，外腿弓，里腿绷直；

（4）慢慢将伸出的手放下，恢复最初的动作；

（5）两人互换方向，并重复以上的动作，一般左右两个方向各做一次。

这组动作能帮助准妈妈锻炼分娩时使用的肌肉，使之更加灵活，同时也能消除准妈妈在孕期经常出现的腰酸背痛等症状。

2.夫妻体操第二节

具体步骤如下：

（1）准爸爸和准妈妈背对背站着，张开两腿，保持与肩同宽；

（2）准爸爸上半身向左转，准妈妈上半身向右转；

（3）双方击打双手，在转身和击打时要注意保持节奏一致；

（4）恢复原位；

（5）准妈妈的上半身向左转，准爸爸的上半身向右转，之后双方击打双手；

（6）重复前面的动作。

这组动作能使准妈妈的腰部、腿部和手臂得到一定的锻炼从而消除和缓解妻子孕期出现的臀部和腰部的不适，同时也能帮助改善血液循环。

3.夫妻体操第三节

具体步骤如下：

（1）准妈妈先盘腿坐好，挺直胸，臀部坐在正中，并举起双手；

（2）准爸爸站在后面，拉住准妈妈的手，轻轻地向上提拉；

（3）准妈妈张开嘴轻轻地吸气呼气，吸气时往上提，呼气时向下松；

（4）准妈妈慢慢地合起双手；

（5）准爸爸一只手拉住准妈妈的手轻轻地向上提，另一只手下垂，准妈妈要注意在此时应调整好呼吸；

（6）重复前面的动作。

这组动作能帮助准妈妈锻炼肩部和手臂的肌肉，缓解准妈妈胸闷、肩酸的症状。但在做操的时候，准爸爸一定要注意控制好力度，不能太粗鲁，以免拉伤准妈妈。

4.夫妻体操第四节

具体步骤如下：

（1）准爸爸和准妈妈面对面坐下，膝部弯曲呈90度；

（2）准爸爸的腿张开与肩同宽，手尖向内，背部略弯，收下颌；

（3）准妈妈的腿向外张，准爸爸的腿向里夹；

（4）重复前面的动作，最好能连续做四个八拍。

这组动作主要能帮助准妈妈锻炼腿部的肌肉，使腿部肌肉变得更有弹性和力量，这对准妈妈在分娩时的用力是很有帮助的，同时也能缓解腿部酸痛等症状。

5.夫妻体操第五节

具体步骤如下：

（1）准妈妈跨坐在椅子上，保持身体放松。

（2）准爸爸站在准妈妈身后，从肩部开始，沿着脊柱的方向轻轻以画圆圈的方式按摩，一直到腰底的关节。

（3）再重复进行一次。

准爸爸学会给准妈妈按摩放松，可以缓解准妈妈宫缩时的疼痛，也能帮助准妈妈缓解孕期出现的诸多不适症状。但在按摩时，准爸爸应该控制好力度，用力要轻柔，按摩的时候还要多点耐心、多点关爱。

运动胎教：缓解身体酸痛的小动作

在怀孕期间，尤其是到了怀孕晚期，随着腹部慢慢增大，准妈妈常常会出现各种身体不适，如腰痛、腿痛、肩部酸痛等，这些不适的症状虽然不是非常严重，但却常常会影响准妈妈的行动和心理。为了帮助准妈妈尽量免受这些疼痛的困扰、更好地孕育宝宝，今天我们就来给准妈妈支支招，教准妈妈一些能缓解身体酸痛的小动作。

1.颈部运动

具体步骤如下：

（1）准妈妈先保持良好而轻松的坐姿。

（2）挺胸抬头，双手放于腿上，眼睛平视前方。

（3）慢慢低头，带动颈部运动，以双眼看到双手为止。

（4）缓慢抬头至水平位置，恢复原来的姿势。

（5）用右侧手按住左侧头部，并向右侧缓慢拉动头部。

（6）当颈部左侧肌肉感觉到被拉伸后缓慢松手，头部回到正常状态。

（7）用左侧手按住右侧头部，并向左侧缓慢拉动头部，停留一段时间后还原。

（8）先顺时针环绕颈部两次，然后逆时针环绕两次，之后还原。

（9）重复以上的动作。

颈部运动很简单，但却非常实用，即使是在平时坐着休息或是工作之余都可以进行练习。多做这套动作，能帮助准妈妈锻炼颈部和头部，减少颈部酸痛症状的发生，同时也能得到一定的放松。但在做动作的时候，准妈妈应尽量放慢速度，而且最好能将转动的幅度做大一点，这样才能取得良好的锻炼效果。

2.简单的肩部运动

具体步骤如下：

（1）准妈妈先立正站好，挺胸抬头。

（2）抬起肩部至最高点，然后以肩部为顶点，顺时针画两个圆圈，之后恢复原来的姿势。

（3）以肩部为原点，逆时针画两个圈。

（4）将两手放于同侧锁骨的内窝处，以肘关节为带动点顺时针画两个圈。

（5）转换方向，逆时针画两个圈。

（6）重复以上的动作。

这组动作尽管非常简单，但是效果甚为显著，准妈妈在闲暇的时候可以多加练习，这样对缓解肩部酸痛能起到很好的效果。

3.借助哑铃的运动

具体步骤如下：

（1）准妈妈先保持舒适的站立姿势，挺胸抬头，双手握哑铃自然垂放在腿前。

（2）将哑铃垂直拉至胸前，使手大臂与肩部平行。

（3）恢复最初的动作。

（4）双手握哑铃自然垂放在腿侧，然后向两边举起至与肩部平行。

（5）恢复最初的动作。

（6）将手臂打开与身体呈45度角，然后保持这个角度，以肩膀为中心前后画圆。

（7）重复以上的动作。

这组动作能使准妈妈的肩部、手部和颈部肌肉同时得到很好的锻炼，增强关节的灵活性，预防和缓解这些部位的疼痛症状，所以准妈妈在平时可以多加练习，尽量将动作重复几次，同时，准妈妈在做这些动作的时候，最好可以慢一点，让肌肉得到更长时间的运动。

4.转动全身运动

具体步骤如下：

（1）准妈妈先跪坐于垫子上，臀部坐在双脚上，挺胸抬头，眼睛直视前方。

（2）慢慢地向左转动身体，最好是以目光带动颈部、肩部和上身一起转动，最终将视线落在身体左侧后方的地面上。

（3）恢复原来的姿势。

（4）慢慢地向右转动身体，并将将视线落在身体右侧后方的地面上。

（5）重复以上的动作。

在做这组动作时，准妈妈最好能先保持腰部的正直，先将转动的中心集中在颈部和肩部上，然后再转换着进行腰部的转动练习，这样就能使全身的大部分得到锻炼。在转动的时候，准妈妈应尽量保持动作缓慢，以免扭伤自己。

5.腰部运动

具体步骤如下：

（1）准妈妈先保持直立的站姿，两脚分开，与肩同宽，眼睛直视前方。

（2）双手叉腰，拇指向前，四指在后按住腰部两侧肾俞穴。

（3）先慢慢地顺时针晃动腰部，之后恢复原来的姿势。

（4）慢慢地逆时针晃动腰部。

（5）重复以上的动作。

这组动作能使准妈妈的腰部得到一定的锻炼，长期坚持的话，准妈妈就能在一定程度上缓解孕期腰部酸疼的毛病。

运动胎教：助产运动练习1

随着腹部的逐渐增大，准妈妈承受的压力会越来越重，为了缓解身体可能出现的诸多不适症状，准妈妈可以在此时做一些有利于保持身体健康的体操。再加上随着预产期的临近，分娩的问题慢慢地摆在了准妈妈的面前，为了减轻分娩时的疼痛，促进分娩的顺利进行，准妈妈最好能在产前进行一些有助于分娩的动作练习。今天，我们就一起来学一些助产的运动练习吧。

1.腰部运动

具体步骤如下：

（1）准备好一张椅子，并站在椅子旁边。

（2）以双手扶椅背慢慢吸气，同时手臂用力，脚尖立起，使身体向上，腰部挺直，下腹部紧靠椅背。

（3）慢慢呼气，手臂放松，脚还原。

（4）重复以上的动作。

在练习时，准妈妈可以多重复几次，而且在临近预产期的几个月能够早晚各练习一次，这组动作能使准妈妈的腰部和腹部能得到很好的锻炼，有助于在生产时加强腹压及会阴部弹性，使宝宝顺利产出。

2.腿部运动

具体步骤如下：

（1）准备好椅子，人站在椅子旁边。

（2）以双手扶椅背，右腿固定，左腿做360度转动。

（3）还原姿势。

（4）以双手扶椅背，左腿固定，右腿做360度转动。

（5）将以上的动作重复5次。

这组动作能使准妈妈的双腿得到很好的练习，有助于增强骨盆附近肌肉及会阴部弹性，这样对于顺利分娩是非常有帮助的。

3.增强腰背肌肉的运动

具体步骤如下：

（1）准备好柔软的垫子，站立于垫子旁。

（2）以舒适的姿势侧卧在垫子上。

（3）右手臂自然地放在身上，左手臂屈肘向头部弯曲，并且把小臂枕于头下。

（4）左腿向下伸直，右腿向上屈膝并放在一个枕头上，保持姿势10秒钟。

（5）调整好自己的呼吸，先深吸气再做呼气动作。

（6）上身向相反方向侧卧，并重复以上的动作。

这组动作能帮助准妈妈锻炼手部、腰部和腿部的肌肉，缓解这些部位的疼痛症状，同时也能保证分娩的顺利进行。

 ## 运动胎教：助产运动练习2

怀胎十月就为了等待分娩，等着胎宝宝的降生，所以对于准妈妈来说，顺利平安地分娩是非常重要的。为了能帮助准妈妈提早做好身体上的准备，到分娩时不至于那么疼痛，这两周我们都将教准妈妈一些助产的运动动作。

1.增强臀腿肌肉力量的运动

具体步骤如下：

（1）准备好舒适的垫子，并站在垫子旁。

（2）取舒适姿势端坐在垫子上，两条手臂自然地放在身体两侧，双手掌支撑地面，面部朝两腿向前平伸。

（3）稍稍屈膝弓腿，脚跟着地，脚趾向上用力翘起。

（4）保持身体放松，小腿、脚踝、脚趾用力。

（5）调整好自己的呼吸，做几次深长的腹式呼吸。

（6）两腿向前平伸，脚跟着地，脚面向前，脚趾伸进，保持这一姿势10秒。

（7）先深吸气再做呼气动作，可以使整个腿部、脚部受力，然后身体恢复原状。

（8）重复以上的动作。

准妈妈在临产前，最好多多练习这组动作，在每次练习的时候可重复几次。通过这组动作，准妈妈的臀部和腿部肌肉能得到很好的练习，有助于增强腿部和腿部肌肉的力量和韧性，这对顺利分娩是非常有帮助的。

2.增强骨盆力量的练习

具体步骤如下：

（1）准备好舒适的垫子，站在垫子的一边。

（2）以舒适姿势侧卧在地毯上，缓慢抬起上身，右小臂贴在地面并屈肘做支撑动作。

（3）右腿向内屈膝，左手臂自然地放在胸前，左腿抬起并向前伸直，保持这一姿势10秒钟。

（4）先深吸气再做呼气动作，身体恢复原状。

（5）增加大腿牵引力，使骨盆变得灵活放松。

（6）恢复到最初的姿势，身体再转向相反方向侧卧，做同样的动作。

（7）重复以上的动作3次。

这组动作能帮助准妈妈增强骨盆及其周围肌肉的力量，有助于分娩的顺利进行。这一动作最好是从孕中晚期时就开始练习，每次重复做3次，在做的时候要尽量将动作做到位，这样才会有效果。

3.髋关节运动

具体步骤如下：

（1）准备好舒适的垫子，并站在垫子旁。

（2）取舒适的姿势端坐地毯上，左腿屈膝盘起，右腿向前伸直。

（3）右手臂自然地放在身体旁边，左手臂自然地放在右腿旁边，弯腰并上身向前倾，头低下，保持这一姿势10秒。

（4）先深吸气再做呼气动作，伸展脊柱，活动骨盆底肌肉和髋关节。

（5）右腿屈膝盘起，左腿向前伸直。

（6）左手臂自然地放在身体旁边，右手臂自然地放在右腿旁边，弯腰并上身向前倾，头低下，保持这一姿势10秒，然后恢复原来的姿势。

（7）重复以上的动作。

这组动作能使准妈妈的骨盆和髋关节都得到很好的锻炼，对于顺利分娩也是很有好处的。需要注意的是，在进行运动之前，准妈妈应注意先排空膀胱，而且不宜在餐后进行，动作的力度也要保持适中。如果准妈妈在训练的过程中觉得身体不适，应立即停下来，休息一会儿。

常见的不适与应对

 ## 阴道分泌物增多怎么办

随着产期的临近，不少准妈妈会发现这时阴道的分泌物又有增多的迹象，有些准妈妈还会认为这也是表示临产的信号之一。其实，之所以这时阴道分泌物又继续增多，是因为准妈妈体内内分泌又一次的改变所引起，并不是预示着即将生产。

这一时期的准妈妈更应特别注意阴部的清洁卫生，每天都要用温热的清水冲洗外阴，避免局部感染。由于有的洗液会改变阴部局部环境的酸碱度，所以如果要用洗液的话，最好是经医生的推荐或在使用之前做好相关咨询，以免增加局部感染的可能性。其实，这时期任何可能对阴部造成刺激的物品都应尽量避免，以防引起早产，所以如无特殊需要的话，准妈妈还是尽量用清水冲洗更为安全。此外，还要注意每天更换内裤，内裤要绝对的舒适透气，也不要太紧。

 ## 当心阴道出血

孕晚期的阴道出血有早产的可能，也可能是前置胎盘、胎盘脱落，或者是阴道、子宫出血等。无论是何种原因所致，这时候的阴道出血都是表示危险的信号，准妈妈应立即入院检查，决定具体治疗方案。一般来说，入院后，医生会先检查胎儿的心跳是否仍然存在。如果心跳仍在，只是有所减弱的话，可能会提前进行剖宫产手术将胎儿产下。

为了防止孕晚期的阴道出血，准妈妈在最后的这个时段里要特别注意休息睡眠，保持轻松愉悦的心情。有的时候，过度疲劳或是持续紧张不安焦躁的情绪也会导致阴道出血。特别对于高危妊娠者，在此阶段更应加强护理，尽量多卧床休息，不要随意走动。如果准妈妈本身有胎盘轻度早剥史、早产史或晚期流产史等不良孕产史的话，应在孕晚期做好产前检查，如有需要的话，可提早入院保胎或是提早剖宫产结束妊娠。

 ## 胎位异常

胎位异常一般是指妊娠30周后，胎儿在子宫体内位置不正的情况，较常见于腹壁松弛的孕妇和经产妇。正常情况下，胎位应为胎体纵轴与母体纵轴平行，胎头在骨盆入口处并俯屈，颏部贴近胸壁，脊柱略前弯，四肢屈曲交叉于胸腹前，整个胎体呈椭圆形，称为枕前位。除了枕前位之外的任何胎位都为异常胎位，包括有臀位、臀位、横位、枕后位、颜面位等，以臀位最为多见，横位危害性最大。

胎位异常可在妊娠28周时，经腹部、阴道、B超检查诊断出来。当呈臀位时，腹部检查子宫呈纵椭圆形，子宫底部可触到圆而硬、按压有浮球感的胎头；耻骨联合上方可触到软、宽而不规则的胎臀；胎心音在脐上方左或右侧听得最清楚；B超检查胎头在肋缘下；耻骨联合上方为臀或为足。若为横位的话，B超检查胎头在母体腹部的一侧，子宫呈横椭圆形，胎头在母体腹部一侧触及，耻骨联合上方较空虚；胎心音在脐周两旁最清楚。

引起胎位不正的原因有子宫发育不良、子宫畸形、骨盆狭小、盆腔肿瘤、胎儿畸形、羊水过多等。胎位异常会给分娩带来程度不同的困难和危险，多数会引发难产，需要手术助产。如处理不当的话很可能危及准妈妈和胎儿两条生命。所以，早期诊断并纠正胎位异常，对预防难产有着重要的意义。

一般来说，妊娠28周以前胎位不正的话可以顺其自然，不需要过多干预。因为这时候胎宝宝相对较小，在子宫内的活动范围较大并不固定，有的时候他能够自动转为正常胎位。但若超过妊娠32周仍然胎位不正的话，就需要到医院进行诊治，视具体情况采取相应的人工干预措施了。

胎位不正最合适的纠正时间为孕30~32周之间。这时候，如果胎位仍为臀位或横位的话，准妈妈可在饭前或饭后2小时，或是早上起床及晚上睡觉之前，排空膀胱后解开裤带，双膝稍稍分开至与肩同宽，跪在床上，双膝腘窝成直角，胸肩贴在床上，头歪向一侧，双手下垂于床两旁或放在头的两侧，形成臀部高头部低的位置，每日2次，每次15~20分钟。要注意两者高低差别越大越好，以使胎儿头部能够顶到母体横膈处，借重心改变来纠正胎儿方位。

此外，运用穴位按摩或是针灸疗法，也能有效纠正不正的胎位，但需要由专业医生指导操作，准妈妈和家人不要擅自在家进行治疗。

 ## 脐带缠绕

脐带缠绕是指脐带环绕胎儿身体的现象，通常以绕颈最为常见，分娩时常能看到脐绕颈1~2圈的宝宝。此外，躯干及肢体的缠绕也有可能发生。发生脐带缠绕的胎儿，缠绕多为1~2圈，3圈以上较为少见。还有一种不完全绕颈者，称为脐带搭颈。随着超声技术的发展，脐带缠绕可在妊娠晚期通过B超检查发现。

脐带缠绕被认为与脐带过长和胎儿活动过频有关。胎宝宝在母体内并不老实，它总是会在并不很大的子宫内翻滚打转，有的胎宝宝动作比较轻柔，而有的则动作幅度比较大，就可能会发生脐带缠绕。

由于脐带血管长度较脐带长，平时血管卷曲呈螺旋状，而且脐带本身由胶质包绕，有一定的弹性，故绕颈周数与胎儿的存活程度大多无直接关系。只有在孕晚期临产前，随着宫缩加紧，下降的胎头将缠绕的脐带拉紧时，才会造成脐带过短的情况，可影响脐带血流的通过，从而影响到胎宝宝氧和二氧化碳的代谢，使胎宝宝出现胎心率减慢，严重者可能会导致胎宝宝宫内窘迫缺氧甚至死亡，非常危险。所以到了孕晚期，需要勤听胎心，注意胎动，以便及时采取措施。

预防和及早发现脐带缠绕，准妈妈的自我监测和定期产检十分重要。当发现脐带缠绕时，如果胎儿没有其他异常，准妈妈就不必惊慌，也不必立即进行手术分娩。当脐带缠绕引起胎儿宫内缺氧时，胎动会明显减少，也能够通过电子胎心仪监护发现，这时医生会根据具体情况做相应处理。如果准妈妈这时还未出现临产征兆的话，多数医生会建议采取手术分娩；如果准妈妈已经进入临产状态，那么通常会选择手术或用产钳助产。当胎儿娩出时发现脐带缠绕，医生会立即经头部或肩部将其解脱；若缠绕脐带牵拉过紧，就立即以钳夹剪断脐带，保证宝宝的生命安全。

 ## 慎防宫内感染

我们知道，胎宝宝出生前在准妈妈的子宫里生长，处于一个相对封闭的环境，许多危害和致病因素由于无法突破母体对胎宝宝的保护作用而无法接触到胎儿，因而也就不能对胎儿造成危害。但是，有些传染疾病和危害因子是能够通过准妈妈的身体进入到胎宝宝所在的子宫的，因此胎宝宝就有可能在子宫内遭到感染。这种情况在临床医学上被称为宫内感染。

宫内感染是先天性的母婴直接传播的疾病，主要通过胎盘的垂直传播、下生殖道感染的上行性扩散和围产期感染3个途径发生，围产期感染又包括分娩、哺乳及与新生儿直接接触传染3个途径。其中，胎膜早破是引起生殖道下段细菌上行性感染的最常见原因，且与破膜时间密切相关，若胎膜破裂时间延长，重复行阴道或肛门检查也有诱发宫内感染的危险。除此之外，孕晚期的性行为也有可能造成宫内感染。

宫内感染可能会引起一系列不良后果，其危害程度与宫内感染发生的时间、病原体的种类、母亲的身体状况有关。孕早期的宫内感染多造成流产和先天性畸形；孕晚期感染则多导致早产、胎膜早破和新生儿感染等。整个孕期无论何时发生宫内感染，对胎宝宝都是不利的。而且，不同病原体导致的宫内感染对胎宝宝造成的不良后果也不尽相同，如巨细胞病毒感染可造成胎儿脏器损害，影响胎儿的正常发育，导致先天畸形和智力发育障碍。

当准妈妈抵抗力低下时，很容易使体内的一些潜在感染源被激活，成为活动性感染。为此，准妈妈要在整个孕期注意营养搭配和合理运动，增强身体抵抗能力；及时纠正贫血、营养不良等可使产妇抵抗力低下的疾病以及及时治疗如阴道炎、子宫颈炎等妊娠合并感染性疾病；在孕晚期不要做不必要的肛门和阴道检查，更不能在围产期进行性交。此外，在孕期要做好宫内感染筛查，如果一旦确诊发生了宫内感染，就要及时采取宫内给药治疗或终止妊娠。

 ## 提防早产

早产是指在孕28～37周之间的分娩，在此期间出生的体重在1000～2499克、身体各器官未成熟的新生儿，称为早产儿。

造成早产的原因有准妈妈和胎宝宝两方面。若准妈妈在孕期有合并急性或慢性疾病，如病毒性肝炎、急性肾炎或肾盂肾炎、急性阑尾炎、病毒性肺炎、高热、风疹等急性疾病或是心脏病、糖尿病、严重贫血、甲状腺功能亢进、高血压病、无症状菌尿等慢性疾病；合并子宫畸形（如双角子宫、纵隔子宫）、子宫颈松弛、子宫肌瘤、宫颈机能不全；生殖道炎症如细菌性阴道病、衣原体等；有晚期流产、早产及产伤等病史；有不良生活习惯如吸烟、吸毒、酒精中毒等；有重度营养不良症；腹部直接撞击、创伤、性交或手术操作刺激等以及其他如长途旅行、气候变换、居住高原地带、家庭迁移、情绪剧烈波动等精神体力负担等都会造成早产。此外，若出现前置胎盘和胎盘早期剥离、羊水过多或过少、多胎妊娠、胎儿畸形、胎死宫内、胎位异常、胎膜早破和绒毛膜羊膜炎等问题，也有可能导致早产。

早产是可以预防的，关键是要及早诊断并及时治疗。当准妈妈在孕晚期，出现下腹部反复变软变硬且肌肉有变硬发胀的感觉、至少每10分钟有1次宫缩并持续30秒以上，伴宫颈管缩短、阴道少量出血、早期破水的症状，就应立即入院检查，提防早产。

再有，在孕晚期准妈妈也要从生活上多加小心，如不到人多的地方，上台阶要走稳；不拿重东西或高处东西以免碰到腹部；不饮酒、不吸烟也不能被动吸烟；加强营养，保持精神上的愉快；保持充足的睡眠，不要让自己过度疲劳；不要长时间持续站立或下蹲等让腹部紧张的姿势；不要进行性生活等。一旦出现上述早产迹象，就应马上卧床休息并且取左侧位以增加子宫胎盘供血量，或是立即入院保胎。

 ## 过期妊娠

正常的怀孕周期为38~40周。统计数据证明只有5%左右的孕妇中，正巧在预产期分娩，85%左右在预产期前后两周内分娩，这都是正常的。还有约10%的孕妇怀孕超过42

周才有分娩迹象，这就是过期妊娠，就不是正常分娩了，它会给胎儿带来很多不良影响。有些孕妇及其家人认为怀孕时间越长，胎儿就会更健壮、发育得也更成熟，这是很不科学的观念。

过期妊娠，胎盘由于工作时间延长，会出现老化的现象，主要表现为胎盘血管梗死，闭锁不通或不通畅，造成胎盘血流量减少，从而使胎儿生长发育必需的营养物质和氧气供应减少，导致胎儿营养不良或宫内缺氧。如果胎盘功能进一步衰退，临产时的宫缩较强，会引起胎儿明显缺氧，发生宫内窘迫，甚至胎死腹中。过期妊娠的胎儿，由于在母体中生长时间长，颅骨钙化程度大，变得很硬，导致分娩时发生胎儿窘迫，颅骨受压出血，还会增加难产概率，导致产妇产道撕裂，严重威胁母婴生命。如果过期妊娠者，胎盘没有老化，功能正常，会使胎儿出生体重偏重，甚至成为巨大儿，分娩时容易引起难产。如果孕妇超过预产期2周以上，就要及时看医生，由医生决定，及时采取措施终止妊娠。

 ## 胎盘钙化

胎盘钙化是胎盘发生局灶性梗死的现象，梗死灶越多，B超检测时出现的钙化点就越多，这种情况多出现于怀孕晚期。B超检测时可根据胎盘钙化斑点多少和分布范围的大小将钙化程度分为I度、II度、III度三度。B超下显示的胎盘钙化程度与实际情况不一定相符，而确诊须等娩出胎盘后，检查胎盘钙化面积才能确定。

胎盘为胎儿提供生长发育所需的营养物质与氧气，并帮助排出胎儿生命活动的代谢废物。正常情况下，胎盘不会发生钙化，只有过期妊娠，或孕妇患有妊高征、慢性肾炎等疾病时，胎盘组织细胞因血流受阻和缺氧而发生坏死时，才会在坏死部位发生钙沉积，形成胎盘钙化。所以，胎盘钙化意味着胎盘功能下降。而胎儿对营养物质和氧气的需求随着妊娠期的推进越来越多，病变的胎盘显然不能满足这种需要了，胎儿可能会因为缺乏营养而停止生长，甚至因窒息而死亡。

如果孕妇处于怀孕晚期，应采取一切可能的手段检测胎儿的情况，数胎动是一种简单而有效的方法，一旦发现胎动异常，应及时就诊。如果超声波显示胎盘有很多钙化点，应采取果断措施，不必等待自然分娩，应采取必要的手段，提前终止妊娠，避免胎儿陷入困境。

 ## 有"突发情况"怎么办

到了本月末，胎宝宝已经成为足月儿，随时有可能出来与爸爸妈妈见面。一般来说，预产期并不是绝对精确的分娩日期，据统计，只有半数左右的孕妇在预产期那一天分娩，还有大半的孕妇可能会在预产期之前或之后分娩。因此，到了这个月，准妈妈要做好随时去医院生产的准备。

临产的征兆有间歇性宫缩、见红、破水等现象，当出现上述征兆时，切忌的是慌张忙乱，要绝对保持头脑的冷静和镇定。这时候慌乱的心情往往适得其反，并且紧张的情绪也很可能导致生产提前或是难产，引起不必要的麻烦。心理素质较弱的准妈妈可能就算提前做好了充足的心理准备，当真正进入临产状态后，依然会无可避免地心慌害怕失去理智，这时候就要求准爸爸必须保持清醒冷静，多多安抚自己的妻子，切不可同时慌了手脚。其实，大多数情况下，出现宫缩、见红、破水时并不会立即生产，宫缩不强烈也不频繁，所以准妈妈还有大把的时间用来准备，例如洗澡、整理物品，甚至还可以先睡一觉或是吃些东西补充体力准备即将到来的"战斗"。

到了这个月，准妈妈及家人应准备好待产包，随时做好入院的准备。虽然多数准妈妈在见红后并不会立即生产，但也有些准妈妈可能整个生产过程非常之快，所以就要求把入院应备的物品提前备好，以免猝不及防丢三落四。如果准妈妈见红破水后，宫缩的频繁程度和剧烈程度迅速加快，就能够保证即时拎包入院，不耽误一点时间。

生活细节

 准备好宝宝用品

宝宝出生后所有要用到的物品，都应该在这个月购置齐全，做好充足的准备迎接宝宝的到来。

1.婴儿床

婴儿床没有必要买得太大，能放在父母床边的小号床就可以了。婴儿床的床面坚实度是非常重要的，因为过于柔软的床垫很可能会使宝宝面朝下的时候发生窒息，最好选择木质无漆的床；床的四周要有护垫护栏保护，护栏的板条间距不能超过6厘米，以防宝宝将来活动时卡住头部；床两头如是镂空图案的话，镂空间距同样不能超过6厘米；小床应配有温暖舒适的床垫和能够防止儿童打开护栏的机械锁扣，床垫要紧贴床头和床尾的挡板；围栏的最高处与床垫可以调试的最低处之间至少要有66厘米的距离。要小心锋利的边角，拐角处的木条如果伸出1.5毫米以上的话也要特别小心，因为这个长度足以把衣服挂住，从而可能拽住或者勒住宝宝。再有，婴儿床最好是配有质量轻薄透气的蚊帐，不宜选择图案色彩过于鲜艳丰富的蚊帐，以免影响宝宝的休息睡眠质量。

2.床上用品

宝宝的床上用品无论是自己缝制还是外面购买，都要选择纯棉的面料，另外还要尽量选择色泽较浅的布料。尽量不要给宝宝使用含有化纤成分的小毛毯，如果要用的话，毛毯外边要套上纯棉布料的被套。3个月以前的宝宝不用睡枕头，否则会影响大脑发育。3个月以后最好是用纯白的浴巾叠一个和小床一样宽的1~2厘米高的小枕头，好用又好清洗。可以多准备几条两面都是法兰绒的小块防水布垫在床下，以防宝宝尿湿无法及时更换。如果使用普通防水布的话，就要在上面铺上一块棉垫，防止宝宝尿湿同时还能保证宝宝身体下面的空气流通。

婴儿所有的床上用品必须是可以水洗、拆洗的，如果有不可水洗的物品，就必须经常放到阳光下暴晒消毒。

3.婴儿浴盆、浴床

金属盆较凉较重，并且又硬又薄的金属边还可能会磕碰到宝宝，所以给宝宝选择浴盆时不要选择金属质地的盆，应选用无毒无味的塑料盆或自然的木盆。为了防止宝宝洗澡时滑脱或是牵拉宝宝太用力，最好给宝宝同时配上一张小浴床。

4.婴儿服

刚出生宝宝的婴儿服不讲求漂亮时髦，方便舒适为最好。可以给宝宝准备三四套质地柔软舒服的棉布和尚服或开肩套头的宝宝服，两套宽松好穿脱的婴儿睡衣，几双小的棉袜，还可以预备一件小斗篷。衣服刚开始没有必要买太多，因为宝宝的成长速度是很惊人的。

5.婴儿尿布

尿布是宝宝离不开的生活必需品，而且用量惊人，所以最好多准备一些。除了备好一次性纸尿布、婴儿纸尿裤之外，还应准备几条纯棉织品的尿布。虽然目前市场上买的纸尿布、纸尿裤用起来方便，并且有一定的透气性能，但终究还是不如布尿布用得舒服。所以爸爸妈妈不要怕换洗尿布麻烦，为了宝宝的舒适健康，最好能用家里的干净棉织品给宝宝改几块尿布，并且在使用前要做好清洗消毒工作。

6.哺乳用具

即使是母乳喂养，也应准备两三套婴儿用具，包括奶瓶、奶锅、水杯、小勺、榨汁器、暖瓶、滤网或是纱布。需要注意的是，宝宝的哺乳工具都不可以是铝制品，所有餐具都应注意做好用后及时清洁和定期消毒的工作。

7.出行用具

婴儿车尽量选择带有遮阳伞和能改变车身角度的款式，要特别注意质量安全，尽量购买信誉评价较好的产品。另外，现在还有些一车多用的婴儿车，车身能从车座上拆卸下来，可以直接将其上半部分做提篮使用，这样当宝宝睡熟时可以直接把宝宝连人带篮一起提走，防止挪动宝宝时着凉感冒。同时这种婴儿车能很方便家长把宝宝直接从车里"运"到自家的车上，用起来非常方便。但在购买时，一定要注意连接部位的质量，看其是否连接牢固又方便拆卸。

如果有私家车的话，最好给宝宝配备一个婴儿座椅。以前当婴儿坐在车里时多数是由妈妈抱着，但其实这样很不安全。汽车专用的婴儿座椅都有较好的防护措施，这样万一出现紧急情况时，也能保证宝宝的身体安全。另外在使用座椅时，要将其放在正对司机的后排座位最为安全可靠。

 学习使用尿布

宝宝从一出生就与尿布结下了不解之缘，直到完全能控制大小便为止，才能从尿布中解放出来。由于曾经用过的旧棉布多数吸水性强且柔软，对皮肤没有刺激，因此是制作尿布的最好材料。但要注意不能用带颜色的布，也不能用太过陈旧的布，一定要注意布的清洁卫生。

由于尿布是用来接宝宝大小便的，而宝宝的尿中溶解着一些身体不需要而排泄的废物如尿酸、尿素等，一般呈弱碱性，在空气中会很快腐败分解，继而形成刺激性更大的氨类化合物；而母乳喂养的新生儿的大便则呈弱酸性。不论酸碱性，对宝宝娇嫩的皮肤都是一种不良的刺激，轻的发红，出现尿布疹，即一种红色的小疹子，重的还会发生溃疡及脱皮，所以尿布一定要勤洗勤换勤晾晒消毒。

尿布一次起码要垫三块，一块叠成长方形，用来兜住外阴（包括肛门及外生殖器），另一块叠成三角形，由两侧的臀部兜过来，用带子系住。第三块叠成正方形作垫子。在尿布下可垫油布或塑料布，以防尿渗到褥子上。

在换尿布时，要先用左手轻轻抓住宝宝的两只脚踝，上抬两腿，使臀部离开尿布成悬空，然后用右手把脏尿布撤出来，续上新的干净的尿布，按上述顺序一块块放好。总之，动作要快、要轻，尤其是在冬天，这样有利于保暖，防止宝宝着凉。

如果宝宝拉了大便，应当在换尿布的时候，先用脏尿布把臀部及肛门周围的大便擦干净，然后用温水沾湿软毛巾，擦洗干净。擦的时候要注意，女宝宝要从前向后，切忌从后向前擦，否则容易使大便污染到她的外阴，造成泌尿系感染。换下的尿布上沾了大便，要先刷洗干净，用热水烫一下洗一遍后，换水再用肥皂搓洗，将残留的尿便成分彻底洗净，保持尿布的卫生及柔软，然后再用清水洗两遍后放在阳光下暴晒晾干。

 分娩练习

1.缓解分娩痛的练习

（1）盘腿或取舒适姿势坐在地毯上，面向前方；两个手臂向上屈肘。两只手的五指并拢，然后两手放在肩上。

（2）取舒适姿势端坐地毯上，两手臂自然地放在身体两侧。两只手掌着地，面部朝两腿向前平伸；然后稍稍屈膝弓腿，脚跟着地，脚趾向上用力翘起，保持放松，小腿、脚踝、脚趾用力。心里默数到10，先深吸气再做呼气动作。

（3）以舒适的姿势侧卧在地毯上。右手臂自然地放在身上，左手臂屈肘向头部弯曲，并且把小臂枕于头下，左腿向下伸直，右腿向上屈膝并放在一个枕头上。闭目养神，在心里默数到10，先深吸气再做呼气动作。结束后上身再向相反方向侧卧，按照这个姿势重复上述动作。

（4）以舒适姿势侧卧在地毯上，上身抬起，右小臂着地并屈肘做支撑动作。右腿向内屈膝，左手臂自然地放在胸前。左腿抬起并向前伸直。心里默数到10，先深吸气再做呼气动作，身体恢复原状，增加大腿牵引力，使骨盆放松变得灵活。保持刚才的姿势，身体再转向相反方向侧卧，做同样的动作。

上述动作可以对腰部和骨盆肌肉有一定的松弛作用，为分娩时胎宝宝顺利通过产道做好准备。准妈妈在孕晚期最好坚持每天做上述练习，注意动作要轻柔小心，做到自己尽力即可，不要过于勉强，微微出汗时即可结束。

2.分娩呼吸技巧练习

（1）腹式呼吸：呈仰卧姿势，两腿轻松分开，膝盖稍弯曲。双手拇指张开，其余四指并拢，放在下腹部。两手拇指约位于肚脐的正下方。深深吸气，使下腹部膨胀般鼓起。当腹部膨胀到最大限度时，再慢慢吐气，使下腹部恢复原状。

重复多次练习此动作，可以增强腹部肌肉，这种呼吸法用于分娩第一期的阵痛发作时，具有一定的缓解痛苦的作用。

（2）胸式呼吸：往胸里吸满八成的气，屏气3~4秒钟，向肛门方向用劲，边用劲边将吸入的气呼出。

胸式呼吸是产程第二阶段要用到的呼吸法，当宫缩临近时吸气，当宫缩最为强烈时再呼气，可有利于胎宝宝的顺利娩出。

3.分娩用力技巧练习

（1）均匀呼吸，不用力：此为产程第一阶段的用力技巧。在此阶段应注意有意识地锻炼腹式深呼吸。宫缩来临时深吸气，吸气要深而慢，呼气时也要慢慢吐出；宫缩间歇期最好闭眼休息，以养精蓄锐。

（2）用尽全力，屏气使劲：此为产程第二阶段的用力技巧。宫口开全后，当宫缩开始时，产妇应双腿屈曲分开，两手抓住手柄，像解大便一样用力向下，时间越长越好，以增加腹压，促进胎儿娩出。宫缩间歇时要充分放松休息，做好下次宫缩时再用力的准备。

（3）再次用尽全力：此为产程终了时的用力技巧。按照第二阶段的屏气法用力，用尽全力，以加快胎盘的娩出，减少出血。

4.几种错误的分娩方法

（1）大声呻吟或大喊大叫：这样做不仅不能减轻疼痛，反而可能引起过度换气，致使母体缺氧，胎儿脑、脐带、子宫、胎盘循环血量减少，继发碱血症等；同时还会过多消耗体力，使真正要用力时无力可使。

（2）在第一产程就屏气用力：这样会使体力过早地消耗掉，另外，过长时间的屏气也容易导致呼吸性酸中毒。

（3）胎头即将娩出时，仍向下屏气用力：这样可能会使胎儿娩出过快，造成会阴部裂伤。

提前了解产房

1.产床

产床上一般设有利于产妇分娩的支架，有些部位可以抬高或降低，床位可以去掉。

2.吸氧设备

吸氧设备是为准妈妈准备的应急设施之一。当发生宫缩时，胎宝宝的血液和氧气供应都会受到一定程度的影响，此时及时地吸氧可以帮助产妇增强氧气的储备，进而增加对宫缩的耐受能力，是保证产妇和胎宝宝安全的重要仪器设施。

3.胎儿检测仪

胎儿检测仪是用来检测胎宝宝情况的仪器设备，它可以时刻记录观察子宫情况和胎宝宝的心跳，若稍有异常就能及时发现，便于医生及时采取相应抢救措施。

4.保温箱

由于刚娩出的宝宝热量很容易丧失，为了防止其体温降低，有时会将其放入保温箱中以保证生命体征的平稳。

5.吸引器

胎宝宝在母体内处于羊水的包围中，口腔和肺部都有一定量的羊水存在。在胎宝宝经产道娩出的过程中，口腔和肺部的羊水会随着经产道时的挤压而排出，但若当娩出后口腔内依然还有羊水甚至是胎粪的话，就应及时用吸引器将这些东西吸出，以防肺部疾患的发生。

进行盆底肌肉训练

女性盆底肌肉呈现出阿拉伯数字"8"的形状，环绕在尿道、阴道和肛门的周围，像个弹簧床一样承托和支持着膀胱、子宫、直肠等盆腔脏器的肌肉组织，可起到控制排尿、维持阴道紧缩度、控制排便等多种作用。怀孕后，身体的变化会导致腹腔压力和盆腔脏器的重心指向盆底肌肉，加上子宫重量的持续增加，盆底肌肉就会在持续受压中变得松弛。孕晚期进行盆底肌肉训练，可以有效缓解尿频、尿失禁的现象，并且对产后骨盆及各个器官的恢复非常重要。此外，盆腔肌肉的收缩也是构成产力的一部分，可以在分娩过程中协助宝宝运动，有助于顺利分娩。因此，准妈妈在这个时候应有意识地进行盆底肌肉训练，做好训练动作：

1.缓慢收缩

收缩会阴部周围的肌肉，吸气，然后在呼气过程中紧闭肛门，就像正在制止排便一样。同时紧闭尿道口，感觉像憋尿一样；屏气保持尿道口、阴道口、肛门同时紧缩8~10秒或者尽可能长的时间，然后慢慢将肌肉放松10秒，再次收缩，以锻炼肌肉的耐力。

2.迅速收缩

如果准妈妈已经感觉到盆底肌在渐渐强壮起来，可以继续重复以上的锻炼，加强对盆底肌的控制能力。

3.缩肛运动

锻炼肛门括约肌，同时也加强整个骨盆底。锻炼时，想象你正在竭力制止肛门排气，确保对松弛的阴部肌肉起到锻炼作用。

若要检测锻炼的效果，可以在排尿时，看看排尿过程中能否让它停止或控制其缓慢排泄，或是在大腿间夹一面镜子，观察在收缩运动时阴道和肛门是否上提，还可以放一手指于阴道内，感觉在运动锻炼时是否有缩紧感。

 ## 准爸爸要学习喂奶技巧

即使打算母乳喂养，准爸爸也应和妻子一同学习喂奶的技巧和喂奶的基本常识。首先，要学习喂奶时抱宝宝的姿势，注意在喂奶的时候，也要像妻子那样不断地用目光温柔地注视着宝宝，并经常对他报以微笑。其次，要懂得每次喂奶之后，要把宝宝竖着抱起来，轻轻拍拍他的背部，帮助他把吞进胃里的空气排出来。

虽然现在有些奶瓶自带温度计，但为了保证安全，在每次喂奶之前，最好还是要先将冲好的奶水放在脸颊或胳膊内侧敏感部位试好温度，如果感到稍热的话即是最佳温度。然后再试试奶水的流动速度，方法是把奶瓶倒过来，观察奶水向外滴出的速度，以每秒钟滴出两滴为宜。当确定温度和奶水流转速度适宜后，选择一个舒服的姿势，让宝宝斜躺或斜抱在你的怀里。再有，为了不让宝宝吸进去太多空气，随着奶瓶中的奶量减少，要注意逐渐增加奶瓶的倾斜度。一般来说，吸奶时间最好控制在10~20分钟之间，因为这个速度不仅可以使进入胃里的奶水能与胃液充分混合，利于消化吸收，而且对宝宝的下颚和面部肌肉发育也大有好处。

除了了解喂奶过程外，准爸爸还应了解一些奶粉冲调、喂奶时间方面的小技巧。一般来说，奶粉的冲调最好是按照说明来进行配比，太浓或太稀都不好。奶水太浓的话，水分就会相对不足，对宝宝的肾脏会有一定损害；如果太稀的话，则会引起宝宝吐奶的情况。另外，喂奶时间也要灵活掌握，不要宝宝一哭就认为他饿了给他喂奶，最好是形成一定规律，这样就不会使宝宝由于吃奶太急或毫无规律而出现吐奶、消化不良的状况。再有，给宝宝喂完奶后，要注意不要立即把他平放在床上，应用枕头或毛巾垫在头部和胸部，使其位置与腹部呈30°~45°，这样也可减少吐奶情况的发生。

 ## 外地分娩的注意事项

　　有的准妈妈与丈夫或父母分隔两地，或是由于各种原因需要到外地分娩，这时就要做好充裕的各项准备，根据路途远近和自身情况选择合适的交通工具和最佳时间。

　　由于长途旅行可能诱发早产，再加上孕38周后有可能随时分娩，所以准妈妈最迟应在孕36周，即本月末之前动身，这样比较安全。这样不但避免途中可能动产的危险，还能为在异地分娩做好充分的准备。在交通工具的选择上，如果能乘坐火车的话，就最好不要乘坐汽车和飞机；如果能乘坐飞机的话就最好不要坐轮船；能乘坐江轮的话最好不要坐海轮，另外尽量不选择夜车。此外，在临行前准妈妈应该去医院做最后一次产前检查，并且把要去外地分娩的想法告诉医生，请医生帮忙共同确定起程的日期，在整个旅途过程中要有人陪伴，以免旅途中出现突发情况。

　　在到达目的地之前，应该让亲人事先联系好新医院。到了目的地后应尽快去准备分娩的医院，把产前检查记录拿给医生看，让医生了解你的整个妊娠过程，检查你目前的情况，制订未来的分娩计划。另外，还要带好自己分娩所需的衣物用具和宝宝出世以后的衣物用具。即使路途不是很远，也要做好充分准备，带齐途中所需全部物品谨防遗漏，特别是不要忘记母子健康手册、产前检查记录册以及所有与妊娠有关的医疗文件和记录。

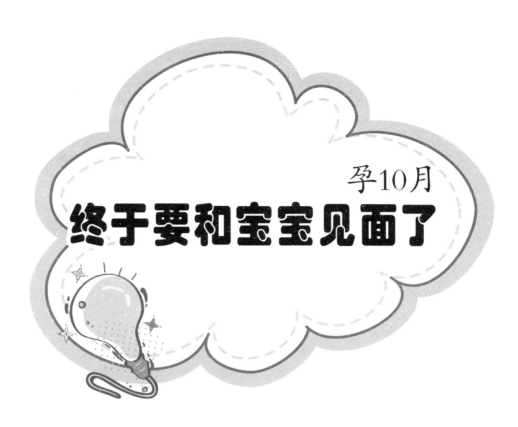

孕10月

终于要和宝宝见面了

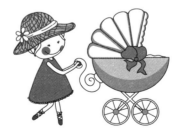

准妈妈的变化

胎动更有力了

在怀孕的最后一个月，准妈妈会感到胎动次数明显变少了，但是动作更有力了。这个月之前，宝宝的每一次胎动，对你来说都是一种享受，动作也很轻柔，你需要集中精力才能感受到。但是在这个月，宝宝的每一次活动都会伴随着疼痛。你有时可以感觉到宝宝的身体在伸展，还可以感觉到宝宝正在用脚踢你的肋骨。有时甚至觉得宝宝的踢动是故意的，因为他觉得妈妈的子宫太挤了，他想要拓展空间呢。有些准妈妈发现在和宝宝说话时，宝宝就会动起来，这可能是胎儿对声音所做出的反应。有些准妈妈觉得每次吃过饭，宝宝就会动得厉害，好像也吃得心满意足，正伸懒腰呢。

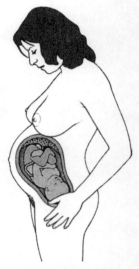

怀孕 40 周的孕妇

这时，准妈妈不要把胎动的疼痛看作一种痛苦，可以利用胎动和宝宝做些有趣小游戏，比如可以在肚皮上放一张纸，看着宝宝把它踢掉；或者猜猜胎动时撞击肚皮的是宝宝的小手还是小脚丫，这些有趣的小游戏可以帮助你打发孕期的最后时光。

夜间频频醒来

怀孕晚期，准妈妈夜间会比往常更加频繁地醒来，这是因为经常做梦，以及怀孕期间养成的睡眠习惯，让你更加适应这种浅睡状态，一有动静就会醒来；同时子宫变大，压迫膀胱，让你夜间频繁上厕所；再有就是腹中的小宝宝，他可不管你是不是在睡觉，随时都会"练拳脚"，很容易就把你吵醒了。

以下是争取睡眠的好办法，准妈妈们不妨试一试：

白天或任何可以睡着的时候，尽量找机会小睡一会儿，以保证充足的睡眠。

尽量早睡，早点躺在床上，可能就会早一些睡着，睡眠时间可能也会相对长一些。

看看是什么原因导致你经常惊醒，如果是腿部抽筋，可以睡前按摩一下腿部；如果是消化不良或是呼吸困难，可以用枕头抬高上半身。

已经厌倦了

进入孕10月，大多数孕妇都对漫长的怀孕过程感到了厌倦，迫不及待地想要抱着宝宝了。这种不耐烦的情绪是非常正常的，而且随着预产期临近，这种心情还会越来越迫切，因为有很多问题除非宝宝降生才能得到答案，比如宝宝的性别，宝宝的相貌更像父母的哪一方，第一眼看到宝宝准妈妈会是什么心情，准爸爸又是什么感觉。等待宝宝降临的日子，就像等待果实成熟一样，让人着急，感觉每一秒钟都变得很漫长。虽然你很想马上看到宝宝的样子，也想尽快结束怀孕的日子，但是在孕育新生命的最后一段时间里，还是应该保持平静的心态，享受所剩不多的和宝宝独处的时光。

另外，分娩时孕妇体力消耗很大，这段时间是她们储备体力的最后一个阶段，千万不要再为一些不必要的事情耗费自己的体力了，现在最重要的事情就是养精蓄锐。

对宝宝的各种想象

随着预产期临近，孕妇对宝宝的各种想象也越来越真实，过去脑子中的虚幻影像马上就要实现了。你会想象宝宝的模样，想象和宝宝在一起玩耍的场景。在这一阶段，除了想象宝宝的长相外，还会猜测宝宝的脾气和性格。

这些想象通常是由胎动引发的，宝宝的活动越频繁、越强烈，准妈妈的想象越是天马行空。你可能会想象宝宝第一次叫妈妈时的样子、宝宝蹒跚学步的样子、宝宝上学时的样子，甚至还会想到宝宝长大成人之后的样子，或许你还会开始为宝宝规划人生呢。这些想象还会激发你回想起自己的童年生活。这时，大多数孕妇都喜欢和自己的妈妈在一起，谈论自己小时候的一些有趣温馨的事情，比如生日时妈妈买的蛋糕，或是下雨时爸爸送伞的情景。

除此之外，你可能还会想象家人和朋友对待宝宝的态度。大多数的孕妇最先想象的是丈夫会是一位怎样的父亲。如果丈夫在怀孕期间对你非常关心、体贴，那么在你的想象中，他一定是一位合格的好爸爸；反之，你可能就会担心他会对宝宝非常冷漠，甚至不喜欢宝宝。准妈妈们不要为此担心，表面上看起来不是很关心你的准爸爸，其实还是热切盼望着宝宝的诞生的。而且一旦怀抱着宝宝，真切体会到做父亲的感觉，他们多半会改变自己以前的态度，变得温柔、体贴、充满爱心。你可能还会想象宝宝和外公外婆、爷爷奶奶在一起的情景。如果他们中有人已经过世，你可能会很想念他们，为他们没能见到宝宝而遗憾。很多有过生育史的孕妇，还会想象自己的其他孩子与宝宝相处的情形，想想这些小哥哥小姐姐会有多疼爱这个小宝宝，甚至想象他们煞有介事帮忙换尿片的情景。

 ## 回忆以前的经历

如果这不是你第一次生孩子，那么你很有可能会回想起以前怀孕时的种种愉快和不愉快的经历。会比较这次怀孕和上次有什么不同，这次分娩和上次有什么不同，会不会比上次顺利，或者会不会比上次疼痛。通过回忆你可以总结很多有益的分娩经验，上次分娩过程中的经历可以帮助你更顺利地完成这次分娩。可能有些孕妇以前的分娩过程非常痛苦，以致孕妇都不愿意去想它。其实痛苦的经历对你来说也是一种经验，它可以帮助你缓解这次分娩的痛苦。如果过于纠缠于以前的分娩经历，造成了焦虑与不安，孕妇不如放宽心，多和鼓励你的朋友聊聊天，缓解一下这种不安。如果还是担心分娩时会出现意外，可以和你的分娩医生多沟通一下，了解越多心情就会越轻松，紧张和不安也会减少。

 ## 对迷信变得敏感起来

在我国，民间流传着很多孕妇禁忌，比如孕妇不能吃兔肉，否则胎儿会有兔唇；不能吃狗肉，否则新生儿爱咬奶头；不能吃驴肉，否则将来孩子"驴性"，不听话；不能吃公鸡肉，否则孩子爱夜哭；不能吃螃蟹，一说吃螃蟹生下的孩子爱流口水，一说吃螃蟹会导致胎儿横位难产；不能吃生姜，否则婴儿会有六指；不能吃鸭肉，否则孩子会摇头晃脑的；不能缝针线，动剪刀，否则容易生出畸形儿。可能你是一个相信科学不迷信的人，但是这一阶段却变得非常敏感，会很注意这方面的事，觉得"不怕一万，就怕万一"。其实这些民间禁忌很多都没有科学性，而且很多食物经过合理烹调，对孕妇还有很大好处，比如鸭子配上某些中药，可以治疗便秘、口疮、利尿，缓解水肿。准妈妈这个时期一定要放宽心，不要被这些无稽之谈扰乱了心境。

 ## 有了更多的担心

到目前为止，你大脑中一定充斥着那些有经验的妈妈告诉你的一些可能发生的状况。每次产检，医生也会告诉你一些可能发生的意外。她们在告知你这些问题的时候，完全是出于一种善意，一种科学严谨的态度，但是却在无形中增加了你的忧虑和担心。了解那些可能出现的最坏的情况，可以更好地预防这些状况的发生，对孕妇和胎儿都有好处。孕妇不应该对这些可能发生的意外产生恐惧，而应以一种平和的心态来对待，要知道怀孕过程中的意外发生率是很低的，不一定就会发生在你和宝宝身上。如果朋友或医生对你及胎儿的这些负面估计，增加了你的心理负担，你一定要告诉他们，你不愿听到类似的信息，希望能专心待产。

有些孕妇体质比较弱，怀孕后经常担心自己会早产，担心宝宝的健康。其实大可放心，这个月的胎儿已经是足月儿了，即使现在出生，目前的医学技术，再加上经验丰富的医生，良好的护理，宝宝的存活率基本上可以达到100%。大部分胎儿在孕8月末，肺部等器官发育已经基本成熟，在医疗设施的协助下，存活率也是非常高的。因此，准妈妈应该放松心情，不要因为这些不必要的担心影响了心情。

担心宝宝的健康是在所难免的，你的担心也是所有准妈妈都会担心的。但是大多数情况下，宝宝都是很正常的，而且愉快的心情还是保证宝宝健康的前提。

如果你是一位爱美的女性，而且一直比较注意自己的体形，那么相信怀孕后每次产检的体重测量都会让你感到很沮丧，最好的办法就是不要太关注体重了。另外，你还可以告诉医生或者护士，如果体重没有异常，可以不用告诉你那个具体数字。只要体重增加在正常范围内，你就无须担心，你所要关注的应该是吃什么才能保证体内有足够的营养供应给宝宝。

另外，每次测量体重的结果都是有误差的，因为准妈妈体液变化非常快，如果体重值偏大，可能是产检时体液含量恰好比较高罢了。如果医生提醒你体重异常，应该尽量控制体重，他的意思并不是让你减肥，而是要你调整饮食结构，使饮食更加合理。

很多准妈妈对于即将成为母亲变得情绪多变，有时前一刻还为即将到来的分娩兴奋异常，后一刻可能会因为宝宝的诞生产生的琐事忧心忡忡。对准妈妈来说，产生这些感觉都是很正常的。每一位准妈妈在怀孕期间，都会担心自己不能胜任好妈妈的角色，尤其是临近分娩的时候，这种感觉更加强烈。母亲照顾宝宝是一种本能，这对于已经顺利分娩的女性来说，很容易理解，但是还没有生过孩子的孕妇，在待产过程中，对"母亲的本能"往往感到很迷茫，觉得这就像一种会随宝宝一起娩出的物质一样。每个准妈妈都要对自己有信心，你慢慢就会发现自己身上的母亲本能了。

怀孕会让女性不断地反省自己、提高自己。在怀孕过程中，你会发现自己变得更有耐心了、更有爱心了。你心甘情愿地为宝宝付出，可以不施粉黛，可以身材走样，这都是因为你想成为一个好母亲。

 ## 梦到分娩

日有所思，夜有所梦。分娩日期临近，孕妇的梦境通常和分娩有关。这时，准妈

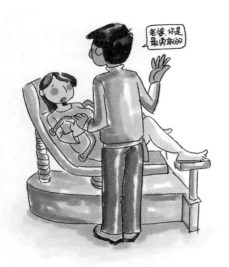

梦到分娩不要怕

妈可能会梦到阵痛或者分娩时的情景，也有可能梦到和宝宝在一起的情景。还有些梦境比较诡异，比如有的孕妇会梦到生下宝宝像个外星人或者根本就是其他的一种动物；还有的孕妇梦到自己根本没有怀孕，隆起的肚子里没有小宝宝的踪影了。对于妈妈来说，即将到来的分娩充满了未知数，她们既心怀期待，又带着满心的恐慌，这种压力造成了这种特殊的梦境。

不管你的梦境是什么样的，能不能得到合理的解释，只要产检时一切正常，什么都不用太放在心上，只要知道这些梦可能是来源于你内心的恐惧与不安。准妈妈只要放松心情、多出去走走或者多和朋友们聊聊天，让自己的心情放松下来，一切都会好起来的。

宝宝的变化

 第37周

过了第36周，胎宝宝就是足月儿了，这意味着胎宝宝随时都可能出生。第37周，胎宝宝身长约为53厘米，体重约3000克。胎宝宝的头部现在已经完全进入骨盆，这样胎宝宝就有更多的空间伸展四肢了。如果此时检测到胎位不正，那么通过胎宝宝活动调整胎位的可能性就很小了。这时，医生可能会建议你采取剖腹产。此时，大多数胎宝宝的头发已经长得又长又密了，但是那些胎宝宝头发稀疏的准妈妈也不要担心，因为胎宝宝出生后，随着营养的补充，胎宝宝的头发会变得浓密光亮。胎宝宝的身体发育基本完成，随时准备与辛苦的妈妈见面了。

 第38周

第38周，胎宝宝身长增加不多，体重大约3200克。胎宝宝的各个器官已经发育成熟，并已经开始运作，这些器官在出生后还会继续发育，功能更加完备。你还会发现，胎宝宝身上覆盖的那层细细的绒毛和白色的胎脂已经脱落得差不多了，这时的胎

第 37 周	第 38 周	第 39 周	第 40 周
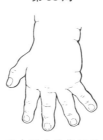	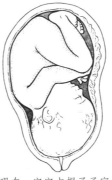		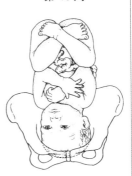
在这个阶段，虽然胎儿的身体仍然需要继续储存脂肪，但是在孕期第37周就产出的胎儿已经几乎不需要特别护理了。	现在胎儿的指甲已经长长了，到了指尖的位置，而且相当坚硬了。	现在，宝宝占据了子宫所有的空间，因此胎儿已经不能自由活动了，但是手和脚仍然可以戳一戳你的肚子。	到40周时，胎儿的头部已进入骨盆。

宝宝看起来更像我们看到的小婴儿了。

 第39周

第39周，胎宝宝体重大概3400克。现在，孕妇孕期营养充足，胎宝宝出生时的体重也越来越重，有的胎宝宝体重可以达到3800克以上。厚厚的皮下脂肪会在出生后帮助宝宝调节体温。通常情况下，男孩出生时体重会比女孩重一些。本周胎宝宝活动减少，似乎也安静了很多，这难免会让准妈妈担忧。其实这是因为胎宝宝头部已经下降并被固定在骨盆中，胎宝宝的体积也已经非常大了，因而活动变得非常困难。这时随着胎宝宝头部的下降，胎宝宝随时都会来到这个世界上。

 第40周

第40周，大多数胎宝宝都会在本周出生，但是如果提前或延迟两周，也都是正常的。如果超过预产期两周孕妇还没有分娩的迹象，就要及时就医。否则过期妊娠也会对胎宝宝和孕妇造成危险。

饮食与营养

 准妈妈的营养补充

为了储备分娩时消耗的能量，准妈妈在这时应该多吃富含蛋白质、糖类等能量较高的食品。建议每天保证主食500克左右，总脂肪量60克左右。另外在这个月里，由于胎儿的生长发育已经基本成熟，如果准妈妈还在服用钙剂和鱼肝油的话，应该停止服用，以免加重代谢负担。

最后一个月里，必须重点补充各类维生素和足够的铁、钙、充足的水溶性维生素，尤其以硫胺素最为重要。如果硫胺素不足，易引起准妈妈呕吐、倦怠、体乏，还可影响分娩时子宫收缩，使产程延长，分娩困难。

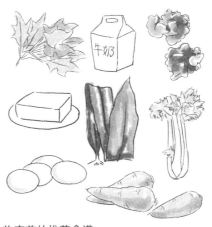

临产前的推荐食谱

富含硫胺素的食物有酵母、米糠、全麦、燕麦、花生、猪肉、大多数种类的蔬菜、麦麸、牛奶和海鱼，以海鱼中的含量为最高。

除了补充硫胺素之外，这时还应多吃些含铁质的蔬菜，如菠菜、紫菜、芹菜、海带、黑木耳等。

 孕10月的饮食原则

在这个月，保证足够的营养，不仅可以供应宝宝生长发育的需要，还可以满足自身子宫和乳房增大、血容量增多以及其他内脏器官变化所需求的额外负担。如果此时营养不足的话，不仅所生的婴儿常常比较小，而且准妈妈自身也容易发生贫血、骨质软化等营养不良症，这些病症将会直接影响临产时的正常子宫收缩，容易发生难产，所以这个月的准妈妈应坚持全面均衡膳食、少吃多餐的饮食原则。由于准妈妈胃肠受到了压迫，可能会产生便秘或腹泻，所以一定要增加进餐的次数，每次少吃一些，而且应吃一些容易消化的食物。可以适量吃些热量高的高蛋白、糖类食品，为分娩储备能量。要知道此时的膳食更重要的是为即将来临的生产蓄积能量，控制体重反倒是放在了其次，但是也不可为了储存能量就大吃特吃，以免起到反效果。

此外，这个月依然要注意饮食的粗细搭配，尽量吃些粥或者汤等易于消化吸收的食物，要保证饮食的多样性和丰富性，最好每天能够保证摄入两种以上的蔬菜，以保证维生素营养的全面均衡。

 ## 孕10月的营养食谱

蘑菇炒青椒

【原料】蘑菇300克，青椒100克，洋葱50克，葱、蒜泥各5克，盐3克，料酒、辣椒油和芝麻适量，辣椒丝少许。

【做法】

1.剪掉蘑菇的底端，去除外皮之后分成4等份。

2.把青椒的籽去除干净，分成4等份以后再按2厘米的长度切开。

3.把洋葱切成与青椒一样的大小，再把小葱细细切碎。

4.在平底锅里倒入油，放进蒜泥和洋葱开始炒，再先后放入蘑菇和青椒继续炒。

5.在锅里倒入料酒和辣椒油并用盐进行调味，接着加入辣椒丝、芝麻粒和小葱后拌一下，即可食用。

【功效】补充孕晚期所需的多种营养元素。

荔枝鸡翅

【原料】鸡翅500克，红葡萄酒30克，盐2克，味精1克，冰糖2克，大葱3克，姜3克，花椒2克，料酒5克，胡椒粉1克，植物油15克。

【做法】

1.将鸡翅斩为两截，用盐、料酒、胡椒粉码味30分钟至1小时后入沸水去除浮沫，捞出待用。

2.葱切长段，姜切片，锅内放油烧热，葱姜略炒，加入冰糖汁、红葡萄酒、盐、花椒，烧沸后放入鸡翅，用小火慢慢煨约1小时，待汁浓肉熟时，拣去葱、姜，加入味精炒匀，起锅装盘即可。

【功效】温中益气、补精添髓、强腰健胃。

清汤慈笋

【原料】慈笋500克，清汤1000克，鲜桑叶数张，盐、料酒、胡椒面、白矾适量。

【做法】

1.白矾砸碎用凉水溶化，选用鲜嫩实心慈笋，切下老根，剥去壳，削去内皮，顺切成极薄的片，放入白矾水内漂上。桑叶洗净。

2.将慈笋和白矾水倒入锅内，加入桑叶水煮一会儿，捞在凉水内，拣出桑叶，把笋片洗去白矾的苦、涩味，再用凉水漂上。

3.烧开清汤，加入盐、胡椒面、味精、料酒、调好味，下入笋片，烧开撇去沫子即可。

【功效】清鲜消暑，有助消化。

山药乳鸽煲

【原料】山药50克，瘦肉300克，莲子50克，乳鸽1只，葱、姜和清汤适量。

【做法】

1.将乳鸽清洗干净，放入开水锅内与姜、葱共煮10分钟后取出；将山药、莲子洗净，瘦肉洗净切丁备用。

2.砂锅中放入清汤煮滚，加入乳鸽、瘦肉丁、姜片、山药、莲子，烧沸10分钟后改用小火再煲1小时，放入适量盐调味即可食用。

【功效】补充蛋白质、脂肪和碳水化合物，增加热能储备。

羊肉冬瓜汤

【原料】瘦羊肉200克，冬瓜500克，酱油、盐、葱花、姜末和植物油各适量。

【做法】

1.将羊肉洗净，切成薄片后用酱油、盐、葱花、姜末拌好；将冬瓜去皮洗净，切片备用。

2.锅中油烧热，下冬瓜片后加水，再下羊肉片，烧熟即可。

【功效】营养滋补，利尿消肿。

枝竹小肚汤

【原料】枝竹100克，猪小肚4个，红枣4粒，盐适量。

【做法】

1.枝竹洗净，浸软切段。红枣洗净，去核。

2.猪小肚切去油脂，用粗盐擦洗干净，放入开水中煮2分钟盛起。

3.烧开适量水，放入猪小肚煮30分钟，加入枝竹、红枣煮1.5小时，下盐调味即成。

【功效】滋润补身，有助分娩。

青椒里脊片

【原料】猪里脊肉200克，青柿椒150克，鸡蛋1个，香油、精盐、水淀粉各5克，味精2克，料酒各10克，干淀粉6克，花生油50克。

【做法】

1.猪里脊肉剔去筋膜，切成柳叶形薄片，放入清水内漂净血水，取出放入碗内，加精盐、味精、鸡蛋清、干淀粉，拌匀上浆。青椒去蒂子，切成大小与肉片相同的片。

2.炒锅上火，用油滑锅。

3.放入花生油，烧至四成熟，下里脊片滑熟，捞出沥油。

4.原锅留油少许置火上，下青椒片煸至变色，加料酒、精盐和清水40克烧沸，用水淀粉勾芡，倒入里脊片，淋香油，盛入盘内即成。

【功效】补充蛋白质、脂肪、钙、铁和维生素C、维生素E等多种营养素。

银鱼豆芽

【原料】银鱼20克，黄豆芽300克，鲜豌豆50克，胡萝卜丝50克，葱花、糖、醋、盐适量。

【做法】

1.将银鱼焯水，沥干，豌豆煮熟备用。

2.炒锅加油，热后将葱花爆香，放入黄豆芽、银鱼及胡萝卜丝煸炒。

3.加入煮熟的豌豆，调成糖醋味即可。

【功效】补充钙及维生素。

鸡块白菜汤

【原料】白条鸡半只，白菜500克，精盐、味精、葱、姜各适量。

【做法】

1.将鸡洗净，剁成小块，放入沸水锅内烫一下捞出，用清水洗净。白菜切成小块，葱切段，姜切片。

2.锅置火上，放入鸡块，加葱段、姜片和清水烧开，转微火煮至筷子能夹动，撇去浮沫，捞出葱、姜。

3.白菜放入锅内略煮，加精盐、味精调好味，盛入盆内即成。

【功效】补充蛋白质、脂肪和钙、磷、铁、锌等微量元素及维生素。

红烧海参

【原料】发好海参500克，瘦肉200克，白菜300克，姜2片，葱2棵，胡萝卜数片，盐、糖各半茶匙，生抽、酒各1茶匙，上汤1杯，蚝油、生粉各1茶匙，油半汤匙，麻油、胡椒粉各少许，清水3汤匙。

【做法】

1.海参放入姜、葱、开水内煮5分钟，除去内脏洗净。

2.瘦肉切丝，加入调味料拌匀，泡嫩油待用。

3.白菜洗净，以油、盐、水焯熟围于碟边。

4.烧热锅，下油两汤匙爆香姜、葱，加入煨料及海参煮至海参软烂，放入瘦肉，芡汁料兜匀上碟即成。

【功效】补血调经，安胎助产。

 ## 准妈妈本月应该多吃的食物

（1）鸭肉。鸭肉中富含高蛋白质、脂肪、铁、钾、糖等多种营养元素，有清热凉血、祛病健身的功效。此外，鸭肉中的脂肪化学成分类似于橄榄油，有降低胆固醇的作用，对防治妊娠高血压症有一定的益处，而且不同品质的鸭肉还有其不同的食疗作用，如青头鸭肉可利尿消肿，保护肾脏；乌骨鸭肉可抑制毛细血管出血，减轻肺热；纯白鸭肉可清热凉血；老母鸭肉则有生津提神、补虚滋阴、大补元气的作用，对于舌干唇燥、口腔溃疡等症状具有很好的食疗作用。

（2）植物油。研究发现，人体所必需的脂肪酸如亚油酸、亚麻酸等，人体自身是无法合成的，只能靠从食物中摄取，而这些物质主要存在于植物油中，动物油的含量相对极少。如果准妈妈在怀孕期间缺乏脂肪酸的话，胎宝宝在出生后就容易患上婴儿湿疹。尽管婴儿湿疹在宝宝6个月以后能慢慢减轻直至痊愈，但为了避免其出现，准妈妈还应多吃些植物油为好。

（3）鸡蛋。临近生产的准妈妈最好多吃些鸡蛋，以补充优质蛋白和其他能量，供生产时和生产后消耗，可以有效防止体力透支。

（4）鱼虾。鱼虾中的营养价值及热量都很高，而且不易引致消化不良、反胃胀气等问题。准妈妈在接近生产时有时会由于紧张不安的情绪导致食欲下降，这个时候鱼虾类的食物不失为既能补充营养、又能促进食欲的优质食品。

（5）蜂蜜。中医认为，当准妈妈进入临产阶段后，在饮食调节上应采取利窍滑胎的方法，这对于促进分娩、缩短产程、减少产痛有着积极的作用，特别是对于初产妇或胎儿偏大的产妇。而蜂蜜正有此功效，所以这时候的准妈妈可以多补充一点蜂蜜。

（6）巧克力。准妈妈在临产前要多补充些热量，以保证有足够的力量促使子宫口尽快开大，顺利分娩。巧克力营养丰富，含有大量的优质碳水化合物，每100克巧克力中含有碳水化合物50克左右，脂肪30克左右，蛋白质15克以上，还含有较多的锌、维生素B_2、铁和钙等，而且能在很短时间内被人体消化吸收和利用并产出大量的热能，可供人体消耗。另外，巧克力体积小方便携带，吃起来也香甜可口。因此，准妈妈最好能在临产前适当吃些巧克力，对身体十分有益。

 ## 准妈妈本月应该少吃的食物

（1）黄芪。黄芪具有益气健脾之功，与母鸡炖熟食用，有滋补益气的作用，是气虚者很好的补品，但快要临产的准妈妈应慎食，避免妊娠晚期胎宝宝正常下降的生理规律被干扰而造成难产。

（2）鱼肝油。有些准妈妈在怀孕后为了能让宝宝更聪明健康，便服用鱼肝油来补给营养。但是，若长期服用大剂量的鱼肝油，会引起毛发脱落、皮肤瘙痒、食欲减退、感觉过敏、眼球突出、血中凝血酶原不足和维生素C代谢障碍等。特别是在孕晚期，大量补充鱼肝油可能会为生产带来一定的副作用，所以若之前有补充习惯的话，此时也应停止补充。

（3）木耳。木耳有滋养益胃的作用，但同时也会降低血液的凝固性，易出现皮下紫斑，所以临产前的准妈妈不宜多吃，以防生产时造成出血难止。

（4）钙片。钙质是胎宝宝成长发育必需的营养元素，但这个月胎宝宝已经足月，发育也已经几乎全部完成，若此时继续补充钙质的话会导致血钙浓度过高，容易出现肌肉软弱无力、呕吐和心律失常，使胎宝宝出现牙胚移位，甚至会导致宝宝刚分娩不久就长出牙齿，所以此时不宜再额外补钙。

（5）木瓜。木瓜中含有雌性激素，容易干扰准妈妈体内的激素变化，特别是青木瓜。准妈妈若吃太多木瓜的话，不利于胎宝宝的稳定，还有可能导致流产或是早产。

 ## 孕10月美食推荐

鱼头汤

【原料】鲢鱼头一只，五花肉100克，豆腐250克，鲜香菇、葱、姜、盐、料酒、花生油、小青菜适量。

【做法】

1.鱼头去鳃、残鳞洗净，加盐、料酒腌制20分钟。五花肉洗净切丝；香菇去腿切片；豆腐切片；小青菜洗净；葱姜洗净切末。

2.炒锅烧热，加入少许花生油。

3.油热后，放入葱姜末炒香，下鱼头两面煎至半熟。

4.炒锅烧热，加入少许花生油，油热后，放入五花肉、香菇翻炒，七成熟时加入适量清水，放入小青菜、豆腐、鱼头，大火烧开后，转小火炖至汤白，即成。

【功效】鱼头中含有丰富的钙和优质蛋白，和豆腐中的植物蛋白搭配食用，可以更好地帮助孕妇增加体力。

海带粥

【原料】糯米100克，海带50克，陈皮1片，糖适量。

【做法】

1.糯米淘洗干净；海带泡发，洗去泥沙杂质，切成细丝；陈皮泡软切丝。

2.锅内添适量清水，水开后加入糯米、陈皮丝、海带丝，大火烧开后，转小火，煮至糯米、海带软烂，即成。食用时根据个人口味加糖调味。

【功效】糯米补气养胃，海带中含有大量的矿物质，可促进孕妇食欲，缓解腹胀。

羊肉红枣汤

【原料】新鲜羊肉250克，红枣10枚，葱，姜，盐适量。

【做法】

1.羊肉洗净切块，在开水中焯一下，去除血水。捞出沥干水分，加盐、料酒腌制20分钟。

2.红枣洗净去核，葱姜洗净，葱切段，姜切片。

3.锅内添适量清水，水开后，放入腌制好的羊肉、红枣、葱段、姜片，大火烧开后，转小火，炖至肉烂汤白，加盐调味，即可。

【功效】镇静安神、补铁益血。羊肉性温和，红枣可以补血，临产前经常食用，可以增强孕妇体力，防止产后贫血。

蒸鳗鱼

【原料】鳗鱼500克，葱、姜、盐、淀粉、料酒、酱油、香油适量。

【做法】

1.鳗鱼宰杀后，去内脏，鱼头，鱼尾，洗净，斩段；葱姜洗净切末。

2.鳗鱼段中加入盐、料酒、酱油、葱姜末腌制20分钟，均匀地裹上淀粉。

3.蒸锅中添适量清水，水开后将鳗鱼段，上笼蒸熟取出，淋入少许香油即可食用。

【功效】鳗鱼中富含蛋白质、脂肪及钙、磷等矿物质，是临产妇补充营养，积蓄体力的最佳选择。

清汤鳗鱼丸

【原料】鳗鱼500克，鸡蛋1个，豆苗、葱、姜、料酒、盐、香油适量。

【做法】

1.鳗鱼宰杀后，去内脏、鱼头，鱼尾，洗净，剔去鱼骨，斩成鱼茸；葱姜洗净切末；豆苗洗净备用。

2.鱼茸放入碗中，加入鸡蛋、料酒、葱姜末、盐，搅拌均匀。

3.锅中添适量清水，水开后，将拌好的鱼茸挤成拇指肚大小的丸子，放入锅中，大火烧开，加入豆苗，丸子漂起后，加盐调味，淋入香油，即可食用。

【功效】鳗鱼肉含有丰富的蛋白质、脂肪和钙、磷、铁等矿物质，此款菜肴营养流失少，是孕妇临产期补充营养的佳肴。

豆苗牛肉丸

【原料】豆苗500克，牛肉250克，花生油、大蒜、盐、料酒、糖、香油、淀粉适量。

【做法】

1.牛肉洗净剁馅，加盐、糖、料酒调味，加入淀粉和少许水，搅拌均匀，搓成大小均匀的丸子。豆苗洗净备用；蒜剥皮切末。

2.炒锅烧热，加入少许花生油，放入蒜末炒香，接着下豆苗，快速翻炒，加盐调味，豆苗快熟时，加入适量清水，水开后，放入牛肉丸煮熟，即可食用。

【功效】豆苗中含有多种维生素和钙、磷、铁等矿物质；牛肉中蛋白质含量高，脂肪含量少，临产前，孕妇经常食用可以补充营养、增强体力。

孕10月如何胎教

 ## 音乐胎教：贝多芬《欢乐颂》

十月怀胎渐渐进入了孕十月的阶段，过不了多久准妈妈就可以和自己的宝宝见面了，此时准妈妈的心里一定是充满着欢乐和喜悦的吧。在本周的音乐时光，准妈妈可以和胎宝宝共同来欣赏一首明朗欢快的歌曲——贝多芬的《欢乐颂》，将心中的快乐和幸福表达出来吧。

这部作品创作于1819~1824年年间，算得上是贝多芬音乐创作生涯中非常辉煌的作品。曲子为D大调，4/4拍，表现出了对人类充满关爱，对上帝充满着敬畏的主题，用贝多芬自己的话来说，就是表述"光明与黑暗的搏斗"，歌颂着仁爱、自由的主题。这首变奏曲是人声与交响乐队合作的典范之作，同时更发挥了高超的音乐技巧，显示出了恢宏的气势和庄重的品质。

这是一首节奏欢畅紧凑、旋律优美的曲子，表现的主题也是昂扬向上的欢乐主题，因此准妈妈可以在精神不怎么好，或是被沮丧、灰心等情绪搅扰的时候来听听这首曲子。在听音乐之前，准妈妈可以先看看相关的知识，这样能更好地理解曲中所表达的感情。在听音乐的时候，准妈妈可以选择一个舒适的姿势坐下或躺下，然后细细地倾听，用心去感受那悠扬的旋律和万众欢腾的场面，欣赏多种乐器合奏的动人声音。

需要注意的是，因为这首曲子的节奏是比较快、比较激昂的，准妈妈最好不要在非常兴奋的时候或是晚上睡觉之前听这首曲子，因为这可能会引起情绪过于兴奋、神经紧张、影响睡眠等问题，从而不利于身体健康。同时，准妈妈在听音乐的时候，最好能选择合适的音量，不要太大声，这样才能更好地欣赏音乐，体味其中积极进取的精神。

 ## 音乐胎教：肖邦《雨滴》

为了孕育更健康的胎宝宝，准妈妈在孕期应该进行适量户外活动，比如，在空气清新的时候外出走走，到环境优美的公园散散步，在身体条件允许的时候到郊外游玩一番……除了外出欣赏自然美景、感受自然的声音，准妈妈还可以和胎宝宝分享一些描绘自然音响的音乐。在本周的音乐时光，准妈妈就可以与胎宝宝共同分享肖邦的钢琴前奏曲《雨滴》，感受颇具自然韵味的旋律。

《雨滴》这首曲子创作于1838年，是一首篇幅短小，但形象鲜明、含意深刻的钢琴前奏曲。关于这首曲子的创作，还流传着这样一个故事：

相传在当时，肖邦的肺病恶化，在女友乔治·桑的安排下，不远千里来到了四季如春的地中海马尔岛。刚到这个地方的时候，两人在租房问题上发生了困难，于是女友乔治·桑四处奔走，终于帮两人在一座山殿之中的古老寺院中找到了住所。这座寺庙内的住所非常简陋，下雨天还经常会滴雨，而且因为寺庙地处偏僻，外出买东西十分不便。有一天，乔治·桑上街买东西，恰巧下了大雨，她被困在商店而迟迟不能回来，等在家中的肖邦觉得又寂寞又担心，这时候，他又听到了房间漏雨的声音，滴滴答答，触发了肖邦更深的感慨。于是，肖邦索性从床上爬起来，一气呵成了这首著名的前奏曲。

这首前奏曲表现的主题就是雨滴，形象比较单一，但在表现时却运用了许多细腻的变化，因而有着很强的感染力。准妈妈可以选择在一个下雨天或是雨后的天气，静坐在窗前，边欣赏窗外的雨景，边聆听这首曲子，这样可能会更有感觉。在听的时候，准妈妈可以细细体会曲中的意境：乐曲的开端非常抒情，吟唱般的旋律伴随着"雨滴"声，随着这样的旋律，准妈妈就不禁会沉醉于这自然之音中，感受那朦胧雨中传来的田园牧歌，慢慢地，曲子的旋律开始出现起伏变化，人也会随之而变得有些激动，在这样的变化中，准妈妈仿佛能感受到曲作者对大自然发出的感慨；中间部分中，高低起伏的旋律会将准妈妈带入一个神秘的境界，就像是跟着一群人在庄严的赞歌中缓缓前行；随之，一段抒情性的音乐响起，那隐约可听见的"雨滴"声，显得静谧而美好，准妈妈也可以随着音乐旋律的变化去想象和思考。

 音乐胎教：给胎宝宝唱首儿歌《春天在哪里》

经过这么长时间的孕育，胎宝宝一天天地成长着，不久之后即将出生，准妈妈的幸福时刻也快要来临了。随着胎宝宝的出生，新的篇章即将开启，这就像是万物苏醒的美丽春天，充满着希望和朝气。想想这样的美好情境，准妈妈是不是觉得特别幸福呢？在今天，准妈妈不妨给胎宝宝唱一首充满希望和乐趣的儿歌《春天在哪里》。

《春天在哪里》是一首深受孩子们喜爱的经典儿歌，多年来一直传唱不衰。这首歌曲的词作者为望安，曲作者为潘振声。这首歌曲从小朋友的视角和品味出发，以天真活泼的语气歌唱着春天的美好，表达着心中无比欢快和喜悦的心情，抒发了对自然美景的喜爱和寻找春天的乐趣。

整首歌曲为大调式，在编排组织上，歌曲采用了再现的两段体结构，每个乐段都是由四个4小节乐句构成，结构整齐。

歌曲第一乐段的开端"春天在哪里"既引出了有趣的主题，同时也给人以明朗、亲切的感觉；第二乐句在前句音调的基础上，稍微做了一些变化处理，显得紧凑而又富于变化；而在第四乐句中，节奏又有了明显的变化，乐句不再像前面三乐句那样划分两个乐节，而是全句一气呵成。

歌曲第二乐段的编排基本与第一乐段相似，在同音重复的旋律和活泼的节奏中，乐曲慢慢开始和发展，并以再现的手法既进一步渲染了春天的美好景象，这样的编排加强了歌曲的统一感，同时也朗朗上口，便于儿童记忆。

其实，胎宝宝非常喜欢听准妈妈唱儿歌，这不仅能让宝宝熟悉并记住准妈妈的声音，而且还能充分调动胎宝宝的情绪，有利于脑部发育。在唱歌之前，准妈妈可以稍作准备，可以适当地了解并给胎宝宝讲讲歌曲的一些相关知识，同时，准妈妈最好先保持一个舒适的坐姿，清清嗓子，然后就可以开始歌唱了。在唱的时候，准妈妈最好能富有感情地放声高歌，如果准妈妈的情绪饱满，歌唱富于感染力，这样的刺激作用于胎宝宝，胎宝宝就会受到良好的影响，有利于脑部发育。

音乐胎教：《F小调音乐瞬间》

在这个时期，很多胎宝宝可能已经出生了，看到新生的宝宝，妈妈是否觉得非常高兴呢？你不妨即兴为宝宝编一首歌并唱出来，以此表达自己的喜悦之情。其实在古今中外的音乐史上，一些优秀的作品就是音乐家即兴编写的。为了激发自己的灵感，准妈妈可以在今天来听听舒伯特即兴创作的音乐作品《F小调音乐瞬间》，品味音乐创作的快乐。

《F小调音乐瞬间》是舒伯特创作的6首《音乐瞬间》中的一首，也是流传最广、最受欢迎的一首曲子。这首曲子是1827年舒伯特在格拉茨之旅归来后所创作的，关于这首作品，还流传这一则有趣的故事：

有一天，舒伯特到一位朋友家做客，看见桌上有份乐谱手稿，便随手放在钢琴上视奏。一首曲子弹完，他惊讶地赞叹道："多么优美的乐曲！这是谁写的？"朋友不由得哈哈大笑回答："是你啊！上次你弹奏时，我在一旁记录，作者是你自己，我只是记一下而已。"其实，这首曲子就是舒伯特与朋友欢聚时即兴创作的，到最后他自己忘记，幸好有朋友的帮助，这首曲子才保存并得以流传开来。

《F小调音乐瞬间》是一支活泼风趣的微型舞曲，曲风自然纯朴，旋律优美，曲子主要采用三段式的结构，在两小节简洁的踏步音型过后，明快的旋律轻轻展开，使我们好像看到一群淳朴的年轻人在跳着幽默而风趣的民间舞蹈；在曲子的中段，明快而流畅的曲子继续着，一段力度较强的对比性音乐声中，几位精神抖擞的男子舞者形象仿佛也——呈现于听众的眼前；最后乐曲又回到起始时那风趣而轻巧的音乐风格，在渐渐变弱的音乐声中，那欢快舞蹈着的人们也渐渐散去。

准妈妈可以选择一个舒适的姿势，在窗前坐下，然后细细地品味这首旋律优美而自然的曲子，想象曲中所描绘和表现的情境，感受曲中美妙的意境和快乐气氛。

 ## 运动胎教：助产运动练习3

1.背部运动

具体步骤如下：

（1）将两条腿放松地跪在垫子上。

（2）向前弓腰，双臂下伸，两只手扶地，两条手臂与大腿平行，两条小腿着地。

（3）保持以上的姿势10秒钟。

（4）注意调整好自己的呼吸，同时使身体重心移向两手和两膝。

（5）将头慢慢地低下，让颈部用力地挺直，保持这个姿势10秒。

（6）先深吸气再做呼气动作，然后身体恢复原状，使背部受力。

这组动作能增强腰部和背部肌肉的弹性和韧度，同时也有助于调整呼吸、练习腹部收缩，这对于顺利分娩是很有帮助的。在临近分娩的时候，准妈妈可以多加练习，在练习时，最好能将动作做到位，这样才会取得良好的效果。

2.增强肩臂肌肉力量的运动

具体步骤如下：

（1）准备好柔软的垫子，站立于垫子旁。

（2）盘腿或取舒适姿势坐在地毯上，面向前方。

（3）左手臂屈肘并小臂着地，右手臂向上举起。

（4）上身向左侧弯曲，同时右手臂向右伸展，保持姿势10秒钟。

（5）先深吸气再做呼气动作，身体恢复原状。

这组动作能使准妈妈的肩臂肌肉得到很好的练习，缓解肩部疼痛等症状，同时也能保证身体健康，调理好呼吸，以促进分娩顺利进行。

3.活动骨盆的练习

具体步骤如下：

（1）准备好舒适的垫子，并站在垫子旁。

（2）以舒适姿势侧卧在地毯上，右手臂平放在地毯上并伸直，头枕在臂上。

（3）右腿向前屈膝弓起，左手臂自然地放在胸前，屈肘并手掌着地。

（4）左腿抬起伸直，保持腿部肌肉的张力和弹性，并使骨盆得到活动。

这组动作也是锻炼骨盆的运动，主要能使骨盆变得更灵活而有力，同时也能增强周围肌肉的弹性和韧性，帮助顺利分娩。在进行运动的时候，准妈妈需要注意动作的缓慢、轻柔，强度要适度，而且最好能伴着音乐来做，这样更利于控制节奏。

 运动胎教：促进胎头入盆操

随着孕期的增长，预产期越来越近了，胎宝宝日渐发育成熟，正常情况下，一般的胎宝宝头部也渐渐地进入到骨盆，随着头部的下降，胎宝宝很快就要降生了。可有时候也会有些意外的情况，如准妈妈的骨盆太小、胎宝宝的头部太大等原因，导致胎宝宝的头部在此时还没有进入骨盆。

在临近分娩前，胎宝宝一般会在羊水和胎膜的包围中，以头朝下、臀朝上、全身蜷缩的姿势等待时机。对于初次分娩的准妈妈来说，胎宝宝的头部一般会在孕38周左右进入骨盆，但也有些特殊情况，此时准妈妈能感觉到自己肚子的形状与以前有所不同了，而且肚子摸起来有点硬硬的，并且时常伴有腹部疼痛的现象。胎宝宝的头部及时进入骨盆是保证自然分娩顺利进行的保障，为了帮胎宝宝一把，促进分娩，此时准妈妈可以抓紧时间做一些促进抬头进入骨盆的体操。今天我们就来介绍一些相关的体操。

1.划腿运动

具体步骤如下：

（1）准备好一张椅子，站在椅子旁。

（2）扶椅背，右腿固定，左腿划圈。

（3）持续10秒后还原姿势。

（4）手扶椅背，左腿固定，右腿划圈，坚持10秒。

（5）重复以上的动作5次。

这组运动能使准妈妈的腿部肌肉和腿部关节得到很好的锻炼，增强肌肉的力量和关节的灵活性，同时也能锻炼到骨盆，能帮助胎宝宝顺利进入骨盆。

2.腰部运动

具体步骤如下：

（1）准备好一张椅子，站在椅子旁。

（2）手扶椅背，缓缓吸气，同时手臂用力。

（3）脚尖踮起，腰部挺直，使下腹部紧靠椅背。

（4）慢慢呼气，手臂放松，脚还原。

（5）重复以上的动作。

这组动作主要能锻炼腹部和腰部周围的肌肉，同时对于促进胎宝宝顺利入盆也是有很多帮助的。

3.小马步

具体步骤如下：

（1）准备好一张高度约到腰部的桌子，站在桌子旁。

（2）手扶桌沿，双脚平稳站立，慢慢弯曲膝盖。

（3）骨盆下移，两腿膝盖自然分开直到完全屈曲。

（4）慢慢站起，用脚力往上蹬，直到双腿及骨盆皆竖立为止。

（5）重复以上的动作几次。

这组动作能使腿部、腹部、骨盆及周围的肌肉得到很好的锻炼，帮助胎宝宝进入骨盆，从而促进分娩的顺利进行。但在做这些动作时，准妈妈需要量力而行，掌握好动作的力度，避免受伤。

4.骨盆运动

具体步骤如下：

（1）准备好一张舒适的垫子，站在垫子旁。

（2）身体慢慢向下，双手双膝着地，吸气，弓背。

（3）吐气，抬头，同时上半身尽量往上抬。

（4）重复以上的动作8次。

这组动作看起来很简单但却是非常实用的，对于促进胎宝宝进入骨盆很有帮助，准妈妈可以在平时多加练习，但也应注意不要过于劳累。

5.阴部肌肉运动

具体步骤如下：

（1）准备好一张舒适的垫子，站在垫子旁。

（2）保持仰卧姿势，放松身体。

（3）慢慢收缩阴部肌肉，同时往上收臀部，坚持6秒后放下。

（4）重复以上的动作。

这一组动作能使得准妈妈的腹部和腿部周围的肌肉得到很好的锻炼，能使肌肉收缩更为灵活，这对于顺利分娩和缓解分娩时的疼痛都很有帮助。准妈妈可以在每天睡觉前练习一下这组动作，也可以在平时多做做收缩阴部肌肉和腿部肌肉的练习。

 运动胎教：学习安产呼吸法

在怀孕期间，准妈妈不仅需要通过适量的运动来保持自己的身体健康，最好还能多学习一些呼吸方法，这对于调节紧张、焦虑等不良情绪很有帮助，同时也能增强运动的效果，更重要的是，如果学会正确的呼吸方法，还能帮助缓解孕期出现的一些身体疼痛症状和分娩时的疼痛。相比于其他的一些呼吸方法，安产呼吸法更适合此时的准妈妈，一方面，它能让准妈妈在学习呼吸方法的同时放松心情，同时也能增加准妈妈骨盆底肌肉的弹性，为顺利分娩作准备，更能增强安产运动的效果。在本周，准妈妈可以来学学一些孕期的安产呼吸法。

1.完全式呼吸法

具体步骤如下：

（1）准妈妈先保持良好而舒适的坐姿。

（2）练习长长地吸气，吸气时肚子先鼓起，然后是胸部升起。

（3）练习长长地呼气，呼气时胸部先开释，然后是肚子开释。

（4）调整好呼吸，并重复以上的动作。

这组呼吸方法准妈妈可以在孕期的早上多加练习，它能帮助准妈妈排出体内浊气，保持身体的健康，同时也有助于调节心情，让人变得神清气爽。

2.蒲公英式呼吸法

具体步骤如下：

（1）准妈妈先保持良好而舒适的坐姿，保持身体放松。

（2）用鼻子深深地吸气，保持几秒钟。

（3）嘴巴吐气，就像吹蒲公英一样，直至将吸进的气吐完。

（4）重复以上的动作。

在做这组动作时，最主要的就是保持全身放松，这对于调整呼吸和安产是很重要的。同时，这一呼吸不仅能用于孕期缓解疼痛，也能缓解分娩时的产痛，当宫缩刚开始时，准妈妈可以进行这种呼吸法，当宫缩结束后也可以进行一次，这有利于让肌肉放松。

3.居家坐式呼吸法

具体步骤如下：

（1）先准备好一张舒适的垫子，站在垫子旁。

（2）慢慢坐下，双脚相对而坐，双手放在脚踝处，闭上眼睛。

（3）双手自然握住脚踝，低头，将两肩向背部拉伸。

（4）伸展背部肌肉，抬头，吸气，睁开眼睛。

（5）吐气，回复准备姿势。

（6）重复以上的动作。

通过这组动作的练习，准妈妈的腿部、骨盆底部肌肉能得到强化，这对于顺利分娩是很有帮助的。但在双脚相对而坐时准妈妈一定要量力而行，如果因为身体不便，做不到双脚相对，也可以将两脚交叉放在一起。

4.猫式伸展呼吸法

具体步骤如下：

（1）先准备好一张舒适的垫子，站在垫子旁。

（2）身体慢慢向下，双手双脚触地，身子挺直。

（3）跪正，膝盖略微打开，大腿、手臂与地面垂直，手掌、脚背压向地面，背部自然放松，眼睛看着地面。

（4）吸气，慢慢抬起头和前胸，面部朝前，尾椎向上提升，并让后脑勺尽量靠紧脊椎。调整好自己的呼吸，保持这一姿势几秒，之后回到准备姿势。

（5）一边呼气一边将背弓起来。

（6）吸气，缓慢放低尾椎骨并向上拱起脊柱，将背像猫一样地弓起来。

（7）尽量低头，向肚脐的方向（肚子里宝宝的位置）弯曲。

（8）调整好呼吸，保持这一姿势几秒，然后还原。

（9）重复以上的动作。

这组动作能锻炼准妈妈的脊椎、腰部等部位的肌肉，使脊椎保持灵活而又韧性，有助于解除肩膀、背部疲劳与疼痛，同时还能促进脊椎两旁血液循环，对于在孕期经常感觉腰酸背痛的准妈妈很有帮助。但在进行运动的时候，准妈妈需要掌握好动作的力度，如果身体较硬，可以根据自己的情况降低动作标准，如果感觉身体不适的话，最好能马上停下来。

5.快速地持续哈气

具体步骤如下：

（1）保持良好而舒适的坐姿。

（2）保持身体放松，然后调整好自己的呼吸。

（3）快速地持续哈气。

（4）重复几次。

这一动作的要领就是让肛门放松，避免在宫缩时用力过度。在分娩的过程中一般会用到这一呼吸法，这一呼吸法能帮助准妈妈很好地控制自己用力的时间，避免在不该用力的时候用力，导致撕裂等情况的发生。

生活细节

 如何应对产房里的尴尬

到了分娩的时候，准妈妈在临产时和生产过程中可能会在产房里遭遇到如下的尴尬，应提前做好心理准备，并以平常心来看待这些事，以便更好地配合医生，顺利分娩。

1.你被脱光

在生孩子的时候，你的下身会被脱光，当然如果是顺产的话上衣可以保留，但若剖宫产的话，上下身衣物都会被脱光。私处长时间暴露在外，准妈妈未免会觉得有些难为情。

但是，分娩时如果不脱光衣服的话，医生和助产人员所有的操作都将无从下手，宝宝也就无法顺利娩出。作为妈妈，首先考虑的应该是宝宝的安全，这个时候就要牺牲一下自己了。

在生产时，准妈妈必须要端正心态，不要觉得难为情，更不要认为这样是一种侮辱，这个时候没有必要忸怩羞涩，应该乖乖地听从医生的指引，积极与之配合。

2.你被肛检

在进产房之前，护士会不时就来揉搓你的肛门，这也会让有些准妈妈觉得难为情，并且频率之高也可能让准妈妈有些烦躁。

并不是一有宫缩就需要立即进产房的，只有当宫颈口几乎全开的时候才会被送入产房，其他时间则是要乖乖地留在待产室里安静地等待。分娩前进行的肛检，目的就在于了解宫颈口开的情况，以确定进产房的准确时间。护士们之所以反复肛检，就是为了能够及时准确地了解宫口的情况以及胎儿的位置，以避免错过了进产房的时间，出现不必要的麻烦和危险。

3.你被灌肠

生产之前，医生会把一根管子插在肛门上或是把一种药剂喷在肛门处，迫使你将大便排出来。有些准妈妈会觉得这样的动作让人很尴尬，并且会产生疑惑：如果孕期没有便秘痔疮的话，真的有必要这么做吗？

其实，即使你没有便秘的问题，人体肠道内还是会有宿便堆积的。乙状结肠位于小骨盆腔内左上方，由于肠内有大量粪便堆积，在分娩时往往会影响胎头的顺利下降及内旋转，以致妨碍产程的进展。此外，如果没有灌肠的话，很可能在分娩用力时会把这些排泄物一同挤出来，这样就容易把细菌传给宝宝。

所以，一旦临产就必须要灌肠以清除肠内粪便，减少产道的阻力，保证宝宝的健康。

4.你被插尿管

张开双腿让医生或护士从中插尿管，尽管你也许曾经接受过类似动作的检查，但有些害羞的准妈妈可能还会觉得有些不好意思。

医生之所以要为顺产的准妈妈插尿管，是因为生产过程中，准妈妈的膀胱受到压迫，功能暂时丧失，而又不能及时恢复，无法及时排尿。但是生产后身体里有多余的水分要排出。

如果不插尿管的话，体内无法排出的尿液就会损害妈妈的健康。如果你还觉得难为情的话，就应该想想一切都是为了自己的健康，也就没什么了。

5.你会大小便失禁

即使已经被灌肠，在自然分娩用力的过程中，还有可能会排出少量粪便或是尿液，甚至有时还不止一次，这同样也会让你觉得很不好意思。

因为在分娩时，进行硬膜外麻醉以后肛门附近的括约肌变得麻痹，对粪便的控制力会减弱。在产床上你同样会有肠蠕动，因此排便也是正常的事。

另外，当宝宝的头通过产道时，直肠会变得平滑，里面的内容物也可能会被推出来。不要觉得难为情，因为医生会对这件事很客观，他们会认为这只是人体器官一种正常的运动，是再正常不过的事。

6.你被切外阴

侧切外阴是有些准妈妈很不情愿的事情，并且有时候会伴随着一些担心，如外阴部被切开之后，会不会影响以后的夫妻生活质量呢？或是切开之后会不会很容易发生感染、很难愈合呢？

事实上，当直径约10厘米的胎头娩出时，如果没有助产医生的帮助，保护会阴部，那么肯定会有很多新妈妈的会阴会发生不同程度的撕裂伤。一旦发生了撕裂伤，便会在产后遗留下许多后遗症，问题会更多。

如果能及时作会阴切开术的话，对妈妈和宝宝都有好处，并且产后注意卫生的话，一般不会出现感染等后遗症。

另外，产前和产后恢复期通过一些专门的锻炼，同样可以恢复未生产前的弹性，不会影响到今后的夫妻生活，所以准妈妈大可放心。

 ## 何时到医院待产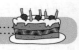

正常情况下，当出现以下临产症状时，准妈妈就要准备去医院待产了：

（1）宫缩：宫缩一开始往往是不规则的假性宫缩，这时候还没有必要入院；等到当它发生得越来越规则、越来越频繁时，就说明离分娩不远了。

如果发现宫缩开始变得频繁剧烈而有规律，大约每5分钟左右发作一次，且子宫感到一阵阵发硬、疼痛或腰酸时，就应该去医院了。

（2）见红：当发现有出血时，需要马上到医院检查，尤其是出血量较大时。

（3）破水：由于羊水流出时可能脐带会随之脱出，脐带绕颈可导致胎儿死亡，所以一旦破水，无论是否有宫缩都要及时去医院。并且，在前往医院的在路上，准妈妈应采取平卧的姿势。

如果准妈妈属于如下人群，应在孕晚期按照医生建议提前入院待产：

（1）有妊娠并发症者。

（2）患有内科疾病如心脏病、肺结核、高血压等。

（3）重度贫血者。

（4）中、重度妊高征，或突然出现头痛、眼花、恶心呕吐、胸闷或抽搐者。

（5）胎位不正，如臀位、横位者。

（6）多胎妊娠者。

（7）经医生检查确定骨盆及软产道有明显异常者。

（8）经产妇有急产史者。

（9）有前置胎盘、过期妊娠者。

另外，到了孕晚期应提早准备好待产包，把入院必须带的物品确定已经全部放在包里，特别是住院必需的证件，并把放置包的位置告诉家人，提前安排好家里的事情，确认到医院的最佳路线。

此外，应确保随时都有家人陪在身边，一旦有了动静，可以保证有人陪同的情况下立即行动去医院。

 ## 准爸爸要做的心理准备

对于准爸爸来说，分娩对他们没有身体上的疼痛，但在心理上也同样是个煎熬，一方面看着妻子在承受痛苦却无从分担，另一方面也会担心妻子和宝宝的生命安危。如果说准妈妈要做的心理准备主要是应对疼痛和分娩时可能出现的尴尬场面，那么准爸爸要做的心理准备应该更全面一些。

首先，准爸爸要做好角色转换的心理准备。虽然在妻子怀孕期间你已经可以说是一名父亲了，但从这个时候开始到今后的几十年，你将会成为一名真正的父亲。对于月子里的妻子和刚刚出生的宝宝，你有没有做好全身心照料的准备呢？对于宝宝的成长、教育等今后不断要面对的问题，你有没有一个长远的规划呢？要知道，从现在开始，你身上肩负的责任会更多了。

其次，你要勇敢面对妻子将要承受的痛苦，当妻子还在待产室时，要尽可能地陪在她的身边，悉心照顾她，不时帮她喂水、按摩等等，和她说说话，以分散她的注意力，这些都能够稍稍缓解她的痛感。当然，就算你心里同样紧张，但在整个生产过程中、面对你妻子时，你也一定要保持轻松冷静的状态。因为如果当她疼痛的时候，你显得比她还要痛苦害怕，那就真的是帮倒忙了。另外，你也不要认为妻子的产痛不可能转移到你的身上，你就真的一点帮不上忙，只要做到了上述的这些，实际上你就已经在很大程度上帮她了。

再有，你有必要提前了解整个生产过程和可能出现的意外问题，一旦意外真的发生的话，一定不能慌张无措，更不能对医生护士横加指责甚至大声喊叫辱骂，此时最好的做法是保持镇定冷静的情绪，多多安抚周围紧张的家人。如果有些事情需要你签字决定的话，一定要果断行事，切不可犹豫拖延，以免耽误产房里产妇和宝宝的救治。

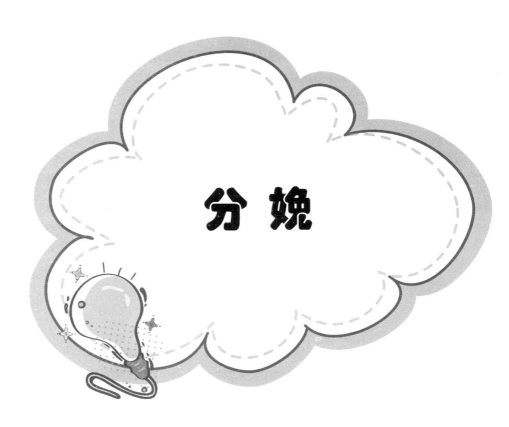

分娩

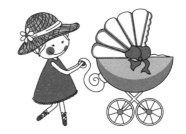

制订分娩计划

分娩计划不仅能清楚反映产妇对分娩的期望，还能提醒医务人员注意孕妇的需求，以便双方交流。分娩计划不需要太详细，因为分娩过程不一定按孕妇所期望的进行。制订分娩计划是要与丈夫和分娩医生充分沟通，并考虑多种情况下的后备计划，在情况有变时也能从容地拿出第二套分娩方案。

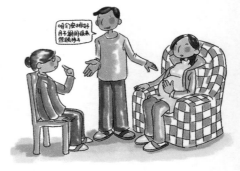

分娩计划应该包括以下内容：

（1）分娩陪伴者：希望谁整个分娩过程

制订产后计划

中陪伴你。

（2）分娩姿势：希望采取哪种姿势完成分娩。

（3）分娩方式：希望采取哪种方式，是自然分娩，还是无痛分娩或者水中分娩。

（4）麻醉方式：希望采用哪种麻醉方式。

（5）检测：希望胎儿在分娩时接受哪种检测。

（6）分娩辅助工具：是否需要辅助分娩，更多地取决于孕妇的分娩进程和胎儿的位置。

（7）胎盘娩出：胎儿娩出后，通过何种方式娩出胎盘，是自然娩出，还是借助药物加速娩出。

分娩的征兆

1.临近分娩的征兆

（1）胎动减少。此时胎头已经入盆，位置固定，胎儿撑满子宫，子宫中没有多余的活动空间，再加上宫缩使胎儿活动不便，因此胎动减少。

（2）子宫底下降。孕妇会感到上腹部轻松，呼吸顺畅，一些不适症状减轻。

（3）大小便增多。胎儿下降到骨盆，压迫膀胱，使膀胱容量减小，排尿次数增多。分娩激素作用于肠道，可能会增加排便次数，这时排空肠道，便于胎儿通过狭窄的产道。

（4）假性宫缩。间隔时间有时几小时，有时十几分钟，没有什么规律，和真正的产前宫缩有很大的区别，是临近分娩的重要症状之一。

（5）腰腿酸痛。胎儿头部压迫到骨盆内的神经，造成腰腿酸痛，行动不便。

（6）阴道分泌物增多。怀孕期间黏稠的分泌物会累积在子宫颈口，由于子宫颈闭合，再加上这些分泌物比较黏稠，因此流出的分泌物并不多。而临产时，子宫颈口张开，分泌物就会大量流出来。这些分泌物呈白色黏稠状，为防止细菌滋生，要勤换内裤，清洗外阴。

2.即将分娩的征兆

（1）有规律的宫缩，是临产的标志。子宫收缩后，子宫肌纤维都不会恢复到原来的长度，这样就使子宫体积越来越小，迫使胎儿娩出。最初可能10~15分钟一次，每次持续几十分钟。随着产程推进，宫缩间隔和持续时间会变短，而且收缩的强度会变大。两次宫缩之间的间隔为5~6分钟，持续时间为30秒左右。分娩过程中，宫缩间隔和持续的时间还会越来越短。这个时候，如果你还没有住院，最好带着准备好的东西赶紧去医院，以保证安全。

（2）阵痛。子宫收缩伴随着阵痛，和宫缩一样，开始时间隔时间长，随后会越来越频繁。出现每10分钟1次规则的疼痛时，分娩就要开始了。

（3）见红。阴道流出带有血色的黏液，一般情况下，大多数孕妇会在见红后24小时之内分娩。

（4）破水。随着子宫有力的收缩，胎儿下降，引起胎膜破裂，羊水流出，这表示胎儿很快就要出生了。羊水和小便是有区别的，羊水外流无法控制，味道微甜，呈透明或乳白色，其中还有少量的红血或絮状物。

每个孕妇在分娩前并不一定会出现上述全部征兆，而且出现的程度也存在一定的差异。如果出现上述一两种征兆，不要惊慌失措，要保持冷静，只要实现做好了充分的准备，一切都会非常顺利的。

3.预产期误差

统计数据表明，恰好在预产期当天分娩的孕妇只占5%，很多准妈妈在预产期没到就已经分娩或预产期已过还没有分娩。其实只要分娩时间与预产期前后差距不超过2周，都是正常的。预产期是由通过综合身体各项指标推算而出的，产生误差不可避免。

理论上认为，从精卵成功结合到胎儿发育成熟需要39周的时间，考虑到个体差异的存在，一般在怀孕37~41周之间出生的宝宝都是正常的，都不会对宝宝产生什么不利影响。通常情况下，体质好、平时不爱活动的准妈妈多会在预产期后分娩；而那些体质弱或经常从事体力活动的准妈妈则常在预产期之前分娩。

应该引起我们高度重视的是过期妊娠，宝宝在体内过度发育，如果还没有临产迹象，对宝宝非常不利。出现这种情况的时候，不能再盲目等待自然分娩，要在医生帮助下，果断采取措施终止妊娠，确保母婴平安。

 ## 决定分娩的因素

决定分娩的因素有三个，分别是产力、产道和胎儿。这三个因素既相互联系，相互作用，又都具有自己的特性，只有三者巧妙配合，再加上产妇良好的精神状态，分娩才能顺利进行。

1.产力

产力是指分娩时的力量，即将胎儿及其附属物，如羊水、胎盘等，从子宫中排出的力量。包括子宫收缩力、腹压和肛提肌收缩力。

（1）子宫收缩力。是促进分娩的主要力量。宫缩能使子宫容积变小，宫颈口张开，胎先露部位下降，帮助胎儿、胎盘娩出。宫缩从临产阶段一直持续到胎盘娩出。

分娩时的宫缩具有规律性，这是它与怀孕晚期经常发生的假性宫缩最大的区别之处。每次宫缩都是由弱渐强，并持续一段时间，然后再由强转弱，直到消失。间歇一段时间，重复发生。宫缩时，子宫、胎盘中血管受到压迫，胎儿供血会受到一定干扰，宫缩间歇，子宫肌肉放松，血管受到的压迫解除，胎儿供血恢复正常。随着产程推进，宫缩频率越来越大，持续时间越来越长，宫缩强度越来越强，伴随的阵痛也会加强。

分娩时的宫缩具有对称性和极性，也就是宫缩产生的力是左右对称的，在向下传送的过程中，均匀协调施加在整个子宫上，使子宫呈现对称性收缩。宫缩时，子宫底部受力最强最持久，宫颈口处受力最弱，这也便于底部以强大的力量将胎儿推出子宫，而宫颈口受力较弱，可以张开便于胎儿出来，这就是子宫收缩的极性。

分娩时的宫缩具有缩复作用，子宫收缩时，子宫平滑肌的纤维随之缩短，宫缩间歇，肌肉放松，但肌纤维并不能完全恢复到原来的长度。经过多次宫缩，子宫肌纤维就越来越短，这就是宫缩的缩复作用。缩复作用使子宫越收越小，宫腔

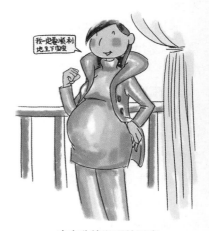

决定分娩顺利的因素

容积逐渐缩小，被迫将胎儿挤出子宫。

（2）腹压。产妇向下用力，使腹壁肌肉和横膈膜收缩，增加腹腔压力，把胎儿推向骨盆出口，配合子宫收缩，促进分娩。一般情况下，孕妇都要靠宫缩和腹压共同作用才能顺利完成分娩，尤其是在分娩后期，灵活运用腹压，会使胎盘的娩出更加顺利。

（3）肛提肌收缩力。胎头娩出后，通过提肛，使肛提肌收缩，可以协助胎头在骨盆内旋转，帮助胎儿调节姿势，找出更容易的方式娩出肩膀；胎儿娩出后，也有助于胎盘娩出。

2.产道

产道是分娩时胎儿经过的通道，包括骨产道与软产道两部分。

（1）骨产道。通常指骨盆，它是产道的重要组成部分。骨产道的大小、形状与胎儿能否顺利娩出关系密切。骨盆由数块骨头组成，入口和出口的形状、大小都不一样。如果分娩前骨盆大小、形态与胎儿不相称，都会造成胎儿下降受阻，影响分娩的进展。因此，在怀孕期间要进行适当的骨盆训练，产前检查也要测量胎儿——骨盆指数，以保证分娩顺利进行。

（2）软产道。软产道包括子宫下段、宫颈、阴道及骨盆底软组织，是一个圆筒形弯曲通道。子宫下段是由子宫峡部形成，怀孕后子宫峡部被拉长，并逐渐成为子宫的一部分；怀孕晚期，拉长的子宫峡部继续伸长，分娩前，它已经拉长为产道的一部分了。分娩前，孕妇宫颈闭合，分娩时，宫颈口逐渐扩张，直至完全打开，可达10厘米左右，保证胎儿头部能够顺利通过。临近分娩，激素促使阴道及骨盆底软组织变得柔软有弹性，可以保证胎儿顺利通过。

3.胎儿

胎儿能否顺利分娩，还取决于胎儿的大小、胎位及胎儿有无畸形。

（1）胎儿的大小。一般情况下，如果胎头能够顺利通过产道，胎儿的其他部位也能顺利娩出。分娩时，胎儿头骨之间的间隙会受压和闭合，使头部相应缩小，得以顺利娩出。如果胎儿过大，胎头周径可能也会比一般胎儿大，而且颅骨也会相对较硬，不易发生变形，这些因素都会影响分娩。

（2）胎位。头位是最佳分娩胎位，因为胎头是胎儿身体最大的部分，头部娩出之后，身体的其他部位再娩出时就比较顺利了；臀位时，臀部和肢体先娩出，阴道没有机会充分扩张，胎头娩出就会出现困难；横位时，胎儿身体与母体垂直，如果不扭转胎位，不可能通过阴道娩出，对产妇和胎儿的威胁都很大。

（3）胎儿畸形。如果胎儿在发育过程中出现脑积水、胎体过大、畸胎等，都有可能影响胎儿通过产道，对产妇和胎儿造成危险。因此，孕妇在分娩前一定要做好产前检查，避免危险情况的出现。

另外，产妇的心理状态对分娩也起着至关重要的作用。如果孕妇分娩前过于紧张、焦虑、恐惧，会出现心率加快、呼吸急促、宫缩乏力等症状，可能会导致产程延长，危及胎儿的生命。产妇应该以乐观、平和的心情迎接分娩，同时在分娩过程中合理运用各种分娩技巧，不仅会缩短分娩的时间，对产妇和胎儿来说也更加安全。

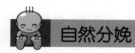 ## 自然分娩

1.自然分娩的优缺点

（1）自然分娩的优点。自然分娩时，胎儿受到产力和产道的挤压，身体发生了一系列变化，尤其是适应机能方面更是有了很大提高。胎头经过挤压会出现轻微的变形、充血，血液中二氧化碳含量上升，使胎儿暂时处于缺氧状态，因此呼吸中枢兴奋性增高；胎儿胸腔受到宫缩及产道挤压，可以帮助排除吸入呼吸道中的羊水、胎粪等异物；同时，通过产道时胎儿血液中的肾上腺皮质素、促肾上腺激素和生长激素水平都会提高，这可以使胎儿更好地适应外界环境。以上因素可以促进新生儿迅速开始独立呼吸。此外，自然分娩对母体伤害小，母体恢复比较快。一般产后可以立即进食，观察24小时后就可出院，产后并发症少。

（2）自然分娩的缺点。自然分娩的产程不受控制，因此可能比其他分娩方式需要的时间长。

自然分娩过程中，可能会损伤阴道，尤其是会阴肌肉，甚至会引发感染。

自然分娩有可能会因子宫收缩不好引发大出血。如果无法止血，可能需要剖腹处理，严重者甚至可能要切除子宫。

自然分娩的产妇，产后易感染产褥热，尤其是胎膜早破或产程较长的孕妇。

自然分娩过程中可能会出现难产或产妇产力不足的情况，需要用产钳或真空吸引器助产，这样可能会造成胎头受伤及产道出口损伤。

巨大儿仍采用自然分娩，容易造成难产，或导致新生儿损伤。

如果发生难产，产程延长，胎儿会在羊水中排出胎便，导致新生儿吸入性肺炎。

自然分娩时，无法避免脐带绕颈或打结的意外发生。

2.会阴侧切

会阴指阴道口与肛门之间的软组织，一般为2~3厘米长。在自然分娩过程中，如果孕妇具备下列情况中的任何一种，医生一般都会建议孕妇实施会阴侧切术，扩大婴儿出生的通道：

（1）由各种原因所致的头盆不称，并以引发胎儿宫内窘迫。

（2）会阴弹性过差，如果不切开，会影响胎儿娩出，并造成会阴严重撕裂。

（3）经产妇曾作会阴侧切手术，术后缝合或修补后瘢痕大，影响了会阴扩展。

（4）产妇患有严重的心肺疾病，长时间腹压过大容易带来危险，需要快速结束分娩。

（5）需要使用产钳和吸引器助产。

（6）胎位不正。

（7）早产、胎儿宫内发育迟缓或胎儿宫内窘迫需要缩短产程。

会阴侧切让很多产妇心怀恐惧，其实会阴侧切手术是一种常见的产科手术。随着人们生活水平的提高，孕妇怀孕期间营养充足，运动不足，致使胎儿个头大、体重重，给自然分娩带来一定的困难。这时，会阴侧切可以防止产妇会阴严重撕裂、保护盆底肌肉。而且会阴侧切对胎儿也有好处，胎儿在娩出时，会阴是产道的最后一关。但是会阴扩张到胎头可以顺利通过需要一定的时间，侧切则可以达到快速扩张会阴，加快胎儿出生，避免胎儿在产道内时间过长造成缺氧。

会阴侧切时会使用少量的麻醉，产妇不会产生疼痛的感觉。待胎儿娩出后缝合，5天后即可愈合。

 有关分娩疼痛的问题

1.分娩疼痛的原因

分娩时的疼痛，让很多想做妈妈的人打了退堂鼓。很多孕妇在分娩时宁愿采取剖腹产挨上一刀（当然是注射过麻醉药的情况下），也不想忍受自然分娩的疼痛。对分娩时疼痛的恐惧，导致了目前的剖腹产率不断上升，改变了人类繁衍的自然方式，给妈妈和宝宝都带来了很多不良影响。

要把像篮球一样大小的胎儿从窄窄的子宫颈口推出来，子宫颈口是需要很多推挤和拉扯的准备工作，才能完成这项艰巨的任务。而由此产生的肌肉收缩、肌纤维伸展就会通过疼痛来告知身体，帮助完成扩张宫颈口的工作。造成疼痛的真正原因并不是我们通常认为的子宫收缩，而是胎儿通过狭窄的宫颈、产道时周围组织被牵拉而造成的。分娩过程中，子宫收缩是为了把宫颈肌肉往两边拉开，使宫颈口扩张，好让出一条通道让胎儿顺利通过。骨盆肌肉和韧带处的神经末梢接收器接受到这种压力和疼痛，由此使你感到全身疼痛。

肌肉在过于疲劳、紧张和受到过度拉扯的情况下也会产生疼痛。因此，孕妇在分娩前要认真学习分娩时身体肌肉是如何运作完成分娩的，这样可以通过缓解肌肉疲劳，放松肌肉来减轻疼痛。

目前还没有科学依据可以说明分娩中的疼痛对分娩有什么作用，但任何事物的存在都有一定的合理性，我们确信疼痛对分娩是有帮助的。如果疼痛能够忍受，就表示子宫及产道都各尽其职，充分地扩张，帮助胎儿顺利娩出。但是，在分娩过程中，如果疼痛无法忍受就是不正常的。因为这种情况下，可能是肌肉没有正确地发挥应有的作用，或者是聪明的身体在提示你出现了某些异常状况。比如背部疼痛厉害，可能是提示你需要改变姿势了。正确理解疼痛并加以适当地处理，会对分娩有很大帮助。

2.疼痛是如何被感知的

为了能够更好地缓解分娩时的疼痛，孕妇在了解了疼痛是怎样产生的之后，还应该了解神经是怎样感觉到疼痛的，身体又是怎样处理疼痛的。分娩前最典型的疼痛就是宫缩引发的阵痛，就是从宫缩拉扯子宫肌肉、骨盆底肌肉组织，疼痛不断增强，一直到几乎不能忍受。通过分析阵痛来理解疼痛的发生，可以有助于孕妇更好地缓解疼痛。

子宫收缩时，骨盆组织就会受到拉扯，组织中的神经末梢上布满了感受器，这时就会受到刺激，并迅速发出信号，通过神经传达到脊髓；脊髓就像一个过滤器，决定将哪些信号忽略掉，哪些传递给大脑，传到大脑的信号就被当成了疼痛。因此，我们知道了，影响疼痛产生的地方有3处，分别是疼痛发生的地方、脊髓和大脑感知疼痛的区域。孕妇可以在这3处采取措施干预，从而起到控制疼痛的作用。

你可以通过缓解肌肉疲劳和紧张，采用正确的分娩姿势，让疼痛的发生率与程度降到最低。适当的刺激脊髓，可以产生更多的刺激，脊髓可能会忽略掉关于疼痛的刺激。采用止痛药物，可以使大脑感知疼痛的区域暂时麻痹，对疼痛的感知也不那么敏感了。这3种途径，三管齐下，可以有效缓解分娩疼痛。

另外，产妇还可以通过分散注意力来填满大脑用来感知疼痛的区域，达到阻止接受疼痛信号的效果。但是这种方法对大部分产妇都不太有效，因为阵痛来临时，你的注意力只可能集中在疼痛上，根本顾不得去想其他事情来起到分散注意力的作用。而且如果产妇将注意力过度地集中于其他事情，反而会造成肌肉和心理紧张，不但不会减轻阵痛反而会使疼痛加剧。其实最好的办法还是让身体自己做主，身体会告诉你什么时候该怎么样，这样反而会更容易放松肌肉，减轻疼痛。

3.如何处理疼痛

由于是孕妇切实地感受疼痛，因此处理分娩疼痛的责任也主要由孕妇来承担，医务人员只能为你提供建议。因此，孕妇在分娩之前都应该准备一套适合自己缓解疼痛的方法，虽然你不能完全控制分娩时发生的一切，你所做的准备可能会派不上多大用场，但是总的说来，你准备得越充分，顺利分娩信心也越强，分娩过程对疼痛的处理也更从容。下面介绍一下如何帮助自己建立处理疼痛的方法：

首先要忘掉恐惧。对疼痛的恐惧，会使疼痛在原有的基础上加重数倍。正常情况下，子宫在激素系统、循环系统和神经系统的帮助下正常运作，而这时疼痛是正常的，可以忍受的。但是，如果产妇对疼痛过度恐惧，可能会扰乱这些系统的运作，使产程延长、疼痛增加。面对疼痛要保持积极心态，害怕和焦虑对缓解疼痛没有丝毫帮助。孕妇可进行自我心理暗示，反复提醒自己，"一定可以忍受，顺利生产""疼痛是宝宝告诉我，他要降生了，我也要努力"等。在分娩前，要说服自己正视分娩疼痛，不要因为恐惧而回避这个问题，可以与家人或专业人员讨论关于分娩的事情，对各种可能遇到的问题事先了解，做好充分的心理准备，同时找出相应的解决方法。不要把分娩当作一件严重的事情来考虑，要把分娩当作一件普通的事，这样做可以缓解对疼痛的过分关注，当然疼痛来临时还是会感觉到痛的，但是孕妇已经预先做好心理准备了，这种疼痛就会变得可以忍受了。

学习关于分娩的知识。人的恐惧大多来源于无知与猜度。每位孕妇都不可避免地要经历从宫缩到胎儿娩出的疼痛，如果对分娩过程有充分认识，孕妇就会知道什么时候开始疼、什么时候疼痛比较厉害、什么时候疼痛结束等等，这样的知识储备，可以让孕妇时刻走在疼痛发生前，对疼痛的发生以及程度都了如指掌，这样就会增强信心，从而也不觉得那么痛了。孕妇产前还应该多去熟悉产房环境，多与分娩医生交流，确定最适合自己的分娩方式，做好分娩应该做的准备。

找一位专业的分娩助理，在整个分娩过程中陪伴你，提示你即将到来的感觉，并为你提供一些必要的建议，需要做决定时还可以为你提供专业的帮助，这实际上就是目前国际妇产科学界倡导的"导乐分娩"。

忘掉不愉快的分娩信息。可能有些孕妇以前有过痛苦分娩经历，或是受到对疼痛过于恐惧的其他产妇的影响，都会使孕妇精神紧张，加重宫缩引发的阵痛。因此，在分娩之前一定要将这些不良信息抛到脑后，否则这将会严重影响分娩进程。如果有必要，你可以请心理咨询师辅导一下。

4.理性看待分娩疼痛

通过调查发现，经产妇与初产妇对待分娩疼痛的看法大不相同。新手妈妈无法想象分娩时的疼痛是怎样的一种疼痛，她们往往认为，这种疼痛将会是自己一生中所经历的最可怕的疼痛，因此走进产房时，她们都满怀无法抑制的恐惧。而那些有经验且多次分娩的妈妈，并不认为分娩疼痛会是一生中最不可忍受的疼痛，只是认为这种疼痛与其他疼痛来得不一样罢了。由于她们已经经历过分娩，知道这种疼痛与其他疼痛的不同之处，所以她们在分娩时感受到的疼痛要轻一些。

如果你是第一次分娩，你可以想象一下曾经经历过的最不能忍受的疼痛，比如偏头痛突然发作，一痛就是好几天，不管怎样都无法止痛。你被疼痛折磨得筋疲力尽，觉得只要能不痛，让你做什么你都愿意。但分娩疼痛是这样的一种疼痛：首先你已经知道肯定会痛，所不知道的只是怎么痛法以及痛起来是什么感觉；分娩痛不像偏头痛那样持续，而是一种阵痛，疼痛之间的间歇比疼痛持续的时间要长得多，至少阵痛前期是这样的，你完全可以在下次阵痛来临前缓过劲儿来；阵痛是可以预知的，你知道在一段时间之后又会有一轮新的阵痛，而且会比这次稍微痛一点儿；分娩疼痛不是一下子痛到无法忍受，而是慢慢加剧的，所以你有时间适应这种感觉，并且学着应对它；你知道阵痛何时结束，而且只要阵痛结束，分娩完成，你就会见到可爱的宝宝了。

如果你能理性地看待分娩中的疼痛，你就知道疼痛不是那么可怕，而且是可以控制的，这样你就会信心百倍地走进产房，顺利完成分娩。

 ## 无痛分娩

通常所说的"无痛分娩"，是使用各种方法使自然分娩时的疼痛减轻甚至消失，在医学上叫作"分娩镇痛"。目前通常使用的分娩镇痛方法不外乎两种：一种是药物镇痛，即通过麻醉药或止痛药来达到镇痛的目的，这也是一般人所理解的无痛分娩；另一种是非药物镇痛，这种方法没有药物干预，主要是通过产前训练增强肌肉弹性、练习宫缩时正确的呼吸方法，或使用穴位按摩或针灸来减轻疼痛。下面介绍几种常用的无痛分娩方法：

1.精神无痛分娩法

通过分娩课程的学习，提高对分娩的认识。孕8月左右，准妈妈可以选择分娩课程，听专业医生讲解分娩过程及如何正确对待分娩疼痛，认真学习有关分娩的知识，理解分娩过程中的阵痛是一种正常的生理现象，并不像想象中那么恐怖，这种疼痛可以通过各种方法控制和缓解。只有充分掌握分娩知识，孕妇才会增强自然分娩的信心，消除对疼痛的恐惧。孕妇的大脑皮质功能稳定，宫缩也会变得强而有力，可以促进产程进展。这样孕妇在分娩过程中对子宫收缩带来的阵痛、胎儿对产道压迫产生的疼痛就不那么敏感了。另外，亲人尤其是丈夫的陪伴和精神支持，会帮助孕妇减轻分娩时的心理压力，心情放松对缓解分娩疼痛和促进产程进展都是很有帮助的。

消除焦虑和恐惧心理。焦虑或恐惧会使产妇的疼痛敏感度增加。产妇要克服恐惧心理，增强顺利分娩的信心，可以增强对分娩疼痛的忍耐力。

分散注意力。产妇看电视或听音乐，分散自己的注意力，来缓解疼痛；在宫缩过强过频时，准爸爸可以让产妇想象宝宝的模样，想象一家三口在一起的美好生活以分散其注意力。

2.按摩与针灸

孕妇可以通过按摩缓解分娩过程中出现的阵痛，阵痛出现时，可以用手以顺时针方向按摩腹部，也可以用手掌从腹中线向两侧平推，以缓和子宫收缩的感觉。或是用手掌和拇指按压腰骶部酸胀处。当宫口打开5~6厘米之后，子宫收缩逐渐增强，这时可以用拇指或其余四指，按压腰内侧。还可将拳头放在腰下，按摩并缓和腰部沉重感，但时间不可过长。

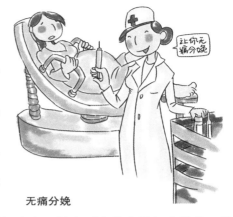

无痛分娩

必要时还可以考虑中医针灸麻醉的方法缓解疼痛。针灸不会伤害孕妇和胎儿，取穴也非常简单，通常取合谷、内关两处穴位针灸镇痛。如果连接针麻仪，镇痛效果更明显。

孕妇在阵痛间隙，可以从仰卧位转为侧卧位，并在两腿间垫上一两个枕头，有利于放松肌肉。

3.呼吸镇痛

在分娩的不同阶段，采用正确的呼吸方法可以有效减轻疼痛。分娩刚开始时，孕妇可以采用胸式呼吸，深吸气，慢吐气，以减轻宫缩时的疼痛；宫缩开始和结束时，用鼻子深吸气，用嘴吐气，宫缩间歇时恢复正常的呼吸方法。在子宫颈口全开后，遵从医务人员的指示，深吸气后憋气，这种呼吸方法有助于积攒力量，有效减少分娩时的疲劳和疼痛；胎头娩出后，呼气、吸气都要变得短促，不要憋气用力，通过呼吸放松肌肉，减轻痛苦。

腹式深呼吸具有稳定情绪的作用，分娩时采取这种呼吸方式可以减轻宫缩引发的强烈阵痛，为胎儿提供充足的氧气，帮助放松产道周围的肌肉，促进宫颈口扩张。一般来说，分娩刚开始时产妇容易焦躁不安，这时采取腹式深呼吸是很必要的。

腹式深呼吸的方法。如果产妇是仰卧姿势，两腿张开，膝盖稍微弯曲；十指伸开，拇指张开，其余四指并拢，轻放在下腹部上，拇指尖和食指尖围成三角形。两手拇指位于肚脐正下方。深吸气时，下腹部鼓起；吐气时，恢复原状。如果孕妇是侧卧姿势，两膝弯曲，靠近床的手肘弯曲，手掌放在头侧。另一只手臂，轻轻揽住下腹部。深呼吸的方法与仰卧时情形相同。

我们平时的呼吸方式是胸式呼吸，刚开始进行腹式呼吸容易感到疲劳，因此要反复练习，才可以逐渐适应。因此分娩时的腹式呼吸法要在怀孕中期就开始练习，练习的最佳结果是腹式呼吸持续30分钟感觉不到疲倦。练习腹式呼吸时，胎动可能会比较活跃，这是正常现象，不必担心。刚开始使用腹式深呼吸时不要要求过高，只要吸气时能使腹部膨胀就行。当腹部膨胀到最大限度，慢慢吐气。反复吸气—吐气，多练习几次，慢慢适应后，只要一吸气，腹部就会自然鼓起。

4.笑气镇痛

笑气即一氧化二氮，具有轻微的麻醉效用，是一种吸入式麻醉剂。孕妇分娩时，将笑气与氧气按一定比例混合，吸入后可以帮助减轻疼痛。这种气体对呼吸、循环没有明显的抑制作用，对子宫和胎儿也没有不良影响。而且产妇吸入的笑气中混合有一定比例的氧气，可以提高产妇血液中血红蛋白的携氧量，还可以缩短产程。

在吸入后几十秒钟，笑气就会产生镇痛作用，停止吸入后数分钟麻醉作用消失。这种镇痛方式易于掌握，可以在疼痛来临时，有医护人员协助吸入笑气，达到立即镇痛的效果。笑气发挥镇痛作用时，不会让吸入者神志不清，可以使产妇在分娩时保持清醒的状态，配合医生完成分娩。如果希望在水中分娩，笑气也同样适用。但是在临床上，笑气的止痛效果并不是很好，可能会出现镇痛不全的情况，而且还可能会使产妇产生不适感。

5.麻醉止痛药

麻醉药虽然能帮助产妇减轻疼痛，但是可能会损害人的心智，并对胎儿造成一定的危害。使用麻醉药可以实现全身麻醉、局部麻醉和区域麻醉。全身麻醉，产妇的意识会完全丧失。它可以在急产时快速生效，但是会导致产妇呕吐，或将呕吐物或胃酸吸入肺中，而且由于剂量过大，胎儿娩出时，也往往处于被麻醉状态。局部麻醉只涉及很小的范围，而且产妇的意识是清醒的，有利于其参与分娩，而且对胎儿的影响也很小，也比较有利于会阴侧切术后的缝合。区域麻醉比局部麻醉的范围大一些。麻醉药的作用因人而异，有些产妇注射麻醉药20分钟以后就感觉疼痛减轻了不少，有些却认为没有什么效果。

（1）麻醉药对胎儿的影响。怀孕期间，孕妇服用任何药物都会直接或间接影响胎儿。几乎所有的麻醉药和止痛药都是通过抑制中枢神经系统兴奋性起止痛作用的。产妇注射麻醉药30秒内，母亲血液中的麻醉药会以70%的浓度进入胎儿的循环系统，直接作用于胎儿的呼吸循环中枢，或作用于母体呼吸循环中枢而间接影响胎儿。过量的麻醉药抑制产妇呼吸，会影响胎儿的氧气供应和代谢废物的排出，直接威胁胎儿生命安全。另外，麻醉药的药效在胎儿出生后很长一段时间还会继续在胎儿体内发挥作用。

（2）合理使用麻醉药。如果分娩时必须要使用麻醉药，孕妇最好在分娩前熟悉各种麻醉药药效及药理，参考医生意见，选择对你和胎儿伤害最小、止痛效果又好的麻醉药。使用麻醉药时还要注意以下两个问题，一是把握好用药时间。如果麻醉药使用过早，比如宫缩开始前使用，会影响宫缩的强度，减缓产程进展；如果使用过晚，比如在宫口大开、胎头露出时使用，又会导致胎儿呼吸困难。正确的用药时间是，分娩活跃期或你实在无法忍受疼痛的时候。二是注射麻醉药的正确方式。注射分为静脉注射和肌肉注射。静脉注射起效快，麻醉药注入5~10分钟后，产妇就会觉得疼痛减轻了，药效可以持续1个小时左右；肌肉注射起效慢，注射后1个小时以后才会起作用，但是药效长，可以持续3~4个小时。医生一般都会使用静脉注射，因为它见效快，药效持续短，相对而言对产妇和胎儿的伤害就小一些。

6.硬脊膜外麻醉

（1）如何实施硬脊膜外麻醉。硬脊膜外麻醉是把止痛药注射到硬脊膜外腔的一种麻醉方法。产妇在接受硬脊膜外麻醉前，一般要先注射1升静脉注射液，增加血液量，防止麻醉时血压降低。接受硬脊膜外麻醉的产妇要坐起来或者侧躺着，将膝盖弯曲尽量接近胸部，使下背部拱起，这样伸展脊柱，增加脊柱关节间的空间，便于找到正确的注射位置。硬脊膜外麻醉前，需要先做局部麻醉，麻醉药生效后，医生会将一支较大的针筒插入硬脊膜外腔，然后通过针筒将一根塑料管伸入硬脊膜外腔，接着移走针筒，留下塑料管。随后医生会把止痛药通过这根塑料管注入你的体内，5分钟之内，药效就开始发挥作用，你会觉得下半身麻木；10~20分钟后下半身会变得疲倦、沉重，宫缩带来的阵痛会变得渐渐感觉不到了。但是有些产妇表示身体的某些区域还是有感觉的。

硬脊膜外麻醉需要导尿管帮助排尿；身体很沉重，需要护士帮忙才能改变姿势；还有可能导致血压降低，因而护士会定时帮你量血压，以确定血压是否正常；需要接上电子胎儿监测仪，观察体内胎儿的反应；每隔一段时间护士还会触摸一下腹部的皮肤，以检查药量是否能够起到减轻疼痛的效果。

（2）硬脊膜外麻醉的种类。持续性硬脊膜外麻醉。在分娩的过程中，通过注射泵持续向产妇硬脊膜外腔注入止痛药，以消除疼痛感，是最常用的硬脊膜外麻醉法。这种方法可能导致产妇血压降低，要随时检测血压变化情况；持续用药，用药量相对大一些，伤害性也会相应大一些。

间歇性硬脊膜外麻醉。在分娩过程中，每隔一段时间向产妇硬脊膜外腔注射一次止痛药，可以根据产妇对疼痛的敏感性和肢体活动程度，在必要的时候注射。采用这种麻醉，产妇的血压会比较稳定，注射的药量相对比较低。

产妇自控硬脊膜外麻醉。这种方法是将每次需要的药量预先设置好，由电脑管理，产妇在需要时，只需要按下按钮，止痛药就会自动注入产妇的硬脊膜外腔。采取这种方法，孕妇具有一定的自主权，可以根据自身情况自行控制药量，达到令她们满意的镇痛效果。

脊髓麻醉联合硬脊膜外麻醉。这种方法是将少量的麻醉药直接注入脊髓腔，注入剂量要可以缓解阵痛，但不影响活动。实施这种麻醉后，产妇可以站、蹲、跪，在他人协助下还可以走动。这种麻醉方式在分娩初期，产妇难以忍受宫缩带来的阵痛，或者疼痛导致孕妇产力不足，产程无法继续进展时特别管用。

理论上来说，在分娩的任何一个阶段都可以使用硬脊膜外麻醉，但是麻醉师一般会建议产妇在分娩活动期，即宫缩强度增大，宫颈口张开5~6厘米时使用。

（3）硬脊膜外麻醉的优点。产妇在分娩过程中可以保持头脑清醒，能主动配合分娩全过程。

镇痛效果好，起效快，疼痛的减轻可以增加产妇顺利分娩的信心。

"有感觉但无痛感"的特点，帮助很多孕妇解决了希望体验分娩，又怕自己无法忍受疼痛的问题。

可以帮助缓解外阴侧切术及产后缝合的疼痛。

（4）硬脊膜外麻醉的缺点。用药时间不好把握，用药过早会阻碍产程进展，用药过晚又会导致产妇产力不足。

实施麻醉后，产妇常会产生血压下降的状况，需要密切监视。

实施麻醉后，产妇体温可能会升高。

通常情况下，实行硬脊膜外麻醉后（脊髓麻醉联合硬脊膜外麻醉除外），产妇行动会产生障碍，下身沉重麻木，无法改变姿势，需要医务人员辅助才能完成分娩。

适用人群有局限性。并不是所有的产妇都适合硬脊膜外麻醉。出现血压过低、异常出血、血液感染等情况的产妇，或者下背部皮肤感染或对麻醉药过敏的产妇，可能都不能进行硬脊膜外麻醉。

 剖腹产

1.剖腹产的手术指征

剖腹产是指产妇在分娩过程中，由于自身或胎儿的原因，无法通过自然分娩娩出胎儿，而是由医生采取手术取出胎儿的一种分娩方法。我们已经可以清楚地看出，剖腹产手术的前提是：产妇或胎儿不能通过自然分娩结束妊娠。应该指出的是，剖腹产作为一种应急措施，在解决难产、保证胎儿和产妇生命安全上是有积极作用的。但是如果可以通过自然分娩娩出胎儿，剖腹产的安全性也就值得商榷了，而且剖腹产会给产妇产后身体恢复带来一定影响。因此，无论是医生还是产妇本人及其亲属，选择剖腹产手术时，都必须慎重。

（1）剖腹产胎儿方面的手术指征

①胎儿体重超过4000克，自然分娩会造成难产。

②妊娠不足36周，出于某种原因需要引产；或宫内发育迟缓，体重低于2300克的足月儿，由于发育不成熟，可能不能承受自然分娩的压力。

③胎儿宫内缺氧，或在分娩过程中缺氧，心跳每分钟少于120次，需要快速结束分娩。

④胎位异常，如横位、臀位，尤其是胎足先入盆，持续性枕后位等。

⑤多胞胎或者胎儿畸形。

⑥胎膜早破，并发生脐带脱垂。

（2）剖腹产产妇方面的手术指征

①骨盆狭窄或先天发育异常。

②软产道异常，如梗阻、瘢痕、子宫体部修补缝合及矫形等。

③患有严重的妊娠期并发症，如妊娠高血压、心脏病、糖尿病、慢性肾炎等，无法承受自然分娩。

④胎盘异常，如前置胎盘或胎盘早剥等，处理不当引发出血，会危及母婴生命安全。

⑤高龄初产妇。

⑥产力不足，产程进展缓慢，甚至停滞，长时间下去会造成胎儿宫内缺氧。

⑦有多次流产史或不良产史。

2.减少不必要的剖腹产

导致剖腹产的5大原因是产程无法进展、前一胎剖腹产、胎儿窘迫、胎头骨盆不称、产妇患有活跃性生殖器疱疹，但是研究发现，这5大原因都可以通过一定的方法扭转，并不一定非要采取剖腹产才能保证母婴安全。

（1）产程无法进展。在分娩过程中，产妇的宫缩乏力，可能会导致产程无法顺利进展，胎儿迟迟无法娩出。由于这种原因而必须实施剖腹产的产妇，约占剖腹产的30%。出现这种情况的原因主要是分娩过程中产妇配合不当，或是违背了分娩时产妇生殖器官的正常运作规律所造成的。因此，如果产妇在分娩时能够放松心情，阵痛时配合宫缩调整呼吸，宫缩间歇平静心情，积攒力量，能进食时就吃些好消化的东西增强体力，一般情况下，产程无法进展的状况是可以改变的。而且医生还会根据造成宫缩乏力的具体原因，采取具体措施，必要时会使用催产剂加强宫缩，促进产程进行。这些都可以避免剖腹产。但是像脐带太短导致的产程无法进展是没有办法纠正的，只能实行剖腹产。

（2）前一胎剖腹。如果产妇前一胎是剖腹产，那么这一胎想自然分娩的可能性还是很大的。以前，剖腹产手术是在子宫上方切开，这里是子宫最薄弱的地方。因此，如果曾经有过剖腹产经历的女性，再次怀孕也只能采取剖腹产的分娩方式，否则子宫很可能会在上次手术切口处破裂。但是，近年来剖腹产手术一般是在子宫下方横向切开，这种切口在日后怀孕顺产分娩中，导致子宫破裂的概率大约只有0.2%。因此剖腹产后自然分娩不仅是可行的，对大多数孕妇来说还非常安全。

如果前一胎剖腹产的原因是胎位不正、妊娠期并发症、生殖性疱疹、胎儿窘迫、胎头过大等，那这一胎完全可以自然分娩，因为上一胎的情况不一定会在这一胎再次发生；如果是产妇身体有不适合自然分娩的症状，那就最好不要冒险自然分娩了，这时候多听听医务人员的建议还是很有好处的。

医院和医生的分娩观念非常重要。如果有些医院和医生把剖腹产后自然分娩的产妇当作一般的产妇来对待，而且认为她们在分娩时不需要特别的技术支持，甚至不需要特别监护，分娩就能进行得很顺利。如果有些医院和医生认为剖腹产后自然分娩是很危险的，甚至把她们作为高危孕妇来对待，那么她们可能就没有机会选择自然分娩了。

（3）胎儿窘迫。胎儿窘迫是由于胎儿在子宫内缺氧，而危及胎儿健康和生命的状况，是当前剖腹产的主要原因之一。胎儿窘迫的早期症状是胎儿心跳出现异常。胎儿的正常心率为每分钟120~160次，过快或过慢都是不正常的现象。胎儿窘迫时，一般先是心跳加快，之后心跳开始变慢、变弱，变得不规则。胎动异常也是胎儿窘迫的一个征兆。正常情况下，胎动每小时不少于3次，12小时应不低于20次。如果胎动突然急剧增加，并变得非常强烈，可能就是胎儿急性窘迫的征兆，大多是由脐带受压、胎盘早剥等造成胎儿缺氧所致。如果胎动突然减少、减弱并消失，胎儿随时都可能发生死亡。产妇一定要加强自我检测，避免胎儿出现宫内窘迫。

（4）胎头骨盆不称。胎头骨盆不称，是指胎头过大无法通过骨盆出口，这也是造成剖腹产的一大原因。通过骨盆测量法及"胎儿——骨盆指数"可以检查出胎头和骨盆是否相称。但是单凭这些检查不足以反映胎头和骨盆是否相称，因为胎头在压力作用下会发生形变，变得小一点；而如果产妇采用蹲位分娩的话，骨盆出口会增大20%。这些情况也都可以避免剖腹产。

（5）活跃性生殖器疱疹。如果孕妇在怀孕之前感染过生殖性疱疹，但是怀孕期间没有出现过任何发炎症状，这种情况下产妇是可以采取自然分娩的；如果怀孕之前感染的生殖性疱疹，并在怀孕期间复发了，或者是在怀孕期间感染上新的生殖器疱疹，医生就会监控这些病毒，不得已时会使用抗病毒药物进行治疗；如果在怀孕期间感染了活跃性生殖器疱疹，医务人员一般会建议剖腹产分娩，避免胎儿在经过产道时受到感染。

3.剖腹产的优缺点

（1）剖腹产的优点。有效缩短产程，尤其是在胎儿发生宫内缺氧、胎儿巨大或产妇骨盆狭窄时，剖腹产更能显示出它的优越性。

由于某种原因，不能实现自然分娩，实施剖腹产可以挽救母婴生命。

若产妇腹腔内有其他疾病，在施行剖腹产的同时可一并解除。

如果产妇出现子宫严重感染、子宫破裂、子宫肌瘤等症状，需要摘除子宫，剖腹产可以在娩出胎儿后直接摘除。

剖腹产手术可以免除产妇受阵痛之苦。

产妇产后做结扎手术很方便。

（2）剖腹产的缺点。

剖腹产手术对产妇的精神和肉体都会造成严重的创伤。

手术过程中必需的麻醉，有可能发生意外，影响孕妇及胎儿中枢神经系统。

手术时可能出现大出血，损伤腹内其他器官；手术后泌尿、心血管、呼吸等系统可能会产生并发症。

剖腹产产妇身体恢复比自然分娩的产妇慢。

剖腹产手术后，伤口容易感染发炎，出现发烧、腹胀、伤口疼痛、切口愈合不良的现象，甚至可能发生伤口开裂、血栓性静脉炎、产后子宫弛缓性出血等症状。

剖腹产女性两年内再次怀孕有子宫破裂的危险，如果原切口愈合状况不好，再次分娩时还要采取剖腹产，使子宫旧伤未愈，又添新伤。

剖腹产女性如意外怀孕，人工流产时易发生子宫穿孔。

剖腹产胎儿出生时未经产道挤压，对外界环境适应性不强，新生儿容易出现呼吸困难、吸入性肺炎、发绀、呕吐、肺透明膜病等剖腹产儿综合征。

4.剖腹产与宝宝智力的关系

近年来，剖腹产率呈现逐年上升的趋势。造成这种社会现象的原因是多方面的，除了孕妇自身的原因外，也不乏社会因素。有些孕妇对自然分娩的痛苦过于恐惧，害怕自己不能忍受那种痛苦；还有一些孕妇认为剖腹产胎儿颅骨不受挤压，不会出现脑部出血或损伤。所以宁愿自己挨上一刀，多吃些苦，也要实行剖腹产，让宝宝更聪明。

实际上自然分娩，胎儿头部虽然会受到挤压而发生变形，但是胎儿的颅骨构造也是为了分娩时通过狭窄的产道而形成的，这种变形在产后一两天即可恢复正常。胎儿在受压的同时，会刺激脑部血液循环，为控制呼吸的中枢神经提供刺激，促进胎儿啼哭与呼吸。此外，胎儿经过子宫收缩与狭窄产道的挤压，可将胎儿肺部，及鼻、口中的羊水和黏液排出，有利于胎儿顺利呼吸，防止吸入性肺炎发生。这些都是剖腹产做不到的。

近年来不断发表的统计资料显示，剖腹产与自然分娩对胎儿的智力发育无显著差异。剖腹产胎儿颅内出血、窒息的情况也并不少见，而自然分娩的胎儿在通过产道时，显示出生命的活力，更能适应外界环境而健康成长。所以认为剖腹产小孩聪明的说法是不科学的。而且，选择哪种分娩方式，应该以孕妇和胎儿的情况为基础，本着母婴健康的准则决定。

5.剖腹产产妇的产后护理

不宜平卧。剖腹产手术后麻醉药作用消失，腹部和子宫壁的切口会有强烈的疼痛感。平躺时，子宫收缩时牵拉伤口产生的疼痛更加剧烈。这时最好侧卧位，身体移动要缓慢，防止震动和牵拉使伤口裂开或疼痛。

不宜静卧。剖腹产手术后，在知觉恢复后，应视个人身体情况进行适当的肢体活动，练习翻身、坐起，并下床活动，但是动作一定要轻缓，防止伤口开裂。尽早活动可以促进胃肠蠕动，尽快排气，预防肠粘连及形成血栓。

术后三天，为防止脱水，应输生理盐水。术后6小时后可进食流质食物，术后24小时后可进食半流质食物。

不宜过饱。剖腹产手术时，肠道受到一定的刺激，胃肠道正常功能被抑制，蠕动相对减慢。术后6小时内应禁食，之后视情况进食流食。

少食鱼类。鱼类中含一种有机酸，具有抑制血液凝集的作用，不利术后止血及伤口愈合。

及时排便。剖腹产手术后，由于疼痛不敢用力排便，易造成尿潴留和大便干燥，术后产妇应按照平时习惯及时大小便。

剖腹产时，子宫出血较多。术后应注意阴道出血量，如果发现出血过多，超过月经量，应及时就医。

如果剖腹产手术后体温过高，应继续住院观察。出院后一周内，最好每天下午测量体温，以便出现低热情况时，能够及早发现，及时处理。

严防感冒。感冒咳嗽、打喷嚏可增大腹压，影响伤口愈合，剧烈咳嗽甚至可能造成切口撕裂。已患感冒的产妇应及时服药治疗。

确保切口处和会阴部清洁，以免引发伤口炎症；伤口发痒时不要搔抓，以免细菌粘在伤口处，导致伤口感染，更不要用不干净的纸巾或布擦拭，应该用棉球蘸取医用酒精轻轻擦拭。

剖腹产切口处的子宫内膜可能会发生移位，主要表现为经期伤口及周围持续胀痛，如果不加医治，会越来越严重。

3种分娩方式的安全系数

1.自然分娩的安全系数

自然分娩是一种纯生理过程，对产妇和胎儿的伤害是最小的。自然分娩过程中，产妇每次宫缩产生的压力都是对胎儿的按摩，对宝宝的皮肤感觉系统的形成有很大帮助；胎儿经过产道时，产道产生的压力可以将胎儿吸入口、鼻、喉及肺部的羊水和胎粪等污染物挤出，大大减少了新生儿湿肺、肺透明膜病、吸入性肺炎等的发病率，减少新生儿呼吸困难的危险；经过产道挤压，新生儿对外界环境的适应能力较强。自然分娩的产妇身体恢复快，产后出血少，免受麻醉和手术发生意外的风险，也不会有术后并发症和后遗症。一般当产妇入院后，医生在经过全面检查，胎儿、母体条件均理想时，都会建议她们自然分娩。

2.剖腹产的安全系数

剖腹产是解决各种高危妊娠和难产非常有效的分娩手段，但是现在很多产妇即使能自然分娩，也要求实行剖腹产，她们认为自然分娩太痛苦，而且还会使阴道松弛，影响产后夫妻生活。但是，剖腹产毕竟是手术，有手术就会有风险，对于母婴来说，都会有不利的影响。与自然分娩相比，剖腹产出现产后并发症的可能性比较大。而且，研究成果表明，剖腹产儿童更容易出现注意力障碍、脾气暴躁、动作笨拙等状况。因此没有医学指征的剖腹产弊大于利，准爸妈要听从专业医生的建议，不要图一时的痛快，而不顾及孩子的未来。

3.无痛分娩的安全系数

无痛分娩是自然分娩的一种方式，是在自然分娩过程中，采取各种方法消除疼痛，婴儿从产道自然娩出。只要止痛药物选择合适，用量合适，使用方法正确，无痛分娩相对来说也比较安全，对母亲及胎儿几乎不会产生什么不良影响，因而正在被广大产妇所接受。

水中分娩

1.水可以镇痛

水中分娩一般会把产妇安排在一间特殊的产房中，这间产房中有一个水池或大浴缸，室温保持在26℃左右。分娩开始后，这个水池或浴缸里会注入经过特殊处理的温水，水温在36~37℃，产妇会浸泡在水池中。在医生的指导下，调整呼吸，放松肌肉，将胎儿娩出。婴儿降生后，在水中待的时间不宜超过1分钟。

水的浮力可以帮助孕妇减轻分娩过程中的疼痛。水的浮力可以使产妇心情放松，而且浮力削弱了很大一部分身体必须支撑的重量，因此紧张的肌肉也得到了放松，而且柔和的水对产妇的产道还可以起到保护作用。水波动荡还会对皮肤起到按摩作用，缓解会阴部肌肉组织扩张带来的疼痛，也减少了孕妇的会阴侧切率。水中分娩减少了孕妇不必要的体力消耗，让产妇将体力用于产生更强烈的宫缩，有助于缩短产程，加快分娩。

2.水可以放松精神

产妇浸泡在装满水的"分娩水池"里，水可以起到安抚身心的作用，同时还可减少应激激素，让身体自身产生具有镇痛作用的激素充分发挥作用。待在水里产妇可以更自然、更轻松地改变身体姿势。而在产床上分娩的产妇，就像被固定在产床上，生怕动一下就会引起全身疼痛。水中分娩的产妇，身体因为受到水的浮力，因而可以自由浮动寻找合适的减轻疼痛的姿势。

水中分娩在国外已经被普遍采用了，而且结果让孕妇非常满意。它可以让子宫颈口更快地打开，胎儿下降的速度也会提高，大大促进了产程进展，缓解了产妇的疼痛。

3.水中分娩的注意事项

国外，很多医院的产科中心都配备有分娩水池，以方便希望在水中分娩的产妇。如果说医院没有提供分娩池，在医院允许的情况下，产妇也可以使用普通浴缸，如果要缓解分娩时的背部疼痛，热水淋浴也可以起到作用。

水中分娩时，如果产妇需要例行检查，那也不需要离开水池；如果需要静脉注射，可以在注射的静脉处使用肝素帽，并将其包裹在塑料袋内，用橡皮筋封口；如果需要时常进行胎儿监护，可以在产妇浮出水面的那部分腹部进行。除非是医务人员建议产妇不要采取水中分娩，一般情况下，水中分娩是安全、省力、疼痛轻的分娩方式。

水中分娩的注意事项：

水中分娩的水温应保持在36~37℃，和体温接近，水面至少要没过乳房。

用背部或是身体侧靠在浴池边，或采取四肢着地的跪姿，保证水没过子宫。

当宫缩强度让产妇感到疼痛时就要进入分娩池。一般情况下，最合适的入池时间是宫颈口张开5~8厘米时，这时候阵痛最剧烈，水可以有效地缓解剧烈宫缩带来的疼痛。

如果产妇在水中发生了分娩停滞，就需要出来活动一下，等产程又开始继续时再次进入水池。进出水池时一定要在宫缩间歇，还要有人搀扶以避免滑倒。

一般情况下，当产妇觉得宝宝快要出来了，就要离开分娩池，回到产床继续分娩。如果胎儿在水中出生，一定要立刻从水中抱出，放到产妇的怀中，这样宝宝是不会有事的。因为对胎儿来说，水中分娩他的生存环境没有发生改变，不过是从一种水里到另一种水里而已，不会发生什么危险，当胎儿的脸接触空气时才需要呼吸。

导乐分娩

导乐分娩于1996年在美国兴起，"导乐"一词来源于希腊语，原意为女性照顾女性。据有关资料显示，有超过95%的孕妇会对分娩过程感到恐惧与无助，几乎所有的孕妇都希望分娩时身边有人陪伴。准爸爸的陪伴确实对缓解孕妇紧张情绪有一定作用，但是他毕竟不能对孕妇的疼痛感同身受，而且也无法为孕妇提出缓解痛苦的建设性意见。如果这时有一位充满爱心、和蔼可亲、了解产妇心理、精通产科知识的女性陪伴在产妇身边，可以帮助产妇消除紧张，增强安全感，这个特殊的陪护即为"导乐"。

一般情况下，医院会聘请数位经验丰富的助产士或产科医生担任"导乐"一角，她们一般都有生育经历，或多次接生经验，富有爱心、耐心，有强烈的责任感，沉着冷静，善于倾听并引导产妇的思想，并且都经过专业培训。

通常，从产妇住进医院待产开始，整个分娩过程中"导乐"都会陪伴在旁边，帮产妇了解分娩过程，消除恐惧心理，并细心观察产妇及胎儿情况，以便及时联系医生。同时照顾产妇饮食起居，解释产妇及家属提出的问题。分娩时"导乐"会在产妇身边鼓励并指导产妇如何正确用力，不断给产妇以心理上的支持。在宫缩间歇鼓励产妇喝水、进食、调整呼吸，帮助产妇补充体力。产后"导乐"还会继续陪伴产妇，指导产妇哺乳，以及和婴儿建立亲子联系。

导乐分娩可以有效缩短产妇产程。同时，产妇分娩和产后出血量也会减少，一般都能在"导乐"的帮助下顺利分娩，手术助产的概率降低，新生儿也更加健康。因此，"导乐分娩"是目前国际妇产科学界倡导的一种分娩方式。

臀位分娩

正常情况下，怀孕期间，胎儿在子宫里是不停变换姿势的。到了怀孕晚期，大部分胎儿会变成头朝下的姿势，称为"头位"，是正常的胎位，也是分娩最安全的胎位。但是，大约4%的胎儿无法由其他姿势转变为头位，就产生了臀位分娩。臀位有多种形式，比如全臀位（胎儿蹲着，屁股和腿先出来）、单臀位（胎儿的腿伸直贴着脸，屁股先出来）、膝位（胎儿跪着，膝盖先出来）、不全足位（胎儿站着，一条腿上举，另一条腿出来）、全足位（胎儿站立，双脚先出来）。按此顺序，分娩过程一个比一个复杂。

1.导致胎儿臀位的因素

早产。如果胎儿在怀孕37周之前娩出，胎儿可能没有足够的时间转变胎位。

多胞胎。如果孕妇怀的是多胞胎，子宫中可能会没有足够的空间让两个或者更多的胎儿完成胎位转变。

胎儿发育异常。如果胎儿心脏、消化道或者大脑发育异常，可能会无法正常地转变胎位。

羊水异常、子宫异常等，都可能导致胎儿臀位。

2.胎儿臀位的产前纠正

孕妇仰卧，膝关节弯曲，用腿部力量抬起臀部。

创造一个与地面呈12~18度角的斜面，孕妇跪在斜面上，抬高臀部，头部朝向斜面低的一边。

孕妇端正地坐着，弯曲膝盖，使大腿压迫腹部。

这些动作经常练习，每次15分钟左右，对纠正胎位特别有效。在胃部空虚对子宫没有压迫的时候做尤其有效。但是在做这些动作时，孕妇一定要注意安全，最好有人陪同，以防跌倒。

如果矫正动作不能帮助胎儿转变胎位，可能需要重新考虑分娩方式的问题。为了避免胎儿臀位，孕妇应该坚持产前检查，注意营养均衡。

分娩过程

 宝宝是如何分娩出的

1.分娩前可能会经历的

（1）下腹坠胀。第一次怀孕的孕妇在分娩前2周会感觉到胎儿在腹中的位置明显下降了，这会产生一种腹部下坠感，有些胎儿下降比较早，可能在分娩前4周就开始下降了。经产妇通常会到分娩时胎儿才开始下降，这主要是因为经产妇的骨盆肌肉已经伸展过一次了，可以很快地被拉开。胎儿下降到骨盆并固定下来，产妇会感觉腹部变小变轻，腹部隆起的部位也下降了，还能感到胎头在骨盆的下方。

（2）下背部疼痛。胎儿下降，逐渐压迫子宫和骨盆之间的韧带组织，导致孕妇下背部和骨盆酸痛。

（3）尿频。胎儿下降，胎头对膀胱的压力更大，尿频的状况比怀孕期间更加严重。

（4）假性宫缩更强。这种宫缩就像分娩前的热身运动，会变得越来越频繁。虽然强度比不上真正的宫缩，也没有规律可循，但是它还是可以让孕妇的子宫颈变薄，甚至消失。这种宫缩会越来越强烈，并一直持续到分娩。如果产妇在宫缩时改变姿势，或者适当活动，宫缩就会减弱。出现这种宫缩时，产妇要练习以前学习过的肌肉放松技巧。

（5）腹泻。分娩激素会引起肠胃痉挛或腹泻，造成孕妇排便次数增多，排空肠道内积存的代谢废物，以便腾出更多的空间让胎儿通过。

（6）见红。分娩前的宫缩使子宫颈变软变薄，当胎儿下降到骨盆后，子宫会分泌一些黏液。有些孕妇会发现阴道流出大量黏液。子宫颈变薄会使宫颈上一些微小的血管破裂，导致流出的黏液中掺杂着血丝或直接流出血样黏液，这就是"见红"。如果出现这种情况，孕妇应该马上告诉医务人员，因为孕妇很可能在24小时之内分娩。

（7）破水。大多数孕妇要在临产后很久才会出现破水现象，但是仍有10%的孕妇会在分娩前破水。如果孕妇在分娩前破水一定要注意，因为可能在几分钟或是几小时内就会开始强烈阵痛，最迟第二天宝宝就会降生。

以上症状都是分娩即将来临的征兆，这些状况出现早晚存在个体差异。有些孕妇分娩前1~2周就会出现这些症状，而另一些孕妇在分娩前几天才出现。不管何时出现，一旦出现其中的一种或几种，一定要及时做好分娩前的准备。

分娩虽然还没有开始，但是孕妇的身体已经开始做最后的准备工作了。这时，孕妇体内的黄体酮会减少，雌激素、催产素、前列腺素会增加。这些激素可以使孕妇的骨盆韧带更加松弛，阴道组织更有弹性，子宫颈变得更薄、更软。分娩前的阵痛可能会持续几小时，甚至是几个星期。而在这期间胎儿会完成入盆的任务，宫颈也会变得更薄，慢慢扩张，直至完全张开。

这个时期孕妇需要抓紧时间，好好休息，为分娩积蓄体力。多吃一些富含碳水化合物的食物补充营养、练习必要的分娩技巧，比如放松肌肉的技巧、舒缓疼痛的技巧等。这时，选择医院分娩的孕妇还要提醒家人帮忙整理住院所需要的物品，随时准备住院待产。

2.分娩征兆

（1）分娩前宫缩。临产的主要标志是有规律地子宫收缩，宫缩可以帮助子宫口扩张。一般来说，分娩前几天或几周内，都会出现宫缩现象。而且宫缩还会逐渐地变得有规律，更频繁，甚至伴有疼痛的感觉。对于第一次怀孕的孕妇来说可能会以为自己要临产了。但实际上并不是，这种宫缩与临产时的宫缩不一样，因而为区别于分娩时的宫缩，这时的宫缩被称为分娩前宫缩，也可以称为"假宫缩"。假宫缩具有以下特点：

宫缩的强度、持续时间和频率都没有明显的规律。

宫缩大部分出现在腹部和腹部下方。

宫缩时，一般不伴随疼痛感，但有时也会感到轻微的不适。

如果宫缩时，你改变一下姿势，或走动或躺下，或者泡个热水澡，宫缩就会变得不那么剧烈，不适感也会缓解。

宫缩时，会觉得子宫发硬。

（2）分娩宫缩。分娩宫缩也被称为"真宫缩"，这预示着分娩马上就要开始了。

真宫缩具有以下特点：

宫缩的强度、持续时间和频率都变得非常有规律，而且强度越来越强，持续时间越来越长，频率越来越高。

宫缩大部分出现在腹部下方，有时会扩展到腰背部。

宫缩时，腹部肌肉会出现绷紧、拉扯的疼痛感。但是，如果你能正确地放松肌肉的话，这些不适是可以减轻的。

宫缩来临时，最好采取卧姿，这样可以有效减轻疼痛。这时，活动不仅不会减轻疼痛，还会使疼痛更加剧烈。

伴随宫缩，阴道通常会有一些红色黏液流出，我们称之为"见红"。

（3）宫缩乏力。宫缩乏力的原因为产妇精神过于紧张，对分娩充满恐惧，扰乱了中枢神经系统的正常功能而引起宫缩乏力。

临产后的阵痛使产妇进食减少，或伴有呕吐、腹泻，这会造成水电解质、酸碱代谢紊乱。

多胎、羊水过多、胎儿巨大会造成子宫过度扩张，弹性变差，无法正常收缩，或子宫发育异常，使之无法发挥正常的分娩功能。

头盆不称、胎位异常、产道异常，都可能会引起宫缩乏力。

产妇体质虚弱，或患有某种慢性疾病。

雌激素、黄体酮、催产素、前列腺素、乙酰胆碱等激素分泌异常，功能紊乱，会影响子宫肌肉的兴奋性。

多产妇、曾做过子宫手术的产妇，子宫肌纤维可能发生变性而影响子宫收缩。

分娩时，产程处理不当，镇静剂、麻醉剂的使用时间和剂量没有把握好，从而抑制了子宫收缩。

妊高征或者严重的贫血，会引起子宫壁水肿造成宫缩乏力。

宫缩乏力对母婴有很大危害，因此孕妇产前一定要克服不必要的思想顾虑和恐惧心理，增强顺利分娩的信心；分娩前注意增加体力，必要时可采用静脉注射补充营养；正确使用镇静药物。

3.分娩的第1阶段：初期

（1）准妈妈会有这样的经历。分娩的第一阶段看起来好像还没有明显的动静，我们称之为初期或潜伏期。有些孕妇甚至不知道分娩已经开始了，还以为这还只是比较强烈的假宫缩。对大多数孕妇来说潜伏期虽然持续时间比较长，但还是比较轻松的阶段。这时，宫缩还不是那么频繁，5~30分钟一次，每次持续30~45秒。多数孕妇可以比较冷静地度过这一阶段，还可以像平常一样做些想做的事情，比如聊天、看书，甚至还能出去散步；有的孕妇感觉到自己就要生了，会变得很兴奋；还有些孕妇可能会对即将到来的分娩很担心。这时大多数孕妇出现了腹痛、见红、尿频等分娩前的征兆。而少数孕妇可能会发生羊膜破裂、羊水流出的状况，但是大多数孕妇在分娩活跃期才会出现破水。如果你是初产妇，这一阶段可能会持续8小时左右。有些孕妇还可能会在睡眠中度过这一阶段，对身体发生的变化毫无察觉。

（2）身体变化。宫缩越来越强烈，频率越来越高，由开始时的20~30分钟一次，慢慢变为3~10分钟一次，最后可能会缩短到1分钟一次。

子宫颈口会变软、变薄并扩张，之后会消失50%~90%，这阶段结束时宫颈口可扩张到3~4厘米。

随着子宫逐渐收缩加强，少数孕妇可能会发生胎膜破裂，羊水和带血的黏稠分泌物流出。

（3）准妈妈该怎么做。这个时候，孕妇心里通常会涌现出一种幸福感，变得兴奋异常，而且体力充沛，可能很难平静下来休息，但是这时孕妇一定要休息，否则会在这一阶段浪费了过多的精力和体力，到分娩真正开始，真正需要精力和体力的时候，已经变得疲惫不堪了。如果孕妇感到兴奋或身体不适，无法好好休息，这时可以让准爸爸做一下背部按摩，帮助肌肉放松。或者看会儿书、看会儿电视，洗个热水澡。不管怎样，想方设法让自己休息一会儿，迎接即将来临的分娩。

如果孕妇还是不能平静下来，可以去散散步。站立和适当的活动有助于宝宝下降到骨盆底部，并保持宫缩继续进行。如果孕妇有过不好的分娩经历或是身体虚弱，对分娩没有信心，这时可能会产生一种恐惧感，并在身体和心理两方面对分娩产生抗拒。如果孕妇觉得自己过于紧张，可以找自己的妈妈或者信任的朋友聊会儿天。

随着宫缩加强，伴随而来的阵痛也越来越强烈，孕妇可以采用以下放松技巧来缓解疼痛。比如尝试不同的姿势，找到最能缓解宫缩疼痛的姿势；如果背部越来越疼痛，可以试着把四肢摊开的平躺姿势。分娩初期将要结束的时候，阵痛会越来越强烈、越来越频繁，这时孕妇可能需要靠在某种支撑物上才能有效缓解疼痛。这时孕妇一定要留意自己的情绪和身体变化，并根据这些变化决定下一步行动。

（4）准爸爸应该做的。准爸爸在这一阶段要尽量说服妻子好好休息，同时还要帮她按摩、搓揉背部，给予身体和精神上的支持。

这一阶段，准爸爸脑海里可能会浮现出在电影中或书本上看到的分娩场景。比如孕妇痛苦的惨叫、丈夫焦躁的踱步，还可能会想到遍地鲜血。这些都可能会给准爸爸带来恐惧，担心妻子无法承受这种痛苦，甚至担心妻子会不会在分娩时出现意外。当看到妻子饱受阵痛折磨，而自己又束手无策时，准爸爸往往会产生一种无力感和负罪感。这时，准爸爸还会担心胎儿出世后生活会变得与以前大不相同，妻子可能会一心想着宝宝而冷落自己，自己挣的钱可能不够支付宝宝昂贵的奶粉和医疗费，而自己或许成不了一个好爸爸等等。

从现在直到分娩结束，准爸爸的日子可能比较难熬。因为很多男人对医院有一种排斥感，不喜欢面对疼痛和鲜血，但是妻子即将分娩，理所当然需要准爸爸的陪同，因此准爸爸在妻子分娩前一定要做好这方面的心理准备。这时，你的勇敢和坚强会感染妻子，而你对妻子的关爱也会让她充满信心地度过这段艰难的时间。当你怀抱宝宝时，你就会感到骄傲与自豪，先前的恐惧和忧虑都会烟消云散。

4.分娩的第1阶段：活跃期

（1）准妈妈会有这样的经历。如果孕妇感到宫缩的强度与频率已经让自己呼吸急促，甚至连一句完整的话都说不出了，这就表示此时已经进入活跃期了。这个时期宫缩变得更快、更强、更持久，孕妇需要调动所有精力才能应付这种几乎无法忍受的疼痛。一般情况下，活跃期宫缩大约是3~5分钟1次，每次持续1分钟左右。这时的宫缩与阵痛来得很突然，可能孕妇正在散步，就会突然出现宫缩，这时候疼痛的强度仅仅依靠转移注意力已经不可能缓解了，以前学习过的放松和缓解疼痛的技巧就派上用场了。

这一阶段，宫缩就像波浪一样从子宫上方蔓延到子宫下方，或者从后向前扩散。宫缩最强烈的时刻也是阵痛最强烈的时候，接着阵痛和宫缩都会慢慢地缓和下来。孕妇的身体中所有跟分娩有关的肌肉和组织在活跃期都会参与到宫缩中来，孕妇可能会觉得耻骨上方的腹部肌肉被强烈拉伸，同时背部和骨盆也受到很大压力，疼痛起来。这时羊膜很容易破裂，造成羊水外流。

处在分娩活跃期的孕妇，都很想躲到一个安静的地方分娩。因此，参与分娩的人员，要及时分辨出这种情绪变化，调整计划来配合孕妇，加快产程进展。

活跃期大概会持续3~4个小时，持续时长对每个孕妇来说可能存在个体差异。很多孕妇活跃期的宫缩是间歇性的，强烈的宫缩与阵痛，然后平静，再接着更加强烈的宫缩阵痛。

（2）身体变化。在活跃期，孕妇的子宫颈会完全消失，宫口张开4~8厘米。胎儿头部下降到骨盆底部，压破羊膜，导致羊水流出。这时，大脑会释放出更多的内啡肽，以缓解这种不断增强的疼痛感。

（3）准妈妈该怎么做。这一阶段，孕妇要充分利用以前所学的放松技巧和缓解疼痛的方法。以下建议，可能有助于孕妇缓解不适感，促进产程进行。

宫缩间歇，要注意休息、补充能量以恢复体力。

宫缩开始时，从鼻子深吸一口气，然后慢慢地由嘴巴吐出；宫缩结束时，再次深呼吸，把肺部的二氧化碳全部呼出，并且把全身的紧张也都释放出来。

调整姿势，缓解疼痛。

注意及时排空膀胱，为胎儿腾出更多的空间通过产道。

这个阶段，有些孕妇可能还会觉得自己灵魂出窍了一样，不要担心，这是你的大脑使你的意识模糊，帮你缓解身体的疼痛。

（4）准爸爸应该做的。参与分娩的人员，这时一定要尊重孕妇渴望安静环境的愿望，尽量保持安静，停止制造一些不必要的噪声，给孕妇创造一个安静的分娩环境。

这一阶段，准爸爸一定要沉着、冷静，密切关注孕妇可能发生的情绪变化，尽可能营造出一种轻松的氛围。言谈举止都要保持镇定，不要露出任何恐惧和紧张，要不时鼓励妻子做得很好，一切都很顺利。进入活跃期，由于强烈的阵痛，孕妇可能会忘记曾经学过的放松技巧，这时准爸爸就要及时引导孕妇使用放松技巧，帮助她减轻这一阶段的疼痛。

5.分娩的第1阶段：过渡期

（1）准妈妈会有这样的经历。经过分娩初期和活跃期，产妇的骨盆通道已经打开了4~8厘米，这时就到了过渡期，宫口完全张开的阶段，是进入第二阶段娩出胎儿的最后准备阶段，也是整个分娩过程中阵痛最强的阶段，不过持续时间也最短，通常只有15~90分钟。过渡期宫缩1~3分钟1次，每次持续1~1.5分钟。这些宫缩来势又快又猛，通常阵痛也会

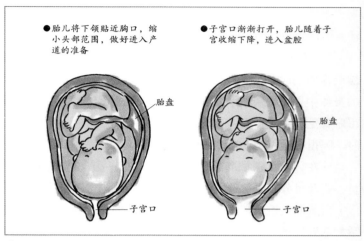

●胎儿将下颌贴近胸口，缩小头部范围，做好进入产道的准备

●子宫口渐渐打开，胎儿随着子宫收缩下降，进入盆腔

胎盘

子宫口

胎盘

子宫口

第一产程

不止一次地达到高峰，致使孕妇们根本没有机会休息和补充体力。

过渡期时，胎儿经过弯曲的产道，孕妇会感觉到强烈的背痛，骨盆和直肠也受到很大压力。强烈的宫缩还可能会导致孕妇恶心、呕吐、大汗淋淋、忽冷忽热、全身颤抖。

很多孕妇在过渡期会觉得阵痛太强烈了，甚至超过了忍耐的极限，因而这时很多孕妇会哭叫出"我不行了""我受不了了"之类的话。宫缩引发的阵痛像波浪一样，一次次袭击你，让你不由自主地发出喊叫。如果孕妇觉得实在忍受不了，只要能迅速摆脱这种疼痛，怎样做都可以，这时就预示着最艰难的阶段马上就要结束了。一旦过渡期结束，接下来发生的疼痛就比较容易忍受了。虽然胎儿娩出也很痛苦，但是大部分孕妇都觉得比过渡期轻松多了，而且宝宝的出生让疼痛变得很有价值。

（2）身体变化。这一时期，孕妇的子宫颈口会张开最后几厘米，子宫肌肉正在超负荷工作，将子宫颈口向两边拉扯，使其充分扩张，便于胎儿头部通过，并开始把胎儿的头向外推。胎头经过宫颈口时会对产妇的直肠和骨盆产生巨大的压力，因而产生了强烈的不适感。这一阶段，孕妇的大脑会持续释放内啡肽，最大限度地减轻产妇的疼痛。

（3）准妈妈该怎么做。对于孕妇来说，过渡期是分娩过程中最难熬的阶段，孕妇可以通过积极调整姿势，找出对放松和缓解疼痛有帮助的姿势；利用宫缩间歇充分休息，放松身体；用力时配合宫缩来放松和缓解疼痛。

过渡期的疼痛确实是难以忍受的，很多事先不想采用无痛分娩的产妇，这时往往会后悔她们当初的选择，想立刻实施麻醉，摆脱疼痛，但是这时不管采取何种手段实施麻醉都来不及了，因为等麻醉药开始发挥药效时，过渡期可能已经结束了。

（4）准爸爸应该做的。有一点准爸爸一定要提前做好心理准备，那就是分娩过程中被疼痛所折磨的孕妇，其行为都很不理性，甚至会对你产生敌意。这个时候准爸爸一定要有耐心，不要因为此时孕妇说出的一些过激的言辞就觉得自己受到了伤害，要不断鼓励、称赞、安慰妻子，让她知道她不是在"孤身奋战"。如果孕妇分娩很不顺利，丈夫更应该保持冷静，时刻陪伴妻子，帮妻子稳定情绪并为她加油助威。

6.什么时候才会生

阵痛开始后，孕妇们最想知道自己什么时候可以生。医务人员通常会用3种方法来衡量孕妇的产程进展情况，它们是消失程度、扩张程度和下降程度。

（1）消失程度。主要是指子宫颈消失的程度。消失程度为"0"时，表示孕妇的子宫颈还没有开始变薄；消失程度为"50%"时，表示子宫颈已经有一半变薄了；消失程度为"100%"时，表示子宫颈已经完全变薄了，可以张开迎接胎儿的降生。

初产妇的子宫颈，有可能必须完全消失后才会开始扩张；如果不是初产妇，子宫颈的消失和扩张可能会同时进行。如果医务人员告诉你，你的子宫颈已经准备好了，那就是子宫颈正在消失和扩张。

（2）扩张程度。主要是指子宫颈口张开的程度。医务人员一般会用手指估计宫颈口张开的程度。通常情况下，分娩前和分娩初期，子宫颈口一般会张开1~2厘米；活跃期会张开到5~8厘米；过渡期结束会张开到10厘米。这时分娩就可以开始了。

（3）下降程度。主要是指胎儿的先露部位有多少降入骨盆。产位零表示胎先露部位在骨盆中央，每向上或向下1厘米就是另一个产位；最高产位是浮动，表示胎儿的头还没有进入骨盆。如果"胎儿在负X产位"，表示胎先露部位在零产位上方X厘米处；如果"胎儿在正X产位"，则表示胎先露部位零产位下方X厘米处。

在消失、扩张和下降之外，还有一个元素对产程进展有重要影响，那就是胎儿姿势的改变。胎儿在下降过程中，身体会发生旋转，找到最容易出来的方式通过产道。有时候在分娩中，产程迟迟没有进展，很大程度上是产妇的身体和胎儿都在努力，帮助胎儿改变姿势，方便他娩出。

医务人员一般认为，在分娩活跃期，宫颈口扩张每小时1厘米，胎先露部位每小时下降1厘米。如果孕妇没有达到这个数值，也不要担心，产程进展快慢和胎儿健康与否没有直接关系，进展慢可能是因为你的子宫和产道和一般的产妇有所不同。

7.分娩的第2阶段：生出宝宝

（1）准妈妈会有这样的经历。这一阶段有两件事会让产妇感到高兴：一是这一阶段的疼痛要比过渡期有所减轻；二是这个阶段结束后，宝宝就问世了，自己也由准妈妈变成妈妈了。这时宫缩间隔时间比较长，3~5分钟才会有一次，而且疼痛也比过渡期减轻了很多。

很多产妇在过渡期之后，会有10~20分钟的间歇，才会有再次用力娩出胎儿的冲动，这段时期被称之为"宁静时期"或"休息与感恩阶段"。这段时间的休息会让产妇重新变得精力倍增。

一旦子宫颈口完全打开，胎儿头部就会下降到产道中，这时你可能产生一股无法控制的力量想把胎儿推出产道。这时候阴道会有一种很吓人的被撕裂的感觉，不过这种感觉

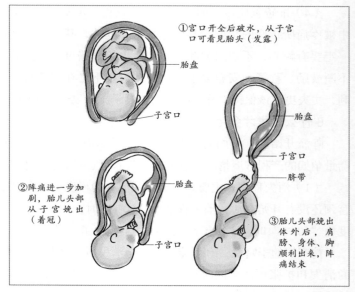

①宫口开全后破水，从子宫口可看见胎头（发露）
——胎盘
——子宫口
②阵痛进一步加剧，胎儿头部从子宫娩出（着冠）
——胎盘
——子宫口
——胎盘
——子宫口
——脐带
③胎儿头部娩出体外后，肩膀、身体、脚顺利出来，阵痛结束

第二产程

很短暂，很快就会被胎头压迫阴道壁的麻木感所取代。有些产妇可能不怎么费力就可以把胎儿生出来，但有些孕妇则需要几个小时才能完成分娩。一般来说，初产妇娩出胎儿的平均时间为1.5小时。如果已经有过分娩经历，再次分娩可能就会快一些。

对于产妇来说，娩出胎儿的时间也具有个人差异。如果采用药物麻醉的无痛分娩，在胎儿娩出的过程中想要用力的欲望会受到限制，因此产程可能会延长，分娩所需要的时间也会长一些。因此，分娩时效果最好的麻醉是在过渡期充分发挥作用，而到了分娩的第二阶段，药效应该减弱，使产妇可以直接参与分娩过程。

（2）身体变化。子宫颈口在过渡期结束时就会完全张开，使胎头安全地下降到产道。随着胎头拉扯阴道和骨盆底部肌肉，这些部位中的神经末梢接收器刺激大脑发出全身用力的信号，并刺激产妇身体释放出更多催产素，刺激子宫收缩。用力与宫缩促使胎儿娩出。第一阶段，子宫收缩完成了全部任务，而这一阶段产妇腹部和骨盆的肌肉一起对子宫施压，配合子宫自身的收缩力量，把胎儿推出来。

（3）准妈妈该怎么做。

①尽量用自己的方式用力。在分娩过程中如果产妇有用力的欲望就用力，不要等医务人员喊用力时才用力，这样比较符合生理法则。只有子宫和腹部、骨盆底部等需要用力的肌肉合作时，才能最快地娩出胎儿。产妇有时在分娩开始时就会感觉想要用力的冲动，有时这种冲动还可能持续很久，还有可能在一次宫缩中产生好几次想要用力的冲动。

②以平和的方式支持产妇。参与分娩的人员喜欢用一些鼓励的话来激励产妇，但是这可能会增大产妇的压力，扰乱她们自身的用力节奏。如果出现这种情况一定要告诉医生。但多数情况下，医生的激励都是有用的，比如疼痛让意识不清的时候，或者是用力的冲动被药物掩盖的时候，护士会通过电子胎儿监护仪来提醒产妇什么时候需要用力。

③正确地用力。产妇双脚蹬在产床上，膝盖弯曲，后脚跟尽量靠近臀部。两手握紧产床把手，宫缩来临时深吸一口气，然后屏气，同时向下用力，力气用尽后再慢慢吐气。用力时要保持手、身体和脚原位不动，否则达不到预想的效果。宫缩结束时，放松肌肉，做几次深呼吸，为下次用力做准备。用力时不要在意姿势是否好看，一定要按照医生的指示，配合宫缩用力，否则不但会浪费体力，还有可能影响产程。很多研究显示产妇受本能驱使地用力，不但可以节省体力，输送充足的血液到子宫，促进宫缩，还可以给胎儿输送更多氧气。其实，大多数产妇都不需要别人的帮助，就能恰到好处地用力。

④采用最佳的用力方式。事实证明，保持上半身直立的蹲姿是最省力的用力方式，而平躺时，等于要推胎儿上坡。如果产妇下背部靠在某处，背抬高了，胎儿通过时，就会受到阻碍，使产程减慢，疼痛增加。如果采取蹲姿，不仅可以扩大骨盆，还可以利用地心引力，促使下降。另外，产妇半躺着，也可以扩大骨盆，但和蹲姿相比，地心引力没能发挥最大的作用。如果宫缩使胎儿下降的速度过快，也可以采用侧躺的姿势，但需要医护人员用热敷布支撑会阴组织，并帮你抬高上面的一条腿。

⑤不要心急，慢慢来。通常产妇会尽力用力，希望这一阶段早一点结束。但是，研究显示，用力过猛、过久，会导致胎儿缺氧。第二阶段持续时间的长短不会影响胎儿。如果胎儿心跳在宫缩时变慢，不要太担心，等到宫缩结束，胎儿的心跳就会恢复正常了。下次宫缩时，胎儿的心跳又会减慢。

⑥宫缩间歇注意休息。很多第一次分娩的产妇都不会利用宫缩间歇休息，补充体力。宫缩结束时，应该调整到一个自己感受最舒服的睡姿，吃点容易消化、高能量的食物，喝点水，放松下紧张的肌肉，使体力得到恢复，迎接下一次宫缩。

⑦保护会阴。当胎头将要娩出时，产妇一定要配合医务人员，不要再屏气用力，避免造成会阴严重撕裂。

（4）准爸爸应该做的。准爸爸要随时提醒产妇放松，同时想尽一切办法帮助她放轻松。可以帮她擦汗，递上她想吃的东西，按摩她紧绷的肌肉，提醒她深呼吸，即使产程进展很缓慢也要不时激励她。

8.宝宝的头出现了

经过一段时间的用力，产妇的阴唇会突出来。再经过几次宫缩，每次用力时，医护人员都可以看到胎儿起皱的头皮，宫缩停止时又会缩回去，再次宫缩时又会出现，几经反复，产妇就会感觉到会阴被胎头慢慢撑开，直到箍在胎头上。胎头的这种下降方式使阴道组织逐渐适应胎头的大小，保护会阴不被撕裂。胎头一旦进入骨盆下方就不会再缩回去了，这时产妇会感觉到会阴和阴唇被使劲拉扯，会有一种灼烧、刺痛感，这时就不要再用力了，而是要让胎头自己慢慢地出来，以免撕裂产妇会阴。这样僵持几分钟之后，胎头的压力会使会阴部的皮肤组织麻痹，这时产妇就感觉不到疼痛了。

再经过几次收缩，胎头就会随着肩膀向下转动；再有几次宫缩，胎儿就会被推出产道，娩出母体。

这时，医务人员会把胎儿口、鼻里的黏液与羊水吸出来。摩擦胎儿后背，刺激呼吸，之后就会听到宝宝的第一次啼哭。接着医务人员会帮胎儿剪断脐带，将宝宝放到妈妈怀中。当然也有些胎儿出生后需要一些特殊护理，以便更好地适应外界环境。

9.分娩的第3阶段：娩出胎盘

（1）准妈妈会有这样的经历。胎儿娩出后，产妇会有一种虚脱的感觉，但是宝宝的出生让你很有成就感，所以还是非常兴奋。这时分娩还没有结束，医务人员会帮助娩出胎盘，结束分娩。子宫继续收缩，不过强度已经很小了，娩出胎盘，这时产妇会有一种类似抽筋的感觉，或是阴道有轻微的排出东西的感觉。如果分娩过程中，会阴部有撕裂或是做了会阴切开术，这时医生还要进行缝合工作。缝合时会实施局部麻醉，减轻疼痛，更有利于缝合。这时，产妇已经感觉不到不适感了，因为这种轻微的不适已经完全被怀抱宝宝的幸福感淹没了。

（2）身体变化。胎儿娩出后，由于肾上腺素的作用，产妇会有些发抖，而且机体功能已经开始进行分娩后的调节，这时产妇可能会有饥饿感。

这一阶段，子宫会继续收缩，排出胎盘，压迫血管止血。如果发生大量出血，医务人员还会注射催产素帮助子宫收缩，尽快止血；还会帮助产妇按摩下腹部，促进子宫收缩，尽快止血。这个过程有些轻微不适，但是只会持续5~30分钟的时间。

（3）准妈妈该怎么做。胎盘娩出后，在医务人员做最后处理时，新妈妈就可以充分享受宝宝诞生带来的幸福感了。让宝

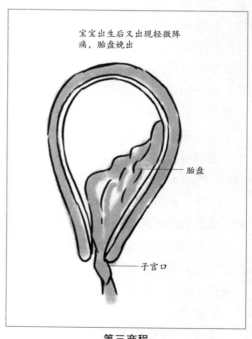

宝宝出生后又出现轻微阵痛，胎盘娩出

胎盘

子宫口

第三产程

宝趴在你的肚皮上，这样就可以和宝宝肌肤相亲，又可以用你的体温给他保暖。让宝宝吮吸你的乳房，这样不仅可以刺激乳汁分泌，还会刺激分泌催产素，帮助子宫收缩，有利于排出胎盘和止血。

产后1周，新妈妈哺乳时，都会感觉到程度不同的子宫收缩，并伴随着疼痛感，我们称之为产后疼痛。这种情况通常都很短暂，它表示子宫正在恢复正常大小。新妈妈不要因为疼痛就停止哺乳，或是延后哺乳。如果说疼痛难忍，可以咨询医生是否可以服用止痛药。

（4）准爸爸应该做的。这时候新爸爸一定要抱抱小宝宝，最好是父子肌肤直接接触。如果宝宝需要例行检查，爸爸最好也一起去。如果宝宝一直哭闹，护士又没有时间照看，爸爸可以把宝宝抱起来轻轻摇晃，等到护士有时间处理为止。千万不要把宝宝一个人留在婴儿室，对宝宝来说待在一个温暖、熟悉的地方，可以让他有安全感。

 ## 分娩过程注意事项

1.多休息，养精蓄锐

对产妇来说生孩子是一件辛苦而有成就感的事情。辛苦需要休息来弥补。在分娩过程中，有两种休息方式可供产妇选择：一是分娩初期，假性宫缩还没有引发不可忍受的疼痛时，产妇要抛除杂念充分休息；二是在分娩过程中，宫缩间歇可以用来做短暂的休息。即使是阵痛最频繁的时候，两次宫缩之间都会有一定的时间间隔。有些初产妇在分娩初期，阵痛还没有来临时，不知道利用时间好好休息，反而忙着收拾房间、整理衣物，认为自己还可以撑得住。其实这种做法是得不偿失的，如果不趁现在好好休息，等阵痛来临后，你就会被疼痛折磨得无法静下心来休息。如果分娩初期你在家，最好让家人创造一个安静的环境，想办法让自己休息一下，不要想那些无关紧要的琐事；如果在医院，尽量营造出一个适合休息的环境。

另外，宫缩间歇要注意抓紧时间休息。分娩初期，宫缩间隔大约为5分钟或者更长；分娩活跃期，宫缩间隔也有2~3分钟。与其考虑如何应付下次宫缩的疼痛，不如充分利用这些宝贵的时间休息一会儿。一些有经验的产妇，都会在宫缩间歇闭目养神，积蓄力量。

2.多活动，别过早卧床

怀孕期间，孕妇要保持适当的运动，比如散步、游泳、骑脚踏车等，以保持身体健康。现在这些运动带来的好处就开始显现出来了，运动使肌肉更有弹性、关节更加灵活，还可以增强体力，使分娩更加顺利。

很多产妇在分娩初期就开始卧床，这样做有可能会减慢产程进展，延长分娩时间。

分娩初期最好适当地走动走动，可以缓解身体的不适感，还可以促进产程。分娩过程中，也可以采取各种各样的姿势，不是非要平躺在床上。如果需要检查或者使用监护设备，最好使用不限制活动的那种，这样在接受监护的同时，还可以自由活动。

 分娩姿势

1.蹲姿分娩

蹲姿有助于扩大骨盆出口、缓解背部疼痛、加快宫颈扩张、加快胎儿下降、放松会阴肌肉，从而加速产程推进。另外还可以给胎儿提供更多的氧气，加速胎盘的娩出。

使用蹲姿分娩应注意的一些问题：

蹲姿最好在分娩进行到第二个阶段再用，那时子宫颈口完全扩张，每一次宫缩都会使胎儿娩出一点。如果产妇的宫缩不太强烈，宫颈还没有完全扩张，通常不需要使用蹲姿，以免双腿过度疲劳。

如果产妇有想用力的冲动，就可以使用蹲姿了。宫缩开始时产妇可以利用丈夫的脖子作为支撑，也可以利用产床上的蹲姿杆进行蹲姿分娩。在宫缩间歇采取比较舒适的姿势休息，避免劳累。

蹲姿分娩时，地心引力会促使胎头压迫子宫颈，加速产程进展。如果产妇感觉蹲姿造成的剧痛不能忍受，可以适当调整一下姿势。

采用蹲姿时，产妇的双脚打开的宽度至少要与肩同宽，要慢慢蹲下和站起，避免滑倒和肌肉拉伤。

产妇下蹲时要注意放松腹部肌肉，否则可能会造成疼痛加剧。

蹲姿也有一些不利的方面，那就是可能会使产妇觉得很累，有时还很难监听到胎心。

2.跪姿分娩

跪姿分娩，是指产妇跪着，上身向前倾斜，扶着一个支撑物。跪姿有助于缓解剧烈宫缩引发的阵痛，减轻背部疼痛。跪姿可以使产妇借助地心引力的作用，很快地娩出胎儿。可以帮助长期臀位的胎儿顺利分娩。缺点是分娩时，膝盖受力很大，时间长了产妇可能会受不了。应该在宫缩开始时，采用蹲姿，宫缩间歇，以舒适的姿势休息，积蓄体力，并缓解膝盖疼痛。

3.坐姿分娩

坐姿也有助于扩大骨盆，但是扩大程度没有蹲姿大。采用坐姿分娩时，产妇可以跨坐在马桶上、椅子上、分娩球上。如果产妇实施了局部麻醉，还可以跨坐在产床上。最好是和蹲姿结合起来，采取蹲坐的姿势，可以获得蹲姿扩大骨盆的最佳效果，还可以避免蹲姿容易疲劳的缺点。坐姿可以使用电子胎儿监护仪，对胎儿的情况进行实时监控，产妇也可以得到充分的休息，还可以借助地心引力的作用，帮助胎儿娩出。缺点是血压高的产妇不宜使用这种方法。

4.站姿和靠姿分娩

产妇多走动，可以加快产程进展。如果产妇在走动时突然感到一阵强烈的宫缩和阵痛，这时候可以靠在墙上或是搀扶者的身上休息片刻。站姿可以帮助产妇增强产力，使宫缩更有力，还可以使胎儿在地心引力的作用下，快速下降，缩短分娩的时间。站姿还可以缓解分娩疼痛，给胎儿供给充足的氧气。缺点是分娩过程主要靠产妇个人控制，医务人员很难观察到产程进展的程度。

5.侧躺姿分娩

上面介绍的姿势确实有利于分娩进行，但是如果整个分娩过程都保持蹲、跪、坐、站的姿势，很容易使产妇感到疲惫。因此，产妇可以在宫缩时，采取上述姿势中适合自己的姿势，而在宫缩间歇，则可以采用侧躺的方式，休息并积蓄力量，迎接下一次宫缩。

侧躺的次数和时间可以根据产妇的分娩状况灵活掌握。如果产程进展快、宫缩强，就可以采用侧躺姿势分娩，要注意把腿抬高，以扩张骨盆；如果产程进展缓慢，宫缩也不是很强，就可以在宫缩中采用上述姿势，而在宫缩间歇再回到侧躺的姿势。

侧躺便于产妇休息，对于患有高血压等妊娠并发症的产妇很有帮助，也便于保护产妇会阴。缺点是如果产妇躺的方向和胎儿背朝的方向一致，无法进行胎心检测，也无法借助地心引力的作用。

 分娩时要放松肌肉

1.为什么要放松肌肉

分娩过程中，除子宫肌肉收缩外，放松其他肌肉有助于缓解不适感，并且能够促进产程进展。在宫缩时，身体其他部位的肌肉紧张，这种紧张会扩散到骨盆肌肉，使原本应该放松的骨盆肌肉紧张起来。紧张的肌肉会增加分娩时的疼痛，也会使产妇感到疲劳，削弱承受疼痛的能力。产妇在宫缩间歇应该尽量放松，这样才能得到充分的休息。如果宫缩间歇没有放松，就无法补充体力迎接下次宫缩的到来。随着产程进展，阵痛会越来越强烈，体力消耗也会越来越大，肌肉放松可以帮助产妇节省体力，更好地应对分娩。

分娩时，产妇体内会分泌两种对分娩有帮助的激素。一种是肾上腺素，它可以增强身体自然产生的麻醉剂缓解疼痛的效果。肾上腺素在分娩过程中，还可以给产妇提供额外的能量，帮助分娩进行。但是，如果这种激素过多，就会让产妇变得不安、精神不振、还会让血液从需要努力工作的子宫流回大脑、心脏、肾脏，造成宫缩乏力，产程进展缓慢，甚至停滞不前。另一种是内啡肽，它是人体分泌的一种自然的麻醉剂，可以减轻压力，缓解疼痛。和人造麻醉剂相比效果更好，而且对孕妇和胎儿没有副作用。内啡肽还可以刺激乳汁的分泌，帮助妈妈顺利哺乳。但是，如果分娩时，肌肉过于紧张，产妇体内激素分泌就会失衡，这两种激素的分泌就会受到影响，从而影响分娩过程。

总之，肌肉放松可以有效地调节这两种激素的分泌，让这些天然的镇痛剂发挥最大功效；肌肉紧张则会增加肾上腺素的分泌，降低内啡肽的分泌，让分娩更痛，产程延长。

2.如何放松肌肉

如果学会在分娩时放松肌肉，就会增加产妇体内内啡肽的分泌量，从而缓解疼痛，促进产程进展。

3.运动放松

手腕：丈夫用右手轻轻握住产妇左手腕，左手捏着她的左手关节，上下活动。

肘关节：丈夫用左手托住产妇肘关节，右手握住她的手腕，使其肘部做弯曲、伸直的动作。

颈部：丈夫双手托住产妇的脖子，然后慢慢放下，如此反复。

脚踝：产妇右腿伸直，丈夫用右手握住妻子的脚踝，左手握住脚掌，上下活动。左腿做同样的动作。

膝盖：产妇仰卧，丈夫用右手握住她的膝盖，左手握住脚踝，使膝盖关节做弯曲、伸直的动作。

4.音乐放松

音乐可以缓解紧张的心理，同时让全身肌肉得到放松，减少肾上腺素的释放，有助于加速分娩进程。产妇在分娩过程中利用音乐作为放松手段会起到非常好的效果。如果听到的音乐是自己平时进行放松训练所使用的曲子，那么分娩时产妇身心都会获得充分的放松。

5.按摩放松

按摩可以帮助紧张的肌肉放松下来，减轻分娩疼痛，促进产程进展。

 ## 正确抚摸

丈夫充满爱意的抚摸和按摩，会给孕妇的大脑带来愉快的刺激，从而减少对疼痛的感知。临近分娩，产妇才知道让丈夫按摩什么地方，以及怎样按摩才会减轻疼痛，缓解不适。因此，怀孕最后几个月里，准爸爸可以经常帮妻子按摩，以缓解其背部疼痛和宫缩时的阵痛，这时的练习对日后的分娩大有好处。等到分娩到来的时候，准爸爸已经熟练掌握了正确的按摩手法，手部力量也更加持久，可以更好地为分娩中的妻子服务。

练习时，丈夫可以在妻子全身不同部位使用不同的按摩方式。在面部和头皮，可以用指尖轻轻按压；而肩膀、大腿、小腿、臀部、足部等大片肌肉，可以用手掌按压和手指揉捏的方式按摩；还可以用手掌打圈按摩背部，缓解下背部疼痛。

孕妇可以利用这段时间找出自己喜欢的或是最能缓解不适的按摩方式，比如有些孕妇喜欢顺着身体毛发生长方向的抚摸，有些则喜欢反着抚摸；有些孕妇还会特别喜欢脚部按摩或腹部按摩。

分娩时，产妇会因为疼痛而变得非常暴躁、非常敏感，丈夫一定不要介意妻子对你按摩的评价。这时，她平时喜欢的按摩方式，可能会让她感觉更加疼痛或不适，不但不能让她放松，反而还会惹怒她。这时，丈夫一定要耐心，不要在意妻子过激的言辞，在不同的分娩阶段采用不同的按摩方式，一旦其感觉不适，要马上改变按摩位置或者方式，尽量让她满意。对于你做出的努力，妻子肯定心怀感激，只是她现在被分娩纠缠，没法表达而已。

 ## 正确用力

1.分娩时正确用力的方法

当宫颈大开后，宫缩会使胎儿逐渐下降到骨盆底部。此时如果产妇配合宫缩用力，可以加快分娩，并缓和宫缩带来的强烈刺激，缓解产妇疼痛。所谓的"用力"不是我们平常所说的单纯的"使劲"。如果用力时产生的腹压不是顺着产道的方向，对促进分娩毫无意义。正确的用力方法其实和我们平常大便时是一样的。但是，由于分娩时大多数产妇还是采取仰躺着分娩，所以用力就不像直立式分娩时那么容易了。下面介绍一下产妇采取仰卧和侧卧这两种不好用力的分娩方式时的用力技巧，希望对产妇们有帮助。

2.仰卧时的用力方法

产妇双脚充分打开，弯曲膝盖，使脚后跟尽量靠近臀部，双手抓住床头的栏杆；然后深深吸一口气，屏住呼吸，像是要排便似的慢慢用力。此时一定要屏住呼吸，口鼻都不能漏气。直到使不出力来为止，缓缓吐气。如果方法正确，在肛门附近会产生一种向外推的力，用手掌贴在肛门上可以感觉到。方法不正确时手掌感受不到任何推力。如果吸气时只有腹部或腮帮鼓起、身体向上耸，用力时身体向下滑、臀部抬起、无法长久屏气或用力不持久，就表示用力方法不正确。

3.侧卧时的用力方法

侧卧时，并拢双腿，膝盖尽量弯曲，靠近胸部，双手抱住大腿根处。头部和脊背要尽量挺起来，不要太弯曲。然后深吸一口气，屏住呼吸，像是要排便似的慢慢用力。用力时，要挺直背脊，臀部尽量向后撅起帮助用力。如果用力时，头部和脊背过于弯曲，以致可以看到自己的肚脐，或用力时双手抱着膝盖，都是错误的。

4.仰卧时抱住双腿的用力方法

抬高双腿，双手分别搂住双膝，并将双腿尽量拉向身体两侧，使其充分张开。然后深吸一口气，屏住呼吸，像是要排便似的慢慢用力。用力时，尽量弓起脊背和头部，使下巴贴近胸口，尽量张开双腿。如果双腿没有充分张开，或是用力时臀部下滑，都不是正确的用力方法。

5.辅助手段

第一阶段应充分利用腹式呼吸，必要时结合按摩缓解产妇疼痛。

第二阶段，开始时主要采用侧卧式用力法，待胎儿头部露出时，变换为仰卧式或仰卧抱腿的用力法，可以增强产力，帮助胎儿娩出。胎头娩出后，再依照医务人员的指示，快速呼气吸气。

第三阶段娩出胎盘时，不要盲目用力，要根据医务人员的指示，在宫缩时轻轻用力，防止用力过度造成大出血。

这些用力方法与辅助手段一定要经常练习，会对分娩有很大的帮助，临时抱佛脚就来不及了。

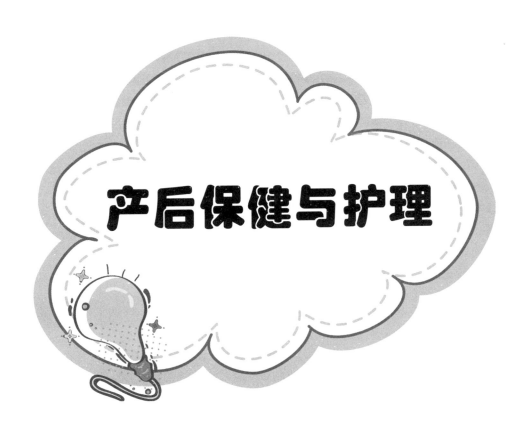

产后保健与护理

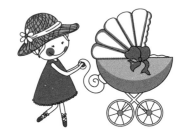

产后饮食与营养

 生完孩子当天吃什么

分娩是一项严重损耗体力的活动，因此产妇急需能量来补充营养。但产妇却又不能马上吃蛋、鱼、肉等营养价值高的食物，因为她的肠胃功能还很弱，尤其是剖腹产产妇，只能吃一些易消化的食物。这时候家人可为她准备一些流质或半流质食物，如糖水煮荷包蛋、蛋花汤、藕粉、羊肉枸杞粥、花生粥、红小豆粥、桂圆粥等。

产妇在分娩的过程中还会流失大量血液和津液，所以生完孩子还可以多喝一些红糖水，有助于可以补血补津。但要注意产后一周之后，产妇就不要喝红糖水了，红糖水有活血作用会使恶露的血量增多，造成产妇不知不觉中失血。

产妇若想吃点口感比较好的食物，可以在粥汤中加入少量麻油。麻油中有大量不饱和脂肪酸，一方面可以预防血管硬化，另一方面可以促使子宫的收缩，有助于产妇身体的及早康复。

经历了剖腹产的产妇，在术后还可以适当喝点萝卜汤，因为萝卜有排气的作用，产妇因麻醉作用没消除而导致的胀气可以得到改善，而且肠道越早开始排气，产妇就能越早开始进食，间接促进产妇身体器官的恢复。

总之，分娩当天，由于肠胃功能没有得到恢复，产妇要以清淡的流质食物为主，不能急着补充营养。

 产褥期的饮食原则

鉴于产褥期女人身体的特殊性，产妇的饮食必须遵循这些原则。

1.清淡，不要太油腻

女人在产褥期卧床休息的时间比较多，如果吃了太油腻的食物，不但不容易消化，而且会堵塞乳腺管，导致奶汁在乳房中出不来，不利于宝宝的吸吮，新手妈妈乳房的胀痛感会加剧。所以产妇要常吃稀饭，喝一些营养滋补汤，如牛肉汤、排骨汤、猪蹄汤等等，这些食物口感好，有助于增强产妇的食欲，而且可以促进乳汁的分泌。注意产妇在喝汤的时候一定将肉也吃了，因为汤的营养远远不及肉的营养价值高。

2.多吃流质和半流质食物

在产褥期，产妇多吃流质和半流质食物，如各种粥汤，这样不但可以减轻肠胃的负担，而且有助于排便，可有效预防产后便秘。

3.粗细搭配，营养均衡

与妊娠期一样，女人在产褥期的饮食也要全面，既要多吃肉、蛋、奶、动物肝脏等营养价值高的食物，也要吃蔬菜、水果之类维生素含量丰富的食物，还要适当吃些粗粮杂粮以帮助肠胃的蠕动，营养全面，粗细搭配适宜，这样无论对产妇自己还是对嗷嗷待哺的宝宝都是必需的。

4.适当吃些催乳的食物

产后头几天，常给产妇吃催乳的食物不但可以增加乳汁的分泌，满足宝宝的需要，而且能减轻产妇乳房的胀痛感，避免乳腺炎。常见具有催乳作用的食物有牛奶、豆浆、小米粥、鸡汤、肉汤、鱼汤、虾肉、猪蹄、花生、黄豆、黄花菜、鲤鱼、鲫鱼、墨鱼等，家人可配合菜谱每天给产妇做一些吃。

5.忌食温燥、生冷、酸涩类食物

温燥类食物有辣椒、洋葱、韭菜、大蒜、胡椒、茴香等，这些食物有助内热的作用，产妇吃之后容易上火，加重大便燥结的症状，而且还会影响母乳质量。

生冷类食物有梨、西瓜、黄瓜、茄子等，这类食物不易消化，容易损伤产妇脾胃，间接影响乳汁的分泌。生冷类食物还容易影响血液循环，致使瘀血滞留，使产妇产生腹痛，不利于恶露的排出。

酸涩收敛类食物有南瓜、莲子、柿子、芡实、乌梅等，这类食物容易阻滞血行，不利于产妇恶露的排出。

 ## 产后营养需要注意的问题

众所皆知，产妇总的饮食原则是"滋补"，但也要注意一些细节问题，避免出现一些不必要的麻烦。

第一，产妇要避免滋补过量，不要天天鸡鸭鱼肉不离口、水果罐头不离手，这样大补特补的做法不仅造成了浪费，而且容易导致肥胖，为高血压、糖尿病等代谢病提供机会。更糟的是，肥胖妈妈的奶水脂肪含量极高，容易使宝宝出现长期慢性腹泻或婴儿肥胖，不利于宝宝的健康发育。

第二，注意食盐的摄入量。众所皆知，食盐摄入不宜过多，否则会加重肾脏负担，产妇摄入过量食盐可能会导致血压升高。但也不至于走入另一个极端，让产妇只吃很少的食盐或者干脆不吃盐，民间就有说法认为产妇吃食盐会让宝宝得尿布疹，因此完全忌盐，这样影响产妇的食欲，影响产妇体内电解质的平衡，长此以往，不但不利于产妇的健康，也会影响宝宝的发育。

第三，家人尽量少给产妇炖母鸡。鸡汤具有滋补作用，但经常喝老母鸡汤的产妇会发现有奶水不足的情况。母鸡的卵巢和蛋衣中含有一定量的雌激素，产妇喝过之后，血液中的雌激素浓度将会大大增加，相对而言，乳激素的含量就会有所下降，促进乳汁分泌的作用也会随之降低，影响奶水的分泌，因而导致产妇乳汁不足，严重时甚至会出现回奶的迹象。家人若想让产妇喝鸡汤，可以炖公鸡汤喝，公鸡的雄激素会对雌激素产生抑制作用，乳激素的含量相对就会增加，有促进乳汁分泌的作用。

第四，把握好红糖的量。红糖具有益气补血的作用，产妇产后适当吃些红糖可以增加排尿、促进子宫收缩，因此分娩之后一周之内，家人可多让产妇吃一些红糖炖鸡蛋以恢复产妇体质。但一周之后，产妇最好就不要再吃红糖了，因为红糖还有另一大作用：活血化瘀，食用过多引起恶露的增多，造成继发性失血。

第五，不要听信老观念，如多吃红枣、桂圆能补血；汤比肉有营养，在炖肉汤时要多喝汤少吃肉；坐月子时不能吃水果；等等。这些都是传统坐月子时的做法，有一定的道理，但更多的是不符合科学。如说红枣、桂圆能补血是不错的，但刚刚分娩之后的产妇却不宜食用，因为这两种食物同时又具有活血化瘀作用，分娩之后立刻食用还会增加出血量，所以产妇至少要等两周之后才能食用。其他说法，也都各有利弊，不要照单全收。

 ## 剖腹产的饮食注意事项

与顺产的产妇相比，剖腹产产妇经历了深度麻醉、开腹等治疗手段，身体受到的损伤更大，因此对食物的营养需求也更高，要注意的事项也更多。所以产妇在保证营养丰富、营养均衡的前提下，还要注意以下细节问题：

剖腹产之后6个小时之内，产妇应当平卧，不吃任何东西。因为此时麻醉药仍然抑制着胃肠的蠕动，勉强进食只会导致腹胀。产妇若感到饿，可以注射营养点滴，也可以先喝点有助于促进肠胃蠕动的萝卜汤。6个小时之后，产妇可以喝少量的流质食物，如粥、汤等，但不能喝牛奶和豆浆等胀气类食物。

剖腹产第二天，产妇通常已经排过气了，可以进食了，但由于肠胃功能仍然没有完全恢复，仍然不能吃鱼、肉、蛋等营养丰富的食物，只能吃一些稀粥，下一些薄面条，或者吃一些肝泥、肉末，喝点蛋羹，主食仍然是流质食物或半流质食物。为了保证充分的营养，产妇可以采取少吃多餐的形式，每天进餐四五次。

剖腹产第三天及以后，麻醉药的作用已经完全消除，产妇可以像正常产妇一样进食了，就可以按照一般产妇的饮食原则开始进食，全面补充，营养均衡。为了促进腹部伤口的愈合，产妇还可多吃一些蛋、肉、鱼汤等高蛋白质的食物。也可吃一些花生、猪蹄、鲤鱼等具有催乳作用的食物。家人在炖汤的时候注意汤水不能太油腻，否则不利于产妇的消化。

 产褥期饮食误区

受传统观念的影响，产妇在坐月子期间的饮食方法，有些其实是错误或者不科学的。

1.产后要大补对不对

产后滋补是没有错的，因为产妇需要更多的能量来恢复身体和哺乳，但却不宜大补，不能天天将人参、当归、黄芪等补血补气的药材煲入汤中给产妇喝。所谓"虚不受补"，产妇很可能吃了这类活血排瘀的食物之后便秘或者产后出血。只有产妇在恶露排干净之后且身体非常虚弱的情况下，才能借助中药材来补养身体。

2.产后立即喝汤，多喝汤少吃肉对不对

大家都知道产妇分娩之后只能吃流质或半流质食物，适当给产妇喂些汤喝是没错的，但却不能不讲究方法。在分娩之后产奶之前，产妇最好不要喝汤，否则会堵塞乳腺管，不利于乳汁的分泌，还容易导致产妇发热，因此只有等到乳腺管畅通之后，才能喝汤。

另外，汤中虽然含有很多营养，但却只占整个肉汤营养的25%，远不及肉中的营养多，所以产妇在喝汤的同时一定也将肉吃掉。

3.坐月子时不能吃蔬菜、水果对不对

产妇要多吃温热性食物，少吃或不吃寒凉生冷类食物，但这并不能说明产妇不能吃蔬菜和水果，不能因为二者"水汽大"就想当然地认为它们不利于产妇身体的健康。事实证明，不吃新鲜果蔬的产妇得产褥期便秘症的概率更高，况且新鲜果蔬还有补充维生素C和纤维素的作用，这些都是肉蛋奶等食物所无法满足的。实际上蔬菜经过加热烹饪之后未必就属于寒凉类食物，产妇若不敢轻易吃水果的话，至少也可在正餐不久吃半个，以后随着消化系统的增强再逐步增添进食水果的数量。

4.产后一定要喝黄酒，或者煲汤时加入料酒对不对

黄酒和料酒有活血化瘀的作用，有助于产后恶露的排出，所以分娩后一周之内，产妇在膳食中可以适当加入一些料酒或黄酒。但却不能食用过量，更不能长时间食用，否则不但会让产妇上火，而且酒精还会通过乳汁影响到宝宝的发育，更会导致产妇恶露不绝，造成继发性失血。

5.产妇要忌口对不对

有的地区在坐月子的时候，还要求产妇忌口，这种说法是片面的。产妇忌口主要在

于生冷寒凉、油炸食物、燥结等人体难以消化吸收的食物，其他食物则是不忌的。相反，为了实现营养均衡，产妇的饮食还应多样化，尽可能吃所有能吃的食物。

哺乳母亲的营养

有数据显示，除非产妇正在吃营养丰富的食物，否则怀孕及分娩的过程很可能导致产妇处于营养不足的情况。对于哺乳母亲来说，如果产后营养跟不上，很可能会影响宝宝智力的发育。因为母亲的营养不良可直接导致宝宝脑重量及脱氧核糖酸含量减少，还会严重影响宝宝大脑各部位细胞数量的增长，严重影响宝宝智力的发育，由此可见营养不足对婴儿的危害。

所以，宝宝出生之后，妈妈若要准备母乳喂养的话，就必须做好将能量从自己身上转移到宝宝身上的准备，比妊娠期间吃得更多、更营养，不要太担心自己的身材，唯其如此，才能满足宝宝对能量日益增长的需要。

由于照顾婴儿的需要，产后新手妈妈可能无暇做饭或像孕期那样有规律地补充营养，这就需要产妇提前对所需能量及营养元素的多少有一个基本的了解，然后每天参照这些数据，在有时间的时候及时完成能量的补充，保证自己和宝宝最基本的需求，避免营养不良。如乳母每天所需要的蔬菜不能少于500克，因此妈妈就可以靠吃水果来补充维生素或矿物质，或者在宝宝睡觉的时候炒一两个蔬菜，能多吃的时候就多吃一些，避免乳汁中缺少维生素、矿物质或纤维素。

能量需求

在哺乳期内，每个新手妈妈体内至少已经储存了2~4千克的能量，但这远远不够。一般来说，哺乳期妇女每天所需的能量，至少要达到13382千焦，蛋白质的日摄入含量90~100克，钙的日摄入含量2克，铁的日摄入含量15~18克，维生素A日摄入3900国际单位，维生素C日摄入150毫克，等等，各类营养素的含量都有一个定性标准。

但在日常生活中，以每种营养物摄

食物种类	摄入量范围/克	摄入量平均值/克
谷类	350~450	400
蔬菜	500	500
蛋类	50~75	62.5
肉、禽	100~150	125
大豆类及制品	60	60
奶类	300~550	425
鱼虾	50~75	62.5
水果	100~200	150

产后能量需求

入量为单位来进食也不太现实，有些营养元素只需要一点点就行了，无法用现有的家庭工具来衡量。

也就是说，新手妈妈在每日的饮食中，蔬菜类食物不能少于总进食的2/3，谷类食物不能少于总进食的1/5，鱼类、禽类、蛋类比例应平衡，各约50克。

如果单纯将摄入量范围的数据加起来，每个产妇每天可能需要进食1510~2060克食物。乍一看这似乎产妇的肠胃难以承受，产妇可以采取少吃多餐的形式，每天吃4~5餐，这样可以促进营养物质的充分吸收，也可减轻肠胃负担。

 ## 保持液体的摄入

临床实践表明，哺乳期的妇女经常会有口干、口渴或者便秘的症状。这不仅仅是因为液体转化为奶水喂给宝宝了，还因为女性在哺乳时会产生一种令人口干舌燥的激素，所以哺乳期女性要多喝水，补充足够的液体。

奶水是典型的液体，乳母每天至少给宝宝吃500~600毫升奶水，这些水分都来源于产妇。如果产妇摄入液体不足的话，不但自己的新陈代谢会受到影响，还会导致奶水的不足，影响宝宝的发育。所以妈妈平常在喂奶的时候，旁边最好放一杯水，避免体内液体不足。

研究表明，乳母每天至少要喝1500毫升（约6大杯）液体，否则不足以维持母婴对水分的正常需求。需要说明的是：

（1）妈妈每天喝水最好不要超过2500毫升，即不得超过10大杯，否则会降低奶水的质量，产妇自己也会因为体内水分太多而不舒服。

（2）哺乳宝宝所摄入液体的来源，以粥、汤、白开水为宜，不能喝酒、咖啡、茶水。酒水进入母乳之后，不但味道会有所改变，宝宝吃了之后脾气还会变得暴躁，容易犯困，影响发育。咖啡和茶水中的咖啡因进入母乳之后，宝宝会感到很不舒服，容易发怒。因此在哺乳期间，妈妈最好不要喝饮料，如果想喝，也要等到喂奶之后，且每次只能喝一小杯，不宜过量。

 ## 减少热量的摄入

大多数产妇都有急于恢复体型的渴望，因此在产后不久就开始雄心勃勃的减肥计划，在饮食中也尽量减少热量的摄入。

产后恢复体型既是出于对美的考虑，也是健康的需要，但产妇却不能操之过急。如果产褥期还没结束，或者宝宝尚不及半岁大，就强制性地让自己减少热量的摄入，不但不利于自己身体器官的康复，还会影响到奶水的分泌和奶水的质量，直接影响宝宝的健康发育。

一般来说，以母乳喂养的产妇若想实现减肥和营养双重目标，日常饮食中可以少吃一些脂肪含量高的食物，如奶酪、肥肉等，少吃甜食甜品，不吃煎炸食物，同时多吃维生素和矿物质含量丰富的食物，如各种新鲜果蔬；多喝牛奶、豆浆、酸奶等营养价值较高的食物，适当吃一些粗粮，如全麦面包，这样才能满足机体对各种营养元素的需求。

其实，恢复体型主要不是靠减少食物的摄入量，这是一种不健康的减肥方式。最健康的减肥方式是运动，产妇可以不用太大的运动量，只需每天推着宝宝的小车多走走，或者适当作一些塑身运动就可起到美体的作用。重塑体型不等于减肥，产妇只需将腰部和大腿的赘肉减掉就行了，比孕前稍微胖一点是正常的，这才是一个成熟少妇所应该具有的形象。

 ## 新妈妈滋补菜谱

产后，基于恢复身体和哺乳的需要，产妇需要吃一些营养滋补的食物。

产妇的营养滋补，与通常所理解的"大补"并不相同。一般人所理解的大补，顿顿大鱼大肉，经常吃人参、蜂王浆、何首乌等名贵药物。尽管新妈妈产后体质虚弱，但却不能接受这样的饮食安排。所谓"虚不受补"，新妈妈产后消化系统比较虚弱，难以消化吸收热

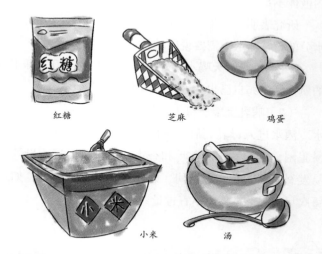

红糖　　　　芝麻　　　　鸡蛋

小米　　　汤

5 种传统食物滋补产妇身体

量高的食物，大鱼大肉地补反而会因消化不良而致病。

新妈妈所需要的滋补，应该是"平补"，即通过日常饮食慢慢调养。与"大补"相比，"平补"比较缓和，补益作用比较和缓，只需在日常饮食中适当加入一些有补益作用的食物即可，且注意长期坚持。这种滋补的好处在于其长久性，容易贴近生活，

产妇的身体易于接受,一般家庭的经济条件也能承受。

对产后新妈妈具有较好滋补作用的饮食安排如下:

乌鸡汤

【原料】乌鸡一只,排骨两块,葱一棵,姜适量,大枣数个。盐、鸡精、料酒等适量。

【做法】

1.乌鸡除去内脏,用清水冲洗干净,放温水中焯一下,再用清水洗净。

2.排骨用温水焯一下,再用清水洗净,剁成块。

3.姜去皮洗净,先切片,然后留一半切丝。葱择好洗净,一半切成段,一半切成丝。大枣用温水洗净。

4.锅中倒入适量清水,先大火烧开,然后将乌鸡、排骨、姜片、葱段、大枣及少许盐一切放入锅中烧开,再改小火焖炖3个小时。

5.掀开锅盖,检查鸡肉是否脱骨,鸡肉能脱骨说明汤就熬浓了,加入鸡精,放姜丝、葱丝焖两分钟即可。

【功效】乌鸡汤具有补血作用,尤其适合产后女人调补身体时食用,剖腹产产妇喝乌鸡汤还可减轻伤口的疼痛。

主菜特点如下:

①乌鸡:乌鸡有补虚劳的作用,可滋阴补肾,强身健体,对于女性血虚、贫血者有较好调理作用,尤其适合产妇及月经不调者食用。

②排骨:排骨有养肾补髓作用,产妇常喝排骨汤可增强体质,提高机体免疫力,同时可有效预防哺乳期骨质疏松。

③大枣:中医认为,大枣味甘性温,具有补中益气、养血安神的作用,几乎对于任何虚证都有较好的调理作用,尤其对于血虚体质的气血不足、津液亏损、心神不宁、躁郁症及面色微黄等症有较好的调理作用。产后容易血虚,可经常在粥汤中放些红枣改善自己的身体和气色。

营养牛骨汤

【原料】牛骨1000克,胡萝卜2根,菜花、西红柿各200克,洋葱1个。黑胡椒5粒,花生油、盐等适量。

【做法】

1.先将牛骨剁成块,用清水洗一下,然后再放开水中煮5分钟,捞出洗净备用。

2.胡萝卜去皮洗净,切成块。菜花洗净后瓣成小块。西红丝洗净切片。洋葱去皮切丝。

3.将油锅坐上，加入适量花生油烧至七成热，改小火，下入洋葱慢慢煎香。

4.加入少许清水煮开，然后将牛骨、胡萝卜、菜花、西红柿、黑胡椒、盐等所有用料都放入锅中大火焖炖，直至汤味渐浓即可。

【功效】营养牛骨汤充分运用了牛骨中丰富的钙质，产妇经常食用可避免哺乳期骨质疏松。

主菜特点如下：

①牛骨：牛骨与排骨一样，同样可以起到养肾补髓的作用，产后常喝牛骨汤亦可增强体质。

②胡萝卜：胡萝卜性平味甘，有健脾和胃、补肝明目、清热解毒、壮阳补肾等多重作用，对于营养不良、肠胃不适、便秘、性功能低下等症有较好的治疗作用。

③菜花：现代科学研究发现，菜花中含量大量叶酸，它可以增加人体血清素，改善失眠、健忘、焦虑等不良情绪，使人产生幸福快乐的感觉，避免引发产后抑郁。

④西红柿：西红柿富含多种维生素和微量元素，产后常使可增强机体免疫力。

⑤洋葱：洋葱性温味辛，有发散风寒作用，产妇产后适当使用可驱散内寒，避免得月子病。

鲫鱼炖猪血

【原料】鲫鱼1条，猪血300克，红枣、枸杞子适量。盐、葱、姜、鸡精等适量。

【做法】

1.鲫鱼清理、清洗干净，用盐稍腌。

2.猪血洗净，切块。红枣用温水洗净，去核。葱择洗干净切碎，姜洗净切片。枸杞子稍洗。

3.油锅放火上烧热，放入鲫鱼稍煎，铲出。

4.炖锅置火上，放入上述所有材料，大火稍改后转小火炖，直至鲫鱼熟透，加入盐和鸡精调味即可。

【功效】鲫鱼猪血汤是一道滋补汤，常饮可提升正气，赶走虚劳，对于产后血虚者有一定的补血功效。

主菜特点如下：

①鲫鱼

鲫鱼性平味甘，有健脾开胃作用，常吃可益气利水，脾胃虚弱者常食用可改善脾胃运化功能，增强机体对营养物质的吸收，间接生血补血。

②猪血

猪血性凉，含铁丰富，既可凉血改善血虚者的燥证，又可补血生血，常食可改善气血不足者面色不佳、神疲体乏等症。

③红枣

红枣是益气生血的必备品，血虚者在经常熬粥煲汤时加入数枚红枣，不但可以改善食物的味道，还有补血安神之效。

④枸杞

枸杞补肝益肾效果显著，中医常用来辅助治疗虚证引起的肝肾阴亏、头晕目眩、健忘失眠等症，常食用可强壮筋骨。

香菇芋头肉丝粥

【原料】香菇300克，芋头2个，芹菜1棵，瘦肉适量，大米两把，盐、胡椒粉、花生油等适量。

【做法】

1.先将大米洗净，用温水浸泡半个小时。

2.将香菇择干净，洗好后切丝。芋头去皮洗净切丁。芹菜择净洗好切末。肉丝用温水洗净。

3.油锅坐上烧热，倒入适量花生油，先放入芋头丁炒香，再放入肉丝、香菇炒熟。

4.往锅中加入适量清水，放入大米，加入适量盐、胡椒、芹菜末，大火烧开，熄火焖几分钟即可。

【功效】香菇芋头肉丝粥是一道营养丰富的产妇家常饭，常吃可有效补充蛋白质、纤维素及各种微量元素，有助于防止产后贫血、大便等症，婴儿通过母乳吸收后还可增强体质。

主菜特点如下：

①香菇

香菇有健脾益胃和养血安神作用，产后血瘀者常食可改善气色，提高睡眠质量，缓解便秘干燥症。

②芋头

芋头富含蛋白质、钙、磷、铁、钾、镁、钠、胡萝卜素、烟酸、维生素C、B族维生素等多种对人体有益的营养元素，产妇常食可增强机体免疫力。

③芹菜

芹菜性凉，有清热解毒和通利血脉的作用，有助于改善产后血瘀体质，促进子宫的恢复。

银耳肉末羹

【原料】银耳50克，瘦肉适量，冬菇20克，鸡蛋1个。盐、生抽、糖、香菜、姜、高汤等适量。

【做法】

1.先将银耳放温水中泡1个小时后，择好，切碎。瘦肉用温水洗净，切碎。鸡蛋打在碗中搅散。冬菇先泡软，再去蒂，洗净后切粒。

2.香菜择好洗净切碎，姜去皮洗净切片。

3.油锅坐上，放入少许花生油烧热，先放入姜片爆香，再倒入适量高汤烧开，最后放入银耳、冬菇，大火煮10分钟，放入肉末、盐、生抽、糖煮熟。

4.将煮熟的汤倒入盛放鸡蛋的碗中，加入香菜末搅匀即可。

【功效】生津开胃，尤其适合产后不久的产妇，长期食用不但可以增强体质，而且还可滋润肌肤，改善产后面色不佳、皮肤瘙痒等症。

主菜特点如下：

①银耳

银耳素有"延年益寿之品""长生不老良药"之誉，具有滋阴润肺、养气和血的作用，对于产后内热、上火、便秘等症疗效极佳。

②瘦肉

瘦肉有滋养脏腑、补中益气的作用，产后营养不良、消化不良者常适当进食瘦肉可扶助正气，增强脾胃的运化作用。

③冬菇

冬菇有清热解毒、活血散结的作用，对于产后各种血瘀症有较好调理作用，是血瘀、血热者食疗必不可少的滋补品。

④鸡蛋

鸡蛋富含优质蛋白，是调理产后体虚症必不可少的食物。

 新妈妈催乳菜谱

母乳是否充足、奶水质量是否高是每一个新生宝宝能否健康发育的基本保障，每个女人晋升为新妈妈之后都会关心母乳分泌的问题。

有的产妇，生产不久就可以给宝宝正常哺乳，让宝宝在尽可能短的时间内获得自身的抗体。有的产妇，产后3天依旧只是乳房胀满、疼痛，任凭宝宝哇哇大哭也无法将奶水吸吮出来。还有更多的产妇，虽然一时解决了宝宝的吃奶问题，但母乳通常不够宝宝食用，或者奶水很稀宝宝根本就不愿意吸吮，新手妈妈为此焦虑不安，但却苦于无力解决，母乳喂养反而对宝宝的生长发育反而造成了不利影响。

解决母乳不足的方法，除了平息产妇情绪，适当按摩乳房，最常见的做法就是让产妇喝各种各样的催乳汤，尽可能促进乳腺管的及早通畅，及早让宝宝吸吮到妈妈的奶水。

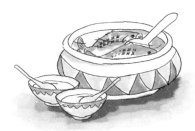

鲫鱼汤

常用催乳通乳的粥汤有以下几种：

清炖猪蹄

【原料】猪蹄500克，白萝卜200克，豆腐200克，花生100克。盐、鸡精、酱油、料酒、葱、姜、枸杞等各适量。

【做法】

1.猪蹄洗净剁块，放入水中稍煮以除去血污和异味。

2.葱洗净切碎，姜洗净切片，枸杞子洗净备用。白萝卜去皮洗净切条，豆腐洗净切块。花生洗净备用。

3.炖锅置上，放入猪蹄、萝卜、豆腐、花生、姜片、葱、料酒、枸杞子及适量清水，中火炖3小时，加入盐、鸡精焖5分钟即可。

【功效】强身健体，营养美味。

主菜特点如下：

①猪蹄

猪蹄含有丰富的胶原蛋白质，不但营养价值高，而且可以防治皮肤干瘪起皱、预防衰老。传统医学还认为，猪蹄壮腰补膝和通乳之效，常用于产妇产后缺少乳汁之症。

②白萝卜

萝卜性凉味辛，有清热生津、凉血止血、开胃健脾、顺气化痰及消食化滞等作用，对于腹胀腹痛、消化不良及咳嗽痰多有较好的疗效，中医常辅助治疗胃口不好、不思饮食、咽喉炎、扁桃体炎、声音嘶哑、失音等症，痰湿体质常喝萝卜汁可有效缓解夏季及午后的沉重感和困倦感。

③豆腐

豆腐是常见的豆制品，性稍凉，除了补中益气，还可清热润燥、生津止渴，热证体质、营养不良、气血双亏，年老羸瘦者可以经常食用。

④花生

花生有健脾胃、通经络、补血生血及通乳的作用，产后常食可增强脾胃功能，改善食欲，增强机体免疫力。

丝瓜豆腐瘦肉汤

【原料】丝瓜2根，豆腐300克，猪瘦肉适量。盐、鸡精、白糖、料酒、淀粉、葱等各适量。

【做法】

1.丝瓜去皮洗净切片，豆腐洗净切块，葱洗净切碎。

2.猪肉洗净切丝，用料酒、盐、鸡精、白糖腌至入味，滚上淀粉上浆。

3.水锅置上烧热，先下入豆腐煮沸，再放入丝瓜、肉片煮熟。

4.熄火加入葱花、鸡精调味即可。

【功效】丝瓜豆腐瘦肉汤滋补功效是多重的。女人要多吃丝瓜，既可滋阴润燥，又可改善月经不调及产后乳汁不通的症状。

主菜特点如下：

①丝瓜

丝瓜性凉，有通经活络、清热凉血、化痰消毒作用，对于热病引起的口干口渴、咳嗽多痰及经络不畅、血瘀气滞引起的妇女乳汁不下、崩漏、血淋等症有较好的治疗作用。

②豆腐

豆腐性寒，具有补中益气、清热润燥、生津止渴、清洁肠胃等多重功效，尤其适合口臭口渴、肠胃不清、热病后调养者食用，是常用的补益清热养生食品。

③瘦肉

猪肉有滋养脏腑、滑润肌肤、补中益气的作用，病后体弱、产后血虚、营养不良、面黄肌瘦者均可以猪肉来调补。

山药鲫鱼汤

【原料】鲫鱼1条，山药100克，大米适量。葱、盐、鸡精、料酒等适量。

【做法】

1.鲫鱼去鳞、去鳃、去内脏，清洗干净，撒少许盐腌一会儿。

2.山药去皮，洗净，切片。葱择洗干净，切碎。

3.糯米淘洗干净，多放些水，熬粥，取汤。

4.油锅置火上，烧至七成热，放入鲫鱼稍稍煎炸。

【功效】山药鲫鱼汤运用了山药和鲫鱼的双重滋补作用，可补充人体所需的多种营养成分，常食可改善体质。大米若做成汤粥，其营养成分恰好为人体所吸收，也可起到健脾胃的作用。

主菜特点如下：

①山药

山药可健脾益胃，补肾益精，常食可强身健体。

②鲫鱼

鲫鱼营养丰富，有益气健脾、消润胃阴、利尿消肿、清热解毒等多重功效，滋补效果甚佳，产后妇女炖食鲫鱼汤，可补虚通乳。

③大米

大米粥也是常见的温补强壮品，有暖脾胃、益中气、止汗等作用，对产后食欲不振、气短无力等虚症有较好的补益作用。

豆皮虾仁汤

【原料】虾仁100克，豆腐皮200克，青菜适量。盐少许，鸡精、香油等适量。

【做法】

1.虾仁淘洗干净。

2.豆腐皮洗净切丝，青菜择洗干净切段，红辣椒去籽去蒂并洗净切丝。

3.油锅置上烧热，放入虾仁翻炒数下，加入盐及适量清汤烧开，放入豆丝、红辣椒、青菜熬粥。

4.粥熟后淋入香油、撒上鸡精调味即可。

【功效】豆皮虾仁汤营养丰富，简单易做，若将它作为家常小菜常食，即可起到健脾胃和滋补的作用。

主菜特点如下：

①虾仁

虾的营养价值极高，有助于增强人体的免疫力和性功能，虾肉肉质松软，易于消化，所以也常做滋补品，四肢无力、年老体虚者皆可常食。另外，虾的通乳作用较强，并且富含磷、钙，尤其适合乳母食用。

②豆腐皮

豆腐皮是典型的豆制品，营养丰富，有补中益气、健脾胃的作用。

③青菜

青菜性温味甘，有清热除烦、行气祛瘀的作用，既可滋阴，又可开胃。

产后生活细节

产后2小时新妈妈要留在产房内观察

每个产妇在刚生完孩子之后，都不要急着出院，至少要待在医院里观察两个小时，预防出血及其他分娩并发症，检查一下宝宝的情况。

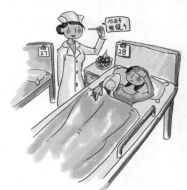

产后出血是产妇最容易出现的状况，也是导致产妇死亡的第一原因，所以每个医院在产妇产子两小时之后都要严密观察出血状况，且产妇自己无论多么疲劳，也都要看看自己的出血量，在上厕所的时候将用过的卫生护垫收集起来，一旦发现异常，立刻告知医生。

除了出血状况，医生一般还要观察产妇的血压、心率、子宫收缩等情况，防止给孕妇的生活造成更大的麻烦。

留院观察

如果产妇身体无恙，一般在宝宝出生半个小时后，她就可以与自己的宝宝见面了。医生通常会将新生宝宝抱到妈妈胸前，让妈妈和宝宝的肌肤充分接触，并尝试着让宝宝吸吮。这个过程的意义不仅仅在于哺乳，更重要的是可以防止新生儿体温下降，让宝宝产生更多的安全感，这有助于安抚宝宝的情绪。

这两个小时之内，如果产妇和宝宝均无明显的不适，那么产妇可以尝试着下床喝点水，这样一方面可以补充分娩过程中流失的津液，另一方面可以促进膀胱肌肉的收缩，为产后第一次排尿做准备。如果饿了的话，可以吃些易消化的食物，再美美地睡一觉，尽快恢复体力，为哺乳做好准备。

新妈妈产后要在医院住多久

分娩之后产妇需要住院多久，这是每个家庭都关心的问题，住院时间的长短可以从侧面反映产妇的健康状况。

如果产妇是顺产的话，且分娩之后产妇和宝宝都没有什么异常，那么医院通常会再观察2天，然后就可以出院。之所以需要做进一步的观察，是因为产妇分娩后子宫胎盘循环结束，很多血液和组织进入产妇的血液循环系统，导致产妇血循环量在72小时之内急剧增加，给产妇心脏造成很大的负担，留院观察的目的，就是为了预防产妇心脏衰竭，确保产妇平安无事。

如果产妇的分娩过程不太顺利，造成会阴破裂或进行了会阴切开手术，分娩之后若产妇身体无碍，则要等伤口愈合良好后才能出院。若产妇是以剖腹产的方式生产，则要等到腹部切口愈合之后方能出院，这个过程至少要5~7天。

如果产妇分娩之后出现异常，如出现合并症或并发症，出院的时间就难以确定了，要根据各个产妇的具体病情及体质综合而定。

需要说明的是，所有的产妇并非出院之后就万事大吉了，产褥期间一旦发现任何身体异常，都要立即住院观察。

 ## 产后第1天的生活安排

产后的第一周是产妇最虚弱的时候，为了做好产后保养工作，产妇每天的起居都应该有一个明确具体的安排，尤其是产后第一天的生活安排。

根据事情的轻重缓急，产妇要特别注意以下几个方面：

（1）观察恶露

羊水过多、巨大儿、前置胎盘、产程过长、产妇合并有血液系统的疾病等因素都可能会引起产后出血，所以产妇第一天要做的事，就是通过观察卫生垫情况来了解恶露的量、色，谨防产后出血。同时，为了防止细菌感染，产妇还要注意保持自己外阴的清洁，可请护士或家人为自己清洗、消毒，避免各种产后疾病。

（2）注意休息

分娩是一个很耗体力的过程，产妇在分娩之后一定要加强休息，除了给宝宝哺乳之外，其余时间应尽可能地休息，不要看书报、看电视，不要做任何需要费神费力的事。如果孩子有哭闹情况，家人或护士要及时将宝宝暂时抱走，以免影响产妇体力的恢复。

（3）保证足够的营养

生产之后的第一天，尽管产妇可能没胃口或没力气吃饭，至少也要喝点比较营养的粥。如果胃口很好的话，吃一些脂肪含量高的食物也没关系。因为她现在的身体很虚弱，极度需要补充能量，况且还要为哺乳做准备，所以产妇第一天的营养是必不可少的，必要的情况下可以注射营养点滴。

（4）适当活动

传统认为，产妇在产后的一个月都要卧床休息，不能参加任何活动。这种做法是不健康的，不利于孕妇的血液循环和新陈代谢，恢复得比较慢。只要产妇身体没有异常，分娩后8个小时，就可以下床稍稍走动走动，也可以做一些骨盆肌肉锻炼，不要一直躺在床上。

当然，如果是剖腹产或者其他分娩不顺利的产妇，术后24小时之内一定要卧床休息，不要乱动，即使自己翻身也要请家人或护士帮忙。

（5）其他活动

产妇第一天需要"处理"的事有很多，如要多喝水尽快排第一次小便，给宝宝喂初乳，学习哺乳，等等，这些都是新妈妈在休息充分的前提下必须要做的事，家人要注意协助。

 ## 产后第2天的生活安排

产后第二天，产妇的精神通常会好很多，这一天的注意事项，除了营养充足、休息充分之外，就是做好通乳、哺乳的工作，开始着手产后塑身锻炼。

除了母婴身体健康异常的妈妈和宝宝，一般产妇从第二天开始就要准备哺乳了。有的产妇在分娩之后半个小时就有奶水分泌，也有很多产妇的乳房只有憋、胀感，尚无奶水分泌，这就要学习通乳，为哺乳做好一切准备。

通乳要从两方面入手：

（1）要多吃催乳的食物，如牛奶、鸡蛋、鱼肉、猪蹄、花生等，同时还要补充一些黄绿色蔬菜，多吃维生素含量丰富又热量低的食物。

（2）要多做促进母乳分泌的按摩。产后第二天到一周，是新手妈妈的乳房最容易产生胀痛的时候，所以从产后第二天开始，新手妈妈要对自己的乳房进行按摩，其基本动作如下：

①用热毛巾在自己的乳房上敷5分钟。

②先以乳头为中心逐渐向外按摩，再由外而内向乳头按摩，如此反复，持续5分钟。

③用两个手指像剪刀那样轻轻地钳住自己的乳头，其余手指则按压住乳晕，尝试着做哺乳的动作。

这样的按摩动作，新手妈妈只要有机会，就可以按摩一会儿。注意在按摩的时候心情要自然放松，不要焦虑、紧张或有其他消极的想法，否则不利于奶水的分泌。

一般生产过程正常的话，第二天就可以下床活动活动了，这对产妇身体的恢复有好处。这时候产妇能做的运动很简单，如可以做一些深呼吸的动作，慢慢伸展一下手臂，活动活动腿部，转转头，轻轻地转转腰，或者握拳然后把手尽量地张开以锻炼自己的手指，等等。这些锻炼的运动量虽然很小，但却可有效增强产妇全身肌肉的力量，对于产后腹部肌肤的松弛有较好的矫正作用，为重新塑身打下良好的基础。

除了以上基本护理，产妇还要注意观察自己的大小便情况，注意做好尿失禁和便秘的预防工作。

产后第3天的生活安排

产后第三天对产妇来说是比较关键的一天，要做好预防发热、感染、便秘等工作，防止产后各种不适症。同时，仍然要注意营养丰盛，休息充足，适当作些运动。

身体发热是一般产妇的正常现象，但却不能出现持续高温或高温异常，否则有可能产生产褥感染。新手妈妈有空就要量自己的体温，若一日之内有两次测量在38℃以上，要及时通知医生。有时候产妇乳汁不通时也会引起发热，如果不是病理性的发热，产妇要经常按摩乳房，多给宝宝喂奶甚至用吸奶器人工哺乳，这样有助于使产妇的体温有所下降。

到了第三天，除了会发现是否有感染迹象，如果产妇生产至今都没有排便，这就发生产后便秘了，一般医院会建议立即灌肠。为了避免这一点，产妇除了记得要多吃青菜多喝水之外，还要做一些提肛运动。

提肛运动就是有规律地往上提收肛门，然后再放松，它可以改善局部血液循环，预防痔疮，产妇在起床前或者临睡前做几分钟提肛运动可有效防治便秘。在具体操作时，可在吸气的时候用力紧缩肛门，在呼气的时候自然放松肛门。从第三天开始做，不但可有效缓解产后便秘，还能改善盆腔血液循环，增强肛门括约肌的收缩能力，避免和减少肛门疾病的复发。

除了提肛运动，从第三天开始，产妇还可以做一些动作轻微的收腹运动。如每天早上醒来，先举起双臂，同时努力吸气，收腹，然后再慢慢放平两臂，自然放松小腹。如此反复几次，每天练习数次，就能起到增加腹肌力量、改善产后小腹隆起、产后肌肉松弛的作用。

到了第三天，多数产妇已经逐渐领悟到哺乳的窍门，容易忽视乳房的保健问题。除了注意各种乳腺炎，这时候的产妇还要关心一下乳房的变形问题。由于乳腺的发达，这时候产妇乳房内已经没有肌肉组织了，无法再支托起庞大的乳房，所以产妇还要准备一些预防乳房下垂的工作，如涂抹紧致丰胸精油、用水龙头冲击乳房等，增强乳房的紧致度。

产后第4天的生活安排

产后第四天，产妇要解决两大问题。

1.预防乳房疼痛、乳腺炎

很多产妇在生完孩子之后有乳房疼痛或者乳腺炎的问题，这些问题通常会在第四天被首次发现。之所以会出现这种情况，是因为产妇的身体已经正常地分泌乳汁了，只是乳汁排泄有些不畅而已。如果只是轻微的疼痛，产妇可以经常按摩按摩，也可以用热毛巾和冷毛巾交替湿敷，这样可对乳房起到刺激作用，打通不畅的排泄通道。

不过对于哺乳期的产妇来说，乳房胀痛是很正常的现象，除了上述两种方法来做人工疏通，最常见的应对措施是多给宝宝喂奶，将乳房内充溢的乳汁让宝宝吃掉。由于最初哺乳时妈妈的乳房太大太硬，宝宝通常难以含住乳头，妈妈在给宝宝喂奶的时候，可以适当地将乳房往前推，致使乳头突出来，让宝宝含住乳晕，待宝宝自动吸奶的时候，妈妈乳房的胀痛感就会慢慢消失。

乳腺炎的起因比较复杂，产妇只要处理好乳房疼痛的问题，平常注意清洁，喂奶之后记得排空乳房，一般不会有乳腺炎的隐患。

2.伤口的愈合及恶露的处理

如果产妇在分娩过程中做了会阴侧切手术，第四天伤口一般就愈合完全了。产妇要观察自己的恶露，并通过恶露的量、色来推断自己的身体状况，一旦发现恶露突然增多或者出现红色血迹，要立刻求助医生。

伤口愈合后，产妇就可以自如活动了，所以第四天的产妇除了可以坚持锻炼前三天的活动，还可增添一些更有助于恢复健康的运动，如倾斜骨盆的运动、绷紧骨盆肌肉的运动，等等。这些运动动作舒缓，在床上就可以完成，产妇可以轻轻松松地就达到锻炼肌肉的作用。

另外，妈妈在第四天的时候该学会给宝宝换尿布了。随着宝宝一天天长大，宝宝的吃喝拉撒睡也慢慢进入正轨，妈妈除了学会负责好宝宝"吃"的问题，妈妈还要注意宝宝"拉"的问题，后者的重要程度丝毫不亚于前者。给宝宝换尿布关键是要注意技巧，产妇既要能完成这个任务，还要尽量增强亲子沟通，防止宝宝哭闹，另外还要做好宝宝皮肤的护理工作，谨防宝宝出现尿布疹。

产后第5天的生活安排

随着产妇对自己的新角色越来越熟悉，营养均衡、休息充分、催乳哺乳、运动锻炼等已逐渐纳入产妇的日常行为规范，产妇在适应这些生活的同时，还应注意提防健康隐患，谨防产后抑郁。

研究表明，产后第五天是产妇情绪最低落的一天，若不及时调整，很可能会导致产后抑郁。

德国科学家研究发现，造成产妇产生抑郁的元凶，在于产妇大脑中单胺氧化酶A含量的急剧增高。单胺氧化酶A能分解血清素、多巴胺和去甲肾上腺素等神经传递物质，而这些物质的作用在于维持人正常的情绪，单胺氧化酶A会导致这些物质大量减少，间接对人的情绪产生负面影响。

产妇的身体会在生产前后发生很大的变化，在生产之后3~4天之内，雌性激素会突然降低很多，与此相应的是，脑中的单胺氧化酶A含量会急剧增加，并且在第五天增加到高峰，这一天就是产妇情绪最低落的一天。

如果产妇及其家人没意识到第五天对产妇的重要性，那么产妇会一如既往地为新生宝宝忙碌，此后会逐渐出现休息不足的情况，加之宝宝的哭闹、初为人母时护理上的麻烦及产后身体的不适等不良刺激，产妇的情绪可能会日复一日地低落，稍微遇到什么不如意的事就会沮丧、食欲不振，甚至会有伤心落泪的不理智举动，严重时甚至会讨厌自己的宝宝，后悔生下他，个别性格古怪的产妇甚至有杀死自己孩子的冲动。

为了避免这种情况的发生，产后第五天，家人要多帮着产妇照顾孩子，不要让她过度操劳。凡事包容一点，不要让产妇有任何心理上的不快。但家人要注意，不能仅仅在这一天比较关照产妇，而是在整个产褥期都要对产妇多多体谅，让她心情愉悦地度过这段生理、心理都比较特殊的时期。这不仅仅是家庭和谐的需要，更是确保宝宝身心健康的需要，因为妈妈的情绪和健康状况直接影响着宝宝的健康发育。

除了情绪的问题，在第五天，产妇同样要注意下身出血及胸部疼痛的情况，剖腹产产妇还要注意伤口的愈合情况，注意饮食和休息，一旦发现自己和宝宝身体出现异常，立刻咨询医生。

 ## 产后第6天的生活安排

若产妇身体没有任何异常的话，一般到第六天，产妇和宝宝就要出院回家了，家人要在不妨碍产妇和宝宝正常活动的前提下做好出院安排。

出院之前，无论自己和宝宝目前多么健康，产妇都有必要详细咨询医生一些出院后的注意事项，了解自己和宝宝目前的身体状况，以后可能会出现什么问题，以及怎样应对的问题。每个产妇和宝宝的情况都是不同的，为了便于医生做出准确的判断，产妇还要如实禀告医生产前的身体情况。总之出院之前，产妇和丈夫应该把所有能想到的问题都记下来，然后一一向医生问清楚，若有必要的话最好将医生的嘱托记录下来，以备将来不时之需。或者将医生和护士的联系方式记下来，便于以后有问题及时咨询。

除了身体上的不适，到了第六天，产妇的身体已经基本恢复正常了，除了继续增强营养和注意休息之外，还可参加一些更有意义的锻炼，如练习一下专为产妇量身定做的产褥操。

以下两种产褥操比较适合产后第六天开始练习：

1.盆底肛提肌运动

盆底肛提肌运动与单纯的骨盆肌肉锻炼不同，它的重大意义在于可以预防产妇子宫后倾，增强产妇子宫、膀胱、阴道壁肌肉和韧带的弹性。产妇从第六天开始，每天锻炼3~4次，可有效预防各种肠道疾病。

其动作要领如下：

（1）产妇仰卧在床上，双腿自然弯曲。

（2）分开双膝，然后再用力合起，接着做缩肛和憋尿的动作。

（3）丈夫将双手放在产妇双膝内侧，根据产妇的肌肉运动方向，提醒产妇做有节律的收缩和放松肛门。

此锻炼产妇可以坚持到宝宝两个月。待产妇自己感觉到大腿根部的肌肉在运动时，可放弃丈夫的帮忙，自己坐在椅子上反复做以上运动。如果自身感觉良好的话，可以逐渐加大运动量。

2.收缩阴道壁肌肉的运动

收缩阴道壁肌肉的运动即收腹运动，产妇无论是坐还是卧，随时随地都可以进行。其动作要领非常简单，产妇只要努力收自己腹部的肌肉并努力保持数秒再放松即可，无其他肢体动作要求。从第六天开始，产妇若能每天坚持做100次收缩阴道壁肌肉的练习，那么不但可以快速排出体内恶露，而且还会使小腹结实紧致，早日恢复孕前的体型。

 ## 产后第7天的生活安排

产后第七天，如果没有任何不顺的话，产妇和新生儿配合得已经十分默契了。产妇乳房胀痛感将会大大减轻，宝宝的吸吮能力也会越来越强，产妇的身体进入平稳恢复期，宝宝的体重开始稳步增长。

从这一天开始，家人更要替产妇做好协助工作，丈夫要学会做了哺乳之外一切产妇能做的事情，如换尿布、给宝宝增减衣物、哄宝宝睡觉、懂得宝宝想要干什么等，一个降生了新生宝宝的家庭将慢慢步入正轨。

为了宝宝的发育，也为了产妇身体的恢复，从今天开始，在饮食方面，家人需要下一番苦功了。家庭主妇（或煮夫）除了经常储备鱼肉蛋等不可缺少的营养食物，更要掌握一定的烹饪技巧，知道怎样搭配食物更营养，知道哪些食物对产妇和宝宝是忌讳的，对母婴的饮食需求有一个基本的了解。另外，由于产妇和宝宝所需的能量比较多，可能需要加餐，家中还要有一个人专门负责产妇和宝宝的吃饭问题，不要让任何一个人挨饿。如果公婆和丈夫对完成这些有难度的话，最好请一个月嫂照顾一段时间，不必太担心经济方面的原因，因为这一个月的营养无论对产妇还是宝宝都是至关重要的。

至于产妇自己，除了照顾孩子，就是多吃多休息，不要想其他的事，为更好地照顾宝宝保存体力。对于自己和宝宝的身体状况，产妇仍然要注意观察恶露的量、色，伤口的愈合，宝宝是否有其他异常等。关键是要注意宝宝脐带的脱落情况，一般宝宝的脐带会在这两天脱落，妈妈为宝宝洗澡时要注意。

1周后的生活安排

分娩一周后，无论对于宝宝还是对于产妇，生活都已经步入正轨，家人除了依旧注意加强产妇营养外，更应该做的事就是帮助产妇带孩子，避免产妇劳累。

很多产妇生完孩子之后之所以会瘦，不仅仅是因为孩子带走了产妇一部分能量，还因为产妇为了照顾孩子操心太多，累瘦了。家人若不注意及时帮产妇分担一些劳动，就容易使产妇疲劳过度，这样不但会损害产

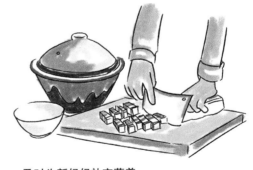

及时为新妈妈补充营养

妇的身体健康，而且也不利于宝宝的发育。因此，在保证母婴营养充足的前提条件之下，家庭中的每一个家庭成员，都要积极帮产妇照顾宝宝，保证产妇休息充分，健康不受到影响。

从第二周开始，丈夫要全身心地投入育儿中去，不要将哄孩子、洗尿布之类的活儿看作妻子的分内工作，而要将为妻子和宝宝创造一个更好的哺乳环境为己任，因为宝宝不能没有爸爸的爱。虽然最初几个月宝宝对妈妈的依赖感更强，但在宝宝的生长发育中，父亲若能认识到自己的使命并努力完成，不但产妇的情绪会好很多，宝宝也会觉得幸福快乐。

在具体实践上，丈夫要做的工作，就是力所能及地做所有家务活，负责除哺乳之外

宝宝吃喝拉撒睡所需的所有大小事宜，不要让妻子分心，而让她毫无牵挂地将所有精力都放在宝宝身上。

 ## 产后多长时间为产褥期

民间常将产褥期界定为一个月，因此产褥期又称坐月子，这个时间界定其实是不科学的。

对于产褥期的时间，现代医学教科书明确规定：产褥期是指胎儿、胎盘娩出后的产妇身体、生殖器官和心理方面调适复原的一段时间，需6~8周，即42~56天。

产褥期对女人来说是一个非常时期，它跟妊娠期一样，都属于女性生理异常时的状况。产妇只有除乳房以外全身的身体器官都恢复正常之后，才算产褥期结束。在此期间的所有时间，都属于身体器官的恢复期，都属于产褥期。

女人身体器官的恢复不是一蹴而就的。在过去的9个多月时间里，为了供给胎儿生长发育所需的一切养分，女人全身的器官发生了重大的变化：心脏负担增大，心脏发生移位，血流速度加快，膈肌抬高，肺通气量大大增加，肾脏增大，输尿管增粗，肌张力减低，骨、关节、皮肤、韧带、内分泌等所有脏腑器官都发生了一系列的变化，长达9个多月积累起来的变化若想恢复到正常的状态肯定需要一个相当长的时间，一个月通常来说不够的，家人不能急着让产妇挑起承担家务的责任，否则容易损害产妇的身体健康，使产妇得所谓的"月子病"。

 ## 产褥期的注意事项

俗话说，女人在月子里得了病最难治。产褥期是女人身体恢复的阶段，如果女人的身体器官在这段时间没有恢复好，她下半生的健康都可能会受到影响。

为了避免各种各样的月子病，产褥期产妇要注意以下几方面的问题：

1.注意保暖，避免寒凉

女人在生孩子的时候体力损耗极大，产后容易虚弱，体质明显下降，稍微受到寒凉袭击，就容易感冒，更容易致使关节受到风、寒、湿的入侵，容易形成难以治愈的生育性风湿、关节痛。所以在产褥期，产妇最好不要接触凉水，不能吃寒凉性食物，如果需要洗头和洗澡的话，要及时擦干，避免着凉。产妇所居住的环境，室温以25~26℃为宜，家人要做好调整。

此外，由于气血虚弱的缘故，产妇在产褥期最好也不要吃生冷食物，否则易产生腹泻，既影响产妇身体的恢复，也会通过母乳影响到宝宝的肠胃功能。

2.注意休息，劳逸结合

在产褥期，产妇最基本的活动就是休息，避免疲劳。妊娠和分娩过程已经造成了产妇体质的极度虚弱，如果再过于疲劳的话，产妇的体质会更虚弱，容易落下病根。如产妇站立时间过长，很可能会导致腰酸、背痛、腿酸、膝踝关节的疼痛；参与其他活动过多的话，产妇可能还会有虚弱、头晕、乏力等症。因此，在整个产褥期，产妇必须多卧床休息，不要长达一两个小时保持同一个姿势或者劳动，尽量避免看书、看电视等伤害视力的活动，也不要有大悲大喜等情绪激烈的时候，这些都会让身体得不到足够的休息。

劳逸结合是指产妇可以适当作一些活动，如扭一扭腰部，伸伸胳膊，活动活动双腿，收缩一下腹部肌肉等动作比较舒缓的运动，这对于体内恶露的排出、筋骨的强壮、肌肉力量的加强及体型的恢复都有很大的帮助。

3.饮食营养全面

由于孩子持续生长的原因，产妇在分娩之后所需的能量不但没有降低，反而会随着哺乳而不断增加，身为哺乳期的女人更应该加强营养。而且，由于生产过程中的能量和体力损耗，女人需要更多的能量来恢复体力，增强体质。鉴于这两个重要原因，家人一定不能忽略产褥期女人对营养的需求，应当像照顾妊娠期女人的饮食一样照顾产褥期的女人。

除了以上注意事项，家人还要注意不要做对产妇情绪不利的事，给母婴提供一个安静的居住场所，督促产妇做健康检查等。

 ## 产褥期的5大保养要点

1.注意饮食调养

产后，产妇身体虚弱，需要补充更多营养物质来补充体力。但此时她的消化系统还未恢复正常，脾胃虚弱，平常的食物难以消化吸收，家人要适当给产妇做一些可口的药膳以助其体质的恢复。

2.注意身体健康

产褥期的意义在于使产妇的身体器官能恢复到正常状态。在这段时间内，如果产妇的某个器官没有得到较好的调养而不能恢复，则很可能女人的下半生都不会再有机会恢复，落下难缠的病根，非常影响健康。所以女人在产褥期的主要使命之一就是多加休息，让以前的损耗得到及时补充，让体力、体质得到恢复。

3.注意精神调养

人们一般容易注意到产妇身体调养的重要性，但却往往容易忽略产妇精神的调养，这可能是因为没认识到产妇精神调养的重要性。

产妇在产褥期精神不愉悦的话，不但容易得产后抑郁症影响健康，而且她的情绪还会影响到奶水的质量，影响到宝宝的健康。更严重的是产妇的情绪也会影响到宝宝的情绪，增加宝宝的不安全感，不利于宝宝性格的培养。

4.注意清洁卫生

产妇在坐月子期间，下身会产生很多分泌物，如果不能确保干燥清洁的话，很容易引起感染。同理，产妇的头发也会滋生很多有害菌，不利于自己和宝宝的健康。所以月子里的女人有必要勤洗澡、洗头发，以保持清洁，避免受到感染。

5.注意环境的舒适度

无论宝宝，还是产妇，在产褥期内都需要一个安静、温暖、舒适的环境，这样不但有助于安抚母婴的情绪，而且可以为母婴的休息提供一个好的氛围，利于产妇身体的恢复。

 ## 产褥期4大护理误区

1.产妇不能洗澡、洗头发对不对

民间通常认为，女人在坐月子期间，不能洗澡、不能洗头，否则会致使寒邪入侵而留下病根，形成月子病。

这种说法有一定的道理，但却也有不科学之处。由于体内恶露的不断排出，产妇生殖器官里容易生成致病菌，如果产妇不注意产后卫生，一个月不洗澡、不洗头，就容易引起感染。

2.不能给宝宝吃初乳对不对

初乳的颜色比较深，奶汁比较浓，有的人就认为初乳比较脏，不能给孩子吃。其实初乳含有非常高的营养价值，宝宝吃后能增强身体免疫力，而且产妇还可借此机会排空乳房，避免乳房疾病。

3.坐月子期间吃鸡蛋越多越好对不对

鸡蛋营养价值比较高，也容易消化，因此比较适合产妇食用，但这并不是说产妇要吃很多鸡蛋。产妇每天吃2~3个就足够了，吃多了不但容易发胖，而且会造成心脏负担。

4.产妇越晚下床对身体越好对不对

产妇在生孩子的过程中损耗了大量体力，产后多休息是应该的，但却不能在整个坐月子期间都赖在床上，这样不利于身体恶露的排出，也不利于身体的及早恢复。其实只要身体允许的话，产妇应该每天都下床走走，偶尔还可以做些简单的运动。

剖腹产术后9大护理要点

剖腹产产妇在产褥期期间除了要注意一般产妇要注意的问题，还要尤其注意以下九个方面的问题：

1.产后少用止痛药

剖腹产手术后几小时，麻醉药的作用逐渐消失，产妇的疼痛感会逐渐加剧，不少产妇为了止痛总是忍不住使用止痛药。在手术当天，医生给产妇用止痛药是可以的，但从此之后，产妇最好不要再用麻醉药物了，否则胃肠功能会长期处于"麻醉"状态，容易加重产后便秘。

2.术后采取半卧姿势

做了剖腹产的产妇，恶露排出得要慢一些，而且她不能像顺产产妇一样第二天就可以下床了，恶露因此排出得更慢。采取半卧的姿势则有助于产后恶露的排出，对腹部切口的愈合也有一定的帮助。

3.产后要多翻身

麻醉药几乎对人体所有器官都有麻醉作用，肠胃受到麻醉之后活力将大大降低，容易导致产妇腹胀、便秘。产妇在产后常翻翻身，可以有效促进肠胃功能的恢复。

4.产后注意排尿

在产后一两天之内，因为麻醉药的作用，产妇膀胱肌肉的功能得不到恢复，影响排尿。因此产妇只要一有尿意，就立刻努力排尿，不要总想借助导尿管的作用，否则容易引起尿道感染。

5.注意保持阴部、腹部的清洁

剖腹产产妇的阴部、腹部在生产时都会受到损伤，所以产妇平常在洗澡的时候最好采取擦浴的方式，避免洗澡水进入阴道和腹部切口，否则容易出现感染。

6.不要吃胀气的食物

剖腹产产妇在术后不要吃豆浆、牛奶等胀气食物，因为肠胃功能在麻醉药的刺激下恢复得很慢，容易腹胀，吃胀气食物会加重腹胀。家人可为产妇准备一些稀饭、馄饨等易消化的流质食物。

7.尽可能早下床活动

在伤口愈合得差不多时，产妇要偶尔下床走动走动，这样可以促进大肠的蠕动，有利于子宫及早复位，对于预防肠粘连、血栓性静脉炎也有一定的帮助。

8.坚决不能过夫妻生活

剖腹产的产妇在产褥期期间绝对不能过性生活，否则会对子宫造成极大的伤害，如穿孔、破裂等。应当在术后100天后，且医生检查伤口愈合良好、产妇阴道不再出血的情况下，产妇才能恢复性生活。

9.适当运动

与顺产的产妇相比，剖腹产产妇的身体恢复得更慢一些，适当运动不但可以促进产妇身体的恢复，也有助于及早恢复产妇体型，让健康美好的生活来得更早一些。

产后性生活

在产妇子宫恢复正常大小、子宫内膜恢复正常之前，产妇最好不要过性生活，否则会将男性生殖器和产妇会阴部的细菌带入阴道，引起各种炎症，严重时甚至会令产妇得败血症，危及产妇身体健康。所以夫妻双方在过性生活之前，产妇应检查一些恶露是否完全排出；阴部是否还有疼痛或不适感，只有恶露完全排除、阴部无任何不适的情况下，才可以进行性生活。

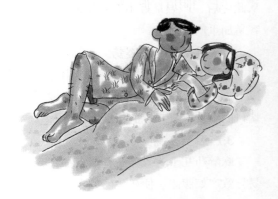

产后性生活

即使产妇已经能够过性生活了，丈夫也要注意小心，动作尽可能轻柔一些，因为产妇的卵巢功能还没有完全恢复，阴道黏膜的柔润度和弹性都比怀孕前差一些，丈夫若还像从前那样，很容易伤害产妇的阴道，容易造成裂伤甚至出血。尤其是产后第一次性生活，如果丈夫的动作太过粗鲁，阴部的不适感很容易令妻子产生反感，影响此后性生活的质量。所以在产褥期结束的时候，夫妻双方最好就此事坦诚沟通一次，彼此了解对方的感受，重新建立起和谐的性关系，找到往日的浪漫。

需要说明的是，很多产妇在可以恢复性生活的时候，仍然没有月经，但这并不说明卵巢没有排卵。通常哺乳的产妇3个月内会排卵，人工喂养的产妇1个月就可恢复排卵，所以夫妻双方在过性生活之前还要采取一定的避孕措施，避免产妇在产褥期再次怀孕。

哺乳期避孕方法

正常来说，产妇在生产之后至少半年之内不能再次怀孕，否则孕激素影响乳激素的分泌，减少乳汁的分泌，直接危害宝宝的生长发育。况且产妇子宫的恢复至少也要半年，如果又怀孕势必会再次危害到产妇的身体。为了妻子和宝宝的健康，丈夫一定要配合妻子做好避孕工作。

最安全的避孕方式是让丈夫戴安全套，此方式操作简单，避孕成功率也比较高。如果家里不想再增添孩子了，丈夫或者妻子可以做输精管或输卵管结扎手术。如果不确定是否要孩子，妻子还可以使用阴道隔膜、宫内节育器等手术方式避孕，避孕效果都比较好。

避孕效果不佳的方式是体外射精和吃避孕药。体外射精虽然致使大多数精子没有机会进入产妇阴道，但丈夫阴茎上沾一点点精液都足以使妻子怀孕，况且有的夫妇还会隔一会儿再性交一次，阴茎上残留的精子仍然会让妻子受孕，所以体外射精的方式并不保险，而且也影响性生活的质量。吃避孕药也不是万能的，它并不能百分之百地保证女人不怀孕，更重要的是它会对乳汁的分泌产生影响，一些有害成分还会通过乳汁进入宝宝身体，影响宝宝正常的正常发育。

还有的夫妇采取延长哺乳的方式来避孕，这种做法也是不安全的。研究发现，哺乳确实有延长排卵的功能，但也只在产后3个月之内有效，3个月之后，尽管产妇没有月经，但她的身体已经在暗暗地排卵了，丈夫如果以为妻子没恢复月经周期就可以不避孕了，就很容易使妻子在哺乳期就不知不觉地怀孕了。

综合来看，使用安全套、阴道隔膜、宫内节育器等方式是最佳的避孕方式。需要说明的是，如果想使用宫内节育器来避孕的话，顺产产妇至少要等到产后3个月、剖腹产产妇则要等6个月，才能在子宫内放置。

 ## 常见产后问题及用药注意事项

产后，由于各种并发症及各种产后常见病的困扰，为了减轻产妇的痛苦，产妇虚弱的身体不得不通过医疗手段和药物来治疗。但另一方面，由于哺乳的需要及身体虚不受补的原因，产妇又不能随便吃药，这就需要新手妈妈了解一些简单的医学常识，注意一些用药事项。

1.恶露异常

若产后子宫收缩不良，产妇下身就容易出血、腹痛、恶露淋漓不尽。针对各种由于子宫收缩不良而引起的恶露异常，产妇可服用益母草流浸膏，每天口服3次，每次服5毫升，即可有效止血、止痛，减少恶露的量。

2.乳房胀痛

产后两三天，乳腺开始分泌乳汁，一旦产妇的乳腺管出现不畅，就容易引起胀痛、疼痛，引发乳腺炎。在按摩、热敷等方法用了之后都不起作用的情况下，可取皮硝150克研成细粉，然后用纱布包裹号，敷在产妇肿胀的乳房上。因皮硝有清热消肿、软坚散结的作用，可有效促进产妇乳腺管的通畅，促使乳汁顺利流出，避免乳腺炎症。

3.便秘

由于生活习惯和生理变化的原因，女人产后容易发生便秘。治疗便秘，除了养成良好的生活习惯，产妇还可服用麻仁丸，每天口服两次，每次服用5~10克。也可在每日睡前服用果导片0.1~0.2克。但产妇要注意不要太依赖果导片，长期服用会导致贫血、水电解质失衡，不利于身体的恢复。

至于其他产后病症，如乳腺炎、感染、发热等，由于病症较为严重，不适合一般的保健，产妇也不必了解需要吃什么药，医生自有定夺。